Udo Kultermann
Geschichte der Kunstgeschichte

Ein Standardwerk der Kunstgeschichte
in überarbeiteter und erweiterter Neuauflage

Udo Kultermann

Geschichte der Kunstgeschichte

Der Weg einer Wissenschaft

Prestel-Verlag

Erstmals 1966 erschienen im Econ-Verlag,
Wien und Düsseldorf

Auf dem Umschlag:
Ausschnitt aus dem Gemälde *Erzherzog Leopold Wilhelm besucht seine Galerie in Brüssel* von David Teniers II,
Kunsthistorisches Museum, Wien

CIP-Titelaufnahme der Deutschen Bibliothek
Kultermann, Udo:
Geschichte der Kunstgeschichte: der Weg einer Wissenschaft/
Udo Kultermann
München: Prestel, 1996

Reproduktionen:
Karl Dörfel Reproduktionsgesellschaft mbH, München
Satz: Passavia Druckerei GmbH, Passau
Druck und Bindung: Gorenjski Tisk, Kranj

ISBN 3-7913-1056-9

Inhalt

Vorwort zur aktualisierten Neuausgabe von 1996

Eine aktualisierte Neuausgabe dieses zuerst 1966 erschienenen Buches erhält drei Jahrzehnte später eine vorher nicht bestehende Relevanz, da sie zu einer höchst aktuellen Grundlagendiskussion beitragen kann, in der Fragen nach dem Sinn, der Funktion und der Bedeutung des Faches Kunstgeschichte neu aufgeworfen werden. Ob und wieweit es bereits eine ›Neue Kunstgeschichte‹ gibt und welche Kriterien für sie zu gelten haben, ob und in welchem Maße Ikonologie, Rezeptionsforschung, Kunsttypologie sowie die verstärkt in den Mittelpunkt tretenden elektronischen Medien auf die Entwicklung des Faches eingewirkt haben – dies alles sind Fragen, die neu gestellt werden müssen, eine Antwort jedoch nur in Verbindung mit der historischen Kontinuität der Kunstgeschichte finden können. Der bislang einzige Versuch einer solchen zusammenhängenden und alle Bereiche des Faches umgreifenden Darstellung des Faches ist mit diesem Buch vorgelegt worden und wird demgemäß seine Bedeutung behalten.

Die kritische Aufnahme der bereits erweiterten Ausgaben des Buches von 1981 und 1990 haben weithin zu der Überzeugung geführt, daß es sich im Hinblick auf die wesensgemäße Gesamtdarstellung der *Geschichte der Kunstgeschichte* um eine Aufgabe handelt, die aus der Sicht eines einzelnen und aus der Perspektive eines Landes kaum zu lösen ist, daher als Herausforderung weiterbesteht. In diesem Sinne bleibt selbst das vorliegende Buch ein Fragment, da weite Teile der kunsthistorischen Forschung nur unzureichend einbezogen wurden, z. B. die Beiträge Osteuropas und vor allem die der nichtwestlichen Länder. Es wäre ebenfalls wünschenswert gewesen, die im letzten Kapitel versuchte Darstellung der zeitgenössischen Komplexität stärker nach Gesichtspunkten der Methode und Typologie als nach solchen der geographischen oder biographischen Anordnung zu behandeln. Von vielen Kritikern ist dies zu Recht hervorgehoben worden. Möglicherweise kann dies das Thema eines neuen Buches sein.

Es ist evident, daß eine erste Gesamtdarstellung der Geschichte des Faches Kunstgeschichte nicht auch neue Ergebnisse in den zahlreichen Einzelbereichen sowie Detailuntersuchungen zu bringen in der Lage ist. So sehr dies ein erstrebenswertes Ziel bleibt, übersteigt es doch weit die Kapazität eines einzelnen; selbst Gemeinschaftsleistungen von Forschern in Sammelwerken verbleiben eher in selbstgesetzten Grenzen.

Es ist demgemäß meine Hoffnung, daß der in der Neuausgabe von 1996 weiterhin subjektiv bleibende Versuch, den Gesamtbereich der kunsthistorischen Forschung im Überblick darzustellen, besonders im Sinne der heutigen intensiven Diskussion zu stimulierenden Anregungen führen wird und neue Ergebnisse erbringen kann. Das Buch in der vorliegenden Form mag als Herausforderung zu kritischem Weiterdenken verstanden werden und als ein Signal, neue und auch bessere Wege zur Lösung der Grundsatzfragen zu finden.

Vorwort zur erweiterten Ausgabe von 1990

Seit der ersten Ausgabe dieses Buches im Jahre 1966, der zweibändigen Taschenbuchausgabe in rumänischer Sprache 1977 und der deutschen Taschenbuchausgabe von 1981 hat sich die Situation des Faches Kunstgeschichte wieder entscheidend verändert. Vorher nicht bestehende Fragen sind aufgeworfen worden, die die Existenz des Faches grundlegend betreffen. Nicht allein sind die Forschungsbereiche in unübersehbarem Maße ausgeweitet worden, auch grundsätzliche Fragen der Methodenkritik und eine Neubesinnung auf die veränderten Aufgaben der Kunstgeschichte sind hinzugekommen. Die als gesichert geltenden Werte der ›alten‹ Kunstgeschichte sind in vielfältigen Auffächerungen durch bislang noch unzureichend definierte Werte einer ›neuen‹ Kunstgeschichte herausgefordert worden. Analog zu Wölfflins Satz »Kunst und Kunstgeschichte laufen parallel« können die Methoden der Kunstgeschichte wie die Kunstwerke selbst datiert werden. Die Frage bleibt offen, welche neuen Ansätze die Situation von 1990 bestimmen.

Durch diese und zahlreiche weitere Grundsatzfragen sowie die auf eine generelle Neuorientierung gerichteten Bemühungen ist eine lange Zeit im sicheren geglaubte Wissenschaft schöpferisch verunsichert und eine neue Offenheit für mögliche und notwendige weitergehende Veränderungen konstituiert worden. Mag es auch beim ersten Anschein so aussehen, als seien die bisherigen Ergebnisse der jüngeren Generation denen der Altmeister des Faches nicht ebenbürtig, so lieferten doch die kritische Infragestellung der Disziplin und ihrer Arbeitsmethoden sowie die neuen Forderungen, die durch die veränderte Zeitsituation gestellt wurden, Bausteine für eine neue Grundlage, auf der Lösungen in einem vorher unbekannten Sinne erwartet werden können.

Unter den wissenschaftsgeschichtlich wichtigen Publikationen der letzten Jahre sei vor allem auf die folgenden hingewiesen: Kurt Badt, *Eine Wissenschaftslehre der Kunstgeschichte* (1971); J.A. Schmoll gen. Eisenwerth, *Kunstgeschichte* (1974); Heinrich Lützeler, *Kunsterfahrung und Kunstwissenschaft* (1975); Thomas Zaunschirm, *Systeme der Kunstgeschichte* (1975); Mark Roskill, *What Is Art History* (1976); Hermann Bauer, *Kunsthistorik* (1976); Ernst Wolfgang Huber, *Ikonologie* (1977); Heinrich Dilly, *Kunstgeschichte als Institution* (1979); Ekkehard Kaemmerling (Hrsg.), *Ikonographie und Ikonologie* (1979); Hans Belting, *Das Ende der Kunstgeschichte?* (1983); Wolfgang von Löhneysen, *Eine neue Kunstgeschichte* (1984); Oskar Bätschmann, *Einführung in die kunstgeschichtliche Hermeneutik. Die Auslegung von Bildern* (1984); Hans Belting (Hrsg.), *Kunstgeschichte. Eine Einführung* (1985); Michael Baxandall, *Pattern of Intention. On the Historical Explanation of Pictures* (1985); Germain Bazin, *Histoire de L'histoire de l'art de Vasari à nos jours* (1986); Norman Bryson (Hrsg.), *Calligram. Essays in New Art History from France* (1988); W. McAllister Johnson, *Art History. Its Use and Abuse* (1988); Donald Preziosi, *Rethinking Art History* (1989); Gert Schiff (Hrsg.), *German Essays on Art History* (1988); Mark Roskill, *The Interpretation of Pictures* (1989); David Summers, *The Defect of Distance. Toward a Universal History of Art* (1990).

Jedes Fach sollte im Prinzip von jeder Generation einer Bestandsaufnahme unterzogen werden. Wenn dies im Falle der Kunstgeschichte seit 1966 kein zweites Mal versucht worden ist, bleibt es doch als Forderung bestehen. Für die erweiterte Ausgabe des Prestel-Verlages wurde der Text des Bandes grundlegend überarbeitet und das der Situation der heutigen Kunstgeschichte gewidmete letzte Kapitel neu geschrieben. Es erschien wichtig, die neuen Ergebnisse der letzten Jahrzehnte angemessen in den Gesamtzusammenhang zu integrieren. Auch die Illustrationen wurden auf den Stand von 1990 gebracht und zahlreiche zusätzliche Bildnisse von Kunsthistorikern eingefügt. Der Grundcharakter des Buches in seiner sowohl an den Fachkollegen wie auch an das größere Publikum gerichteten Sprache wurde programmatisch beibehalten.

Die Geschichte des Faches, wie sie hier in der erweiterten Ausgabe zusammenhängend darzustellen versucht wurde, mag auch in der veränderten Situation von heute zu einer kritischen Sicht und zu vorsichtigen Projektionen auf mögliche Akzente der zukünftigen Entwicklung beitragen. Auch heute gilt, daß, um fruchtbar in Neuland vorzustoßen, eine Neuerkenntnis der historischen Grundlage notwendig ist.

Meinen in der letzten Ausgabe der *Geschichte der Kunstgeschichte* an viele Kollegen, Freunde und Mitarbeiter von Museen und Archiven gerichteten Dank möchte ich ausdrücklich erneuern (S. 5). Mein Dank gilt darüber hinaus Svetlana Alpers, Stanford Anderson, Hans Belting, Rosemarie Haag-Bletter, Kurt W. Forster, Sydney Joseph Freedberg, Julius S. Held, Wolfgang Kemp, George Kubler, Rudolf M. Bisanz, Donald Preziosi, Meyer Schapiro, Gert Schiff †, Eduard Sekler, Seymour Slive, Leo Steinberg, John David Summers, Hanns Swarzenski, Ernst Ullmann, Kurt Weitzmann † und Henri Zerner.

Vorwort zur Ausgabe von 1981

Die erste deutsche Ausgabe dieses Buches im Jahre 1966 sowie die zweibändige Taschenbuchausgabe in rumänischer Sprache im Jahre 1977 haben Auseinandersetzungen hervorgerufen, die die Situation der Disziplin Kunstgeschichte in unserer Zeit charakterisieren, und notwendige Fragen aufgeworfen, die für jede Wissenschaft von Zeit zu Zeit gestellt werden müssen und zu einer Bestandsaufnahme sowie zu einer generellen schöpferischen Herausforderung führen können.

Die Kritik der ersten Ausgabe in Deutschland war vielgestaltig und reichte von entschiedener Ablehnung über sachlich begründete Einwände bis hin zu enthusiastischer Zustimmung. Die rumänische Taschenbuchausgabe war in wenigen Tagen vergriffen und erhielt vorwiegend positive Kritik von Fachkollegen. Die Tagespresse in Deutschland urteilte überwiegend negativ und kritisierte vor allem die Vermengung von seriöser kunsthistorischer Methode mit populärer Darstellung. Besonders die eingefügten Anekdoten wurden als störend empfunden, genauso wie der programmatische Versuch, eine Geschichte der Wissenschaft unter dem Aspekt der Information auch des breiteren Publikums zu schreiben. Mehrere Fachkollegen gaben mir den aufrichtigen Rat, von einer Publikation des fertigen Manuskriptes abzusehen, da, wie es auch Siegfried Giedion in seinem Brief an mich vom 28. Januar 1966 unterstrich, es sich um ein »mehr als stachliges Thema« handele.

Aus dieser Perspektive waren mir naturgemäß die Urteile der führenden internationalen Vertreter des Faches besonders wichtig, und es sei mir erlaubt, in einigen Briefauszügen daraus zu zitieren. Erwin Panofsky schrieb zum Beispiel nach seitenlanger Detailkritik: »I am fully conscious of the fact that quibbling objections of this kind are utterly incommensurate to the merits of your book and, especially if transmitted in writing, give no impression of my real appreciation of it. But I wanted to fulfill my promise of communicating to you whatever might occur to me. I must repeat that, on the whole, you have succeeded in meeting a long-felt need ... I learned a lot from it and was particularly grateful for the opportunity of meeting so many of our distinguished predecessors in effigy which, as it were, gives a particularly liveliness to the impression gleaned from the written word.« (Brief vom 17. Oktober 1966.)

Michael W. Alpatow schrieb aus Moskau: »Ich habe mit dem lebhaftesten Interesse dieses Buch kennengelernt und gratuliere zur Vollendung einer sehr erwünschten Arbeit. Es ist Ihnen gelungen, ein riesiges Material zu beherrschen und es überschaubar zu machen. Den Leitfaden Ihrer Darstellung – Kunst und Kunstgeschichte als Parallelerscheinung – finde ich sehr fruchtbar.« (Brief vom 11. März 1967.)

Kurt Gerstenberg sprach in seinem Brief von »einem prachtvollen Wurf« und fuhr fort: »Stundenlang habe ich gleich darin gelesen. Ich klatsche Beifall und beglückwünsche Sie zu dieser Leistung. Sie haben es verstanden, den sich reich ballenden Stoff zu bändigen. Ihre Kapiteleinteilung ist vortrefflich und überzeugend. Die einzelnen Charakteristiken sind voller Leben und geben zusammen ein reiches, ununterbrochenes Gesamtbild, wie es in der Wirklichkeit in jedem Zeitabschnitt entspricht.« (Brief vom 6. März 1967.)

Besonders die amerikanische Kunstgeschichte hat das Buch enthusiastisch begrüßt, und Alfred Neumeyer schrieb mir: »Mit Ihrer Arbeit haben Sie auch die Emigration nach Deutschland zurückgeholt.« (Brief vom 29. Januar 1967.)

Selbst angesichts zahlreicher zustimmender Äußerungen bin ich mir auch heute der Unzulänglichkeit und Unausgewogenheit des Buches bewußt. So war es meine Erwartung, daß in den Jahren nach 1966 weitere zusammenfassende Darstellungen einer *Geschichte der Kunstgeschichte* erscheinen würden, die die Entwicklung des Faches unter anderen Gesichtspunkten und mit einer anderen Bewertung versuchen könnten. Es ist wichtig, die Diskussion über Grundsatzfragen nicht abreißen zu lassen. Doch die wichtigsten einschlägigen Veröffentlichungen seit 1966 waren im wesentlichen auf systematische und methodologische Fragen gerichtet bzw. auf Detailuntersuchungen im Bereich der Wissenschaftsgeschichte. Die notwendigen Verbindungslinien einer Forschung, die sich ausschließlich an Fachkunsthistoriker richtet, zu den auch für das allgemeine Publikum zugänglichen Fragen der Kunstgeschichte als Wissenschaft selbst, sind nur selten zusammenhängend weiterverfolgt worden.

Dessenungeachtet sind zahlreiche wichtige Publikationen seit 1966 erschienen, die neue Einsichten vermitteln, Methodenfragen und Werturteile analysieren und Lebenserinnerungen führender Kunsthistoriker aufzeichnen. Sie seien hier für diejenigen aufgeführt, die sich mit diesen Detailfragen weiterbeschäftigen wollen: Hubert Schrade, *Einführung in die Kunstgeschichte* (1966); Kurt Bauch, *Hermann Korth und Martin Heidegger, Erinnerung an Jantzen* (1967); Kenneth Clark, *Ruskin Today* (1967); John T. Marcus, *Heavens, Hell and History* (1967); Lorenz Dittmann, *Stil – Symbol – Struktur* (1967); Wolfgang Lotz, *Zur Erinnerung an Walter Friedlaender* (*Mitteilungen des Kunsthistorischen Instituts in Florenz 13*, 1967); Alfred Neumeyer, *Lichter und Schatten* (1967); Claus Zoege von Manteufel, *Kunstwissenschaft als Wissenschaft, Kunstgeschichtliche Studien für Kurt Bauch zum 70. Geburtstag von seinen Schülern*, hrsg. von Margrit Lisner, Rüdiger Beckmann (1967); Max J. Friedländer, *Erinnerungen und Aufzeichnungen*, hrsg. von R.M. Heilbrunn (1967); Jakob Rosenberg, *On Quality in Art* (1967); Quentin Bell, *Bloombury* (1968); D. Hay, *Burckhardt's ›Renaissance‹ 1860-1960*, in: A.P. Fell, *Histories and Historians* (1968); Kurt Badt, *Kunsttheoretische Versuche*, hrsg. von L. Dittmann (1968); C.G. Heise, *Wilhelm Vöge zum Gedächtnis* (1968); Leslie Martin, *Herbert Read*, in: *The Architectural Review*, Oktober 1968; P.-G. Castex, *Baudelaire Critique D'Art* (1969); J. Hoesle, *Pietro Aretinos Werk* (1969); J.J. Spector, *The Method of Morelli and Its Relation to Freudian Psychoanalysis* (1969); Colin Eisler, *Kunstgeschichte American Style. A Study in Migration*, in: *The Intellectual Migration, Europe and America 1930-1960,* hrsg. von Donald Fleming und Bernard Bailyn (1969); Wilhelm Perpeet, *Das Sein der Kunst und die Kunstphilosophische Methode* (1970); Wolfgang Leppmann, *Winckelmann* (1970); E.H. Gombrich, *Aby Warburg. An Intellectual Biography* (1970); *Hommage a Giedion* (1971); W. Eugene Kleinbauer, *Modern Perspectives in Western Art History* (1971); Anita Brookner, *The Genius of the Future* (1971); T.S. Saine, *Georg Forster* (1972); *Conversations with E.H. Gombrich*, Art News, Januar 1974; Nikolaus Himmelmann, *Utopische Vergangenheit* (1976); Kenneth Clark, *The Other Half. A Self-Portrait* (1977); G. Previtali, *A propos de Morelli, Revue de l'Art 42*, 1978.

Eine überarbeitete und auf den neuesten Stand gebrachte Ausgabe der *Geschichte der Kunstgeschichte* hätte alle diese Forschungsergebnisse sowie eine Vielzahl von weiteren Untersuchungen einarbeiten müssen, was jahrelange Studien erfordert hätte und angesichts meiner unübersehbaren Verpflichtungen in St. Louis unmöglich war. So sind in der Taschenbuchausgabe lediglich die augenfälligen Fehler verbessert worden und nur geringfügige Zusätze dort vorgenommen worden, wo sie die Grundgestalt des Buches nicht wesentlich veränderten. Kapitelfolge und Bildanordnung wie auch der Apparat von Anmerkungen wurden beibehalten, besonders aber auch die Grundkonzeption des Buches mit ihrer gleichzeitig an die Fachkollegen wie an das größere Publikum gerichteten Haltung.

Dagobert Frey hatte bereits 1958 erkannt: »Eine objektive wissenschaftsgeschichtliche Betrachtung der Entwicklung der Kunstgeschichte führt notwendig zu einer grundsätzlichen Besinnung, die wie jede aus einer tiefen ethischen Einstellung gewonnene Geschichtsauffassung auch zu einer echten Toleranz führt.« Es ist mein Wunsch, daß auch die Taschenbuchausgabe des Buches dazu beitragen möge, die Wissenschaft der Kunstgeschichte in ihrer geschichtlichen Entwicklung zu verstehen und gleichzeitig Ansatzpunkte für eine lebendige und humane partizipierende Kritik zu provozieren in dem Sinne, daß Gegenwart und kunsthistorische Forschung erneut zu einer harmonischen Synthese kommen können.

Vorwort zur Ausgabe von 1966

Die Kunstgeschichtsschreibung begann nach zahlreichen bis in die Antike zurückgehenden Vorphasen mit den Viten des Giorgio Vasari in der Mitte des 16. Jahrhunderts. Zwei Jahrhunderte später schuf Johann Joachim Winckelmann die Basis für eine Wissenschaft, auf der bis heute, nach wiederum zwei Jahrhunderten, die Disziplinen Archäologie und Kunstgeschichte aufgebaut haben.

Die hervorragenden Leistungen der älteren Kunstgeschichtsschreibung wurden keineswegs durch neuere Ergebnisse in Frage gestellt. Der Prüfstein ihrer Qualität ist vielmehr die Frage, ob der tiefere Wahrheitsgehalt ihrer zeitgebundenen Argumentation in der heutigen Zeit noch zum Ausdruck kommt. Karl Voßler hat im Hinblick auf die Arbeiten Jakob Burckhardts von »wissenschaftlichen Kunstwerken« gesprochen.

Dieses Buch sucht das Bleibende in der Geschichte der Kunstgeschichte zusammenzufassen, die Entwicklung dieser Wissenschaft von ihrer Entstehung und ihrer Blüte bis zu ihrem jetzigen Stadium nachzuzeichnen als ein Abenteuer des Geistes, dem sich Menschen mit Leidenschaft und Energie hingegeben haben. Es unterscheidet sich jedoch durch die an das größere Publikum und nicht an die Fachgenossen gerichtete Sprache sowie durch ein Mindestmaß an Anmerkungen und Hinweisen von den bisherigen Ansätzen, eine Geschichte der Kunstgeschichte zu geben.

Dessen ungeachtet versucht dieses Buch eine zusammenfassende Geschichte der Kunstgeschichtsschreibung, im Gegensatz zu bisherigen Darstellungen mit dem Ziel, von der zeitgenössischen Kunst der jeweiligen Epochen aus auch die Kunstgeschichtsschreibung zu verstehen, und zwar im Sinne Heinrich Wölfflins, der 1914 sagte, daß Kunst und Kunstgeschichte parallel laufen. So ergab sich eine Gliederung nach den Epochen der Kunstgeschichte selbst. Immer sind es die großen Künstler einer Zeit, die das Bild der Vergangenheit neu fassen, und auch der Kunsthistoriker wird durch ihre Sicht geformt. Jede Gegenwart ist unendlich und schließt alle lebendig erhaltene Vergangenheit mit ein. Die Kunstgeschichte hat also immer die Aufgabe, Vergangenheit für die jeweils veränderte Situation lebendig zu erhalten, sie mit den Augen der eigenen Zeit neu zu entdecken.

Kunstphilosophie, Kunsttheorie und Ästhetik wurden nicht in den Zusammenhang einbezogen, oder doch nur so weit, als es für das Verständnis der einzelnen Phasen und Leistungen der Kunstgeschichte unumgänglich nötig war. Die Kunstgeschichte des Museums ist so knapp wie möglich gehalten worden, weil sie in einem zweiten Band ausführlich dargestellt werden soll.

Dieses Buch versucht den abenteuerlichen Weg der Wissenschaft von der Kunst nachzuzeichnen, deren Objekt äußerlich zwar immer gleich erscheint, sich in seiner Wirkung jedoch ständig wandelt. Das Ziel wäre erreicht, wenn dem unbefangenen Leser die Erkenntnis zuteil werden sollte, daß die Kunst immer neu ist und unmittelbar auch ohne Kenntnis der wissenschaftlichen Grundlagen erlebt werden kann.

Es handelt sich also um ein Buch über Fachleute für Nichtfachleute, und zwar in einem Bereich, in dem jeder mitreden möchte und jeder im Prinzip auch mitreden kann, im Bereich der Kunst. Angesichts einer zwischen Scylla und Charybdis gechriebenen allgemein verständlichen Wissenschaftsgeschichte bin ich mir der bedrohlichen Lage im Kraftfeld scheinbar gegeneinander gerichteter Interessen bewußt und bitte nach beiden Seiten um Nachsicht, darüber hinaus jedoch um die Kritik einerseits des fachfremden Kunstpublikums an den Stellen, an denen die Darstellung in nüchterne und leblose Aufzählung von Fakten abzugleiten droht und andererseits den Fachmann an den Stellen, an denen er aus besserem Detailwissen auf mangelhafte Information des Autors stößt. Ich nehme daher jede Kritik und Korrektur dankbar an als Beitrag zu einer vollkommeneren Geschichte unserer Wissenschaft, wie sie eines Tages vielleicht geschrieben werden kann.

Die Geschichte der Kunstgeschichte soll als eine Entwicklung deutlich gemacht werden, die den Bedingungen der Zeit und den niemals gleichbleibenden Bedürfnissen der Menschen genauso unterworfen ist wie die Kunst selbst. Einen Satz Hegels über die Geschichte der Philosophie variierend darf man sagen: Das Studium der Geschichte der Kunst ist das Studium der Kunst selbst. Vielleicht wird eines Tages der Beweis erbracht werden, daß auch die wissenschaftliche Untersuchung der alten und neuen Kunst jeweils in Auseinandersetzung mit den Aufgaben und Forderungen der lebendigen Gegenwart erfolgt, daß Kunst und Kunstgeschichte einander bedingen. Der Dichter Italo Svevo hat deutlich gemacht, daß Geschichte die der Veränderung unterliegende Betrachtung eines Veränderlichen ist, lebendige Betrachtung eines Lebendigen: »Die Vergangenheit ist immer neu: sie verändert sich dauernd, wie das Leben fortschreitet. Teile von ihr, die in Vergessenheit schienen, tauchen wieder auf, andere wiederum versinken, weil sie weniger wichtig sind. Die Gegenwart dirigiert die Vergangenheit wie die Mitglieder eines Orchesters.«

Dank

Mein Dank gilt allen denen, die durch Rat und Hilfe die vorliegende Arbeit unterstützt haben. Ich danke besonders: Michael W. Alpatow † in Moskau, Giulio Carlo Argan † in Rom, Kurt Badt † in Überlingen, Helène Baltrusaitis in Paris, Alfred H. Barr in New York, Kurt Bauch † in Freiburg, Quentin Bell † in Leeds, Eva Benesch in Wien, Gertrude Berthold in Vechta, Jan Bialostocki † in Warschau, Oto Bihalji-Merin † in Belgrad, J. E. von Borries in Karlsruhe, Erna Brand in Dresden, Erich Burger in Heidelberg, André Chastel in Paris, Gillo Dorfles in Mailand, Lydia Dorner in Hannover, Frau Fehrle-Burger in Heidelberg, Gerhard Frey in Stuttgart, Kurt Gerstenberg † in Würzburg, E. H. Gombrich in London, Edith Greindl in Brüssel, Hans R. Hahnloser † in Bern, Carl Georg Heise † in Nußdorf, Eberhard Hempel in Dresden, Philip Hendy in London, Alfred Hentzen in Hamburg, Charlotte Hetzer in Überlingen, Henry Russel Hitchcock † in Northampton (Mass.), Werner Hofmann in Wien, Johannes Jahn in Leipzig, J. M. Joosten in Den Haag, Richard Krautheimer † in New York, Heinz Ladendorf † in Köln, Franz Leschnitzer in Berlin, Alfred Neumeyer † in Oakland, Rodolfo Pallucchini in Venedig, Roberto Pane † in Neapel, Erwin Panofsky † in Princeton, Nikolaus Pevsner † in London, Carlo Ludovico Ragghianti in Florenz, Deoclecio Redig de Campos in Citta del Vaticano, John Rewald † in Chicago, Gerard Richter in Stendal, Helen Rosenau † in Manchester, Heinz Schmalenbach in Lübeck, Otto Steinert in Essen, Albert Theile in Rom, Maria Venturi † in Rom, Christoph Vischer in Basel, Stephan Waetzoldt in Berlin, Rudolf Wittkower † in New York, Rom, Christoph Vischer in Basel, Stephan Waetzoldt in Berlin, Rudolf Wittkower in New York, Rudolf Zeitler in Uppsala; den Museen in Darmstadt (Schloßmuseum), Dresden (Staatliche Kunstsammlungen), Florenz (Uffizien), Frankfurt/Main (Städelsches Kunstinstitut), Halle (Moritzburg), Hamburg (Kunsthalle), Hannover (Kestner-Museum), London (National Portrait Gallery), Kamenz (Lessing-Museum), Lübeck (Städtische Museen), München (Bayerische Staatsgemäldesammlungen), Paris (Musée National d'Art Moderne), Rom (Vatikanische Museen), Wien (Kunsthistorisches Museum und Museum des 20. Jahrhunderts); den Bibliotheken und kunsthistorischen Instituten in Basel (Universitätsbibliothek), Berlin (Kunstbibliothek), Bonn (Kunsthistorisches Institut), Den Haag (Rijksbureau voor kunsthistorische Documentatie), Köln (Kunsthistorisches Institut), London (Warburg Institute und Bibliothek des British Museum), Paris (Bibliothèque National und Bibliothek des Louvre), Rom (Bibliotheca Hertziana), Stendal (Winckelmann-Gesellschaft), Wien (Österreichische Nationalbibliothek und Kunsthistorisches Institut); den Verlagen und Fotoarchiven in Bad Berneck (Lolo Handke), Bonn (Dr. Hanke, British Features und USIS), Dresden (VEB Verlag der Kunst), Mailand (Bompiani und Federico Arborio Mello), München (Piper Verlag).

St. Louis 1980

Einleitung

Der Künstler als Banause

»Die Griechen schwatzten genauso viel, wie die Menschen heutzutage, über Bilder und Maler, und sie hatten ihre Kunstsalons und populären Ausstellungen und Künstlerbünde, und präraffaelitische Bewegungen und realistische Regungen, und sie hielten Vorträge über Kunst und schrieben Kunstessays und hatten ihre Kunsthistoriker und ihre Archäologen und alles miteinander.«

Diese Worte des geistreichen Iren Oscar Wilde entsprachen keineswegs der Wirklichkeit, denn das Gespräch über Kunst und Kunstgeschichte tauchte in Griechenland erst sehr spät auf, und die wichtigsten Persönlichkeiten haben sich negativ zur Stellung des Künstlers geäußert. Die überlieferten Berichte beweisen, daß bis in das 5. Jahrhundert hinein und noch lange danach der Künstler als Banause galt, dessen Werke zwar geschätzt wurden, der aber dessen ungeachtet gesellschaftlich weit unter den Philosophen, Rhetoren und Tragödienschreibern auf einer Stufe mit Barbieren, Köchen, Schmieden und anderen Handwerkern stand. Allein durch seine manuelle Tätigkeit schien der Künstler nicht zu geistigem Tun befähigt. Das Kunstwerk als solches galt nicht als eine schöpferische, sondern als eine von den Göttern inspirierte Leistung, und das Machen desselben war eine niedere Betätigung, die jedem anderen Handwerk gleichgestellt war. Bernhard Schweitzer hat diese Grunderkenntnis eingehend belegt, und erst in jüngster Zeit sind, u.a. von Hanna Philipp, modifizierende Konsequenzen daraus gezogen worden.[1]

Eine überraschend frühe Ausnahme von diesen Anschauungen zeigen die erhaltenen Fragmente des Demokrit (um 460-370 vor Chr.). Dieser stellte die Künste bereits in einen geschichtlichen Zusammenhang und gab den einzelnen Werken in der Entwicklung von einfachen Anfängen bis zu Formen höchster Feinheit die ihnen gemäße Stellung. Er wendete sich gegen die Auffassung, das Vermögen der Künstler, Statuen zu schaffen und Paläste zu bauen, sei nur eine Eingabe der Götter und stamme nicht aus diesen selbst.

Sokrates (469/470-399 vor Chr.), der als Bildhauer gearbeitet hat, den Beruf aber offensichtlich als unwürdig aufgab, hielt die Kunst im allgemeinen für unbedeutend, beanspruchte für sich aber in den von Xenophon überlieferten Gesprächen mit dem Maler Parrhasios und dem Bildhauer Kleiton die Würde eines Kunstrichters.

Platon als Kunstrichter

Platon (427-347 vor Chr.) nimmt in dieser Entwicklung eine besondere Stellung ein, da er sich mit der Kunst seiner Zeit beschäftigte.[2] In den einzelnen Phasen seiner Entwicklung hat er sich sogar intensiv mit der Kunst seiner eigenen Zeit und der der unmittelbar vorausgegangenen Epoche beschäftigt. Und für die ägyptische Kunst drückte er eine besondere Bewunderung aus. In den *Gesetzen* stellte er drei Regeln auf, an die sich der Kunstrichter zu halten habe. Er müsse sich erstens klarmachen, was dargestellt sei, zweitens prüfen, inwiefern es sachlich richtig wiedergegeben und drittens inwiefern es schön ausgeführt sei.

Im Alter kam Platon jedoch zu sehr negativen Formulierungen über die Kunst. Die sich entwickelnde illusionistische Kunst seiner Zeitgenossen, insbesondere die von Meistern wie Skopas und Praxiteles, vermochte er nicht mehr zu verstehen. Er ging so weit, die Kunst für verwerflich und schädlich zu halten. In der Rangfolge der Bürger stand der Künstler an untergeordneter Stelle. Er sah ihn als Gaukler und Imitator, der die Dingwelt nachahmt, die ihm ihrerseits ja nur eine Nachahmung der Ideenwelt war. Mit einzelnen Künstlern setzte er sich nicht mehr auseinander. In den Spätwerken tauchen daher auch im Gegensatz zu den früheren keine Künstlernamen mehr auf. Er kam hier sogar zu der bitteren Feststellung: »... sich niemals mit Malerei beschäftigt zu haben, ist kein Verlust«.

Platons Ideenlehre wurde zur Grundlage des europäischen Idealismus, und seine Mimesis-Theorie beeinflußte das Kunstdenken bis zum 20. Jahrhundert. Sein Höhlengleichnis ist Symbol der elementaren Situation des Menschen und wurde von Martin

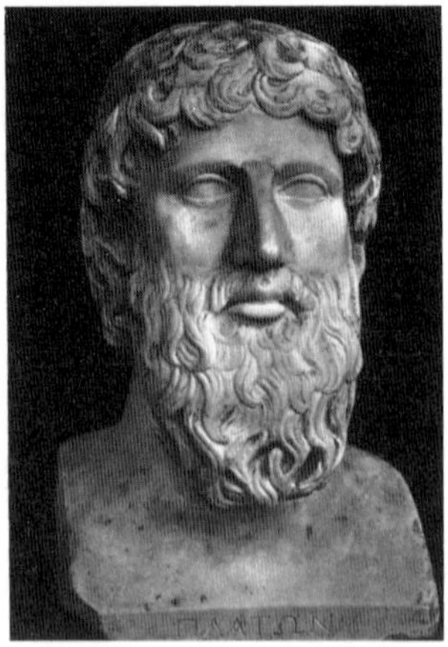

Platon

Heidegger in seinem Buch *Vom Wesen der Wahrheit* erneut im Sinne einer zeitgenössischen Relevanz interpretiert.

Bei Aristoteles (384-323 vor Chr.) setzte sich die zum Positiven gewendete Änderung in der Stellung des Künstlers fort, und die gesellschaftliche Funktion des Künstlerischen wurde erkannt und gewertet. Der Künstler selbst blieb jedoch weiterhin der Banause, wenngleich es bereits zur Zeit des Aristoteles hochgeachtete Ausnahmeerscheinungen gegeben hat. Diese Künstler beschäftigten sich auch theoretisch mit dem Phänomen der Kunst und beanspruchten daher für sich eine höhere gesellschaftliche Stellung. Bis zu Plutarch hat sich die allgemein für die Antike gültige Grundanschauung gehalten, die dieser so formulierte: »Wenn wir uns auch am Kunstwerke erfreuen, so verachten wir doch den Künstler.«

Xenokrates von Athen

Wie mußte in der Antike bei diesen Grundvoraussetzungen die kunstgeschichtliche Betrachtung aussehen? Man müßte annehmen, es könne sie nicht gegeben haben, da eine Beschäftigung mit einem Phänomen, das keiner geistigen Bemühung wert schien, keinen Sinn hätte.[3] Es gab jedoch Betrachtungen der Kunst unter dem Gesichtspunkt ihrer geschichtlichen Entwicklung. Wenngleich der größte Teil des antiken Kunstschrifttums verlorengegangen oder durch Plinius und andere Römer nur entstellt auf uns gekommen ist, kann aus den vorhandenen Bruchstücken doch eine große Persönlichkeit erschlossen werden, Xenokrates von Athen.[4] Bernhard Schweitzer hat ihn, der als Bildhauer ein Enkelschüler des Lysipp war, den Vater der Kunstgeschichte genannt. Mag diese Bezeichnung auch übertrieben erscheinen, so stand Xenokrates doch am Beginn der theoretischen und systematischen Kunstforschung. Seine verlorenen Schriften leiteten eine neue Kategorie der Beschäftigung mit der Kunst ein. Xenokrates griff auf den Entwicklungsgedanken Demokrits und seiner Schule zurück. Darüber hinaus hat er den bestimmenden Realismus der Kunst seiner Zeit im Entwicklungszusammenhang seiner geschichtlichen Betrachtung als Ziel gesehen.

Xenokrates hatte nicht nur unklare Begriffe und verschwommene Ansichten zur Kunst zu bieten. Er urteilte bereits nach einem System aus vier Kategorien, die er zudem nicht statisch verstand, sondern die miteinander kombiniert werden konnten: 1. die Symmetria oder – wie wir sagen würden – die Proportion des Werkes, 2. der Rhythmus, 3. die Sorgfalt der Ausführung und 4. die von Bernhard Schweitzer als optisches Problem gesehene Kategorie. Mit diesen Begriffen und ihren Beziehungen zueinander suchte Xenokrates die Gesamtentwicklung der Kunst zu fassen, die er als eine Geschichte der künstlerischen Probleme sah.

Künstlergeschichten und Baedecker in der Antike

Neben dem Werk des Xenokrates gab es auch Ansätze einer Künstlergeschichte in der Antike. Diese wurde jedoch meist ohne Wertungskriterien geschrieben und reihte fast durchgängig verschiedene Maler- und Bildhauerbiographien aneinander, die zudem nicht immer beglaubigt waren. Wahrscheinlich war Duris von Samos (ca. 340-260 vor Chr.) der erste, der eine solche Sammlung von Künstlerbiographien verfaßte. Auch von seinem Werk sind nur einzelne Teile durch Plinius überliefert. Duris, der Herrscher von Samos, schrieb als Nichtkünstler, trachtete also bereits zwischen dem Schaffenden und dem Aufnehmenden zu vermitteln. Flavius Philostratus der Ältere aus Lemnos (ca. 165-245 vor Chr.), ein griechischer Sophist, der in Athen und Rom lebte, gab in seinen Bildbeschreibungen frühe Dokumente einer kritischen Beschäftigung mit dem einzelnen Kunstwerk.[5]

Daneben stand eine umfangreiche Reiseführerliteratur über die wichtigsten Städte Griechenlands. Der hellenistische, in Rom tätige Bildhauer Pasiteles schrieb im 1. vorchristlichen Jahrhundert ein Buch über die berühmtesten Werke der griechischen Kunst und war sicher von großem Einfluß auf die in Rom immer stärker hervortretende Sammelleidenschaft für griechische Kunstwerke. Es verschaffte gesellschaftliches Prestige, möglichst viele Kopien griechischer Werke zu besitzen, die bald auch schon auf Bestellung geliefert wurden.

Im 2. nachchristlichen Jahrhundert hat Pausanias die wichtigsten Stätten Griechenlands für römische Touristen beschrieben.[6] Dabei wurden auch die künstlerischen Sehenswürdigkeiten erwähnt, und viele Werke sind heute im wesentlichen aus diesen Beschreibungen zu erschließen. Als Beispiel diene hier die Beschreibung der legendären verlorenen Phidias-Statue der *Athena Parthenos*: »Das Bild der Göttin selbst ist aus Elfenbein und Gold gearbeitet: mitten auf ihrem Helme liegt das Bild einer Sphinx ... und an beiden Seiten des Helms sind Greife erhoben gearbeitet ... Das Bild der Minerva ist stehend, hat ein Gewand, das bis auf die Füße reicht, und trägt auf der Brust das Haupt der Medusa von Elfenbein. Die Victoria (welche sie in der einen Hand hält) ist ohngefähr vier Ellen hoch; in der rechten Hand hat sie einen Speer; zu ihren Füßen liegt ein Schild, und neben dem Speer ist ein Drache ... Auf dem Fußgestelle des Bildes steht die Geburt der Pandora in erhobener Arbeit ...«.[7]

Plinius der Ältere

Eine enzyklopädische Zusammenfassung griechischen Denkens und griechischer Überlieferung gab der im Jahre 79 beim Ausbruch des Vesuv getötete ältere Plinius (23/24-79).[8] In seiner Naturbeschreibung (Buch 34-36) stellte er ganz im Sinne der antiken Tradition im Anschluß an die Behandlung der Steine, Metalle und Erdarten auch das Werk der damals bekannten Künstler vor. Er brachte der Nachwelt die Meister des 5. und 4. Jahrhunderts in Biographien und Anekdoten nahe, so wie sie ihm aus den griechischen Quellen bekanntgeworden waren.

Plinius übermittelte so auch die Anschauung, die Kunst entwickle sich von primitiven Anfängen fortschreitend bis zur Blüte und verfalle danach wieder. Durch ihn ist also jene wahrscheinlich von Xenokrates eingeleitete Betrachtungsweise weitergegeben worden, die das ganze Mittelalter hindurch bis zu Vasari, ja bis zu Winckelmann eine so entscheidende Nachfolge gefunden hat. Hier waren nicht mehr einzelne Werke nur mechanisch aneinandergereiht, sondern es wurde ein bestimmten Grenzen unterliegender Zusammenhang konstruiert.

Dieser Zusammenhang ging von festgesetzten Wertvorstellungen aus und hatte Höhepunkte, die der jeweiligen Zeitauffassung entsprachen. Von diesen Höhepunkten aus suchte man die ganze vorherige oder nachfolgende Entwicklung zu erklären und zu bewerten. Die Konstruktion eines Idealzustandes, eines Goldenen Zeitalters der Kunst, war die Voraussetzung für die Entwicklung eines historischen Sinnes.

Wir sahen, daß man in der Antike das Künstlerische nur selten als Eigenwert zu sehen vermochte. Es gab Ausnahmen wie Platon, Xenokrates, Vitruv oder Chrysostomos, von dem wir wissen, daß er bereits eine Huldigung an den Künstler Phidias geschrieben hat. Chrysostomos ging so weit, das künstlerische Tun, das die meisten seiner Zeitgenossen verachteten, mit der Weltschöpfung in Verbindung zu bringen.[9]

Wenn man von den Fragmenten des Xenokrates absieht, hat es eine antike Kunstgeschichte nicht gegeben. Es konnte sie nicht geben, weil das allgemeine Zeitempfinden sie nicht zuließ, so wenig, wie es etwa eine mittelalterliche Kunstgeschichte geben konnte. Das bedeutet nicht, daß die Kunst in beiden Epochen nicht entscheidend auf das Leben der Gemeinschaft eingewirkt hätte.

Das unhistorische Mittelalter

Die Kunstauffassung der Antike wurde durch den Philosophen Plotin (205-270) in abgewandelter Form weiterentwickelt, und Augustin (354-430) schrieb in seiner Jugend in Karthago ein Buch über *Schönheit und Proportion* (*De Pulchro et Apto*), an das er sich in seinen *Bekenntnissen* nicht mehr genau erinnern kann. Besonders die Schönheitsauffassung des Pseudo-Dionysius Areopagita (um 500) wurde durch die Identifikation des Schönen und Guten folgenreich.

Das ganze Mittelalter hindurch setzte sich die aus der Antike bekannte gesellschaftliche Einschätzung des Künstlers fort.[10] Der Künstler wurde als Handwerker angesehen und stand fast ausschließlich im Dienste der Kirche.[11] Er selbst sah das Phänomen jedoch nicht historisch. Er war dazu nicht in der Lage, weil ihm die geistige Grundlage fehlte. Sein Weg war dadurch vorgeschrieben, daß er wie ein Handwerker als Lehrling zu einem Meister gehen und dort viele Jahre dienen mußte. Cennino Cennini hat sehr viel später diesen Weg wie folgt beschrieben: »Fürs erste wird es zum geringsten ein Jahr dauern, das Zeichnen auf dem Täfelchen einzuüben; dann mit dem Meister in der Werkstätte stehen, bis du alle die Zweige gelernt, welche unserer Kunst zugehören. Dann mit der Bereitung der Farben anfangen, das Kochen des Leimes zu lernen, Gips zu mahlen, das Verfahren, mit Gips zu grundieren, zu lernen, ihn erhaben zu machen und zu schaben, zu vergolden, gut zu körnen; durch sechs Jahre hindurch. Und dann zum praktischen Versuchen im Malen, ornamentieren mittels Peitschen, Weltgewänder machen, in der Wandmalerei sich üben – andere sechs Jahre«.[12]

Man kann sich vorstellen, daß unter solchen Umständen von den Künstlern keine kunsthistorischen Überlegungen erwartet werden konnten. Auch bei Kunstinteressierten hätten sie keine Grundlage gehabt. Es gab lediglich Regelbücher, die in Werkstattgeheimnisse einführen sollten. Solche Rezeptbücher gab es schon relativ früh.

Lessing entdeckte in der Bibliothek von Wolfenbüttel das Werk des Schriftstellers Theophilus, der um 1100 in Westfalen gelebt haben muß und mit großer Wahrscheinlichkeit mit Roger Helmarshausen identisch ist. Seine Schrift *De Diversis Artibus* hat im Mittelalter weite Verbreitung gefunden und scheint eines der beliebtesten Bücher dieses Genres gewesen zu sein.

Von zentraler Bedeutung für die Kunstpraxis des Mittelalters waren die zahlreichen Regelbücher, von denen das Skizzenbuch *Livre de portraiture* des Villard de Honnecourt, eines französischen Architekten aus dem 13. Jahrhundert, erhalten ist.[13] Es gibt die Grundanschauungen des Mittelalters besonders in der Proportionslehre wieder und bietet reichhaltiges Betrachtungsmaterial zu zahlreichen architektonischen und künstlerischen Aufgaben.

Die neue Kunstanschauung in Italien

Das 14. und 15. Jahrhundert brachte in einigen italienischen Stadtstaaten wie Florenz und Siena eine Wandlung in der Kunstbetrachtung. Der Beginn dieser Wandlung läßt sich im Werk der bahnbrechenden Dichter verfolgen. Dante Alighieri (1265-1321) schrieb über Cimabue und Giotto. Auch Boccaccio (1313-1375) war zwanzig Jahre nach Giottos Tod in der Lage, dessen überragende Größe zu sehen: »Giotto ... besaß eine so große Begabung, daß es nichts weiter in der Natur, Mutter und tätiges Prinzip der Dinge, gäbe ..., das er nicht mit der Hilfe seines Stiftes, mit Feder oder Pinsel so ähnlich abzubilden vermochte, daß die von ihm dargestellten Dinge als ein Produkt von ihr (der Natur) erschienen; und oft werde der Betrachter seiner (Giottos) Gemälde getäuscht und in den Glauben versetzt, das sei Wirklichkeit, was nur gemacht sei.« Boccaccio setzte Giotto gegen seine Vorläufer, die byzantinischen Mosaikkünstler, ab. Seine Lebensbeschreibung Dantes wurde das Vorbild der Künstlergeschichte in Italien.[14]

Ebenfalls in diese Reihe gehören die Sonette Petrarcas (1304-1374) an seinen Freund Simone Martini. Petrarca wandte sich ferner schon begeistert der Antike zu und sagte: »Was ist alle Geschichte gegen das Lob Roms.« Seine historischen Untersuchungen bereiteten eine neue Stufe der Geschichtsschreibung vor.[15]

Jetzt wurde in der Dichtung auch der Künstler wichtig. In Künstlernovellen wurden Maler und Bildhauer dem Publikum nahegebracht und Fragen ihrer Kunst diskutiert.[16] In einer Novelle Sacchettis wird zum Beispiel eine Tafelrunde berühmter florentinischer Künstler geschildert, unter denen sich Orcagna und Gaddi befinden, die sich darüber unterhalten, welcher neue Künstler am würdigsten sei, die Nachfolge Giottos anzutreten.[17]

Die 1351/52 von Filippo Villani (nach 1325-nach 1405) herausgegebene Beschreibung seiner Heimatstadt Florenz (*De origine civitatis Florentiae ...*) enthielt in der Nachfolge Boccaccios auch eine Sammlung von Künstlerbiographien. Ohne eine Entwicklungsgesetzlichkeit herauszuarbeiten, wie sie bei Xenokrates und Plinius schon in Ansätzen vorhanden war, führte Villani eine Reihe von Malern wie Cimabue, Giotto, Taddeo Gaddi und andere auf.[18]

Gegen 1400 schrieb Cennino Cennini seinen bereits erwähnten *Trattato della pittura*, der neben seiner praktisch-technischen Seite auch über allgemeine Fragen Auskunft gibt. Cennini stand an der Grenzlinie zwischen Mittelalter und Frührenaissance und hatte zu beiden Seiten Verbindung. Eine neue Auffassung des Künstlerischen und der Kunst der Vergangenheit begann um die Mitte des 15. Jahrhunderts, die zur Basis wurde für jene großen künstlerbiographischen Darstellungen, die in Vasaris ›Viten‹ ihren Höhepunkt fanden.[19]

Alberti und Ghiberti

Die Frührenaissance brachte in Italien, besonders in Florenz, nicht nur eine entscheidende Wandlung in der gesellschaftlichen Stellung des Künstlers, sondern auch in der mehr und mehr historisch gerichteten Kunstbetrachtung. Die Rückwendung auf die

Kunst der Antike brachte notwendig eine historische Komponente in die Kunstbetrachtung. Marsilio Ficino (1433-1499) übersetzte Platon und Plotin und schrieb bereits von der Notwendigkeit der Geschichte, ja, von der Weisheit von Jahrtausenden, die durch historisches Wissen dem Erfahrungswissen des einzelnen zugefügt werden könne.[20] Teilweise wurde die antike Kunst benutzt, um sich von religiösen und dynastischen Bindungen freizumachen. Der gelehrte Künstler spielte eine Rolle und wurde zum Gegenstand der wissenschaftlichen Betrachtung. Künstler dieses Typs waren Alberti und Ghiberti.

Leon Battista Alberti (1404-1472), der große Architekt und Kunsttheoretiker, beschäftigte sich als Schriftsteller teilweise schon unter historischen Gesichtspunkten mit der Kunst: »... er hat gleichsam de facto, wenn auch noch nicht de jure, die Autonomisierung der ästhetischen Sphäre eingeleitet, die erst nach mehr als drei Jahrhunderten theoretisch begründet werden sollte, und die in der Zwischenzeit ... gar häufig wieder in Frage gestellt ward«.[21] 1436 erschien sein Traktat über die Malerei, das starke Auswirkungen auf die Kunst der italienischen Frührenaissance hatte. 1452 war sein Traktat über die Architektur *De re aedificatoria* abgeschlossen (erschienen erst 1485), in dem Vitruv trotz harter Einwände der Kunst seiner Zeit als Vorbild empfohlen wird. Gleichzeitig enthält dieses Werk eine neue wissenschaftliche Kunsttheorie.[22]

In seinem Frühwerk, dem Traktat über die Malerei *De Pictura*, ging er auf zeitgenössische Künstler ein. Er war der Meinung, daß nach einer langen Verfallsperiode im 15. Jahrhundert wieder große Künstler aufgetaucht seien. Er nennt Namen wie Brunelleschi, dem er die Schrift auch widmete, Donatello, Ghiberti, Luca della Robbia und Masaccio.

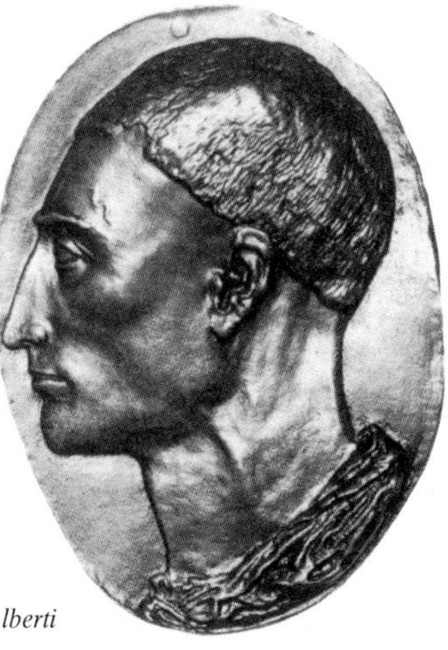

Leon Battista Alberti

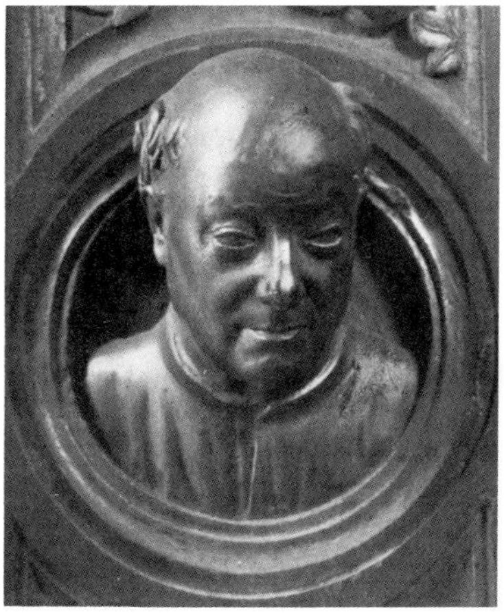

Ghiberti

Neben der verehrten Antike erkannte er die neue Bedeutung der Kunst seiner Zeit und sagte: »Ich sehe nun auch, daß alles Große nicht bloß Gabe der Natur und der Zeiten ist, sondern von unserem Streben, unserer Unermüdlichkeit abhängt. Die Alten hatten es leichter, groß zu werden, da eine Schultradition sie erzog zu jenen höchsten Künsten, die uns jetzt so große Mühe kosten, aber um so viel größer soll auch unser Name werden, da wir ohne Lehrer, ohne Vorbild Künste und Wissenschaften finden, von denen man früher nichts gehört noch gesehen hatte.«

Entscheidend wirkte auch der eine Generation ältere Bildhauer Lorenzo Ghiberti (1378-1455) auf seine Zeit ein.[23] Er schuf Kriterien einer historischen Kunstbetrachtung, die auf Plinius, Vitruv und andere antike Schriftsteller zurückgingen.

Den Titel der drei Bücher Ghibertis, *I Commentarii*, hat Julius von Schlosser mit *Denkwürdigkeiten* übersetzt.[24] Im ersten Buch benutzte Ghiberti vorwiegend die antiken Autoren, fügte aber jeweils schon seine eigene Meinung hinzu. Im zweiten Kommentar folgt die Beurteilung der Künstler des 14. Jahrhunderts, wobei Florenz und Toskana im Mittelpunkt stehen. Im dritten und umfangreichsten Kommentar ging Ghiberti auf die theoretischen Grundlagen seiner Betrachtungsweise ein, auf Optik, Proportionslehre und andere Gegebenheiten. Wie für Villani war Giotto auch für Ghiberti der Höhepunkt der neueren Entwicklung. Ghiberti schloß sich als erster Künstler selbst in den historischen Zusammenhang ein, wie es später Vasari, Sandrart, van Mander und andere taten.

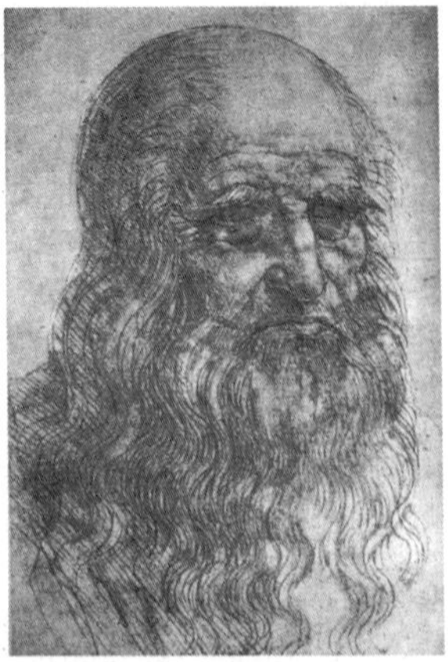

Leonardo

Raffael

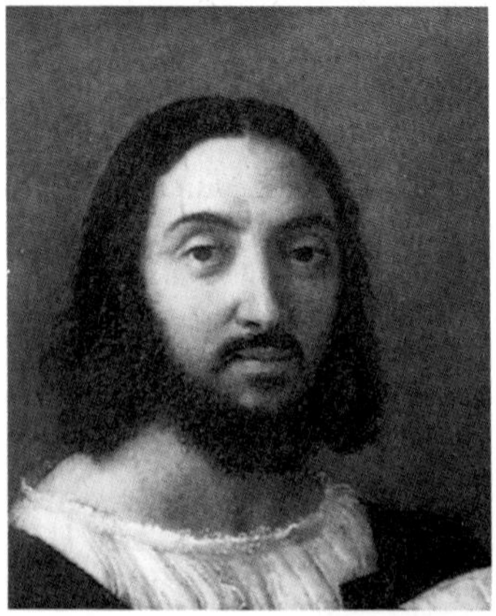

Leonardo und Raffael

Als die Künstlergeschichte an Bedeutung gewann, beschäftigte man sich auch immer mehr mit den Vorbildern solcher Darstellungen in der Antike. 1473 wurde das von Cristoforo Landino (gestorben 1504) übersetzte Gesamtwerk des Plinius herausgegeben.

In Padua schrieb Michele Savonarola, ein Großvater des in Florenz verbrannten Büßers, um 1440 eine Hymne auf seine Heimatstadt, die auch ein Kapitel über die dort lebenden und arbeitenden Künstler enthielt. 1450 erschien von Bartholomäus Facius ein ähnliches Buch über Neapel und seine Künstler, das auch die in Neapel lebenden ausländischen Künstler im einzelnen aufzählte. So erwähnt Facius Werke von Jan van Eyck und Rogier van der Weyden. Von Giovanni Santi, dem Vater Raffaels, gibt es eine ähnliche Darstellung über Urbino, die nach 1482 entstanden ist. Auch in ihr sind die dort lebenden zeitgenössischen italienischen und niederländischen Maler beschrieben.

Die Künstler selbst wandten sich jetzt stärker theoretischen Problemen zu. Piero della Francesca, Francesco di Giorgio Martini, Pomponius Gauricus und Luca Pacioli schrieben über Grundfragen des Künstlerischen. Piero della Francesca berief sich dabei auf Euklid. Pacioli fühlte sich bereits als Lehrmeister der Künstler und hielt seinen Traktat *De divina proportione*, der zwar schon 1497 beendet war, aber erst 1509 erschien, für ein vorbildliches Werk. Die Entstehungsgeschichte des Buches ist symptomatisch, da es ein Ergebnis wissenschaftlicher Unterhaltungen in einem Kreise war, dem auch Leonardo da Vinci angehörte.

Leonardo da Vinci (1452-1519) hat nicht nur als Architekt, Bildhauer und Maler, sondern auch als Naturforscher und Theoretiker seine Zeit mitbestimmt.[25] Seine Kunstanschauung war besonders einflußreich. Zur Festigung der Position der Kunst, vor allem der von ihm bevorzugten Malerei, hat er wesentlich beigetragen. Die Kunst war ihm eine Form der Erkenntnis, der Philosophie, womit gegenüber der Antike eine vollkommen neue Stufe erreicht war.

Wenngleich Leonardo nicht eigentlich historisch dachte, sondern jeweils aus den ihm zugänglichen Erfahrungen schöpfte und die Natur mit naturwissenschaftlichen Methoden studierte, vermochte er doch über die Kunst der Vergangenheit zu urteilen und Künstler wie Giotto und Masaccio in ein neues Licht zu rücken. Demgegenüber trat für ihn die Bedeutung der Antike zurück. Originalität galt ihm als das höchste. Er sah die Ursache für den Verfall der Kunst, den er erst nach der römischen Zeit ansetzte, darin, daß ein Meister jeweils den anderen nachgeahmt habe. Einen Neubeginn sah er bei Giotto, der nicht mehr nur seinen Vorgänger Cimabue nachgeahmt, sondern die Natur wieder direkt studieren gelernt habe. Doch glaubte er nach Giotto einen erneuten Niedergang feststellen zu können, der wiederum dadurch entstanden sei, daß man sich an die Meister früherer Jahrhunderte und nicht unmittelbar an die Natur gehalten habe.

Raffael (1483-1520) hat sich noch stärker als Leonardo mit der Kunst der Vergangenheit auseinandergesetzt und in der Nachfolge Bramantes und, auf dessen Vorarbeiten gestützt, als Beauftragter Papst Leos X. einen ersten Gesamtplan für die Restaurierung des alten Rom ausgearbeitet. Doch war die Archäologie erst viele Jahrhunderte später in der Lage, dies zu tun.[26] Jakob Burckhardt behauptete sogar: »Mit merkwürdig durchdringendem Urteil legt er dann den Grund zu einer vergleichenden Kunstgeschichte überhaupt und stellt am Ende denjenigen Begriff von ›Aufnahme‹ fest, welcher seitdem gegolten hat: er verlangt für jeden Überrest Plan, Aufriß und Durchschnitt gesondert.«[27] Alberti hatte allerdings schon vorher nachdrücklich diese Art der Aufnahme gefordert. Die Anfänge der Archäologie und Kunstgeschichte lagen also nicht in einer unschöpferischen Zeit, sondern in einer Blütezeit der Kunst. Nur durch das künstlerische Genie wird die Vergangenheit neu gesehen.

Dürer und die Künstlergeschichte im Norden

Auch im Norden Europas nahm die Beschäftigung mit den theoretischen und wissenschaftlichen Grundlagen der Kunst zu, auch hier gab es Künstlergeschichten, die die Lokaltradition in den Mittelpunkt stellten. Die Anregung ging ebenfalls von einer großen Persönlichkeit aus, von Albrecht Dürer (1471-1528), der, in Auseinandersetzung mit italienischen Vorbildern, über die Kunst des Altertums nachgedacht und auf die antiken Vorläufer der Kunstgeschichtsschreibung hingewiesen hat: »Wie alt nun diese Kunst sei, wer sie erstlich erfunden hab, in was Ehren und Wirden sie etwan bei den Kriechen und Römern gewest sei, wie auch ein guter Maler oder Werkmann geschickt soll sein, davon ist jetz ohn Not zu schreiben. Wer aber das Wissen zu haben begehrt, der lese Plinium und Vitruvium«.[28]

Von großer Bedeutung ist das Tagebuch seiner niederländischen Reise, in dem er nicht nur über die Kunst seiner Zeit und der Vergangenheit berichtet, sondern auch über die Schätze, die Cortez aus Amerika mitgebracht hatte: »Ich habe auch die Dinge gesehen, die man dem König aus dem neuen goldenen Lande gebracht hat ... Diese Dinge sind alle köstlich gewesen ... und ich hab all mein Lebtag nichts gesehen, das mein Herz so erfreut hat ... Denn ich ... habe mich verwundert der subtilen Ingenia der Menschen in fremden Landen.« Dies war die erste Würdigung vorkolumbianischer Kunst durch einen Europäer. Dürer kannte auch den Stadtplan von Tenochtitlan, der 1524 in Nürnberg publiziert worden war und erhielt durch ihn möglicherweise Anregungen für ein Buch *Zur Befestigung der Städte, Schlösser und Flecken* von 1527.[29]

In Holland bewertete Dürer auf überzeugende Weise das Werk der Brüder van Eyck. Auch Rogier van der Weyden und Hugo van der Goes schätzte er als große Künstler. Bei der Beurteilung des Malers Patinier wandte er als erster das Wort Landschaftsmalerei an. Damit hat er nicht nur die Bilder Patiniers treffend gekennzeichnet, sondern auch diesen Gattungsbegriff eingeführt.[30]

Der Nürnberger Christoph Scheurl ließ 1506 in Bologna ein Werk über die Künstler Nürnbergs (*De laudibus Germaniae*) drucken. Die Anregung hierzu ging von Albrecht Dürer aus, der auch im Mittelpunkt des Buches steht. Dürer wird hier sogar mit der Antike in Verbindung gebracht. Wie die Italiener vertrat auch Scheurl die Auffassung, die Kunstentwicklung habe in der Antike einen Höhepunkt gehabt, sei dann im Mittelalter unterbrochen und erst von der Nürnberger Kunst wieder zu neuem Leben erweckt worden. Weitere Publikationen von Scheurl sind *Oratio ... attingens praestantiam* von 1509 und *Panegirico di Anton Kress* von 1515.[31]

Ein weiteres Werk stammt von Johann Neudörfer (1497-1564), der ebenfalls unter dem Einfluß Dürers über die Künstler seiner Zeit schrieb.[32] Es kam 1547 unter dem Titel *Nachrichten von Künstlern und Werkleuten* heraus.[33] Neudörfer ist daneben vor allem durch seine Tätigkeit als Schreibmeister bekannt geworden.

Um 1505 erschien die Schrift des Johannes Butzbach *Libellus de praeclaris picturae professoribus*.[34] Butzbach (1478-1526) war Prior im Kloster Maria Laach und widmete sein Buch der malenden Nonne Gertrud von Nonnenwerth. Auch er umfaßte die Gesamtentwicklung der damaligen Kunst von der Antike her, konzentrierte sich aber im wesentlichen auf die christliche Malerei.[35]

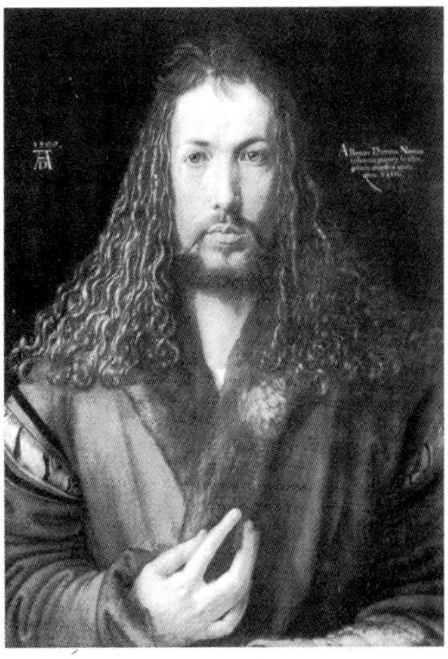

Dürer

Vom Rangstreit der Künste (Paragone)

Wie in der Antike spielte auch im 16. Jahrhundert das Gespräch zwischen den einzelnen künstlerischen Gattungen im philosophischen und kunsttheoretischen Sinne eine Rolle. Schon Baldassare Castiglione (1478-1528) gab auf seine Weise einen Beitrag zu diesem Rangstreit der Künste, als er in seinem Buch *Il Cortegiano* 1527 schrieb: »Verschiedene Dinge können in gleicher Weise unseren Augen angenehm sein, so sehr, daß wir nur schwer entscheiden könnten, welchen wir den Vorzug geben wollen«.[36] Zur Begründung wies er darauf hin, daß beispielsweise Leonardo, Mantegna, Raffael, Michelangelo und Giorgione – man beachte das außerordentliche Qualitätsgefühl Castigliones – trotz ihrer Verschiedenheiten auf ihre Weise vollendet seien. Im *Cortegiano* wird neben anderen Gesprächsthemen für eine standesgemäße Unterhaltung auch das Thema des Vorrangs der Künste empfohlen.

Wenige Jahre später griff Benedetto Varchi (1503-1565) das Thema wieder auf, das jahrhundertelang nicht zur Ruhe kommen sollte.[37] Varchi nahm am Florentiner Hof eine Schlüsselstellung ein. Er hatte eine Geschichte der Stadt Florenz geschrieben (*Storia Fiorentina*)[38] und hielt berühmt gewordene Leichenreden beim Tode verdienter Männer. Auch auf Michelangelo hat Varchi die Gedenkrede gehalten.

Im Jahre 1546 veranstaltete er eine Meinungsumfrage unter den florentinischen Künstlern, deren Resultate erhalten sind. So antworteten auf die Frage Varchis, welche Kunst höher einzuschätzen sei, die Malerei oder die Plastik, unter anderen die Maler Pontormo, Bronzino und Vasari – der damals noch nicht der berühmte Viten-Autor war – und die Bildhauer Cellini und Michelangelo. Die meisten ergingen sich in hymnischen Darstellungen der ihnen gemäßen Gattung, die ihnen natürlich als die wertvollste erschien.

Interessant sind vor allem die Antworten der beiden verfeindeten Künstler Cellini und Vasari. Während Cellini temperamentvoll behauptete, die Skulptur stehe schon deshalb viel höher als die Malerei, weil sie sich nicht mit einer, sondern mit acht Ansichten beschäftige, ging Vasari auf die Vorzüge der Malerei ein, fügte jedoch hinzu, es sei eigentlich besser, ein Bild zu malen, als sich theoretisch über die Künste auszulassen.

Auch Michelangelo hat ganz in diesem Sinne geantwortet: »Bildhauer und Maler können zusammen einen guten Frieden schließen und solche Dispute bleibenlassen, durch welche ja mehr Zeit verlorengeht als bei der Arbeit an guten Werken.«

Benedetto Varchi hatte aber auch einen Nichtkünstler gefragt, den Kritiker Pietro Aretino. Dieser lehnte eine Antwort in diesem Streitfalle konsequent ab, da er die Fragestellung nicht anerkennen könne, es sei eine Dummheit, so zu fragen.

Der erste Kunstkritiker

Pietro Aretino (1492-1557) war einer der bekanntesten und geschmähtesten Schriftsteller seiner Zeit.[39] Er hatte nicht die damals übliche humanistische Bildung und empörte sich gegen die Regeln der Renaissancepoetik und des Humanismus und suchte den unmittelbaren sinnlichen Kontakt zum einzelnen Kunstwerk. Er war in seiner Zeit einzigartig und hat dies sehr wohl gewußt. Da er sich für ein Genie hielt, das keine Regeln braucht, setzte er sich über alle künstlerischen und gesellschaftlichen Vorschriften hinweg. Als Zweiunddreißigjähriger nannte er sich selbst »il divino«. Er wirkte wie Giovio, Strada und Vasari als Vermittler zwischen Künstlern und Sammlern und mag auch aus dieser Tätigkeit nicht unwesentliche Einnahmen bezogen haben. Mit seinem Landsmann Vasari stand Aretino von Jugend an in freundschaftlicher Verbindung. Er verschaffte ihm Material für die Viten und lud ihn 1542 nach Venedig ein, wo Vasari die Bühnenausstattung zu Aretinos Komödie *La Talanta* schuf.[40]

Der in Arezzo, der Stadt Piero della Francescas und Vasaris geborene Aretino, verbrachte seine Jugend in Rom. 1527 zog er nach Venedig, wo er bis zu seinem Tode blieb. Jakob Burckhardt schilderte seine dortige literarische Tätigkeit: »Von hier aus hielt er das ganze berühmte Italien in einer Art von Belagerungszustand«.[41] Aus halb Italien bezog er Pension und machte sich mit diesem Geld ein angenehmes Leben. Er genoß eine hervorragende Küche, lebte in Prunk und Luxus (man berichtet sogar von einem Harem) und seiner Liebe zur Kunst und zur Musik.

Die Kunstanschauung Aretinos war geformt durch seine Freundschaft mit Tizian und dem Bildhauer Jacopo Sansovino. Von ihnen lernte er den unmittelbaren sinnlichen Reiz des künstlerischen Sehens, und Karl Voßler sagte zu Recht, daß Aretino einer der ersten gewesen sei, die auch die Wirklichkeit bewußt mit den Augen eines Malers zu sehen verstanden.

Ganz im Gegensatz zur allgemeinen Zeitanschauung im 16. Jahrhundert wußte Aretino auch schon um die Rolle des Unbewußten in der Kunst. So heißt es in seinem *Brief an die Pedanten*: »Es ist gewiß, daß die wahren Dichter oft etwas Wunderbares und durchaus Passendes sagen, ohne ein Jota dran gedacht zu haben; deshalb vergleicht man sie mit den Quellen, die lebendiges, klares und schmackhaftes Wasser hervorsprudeln und nicht wissen, wie und warum.«

Aretino und Michelangelo

Von besonderer Bedeutung war die Beziehung Aretinos zu Michelangelo, den er sehr geschätzt, dem er aber auch viel geschadet hat. Aretino schrieb am 16. September 1537 an Michelangelo einen Brief im Zeitgeschmack und huldigte dem großen Meister. Darin schildert er, wie er sich das zu jener Zeit noch unvollendete Jüngste Gericht in der Sixtinischen Kapelle vorstelle. Michelangelo antwortete höflich, daß er leider die Anregungen Aretinos nicht mehr verwerten könne, da die Arbeit größtenteils abgeschlossen sei. In einem weiteren Brief vom 24. November 1537 pries Aretino Michelangelo immer noch und forderte dann am 30. Januar des folgenden Jahres bereits wie üblich Zeichnungen des Meisters.

Aretino mußte aber mehrfach mahnen, denn erst im April 1545 bestätigte er den guten Empfang des Geschenkes, das er jedoch nicht für ausreichend hielt.

Für den Künstler des Jüngsten Gerichts, ja für die Malerei der Zeit überhaupt hatte der folgende Schmähbrief Aretinos erhebliche Konsequenzen. Es entbehrt nicht der Ironie, daß ausgerechnet Aretino Michelangelo moralische Vorwürfe machte. Er schwang sich zum Retter des religiösen Empfindens auf und entrüstete sich über die angebliche Sittenlosigkeit und Freizügigkeit des Jüngsten Gerichts.

Schon wesentlich früher hatte Papst Hadrian VI. (1521-1523) ähnliche Kritik an den Werken Michelangelos geübt. Er hatte die Sixtinische Kapelle als eine »Badestube voll nackter Gestalten« bezeichnet und erwogen, das Bauwerk ganz niederzureißen. Allerdings war Anfang der zwanziger Jahre nur die Decke von Michelangelo ausgemalt und das Jüngste Gericht noch nicht vorhanden.[42]

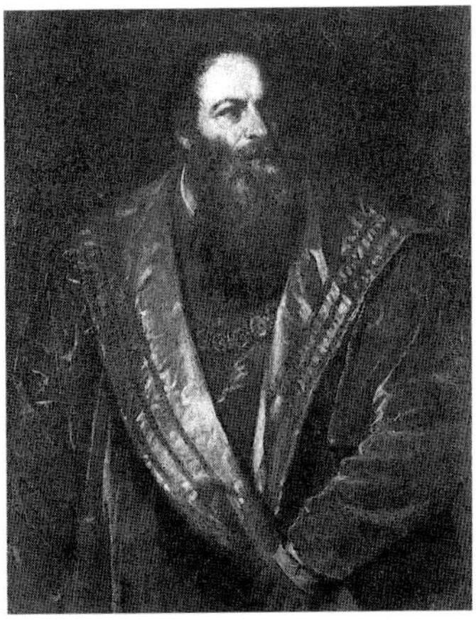

Pietro Aretino

Dieser Argumentation hat sich Aretino möglicherweise erinnert, sie bewußt aufgegriffen und als Waffe benutzt. Er wies darauf hin, daß Michelangelo Christus und Maria als Aktfiguren dargestellt habe und hatte damit richtig spekuliert. Brief und Angriff taten ihre Wirkung, und Michelangelo mußte mit ansehen, wie die »anstößigen Stellen« mit Gewändern übermalt wurden. Noch zwanzig Jahre später war die Empörung über das Jüngste Gericht nicht abgeflaut. Giovanni Andrea Gilio da Fabriano kritisierte 1564 in einer gegen Michelangelo gerichteten Schrift lebhaft die Tatsache, daß der Christus des Jüngsten Gerichts ohne Bart dargestellt sei.[43]

Der Streit zwischen Aretino und Michelangelo war ein Machtkampf zwischen dem Kritiker und dem Künstler. Michelangelo hatte sich wie Aretino von gesellschaftlichen Bindungen freigemacht und verkehrte als Gleichberechtigter mit Päpsten und Fürsten. Mit ganz anderen Methoden war Aretino das gleiche gelungen. Mit ihm war die Kunstkritik zum ersten Male in voller Souveränität, aber auch in ihrer gefährlichen Macht auf den Plan getreten. Was vorher Verteidigung der künstlerischen Werke und ihrer Absichten war, Apologie von seiten des Schaffenden, hatte sich nun als unabhängige Macht etabliert, die sich in den kommenden Jahrhunderten als selbständige Kraft erweisen und teils positiv, teils negativ die Entwicklung der Kunst beeinflussen sollte. Dadurch war das Klima vorbereitet, in dem der Landsmann Aretinos, Giorgio Vasari, sein großes Werk *Le vite* beginnen konnte.

Die Künstlergeschichte

Vorläufer Vasaris

Das 16. Jahrhundert war wie später die zweite Hälfte des 18. Jahrhunderts entscheidend für die Kunstgeschichtsschreibung. Wurde um 1550 zunächst das Stoffgebiet dieser Wissenschaft umrissen, so führte die zweite Phase um 1750 zur Erkenntnis der Entwicklungszusammenhänge. In beiden Fällen hatten Künstler die neue Sicht der Geschichte eingeleitet.

Mit Recht ist Giorgio Vasari als der Vater der Künstlergeschichte, manchmal auch – wenngleich mit geringerer Berechtigung – als Vater der Kunstgeschichte bezeichnet worden. Das Werk dieses Mannes wuchs jedoch nicht aus einem Vakuum. Es hat vielmehr vor ihm schon zahlreiche Schriftsteller gegeben, die ähnliche Vitensammlungen verfaßten.

Auf Filippo Villanis Viten in seinem Buch über Florenz 200 Jahre vor Vasari wurde schon verwiesen. Der Plinius-Übersetzer Cristoforo Landino (gest. 1504) hat ebenfalls die Künstler von Florenz behandelt, teilweise in Anlehnung an Villani.[1] Von Antonio Manetti (1423-1491) gab es schon eine Biographie des Architekten Filippo Brunelleschi, *Vita di Filippo di Ser Brunellesco*, die auch eine Entwicklungsgeschichte der Architektur enthielt, von primitiven Anfängen über die Blüte in Griechenland und Rom bis zum Verfall in spätrömischer Zeit.[2]

Mehrere Jahrzehnte vor Vasaris Buch erschien das *Libro* des Antonio Billi, in dem wie bei Vasari vor allem die Künstler von Florenz behandelt sind.[3] Das Werk soll um 1530, also zwei Jahrzehnte vor dem ersten Erscheinen der Viten Vasaris, beendet gewesen sein. Billi hatte versucht, die Künstler seit Cimabue in chronologischer Folge darzustellen. Um 1540, zehn Jahre später etwa, entstand das Buch des Anonymo Magliabecchiano, in dem der Versuch unternommen wurde, die Entwicklung der Kunst seit der Antike im Zusammenhang darzustellen; das Buch ist Fragment geblieben.[4] Dieser Aufgabe hatte sich seit Ghiberti niemand mehr angenommen. Der anonyme Autor bezog auch seine Gegenwart mit in die Darstellung ein. Es ist vermutet worden, daß das Buch deshalb nicht vollendet wurde, weil 1550 das große Werk Vasaris herauskam.

Dies gilt ganz sicher von dem Buch des Venezianers Marcantonio Michiel (1486-1552), der wie Vasari eine großangelegte Geschichte der Malerei geplant hatte, dieses Vorhaben aber im Jahr 1550 nach dem Erscheinen des beeindruckenden Werkes von Vasari fallen ließ.[5]

Von Paolo Pini stammt ein Dialog über die Malerei, der 1548 in Venedig erschien und in dem Dürer schon neben Michelangelo und Tizian steht. Auch Tintoretto und Vasari werden in ihm gelobt.[6]

Ein weiterer venezianischer Autor, Michelangelo Biondo (geb. 1497), hatte ebenfalls noch vor dem Erscheinen des Vasarischen Werkes 1549 ein Buch mit dem Titel *Della nobilissima pittura* publiziert, in dem die Göttin der Malerei dem Autor ihre Geschichte erzählt.[7]

Bischof Paolo Giovio (1483-1552), der in seinem Haus in Como eine Sammlung von Büsten und Statuen berühmter Persönlichkeiten des Altertums und der Neuzeit zusammengebracht hatte, verfaßte ebenfalls eine Vitensammlung. Der Katalog seines 1536-1543 in der Nähe von Como erbauten Museo kam nach seinem Tode im Jahre 1577 in Nocera unter dem Titel *Musaei Jioviani Imagines* heraus. Er war mit Holzschnitten illustriert. Daneben hat Giovio zahlreiche weitere biographische Werke geschrieben. Wie sein Zeitgenosse Aretino wußte auch Giovio den Machthabern seine Dienste als Geschichtsschreiber aufzudrängen und seinen Lohn dafür zu erzwingen. Es wird berichtet, der unmittelbare Anstoß zur Arbeit Vasaris sei von Giovio ausgegangen. Vasari selbst berichtet darüber in seinem Werk.[8]

Entstehung der Viten Vasaris

Giorgio Vasari (1511-1574) schrieb in seinem an den Schluß der zweiten Auflage der Viten angehängten Lebenslauf über die Entstehungsgeschichte seines Werkes.[9] Er berichtet von einer Abendgesellschaft beim Kardinal Farnese, die zu der Zeit stattgefunden habe, als er an den Fresken im Palazzo della Cancelleria in Rom arbeitete (1546): »Eines Abends kam in dieser Gesellschaft die Rede auf das Museum Giovios und auf die Bildnisse berühmter Männer, die dort der Reihe nach mit schönen Inschriften aufgestellt sind. Eins führte auf das andere, wie es im Gespräch zu geschehen pflegt, und Monsignore Giovio äußerte, er habe immer große Lust verspürt und verspüre sie auch noch, seinem Museum und seinem Buch ›Lobreden‹ einen Traktat hinzuzufügen, in dem von den berühmten Meistern der Zeichenkunst die Rede wäre, die von Cimabue bis auf unsere Zeit gelebt hätten. Nach Beendigung seines Vortrages wandte sich der Cardinal zu mir und fragte: ›Was meint Ihr, Giorgio, wird das nicht ein schönes Werk und eine schöne Arbeit sein?‹ – ›Schön, Erlauchter Herr‹, entgegnete ich, ›wenn irgend jemand unseres Berufs Herrn Giovio unterstützt, so daß jedem Ding sein Platz angewiesen und gesagt wird, wie es in Wahrheit sei!«

Sicher entspricht es nicht den Tatsachen, daß Vasari erst im Jahre 1546, wie er hier glauben machen will, mit der Arbeit zu seinem großen Werk begonnen hat. Die Vorarbeiten müssen sehr viel längere Zeit in Anspruch genommen haben. Sie lassen sich mit Sicherheit mindestens bis 1540 zurückverfolgen. Doch hat sich Vasari von Jugend an mit der Entwicklung der Malerei beschäftigt. Er hat stets Notizen über Künstler gemacht und Handzeichnungen gesammelt.[10] 1547 schickte Vasari schon eine Probe aus seinem Werk an Annibale Caro und erntete von diesem großes Lob.

So einfach es heute sein mag, die vielen Fehler Vasaris sowohl in der allgemeinen Geschichtskonstruktion als auch in den Details nachzuweisen, ihm Auffassungen zur Last zu legen, die durch neuere Forschungen überholt sind, so sicher ist, daß seine Leistung sowohl für seine Zeit als auch für das Traditionsbewußtsein der Kunstgeschichte einzigartig ist. Es geht in der Kunstgeschichtsschreibung nicht darum, recht zu behalten, sondern darum, der Realität der Zeit entsprechend, eine bestimmte Annäherung an den Stoff der Kunstgeschichte zu erreichen. Auch viele spätere Ergebnisse von Forschern wie Kugler und Burckhardt, Wölfflin und Warburg sind großenteils überholt, doch ist damit keineswegs ihre historische Leistung in Frage gestellt.

Genauso verhält es sich mit Vasari. Einzigartig ist, wie er in der Mitte des 16. Jahrhunderts vermochte, eine Geschichtskonstruktion zu geben und eine Fülle kunsthistorischer Fakten zu einem Gesamtwerk von monumentaler Größe zu vereinen. Er ist als erster in einen Bereich eingedrungen, den man erst sehr viel später die Wissenschaft von der Kunst oder Kunstgeschichte genannt hat.

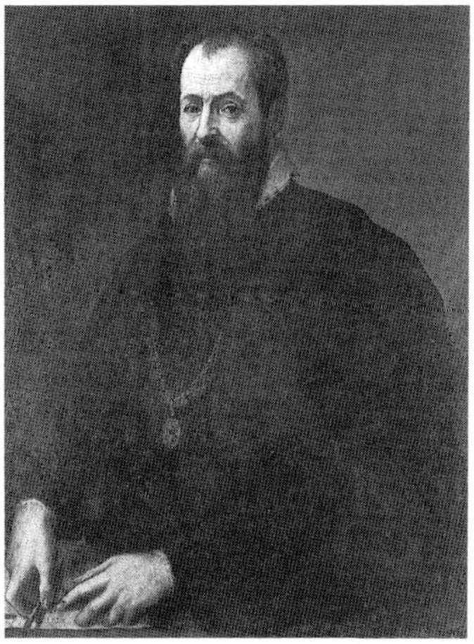

Vasari

Als Architekt war Vasari eine der wichtigsten Künstlerpersönlichkeiten seiner Zeit. Er hat für Cosimo I. die Florentiner Akademie gegründet. Es ist ein fast symbolisches Zusammentreffen, daß das Hauptwerk des Architekten Vasari, die Uffizien in Florenz, zu einem der wichtigsten Schatzhäuser für all' die Kunstwerke wurde, mit denen sich der Schriftsteller Vasari so intensiv beschäftigt hat.

Die Geschichtsauffassung Vasaris

Als 1550 die erste Ausgabe der Viten unter dem Titel *Le vite de' più eccelenti architettori, pittori e scultori italiani, da Cimabue insino a' tempi nostri, descritte in lingua toscana da Giorgio Vasari pittore aretino. Con una sua utile e necessaria introduzzione e le arti loro* erschien, wurde sie schon lange von allen Interessierten erwartet. Man las sie, diskutierte, kritisierte und ergänzte, denn Giorgio Vasari stand mitten im Streit des Tages, hatte mit zahlreichen Künstlern Freundschaft geschlossen und war mit ebenso vielen aufs bitterste verfeindet.

Die florentinische Kunstgeschichtsschreibung verfolgte von Anfang an das Prinzip, nur solche Künstler in die Vitensammlungen aufzunehmen, die bereits verstorben waren, die unmittelbaren Zeitgenossen also aus der Betrachtung auszuschließen. Auch Vasari hielt sich im wesentlichen daran, machte aber eine bezeichnende Ausnahme. Er beschrieb ausführlich das Leben seines Zeitgenossen Michelangelo. Ja, man darf sagen, daß die Vitensammlung Vasaris in der Lebensbeschreibung Michelangelos ihren Höhepunkt hat. Vasari ging vom Urteil und von der Arbeit Michelangelos aus, wenn er die Werke der großen verstorbenen florentinischen Künstler beschrieb und einordnete. Die Kunst Michelangelos war sein Maßstab.

Vasaris Ausgabe der Viten von 1550 war ein erster Kristallisationspunkt der Kunstgeschichtsschreibung. Dieses Buch faßte die früheren vereinzelten Vitenwerke in einer großen Synthese zusammen. Vasari hat sich außergewöhnlich sorgfältig mit dem vorhandenen Schrifttum auseinandergesetzt und beispielsweise die Bücher von Ghiberti und Billi, die Brunelleschi-Biografie von Manetti, die Bücher von Cennini, Bellucci, Francesco di Giorgio Martini und Filarete gekannt und verarbeitet.

Vasari empfand sein Werk jedoch nicht als eine Reihung von Biographien, er wollte vielmehr die Geschichte nur benutzen, um zu zeigen, wie man sich in seiner eigenen Zeit verhalten solle. Um dies zu demonstrieren, konstruierte er eine Entwicklung. Er benutzte zu diesem Zweck die bereits aus der Antike bekannte Theorie von den drei Zeitaltern. Das erste Zeitalter umfaßt die Anfänge der Entwicklung, die Kindheit der neuen Kunst, bezieht sich also auf die Künstler des 14. Jahrhunderts. Die zweite Periode, die Jünglingszeit, ist das der Künstler des 15. Jahrhunderts, während der dritte Zeitraum die eigentliche Blüte umgreift, also die Künstler des 16. Jahrhunderts. Der Höhepunkt dieser Entwicklung ist Michelangelo. Erst er habe, so meinte Vasari, die Antike überwunden. Sowohl die Bewertungskategorien als auch das veränderte Geschichtsbild Vasaris standen unter dem Einfluß Michelangelos, der die Bahnbrecher der vergangenen Kunst neu zu sehen vermochte.

Auch in Vasaris Darstellung der Gesamtentwicklung der Kunst kehrte der Rhythmus von Blüte, Verfall und Neubeginn wieder. Das Altertum war der Höhepunkt der Kunstentwicklung. Der Antike stellte er das dunkle Mittelalter gegenüber, und als dritter großer Zyklus wurde dann die Neubelebung der Kunst seit dem 14. Jahrhundert gesehen. Wenngleich es sich bei Vasaris Werk um eine biographische Darstellung handelt, ist dieser Entwicklungsgedanke doch nicht zu übersehen. Es dreht sich hier bereits um eine Aufeinanderfolge verschiedener Stile, die zwar noch konstruiert und stark schematisch bleibt. Dennoch urteilte Vasari bereits aus einer Einstellung heraus, die den Künstler mit Zeit, Landschaft und anderen Bedingungen in Beziehung setzte. Er betonte seine Absicht, relativ zu urteilen und nicht absolut.[11]

Vasari schrieb als Künstler für Künstler. So hat er sich selbst eingeschätzt. Im Grunde ging es ihm um die Legitimation seines Standes. Die vorhergehende Entwicklung diente dazu, die Stellung des Künstlers in seiner Zeit, also auch die spezielle Stellung Vasaris in der Kunst des 16. Jahrhunderts zu festigen. Doch gilt seine Vitensammlung heute als ein klassisches Werk der italienischen Kultur.

Die zweite Ausgabe erschien 1568 unter dem leicht veränderten Titel *Le vite de' più eccellenti Pittori, Scultori et Architettori scritte da M. Giorgio Vasari, pittore et architetto aretino, di nuove dal onedisemo reviste et ampliate con i ritratti loro e con l'aggiunta delle vite de' vive e de' morti dall' anno 1550 insino al 1567* und enthielt wesentliche Erweiterungen, zahlreiche Korrekturen und neue Erkenntnisse.[12] Sie war mit Künstlerporträts illustriert, und der Autor hatte noch stärker als in der ersten Ausgabe Lebende in den Zusammenhang einbezogen.

Vor allem aber fügte Vasari seine eigene Lebensbeschreibung den Viten der großen Meister der malerischen Entwicklung Italiens an, wie es vorher schon Ghiberti getan hatte. So werden es später auch seine Nachfolger tun, die ebenfalls sehr daran interessiert waren, ihre gesellschaftliche Stellung durch literarische Publikationen und durch das Bewußtmachen eines Zusammenhanges mit der Vergangenheit zu erhöhen.[13]

Nachfolger und Kritiker Vasaris

Die Auswirkungen Vasaris auf seine Zeitgenossen in Italien und in Nordeuropa, in Deutschland und Frankreich, waren unermeßlich. Viele Schriftsteller haben sein Werk gelesen, verarbeitet, kritisiert, blieben aber immer an das große Vorbild gebunden, selbst wenn ihre Ergebnisse ganz anders waren. Einige Schriftsteller haben direkt von Vasari abgeschrieben, ohne es anzumerken.

Zu den frühesten Kopisten gehört der Florentiner Giovanni Battista Gelli (1498-1563).[14] Er schrieb ein Werk über die Künstler der Stadt Florenz, das zwar erst 1896 publiziert wurde, aber nach 1550 entstanden sein muß, da es wie bei Vasari in der Einleitung die damals bekannte Entwicklung seit der Antike schildert und die daran angeschlossenen Lebensbeschreibungen der Künstler deutlich dem Vorbild Vasaris verpflichtet sind. Auch diese Vitendarstellung gipfelt im Werke Michelangelos.

Der Bildhauer Ascanio Condivi (ca. 1520-1574) hat eine Vita des Michelangelo geschrieben, aus der umgekehrt Vasari für seine zweite Auflage von 1568 bezeichnende Einzelheiten übernommen hat.[15] Das

Buch Condivis ist aus Gesprächen mit Michelangelo entstanden, enthielt also genauere Informationen als das Vasaris, der sich ebenfalls als Freund Michelangelos fühlte. Das Werk erschien 1553. Möglicherweise hat Michelangelo mit dieser von ihm inspirierten Biographie Vasari korrigieren wollen.

Wiederum aus dem Umkreis Michelangelos stammt das Werk des Malers Francisco de Hollanda, der aus Portugal nach Rom gekommen war und hier vor allem Michelangelo bewunderte.[16] 1545 kehrte Hollanda nach Portugal zurück, wo er mit seinen Erlebnissen Ehre einlegte und der Michelangelo Portugals genannt wurde. In seiner Schrift *Vier Gespräche über die Malerei geführt zu Rom 1538* stellte er Michelangelo und Vittoria Colonna und deren Ansichten in den Mittelpunkt.

Eine weitere Gattung der biographischen Literatur des 16. Jahrhunderts sind die Selbstdarstellungen von Künstlern, die zur Feder griffen, um ihren Lebenslauf und ihre berufliche Entwicklung für die Nachwelt festzuhalten. Das berühmteste Werk dieser Gattung ist die Lebensbeschreibung des Benvenuto Cellini (1500-1572), die von Goethe ins Deutsche übertragen worden ist. Cellini hat dieses Werk in den Jahren zwischen 1558 und 1566 während der Werkstattarbeit diktiert und dann herausgeben lassen. Die lebendige Schilderung, das Temperamentvolle und Subjektiv-Befangene geben dem Buch seinen Reiz.[17]

Auch Cellini kam durch das 1550 erschienene Werk Vasaris auf seine Idee. Von seinem Vorbild Vasari unterscheidet sich Cellini durch die Einfachheit und Direktheit der Darstellung, wenngleich auch er sein in der Volkssprache abgefaßtes Buch dem Literaturkenner Varchi zur Durchsicht gab. Während sich Cellini recht abfällig über Vasari äußerte, hat dieser sich in seiner Darstellung des Werkes von Cellini jedenfalls um Objektivität bemüht. Sein Freund Vincenzo Borghini hatte ihm geraten, neben so bewundernswerten Männern »das Schwein Benvenuto« nicht zu erwähnen.

Auch Baccio Bandinelli (1493-1560) schrieb seine Memoiren, wahrscheinlich aber nicht für die Öffentlichkeit. Diese Schrift wurde erst im 20. Jahrhundert wiederentdeckt und herausgegeben.[18]

Wie Cellini und Bandinelli hat auch der Bildhauer Raffaelo da Montelupe, ein 1566 verstorbener Schüler Michelangelos, eine Selbstbiographie hinterlassen. Er hielt in Form eines Testamentes Rückschau auf sein Leben. Er schildert seine Jugend, seine Lehrjahre, seine Tätigkeit als Bildhauer. Das Manuskript ist unvollendet geblieben.[19]

Unmittelbar an Vasari schloß Raffaelo Borghini an,[20] in dessen 1584 erschienenem Buch *Il riposo* Gespräche über Malerei und Skulptur und Darstellungen der berühmtesten Maler und Bildhauer enthalten sind. Diese Beschreibungen folgen epigonal der Auffassung Vasaris.[21]

Ganz unter dem Einfluß Pietro Aretinos, den der Verfasser auch im Titel nennt, entstand das 1577 in Florenz erschienene kleine Werk des Lodovico Dolce (geb. 1508) *Dialogo della pittura intitolato l'Aretino*.[22] Das Werk ist schon dadurch bezeichnend, daß der Verfasser kein Künstler war, sondern Historiker, Dichter und Übersetzer antiker Dramen. Dolce wurde in Venedig geboren und vom Dogen Lionardo Loredan aufgezogen.

Sein kleines Werk ist in mehrfacher Hinsicht interessant, vor allem dadurch, daß es Bezug nimmt auf die im Jahre 1550 erschienenen Viten des Vasari, also eine Vasari-Kritik aus Norditalien ist.[23] Im wesentlichen wird es sich bei dem in Dialogform abgefaßten Werk – es sprechen darin ein Maler aus Florenz, Fabrini, und ein Schriftsteller aus Venedig, Aretino, miteinander – um einen Ausdruck der allgemeinen Anschauungen des Kreises um Aretino und Tizian handeln. Bei der Diskussion geht es um einen Rangstreit zwischen Michelangelo, Raffael und Tizian, wobei naturgemäß der Vertreter Toskanas, der Maler Fabrini, ganz auf der Seite Michelangelos steht, während Aretino Michelangelos Vorzüge sieht, seine Arbeiten aber gegen die ausgeglicheneren Raffaels absetzt und schließlich den Venezianer Tizian als die große Synthese feiert. Man darf annehmen, daß Dolce die Meinung des Aretino wiedergegeben hat.

Die kleine Schrift ist aber weiterhin von Bedeutung dadurch, daß nicht nur die drei Künstler miteinander verglichen werden, sondern daß dem Vergleich Begriffsordnungen unterlegt sind, nach denen man überhaupt erst vergleichen kann. Das war für die Zeit neu. Bei Vasari war eine solche A-priori-Begriffsschematik nicht vorhanden. Die Hinweise auf die Bedeutung der Farbe stehen im Gegensatz zur Anschauung Vasaris und sind typische Kennzeichen der venezianischen Auffassung. Sie weisen auf Schriftsteller wie Marco Boschini und Roger de Piles voraus.

Auch für die deutschen Kunstschriftsteller stand nach 1550 Vasari, besonders jedoch die zweite Ausgabe seiner Viten von 1568 im Mittelpunkt. Man eiferte ihm nach, kritisierte ihn aber auch, da er so offensichtlich die italienischen Künstler in den Vordergrund gerückt hatte.

Schon der Vitruv-Übersetzer Walter Rivius (geb. um 1500) aus Würzburg meinte, gegen die Italiener Stellung nehmen und die überragende Bedeutung Albrecht Dürers ins rechte Licht rücken zu müssen.[24] Ja, in einem Vergleich mit dem antiken Maler Apelles stellte er Albrecht Dürer über diesen: »Wäre zu hoffen, daß diese beiden der Kunst halber streiten würden; Apelles müßte dem Dürer weichen, den Platz und Preis lassen.« Christoph Scheurl (1481-1552) hatte Dürer schon 1508 als zweiten Apelles bezeichnet, diesen Vergleich jedoch von dem Dichter Sbrulius übernommen, der Dürer aus dem Stegreif bedichtet hatte: »Mit seinem Bilde hat Dürer besiegt den Griechen Apelles. Würdig, fürwahr, ist so er, ein in den Himmel zu gehn«.[25] Sebastian Frank (1499-1542) ging in seiner *Chronica* ... so weit, die antiken Maler Zeuxis, Apelles und Parrhasios gegenüber Dürer herabzusetzen.

Eine grundlegende deutsche Kritik des Vasari stammt von dem Dichter Johann Fischart (1546/47-1590).[26] Für den Drucker Bernhard Jobin gab er 1573 eine Übersetzung unter dem Titel *Lobsprüche auf 28 Päpste* heraus, in deren Einleitung er Vasari entgegentritt: »Ich wolte einen ebenso großen Catalogum der unseren berühmtesten und herrlichsten Maler, als offtgeregter Georgius Vasari aufstellen.« Fischart war ernsthaft bemüht, unabhängig von der gleichzeitigen Entwicklung in Italien einen historischen Überblick über die Kunst in Nordeuropa zu geben. Sein Hymnus auf Dürer zeigt den Ausgangspunkt für seine veränderte Sicht. Fischart hob vor allem hervor, daß Jan van Eyck von Vasari nicht seiner Bedeutung gemäß gewürdigt sei. Er zählte die Lücken Vasaris auf, indem er Namen wie Lukas Cranach,[27] Joos van Cleve, Hans Baldung Grien, Mabuse, Hans Holbein und Tobias Stimmer nannte. Fischart nahm ferner grundsätzlich zur historischen Konzeption des Vasarischen Werkes Stellung. Er betonte, daß schon vor 1300 in Deutschland beachtliche Kunstwerke hervorgebracht worden seien, ja, daß in dieser Zeit der Norden wichtiger gewesen sei als der Süden.[28] Die allgemeine Kunsttheorie Vasaris glaubte Fischart modifizieren zu müssen. Es gelte nicht nur, die Natur nachzuahmen, sondern daneben seien Phantasie und Erfindungsgabe des Malers wichtig sowie eine eigene Anschauung der Welt. Der Maler müsse gleichzeitig Dichter, Philosoph und Mathematiker sein, wenn er in seinem Fache Hervorragendes leisten wolle.

Eine Rechtfertigung des Nordens gegenüber Vasari versuchte auch Daniel Specklin in seinem Buch *Architekturen der Festungen, die zu unserer Zeit mögen erbauen werden* (1589).[29] Er kritisierte die Ausschließlichkeit Vasaris und erwähnte, daß der Norden im Schreinerhandwerk, in Malerei, Kupferstechen und Gießen vor allem durch die Arbeit der Deutschen den Vorrang habe.

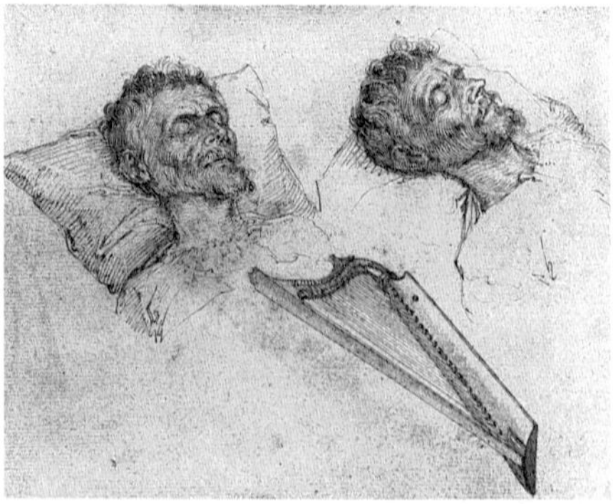

Karel van Mander

Das Malerbuch des Karel van Mander

Julius von Schlosser bezeichnete das Malerbuch des Karel van Mander (1548-1606) als das wichtigste Werk der Vasari-Nachfolge, da es für die nordeuropäische Entwicklung von ausschlaggebender Bedeutung gewesen sei.[30] Wie Vasari war auch Karel van Mander Künstler. Er war nicht nur Maler, sondern auch Dichter, Gelehrter und Künstlerhistoriker. Aus seiner Lebensbeschreibung, die er an den Schluß seines Buches setzte, geht hervor, daß er in Meulebeke geboren wurde, 1574 nach Rom ging, wo er drei Jahre studierte, und daß er 1577 in Begleitung Bartholomäus Sprangers über Basel und Wien in seine Heimat zurückkehrte.

Van Mander hat die Ilias des Homer sowie Werke von Vergil übersetzt. Außerdem stellte er die Gründung, die Zerstörung und das Wiederaufblühen der Stadt Amsterdam dar, legte die Metamorphosen Ovids aus, verfaßte mehrere Singspiele und schließlich sein Malerbuch, durch das er eigentlich berühmt geworden ist. 1603 siedelte er von Harlem nach Schloß Zevenberghen zwischen Harlem und Alkmaar über, wo er nur noch wenig gemalt und vor allem an seinem Buch gearbeitet hat. 1604 zog er schließlich nach Amsterdam.

Sein 1604 zuerst erschienenes Malerbuch behandelt in bewußter Auseinandersetzung mit Vasari das Leben niederländischer und deutscher Künstler. Van Mander stellte also die eigene Tradition und die Kunst seiner Heimat in den Mittelpunkt. Die Künstler des Nordens sollten denen des Südens als gleichwertig konfrontiert werden.

Stärker noch als Vasari bezog van Mander seine Zeitgenossen in das Werk ein. Mehr als die Hälfte der Ausführungen ist Künstlern gewidmet, die zur Zeit van Manders noch lebten. Mit vielen von ihnen war der Autor persönlich bekannt oder befreundet. Im wesentlichen ist sein Buch jedoch eine Reihung von anekdotisch vorgetragenen Lebensdaten mit einer Liste der wichtigsten dem Verfasser bekannten Werke. Karel van Mander mag selbst das Begrenzte seiner Bemühungen empfunden haben. Er entschuldigt sich in den Schlußsätzen seines Buches: »Der Leser wird manchmal finden, daß ich hinten in meinem Buch von den lebenden Malern einen jüngeren einem älteren vorangestellt habe. Dies geschah, weil ich bei einigen auf Nachrichten über ihren Lebenslauf habe warten müssen. Der Leser möge es entschuldigen.

Es fehlt und irrt gar oft der Mensch,
Wie großen Fleiß er an auch wende,
Nicht frei ist von Gebrechen drum mein Werk
Durch fälschlichen Bericht in Wort und Schrift.
Verhüllen will ich diesen Mangel nicht,
vielmehr ihn jedem künden.«

Ähnlich wie die nordeuropäischen betonte auch der spanische Maler und Kunstschriftsteller Francisco Pacheco (1564?-1654) gegenüber Vasari die eigene Tradition. Auch er war Dichter, Biograph, Archäologe und Kunstschriftsteller.[31] Als Maler und Schüler von Luis Fernandez war er nicht sehr bedeutend. Auf einer Reise nach Flandern lernte er die nordeuropäische Malerei kennen. Velazquez wurde sein Schüler und Schwiegersohn. 1611 ging der Künstler an den Hof nach Madrid, wo er zum ersten Male die von ihm vorher schon verehrten italienischen Kunstwerke sah. Bei einem Besuch in Toledo im gleichen Jahre lernte er den Maler El Greco schätzen. Er sah ihn in einer Linie mit Michelangelo, Leonardo, Bronzino und Vasari und berichtete auch von Grecos Fähigkeiten als Redner und als Schriftsteller über Malerei. Pacheco eröffnete schließlich eine Malerschule, in der viele Künstler und Kunsttheoretiker zusammenkamen und die mit zur Entstehung seines großen Werkes beitrug, das er seit 1623 ausgearbeitet hatte, das aber erst 1649 unter dem Titel *El Arte de la Pintura, su Antigüedad y Grandeza* in Sevilla herauskam.

In diesem Buch zog Pacheco von seinem spanischen Standpunkt aus die Summe des Kunstwissens seiner Zeit und berief sich auf so ziemlich alle Autoritäten, die ihm bekannt waren. So hat er die Schriften von Alberti und Leonardo, Dolce und Pini, Dürer und van Mander für seine Arbeiten verwertet. Bemerkenswert ist, daß Pacheco in der Lage war, Dürer wegen seiner großen Leistungen zu schätzen. Er sah ihn auf einer Ebene mit Michelangelo. Als Gemäldezensor der Inquisition – zu dieser Stellung war Pacheco 1618 ernannt worden – sah er in Dürers Werk eine Kunst im Dienst der Kirche. Als besonders lobenswert hob er hervor, daß Dürer nie »die heiligsten Füße der Maria« gezeigt habe. Er fügte hinzu: »Dank sei der heiligen Inquisition, welche diese Verwegenheit zu korrigieren gebietet.«[32]

Die Unbedenklichkeit, mit der die Künstler und Kunstschriftsteller des 16. und 17. Jahrhunderts die Ergebnisse Vasaris übernahmen, ist überraschend. Manche Publikationen brachten wörtliche Auszüge, und viele nordeuropäische Schriftsteller beschränkten sich darauf, lediglich aus den Viten zu übersetzen. Das Werk Vasaris hatte jedoch auch noch Jahrzehnte nach dem Erscheinen starke Nachwirkungen in Italien selbst. So sind bei abweichendem Urteil auch Zuccari und Lomazzo noch durch die Viten Vasaris geformt worden. Ein Schüler Zuccaris, Giovanni Battista Armenini (1540-1609), knüpfte in *Dei veri precetti della pittura*, Ravenna 1587,[33] in den Partien über die einzelnen Künstler deutlich an Vasari an, betonte daneben aber die inzwischen immer stärker gewordenen theoretischen und kunstphilosophischen Argumente. Auch Giovanni Baglione setzte in seinem Werk *Le vite de' pittori, scultori ...* (Rom 1642) die Vasaritradition fort.[34] Er wurde von Jakob Burckhardt »der Historiker des Manierismus und beginnenden Eklektizismus und Naturalismus« genannt.

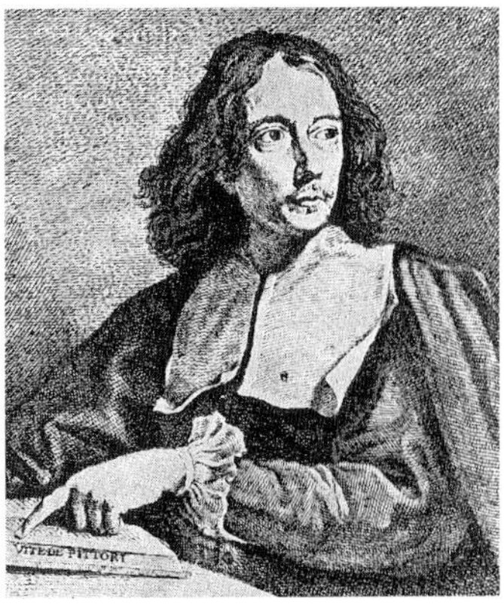

Pietro Bellori

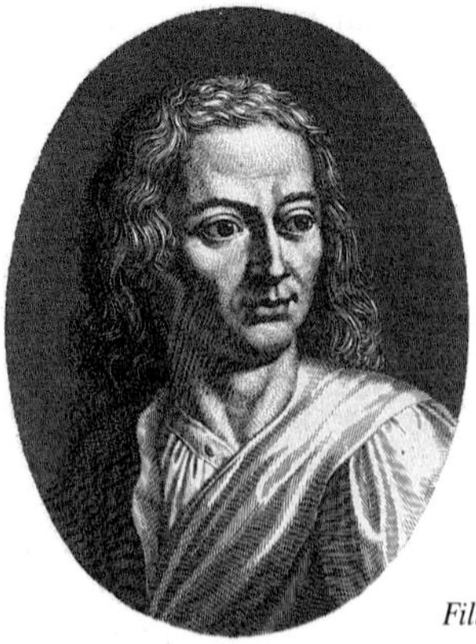

Filippo Baldinucci

Noch in der Mitte des 17. Jahrhunderts, im Zeitalter Poussins und Berninis, war der Einfluß Vasaris spürbar. Die Künstlerviten, die Passeri (1610-1679) in der Mitte des 17. Jahrhunderts verfaßte und unter dem Titel *Vite de' pittori scultori ed architetti che anno lavorato in Roma Morti dal 1641 fino 1673 di Giambattista Passeri pittore e poeta* herausgab,[35] fußten genau so auf Vasari wie Giovanni Pietro Bellori (1636-1700) mit seinem Buch *Vita dei pittori, scultori et architetti moderni*, Rom 1672, und des Franzosen Roger de Piles' (1635-1709) Werk *Abrégé de la vie des peintres, avec des reflexions sur leurs ouvrages*, Paris 1681. Ferner fügen sich in diese große Tradition auch die Werke von Filippo Baldinucci (1624-1696), *Notizie dei professori del disegno da Cimabue in qua*, Florenz 1681 und *Vita del Cavaliere Gio. Lorenzo Bernini* ... Florenz 1682, von André Félibien (1619-1695) *Entretiens sur la vie et les ouvrages des plus excellents peintres anciens et modernes*, Paris 1666, sowie das dreibändige Werk *Abrégé de la vie des plus fameux peintres* (1745) von Antonin Joseph Dézallier d'Argenville (1680-1765) ein, so daß sich eine reiche Filiation des einmal geschaffenen Typus durch zwei Jahrhunderte verfolgen läßt. D'Argenvilles Sohn Antoine Nicholas Dézallier setzte die Tradition mit seinem Werk *Vies des fameux architectes, depuis la renaissance des arts, avec la description de leurs ouvrages* (1788) weiter fort.

Der ›Vasari des Nordens‹

1675 erschien der erste Teil der ersten Ausgabe von Joachim von Sandrarts (1606-1688) Teutscher Akademie unter dem Titel *L'Accademia Tedesca della Architettura, Scultura et Pictura: Oder Teutsche Academie der Edeln Bau-, Bild- und Mahlerey-Künste*.[36]

Das große Werk Sandrarts ist ebenfalls in deutlicher Auseinandersetzung mit Vasari entstanden und im wesentlichen wie dessen Vitensammlung gegliedert. Den ersten Teil hat Sandrart der Architektur gewidmet, den zweiten der Bildhauerei. Es folgen die Biographien, die im wesentlichen auf Karel van Mander, in einigen Fällen auch auf Neudörfer zurückgreifen. Aber auch seine Vorgänger Ridolfi, Cornelis de Bie, Abraham Bosse und Ulisse Aldovrandi hat Sandrart gelesen und verwertet. 1683 kam eine lateinische Ausgabe heraus, die bis auf die Gegenwart ergänzt war.

Der in Frankfurt geborene Sandrart war Künstler. Seine Lehre absolvierte er in Frankfurt, Nürnberg und Prag, die eigentliche Malerlehre in Utrecht bei Honthorst. 1627 ging er als Gehilfe Honthorsts mit diesem nach England und blieb nach der Rückreise seines Meisters dort. Auf dem Wege nach Rom besuchte er die bedeutendsten italienischen Künstler der Zeit, unter anderen auch Guido Reni und Albani. Sandrart galt in Rom aber nicht nur als Maler, sondern vor allem als Kunstberater. Für den Marchese Vincencio Giustiniani soll er nach eigenen Angaben ca. 270 antike Skulpturen erworben und Expertisen abgegeben haben. 1680 gab er eine Ikonologie der antiken Götter heraus.[37] 1635 kehrte er nach Deutschland zurück. Wegen des Dreißigjährigen Krieges floh er nach Holland, war 1636 in Utrecht und 1637 in Amsterdam. Sandrart war nicht auf seine Einnahmen als Künstler angewiesen, sondern durch Besitz eines Erbgutes unabhängig. Von 1644 bis 1660 lebte er auf seinem Besitztum Schloß Stockau. 1651 schuf er in Wien Porträts der Kaiserfamilie, von 1660 bis 1674 lebte er in Augsburg. 1674 übersiedelte er nach Nürnberg. 1681 setzte Sandrart am Grabe Dürers ein Denkmal.[38]

Sein großes Werk *Teutsche Academie* ist wahrscheinlich von einem deutschen Fürsten angeregt worden. Er sollte, wie Vasari über italienische Künstler, über deutsche schreiben. Sandrart machte aber aus seiner Arbeit eine Theorie der drei Künste und sammelte Biographien ausländischer und deutscher Meister. Auch ihm war noch selbstverständlich, daß nur ein Künstler über Kunst schreiben könne. In seiner Vorrede heißt es programmatisch: »Niemand, als ein perfecter Mahler kan von der Mahlerey schreiben.«

Wie Vasari scheute er sich nicht, auf die großen Mühen und Anstrengungen hinzuweisen, die er zur Abfassung des Werkes unternommen habe: »Letztlich wird der vernünftige Leser leichtlich abnehmen können, was große Müh und Arbeit ich etliche Jahr nacheinander in diesem Werk angewendet, indem ich, mit Hindansetzung aller meiner anderen Functionen, einig und allein die Zeit mit Zeichnen für die Kupferstecher, und mit dem beschwerlichen Schreiben und corrigiren zugebracht ...«

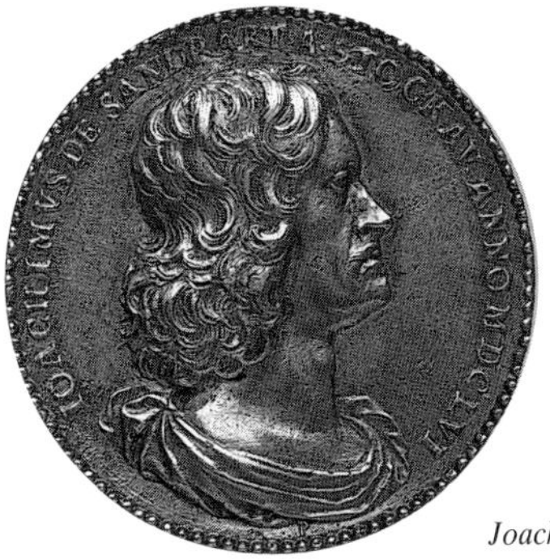

Joachim von Sandrart

Wenn das Werk auch einen Vergleich mit seinen Vorbildern Vasari und van Mander nicht aushält, ging es doch durch die gleichwertige Einbeziehung von Plastik und Architektur in der Weite des Horizontes über diese Vorgänger hinaus. Wie Vasari suchte auch Sandrart die gesellschaftliche Stellung des Künstlers zu rechtfertigen. Die Entwicklungstheorie Sandrarts unterscheidet sich von der Vasaris dadurch, daß er als Blüte die Dürerzeit sah, nach der ein Verfall eingetreten sei.[39] Den Neubeginn sah er am Anfang des 17. Jahrhunderts und führt den jungverstorbenen Elsheimer als Beispiel an, der, wie Sandrart, aus Frankfurt stammte. Als Höhepunkt der Entwicklung galt für ihn jedoch das eigene Werk.

Interessant ist daher, was er über einen der wirklich bedeutenden Maler des Jahrhunderts, über Rembrandt zu sagen wußte: »Es ist fast zu bewundern, daß da der vortreffliche Rembrandt von Ryn nur aus dem platten Land und von einem Müller entsprossen, gleichwohl ihn die Natur zu so edler Kunst der Gestalt getrieben, daß er durch großen Fleiß, angeborene Inklination und Neigung auf einen so hohen Staffel in der Kunst gelanget. Er machte seinen Anfang zu Amsterdam bei dem berühmten Lastmann und ging ihm wegen Gütigkeit der Natur, ungesparten Fleißes und allstetiger Übung nichts ab, als daß er Italien und andere Örter, wo die Antiken und Kunsttheorie zu erlernen, nicht besucht, zumal, da er auch nichts, als nur schlecht niederländisch lesen, und also sich durch die Bücher wenig helfen können. Dennoch blieb er beständig in seinem angenommenen Brauch und scheute auch nicht, wider unsere Kunstregeln als die Anatomie und Maß der menschlichen Gliedmaßen, wider die Perspectiva und den Nutzen der antiken Statuen, wider Raphaels Zeichenkunst und vernünftige Ausbildungen, auch wider die unserer Profession höchst nötigen Akademien zu streiten und denselben zu widersprechen, vorgebend, daß man sich einzig und allein an die Natur und keine andere Regeln binden solle, wie er denn auch, nach Erforderung seines Werkes, das Licht oder Schatten und die Umzüge aller Dinge, ob sie schon dem Horizont zuwider, wann sie nur seiner Meinung nach wohl und der Sachen geholfen, gut geheißen.«

Man erkennt bei allem Lob deutlich die abschätzige Einstufung des großen Zeitgenossen, ja den unausgesprochenen Hinweis, daß in allem, worin der aus kleinen Verhältnissen stammende, ungelehrte und sprachunkundige Rembrandt fehlte, ein anderer Künstler vollendet sei, Joachim von Sandrart. Sein großes Buch ist Ausdruck der allgemeinen, in der Zeit liegenden Bestrebungen mit dem Ziel einer Kunsttheorie und einer Festigung der gesellschaftlichen Stellung des Künstlers am Hofe. Daß Sandrart dabei nicht allzu bescheiden vorging und alles historische und theoretische Wissen zu einer Apotheose seiner selbst benutzte (der Autor wird am Schluß mit dem Lorbeer des Ruhmes bekränzt), lag in der Zeit begründet, als deren kunsthistorische Manifestation die *Teutsche Academie* gelten muß.

Houbraken und Palomini

Nach Karel van Mander, Joachim von Sandrart und vielen anderen Nachfolgern übertrug auch Arnold Houbraken (1660-1719) in seinem Werk *De groote Schouburgh* das Vorbild Vasari nach dem Norden und in das 18. Jahrhundert.[40] Er war wie Vasari und Sandrart Maler, studierte bei verschiedenen Meistern, ging 1713 nach England und faßte 1717 den Plan zu einem Buch über die niederländischen Maler. Der erste Band erschien 1718, der zweite 1719 und der dritte nach seinem Tode. Eine vollständige Neuausgabe kam 1753 heraus.

Houbraken selbst hat sein Werk als eine Fortsetzung der Arbeit Karel van Manders verstanden. Er wollte dort beginnen, wo dieser aufgehört hatte, bei den Malern der Zeit um 1660. Auch er griff auf zahlreiche Quellen zurück, die er teilweise einfach abgeschrieben hat: Sandrart, de Piles, van Mander, Félibien. Daneben hat er auch historische und poli-

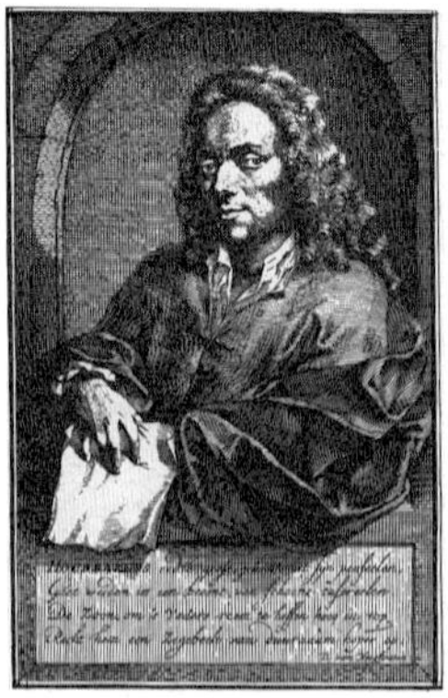

Arnold Houbraken

tische Quellen benutzt. Doch war er in der Angabe seiner Quellen redlich und nannte sie jeweils genau, was bei den Vorgängern nicht die Regel war. Daneben hat er auch viele ungedruckte Quellen, persönliche Mitteilungen und Tagebücher verarbeitet, vor allem auch die für die Zeit aufschlußreichen Beerdigungszettel, die genaue Angaben über das Leben der Verstorbenen enthielten.

Wie schon van Mander und Sandrart liebte er es, anekdotische Begebenheiten und Klatschgeschichten auszubreiten. Manchmal machte er Vorwürfe, die gar nicht den Tatsachen entsprachen. Dem Maler Wouwerman sagte er beispielsweise nach, er habe sich unrechtmäßig in den Besitz des Nachlasses des Pieter von Laer gebracht und diesen ausgeschlachtet. Laer starb aber erst 1673, fünf Jahre nach Wouwerman, dessen Todesjahr, 1668, ebenfalls bekannt ist. Houbraken berichtet ferner, Rubens habe van Dyck nach seiner italienischen Reise »... unter genügend deutlichen Umständen die Hand seiner Tochter« angetragen. Rubens hatte jedoch aus erster Ehe gar keine Tochter. Auch wies Houbraken mit sichtlichem Behagen und schöner Ausführlichkeit darauf hin, daß Jan Steen zur Tochter Jan van Goyens vor deren Hochzeit intime Beziehungen gehabt habe. Doch wurde auch diese Anekdote später durch Bredius als Fälschung entlarvt, da sie allein aus zeitlichen Gründen nicht stimmen kann.

Das Verdienst Houbrakens liegt im Unterschied zur Arbeit von Sandrart in den Ansätzen zu einer neuen Beurteilung Rembrandts, über den es heißt: »... daß das kräftigste Bild eines van Dyck oder Rubens dagegen nicht aufkommen könne.« Allerdings war Rembrandt bereits von einigen seiner Zeitgenossen, wie z.B. Constantin Huygens, Jansz Orlers und Jeremias de Decker, in seiner künstlerischen Bedeutung erkannt worden, und der Rembrandt-Schüler Samuel van Hoogstraten wies auf seinen Lehrer in seinem Buch *Inleyding tot de Hooge Schoole der Schilderkunst: Anders de Zichtbaere Werelt* von 1678 positiv auf seinen Lehrer hin. Rembrandt hat wie Rubens, Velázquez, Bernini und Michelangelo durch sein Werk und seine Anschauungen das Bewußtsein seiner Zeit verändert und auch das Bild der Vergangenheit in verschiedenen Stufen unterschiedlich modifiziert.[41]

Etwa gleichzeitig mit der *Grooten Schouburgh* Houbrakens erschien 1715 und 1724 das Werk des spanischen Malers Antonio Palomini y Velasco (1655-1726) *Museo Pictorico*.[42] Palomini gruppierte die Künstler nicht mehr nach biographischen Gesichtspunkten, sondern wie vor ihm Félibien nach dem Inhalt ihrer Bilder: Maler von Schlachtenszenen, von Stilleben, Porträtmaler usw.[43]

Das Werk Palominis stand bereits im Zeitalter der Aufklärung und konnte doch die geistige Tradition des großen Giorgio Vasari aus der Mitte des 16. Jahrhunderts nicht verleugnen. Dies gilt für die Vasari-Nachfolge allgemein: mochten die einzelnen Schriftsteller noch so entgegengesetzte Meinungen äußern, mochten sie gar den Italiener beschimpfen und beleidigen, er hat sie doch alle, nicht nur durch den zeitlichen Vorrang, sondern auch durch die Leistung seiner Darstellung in den Schatten gestellt.

Nahezu zwei Jahrhunderte wirkte die geistige Tat Vasaris, der die Künstlergeschichte aus ihren Anfängen zum Höhepunkt führte. Keiner hat ihn übertroffen. Nur eine neue Konzeption, eine Darstellung, die ein neues Ganzes zum Thema hatte, konnte die Wirkung Vasaris überwinden. Jede schöpferische geistige Leistung kann zwar in ihrem mechanischen Inhalt überholt werden, niemals jedoch in der einmal geprägten Form. Daher bleiben auch die Viten Vasaris, des Vaters der Künstlergeschichte, unverlierbares Gut der menschlichen Kultur.

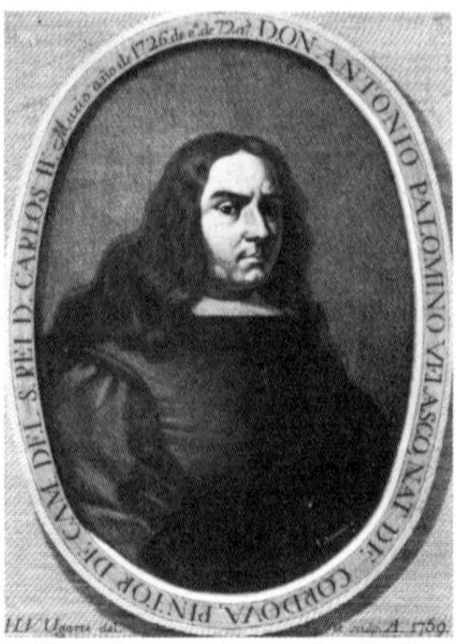
DON ANTONIO PALOMINO VELASCO NAT. DE CORDOVA PINTOR DE CAM. DEL S. REI D. CARLOS II

Antonio Palomini

Poussin und die französische Akademie

Kunstphilosophie um 1600

Die Kunstanschauung des 16. und 17. Jahrhunderts entwickelte sich im Anschluß an und in Auseinandersetzung mit Vasari und kam immer stärker zu einer Durchdringung von Kunsttheorie, Kunstgeschichte und Kunstkritik. Durch die Kunsttheorie des Manierismus und die Schriften von F. Zuccaro und G. P. Lomazzo konnten die Bereiche bald nicht mehr voneinander getrennt werden, und alles, was über die geschichtliche Entwicklung oder über die Kunst der Vergangenheit geschrieben wurde, kleidete sich in das Gewand einer Kunsttheorie.[1]

Im wesentlichen ist hier auf Gian Paolo Lomazzo hinzuweisen (1538-um 1590), den Joseph Gantner den »Linné der italienischen Kunstgeschichte« genannt hat.[2] Das von Lomazzo geschaffene System wurde zum Ausgangspunkt der neuen klassizistischen Kunst, die dann über Bellori in die französische Akademie einmündete. Der in Mailand geborene Lomazzo ging als Maler zu Giovanni Battista della Cerva in die Lehre. Daneben betrieb er von Anfang an auch das Studium anderer Wissenschaften. Im Alter von 33 Jahren erblindete Lomazzo und konzentrierte sich von da an ganz auf seine schriftstellerischen Arbeiten, Dichtungen, eine Autobiographie und grundlegende Kunstschriften. 1584 erschien in Mailand sein *Trattato dell'arte della pittura, scultura et architettura* und 1590 die *Idea del tempio della pittura.*

In seiner ersten Schrift, dem Traktat, faßte Lomazzo die kunsttheoretischen und kunsthistorischen Erkenntnisse des 16. Jahrhunderts zusammen. In seinem 1590 erschienenen Werk *Idea del tempio della pittura*, mit dem er »... zum Hauptwortführer einer neuplatonisch orientierten Kunstmetaphysik geworden ist« (Panofsky), sah er sein System im Bilde eines Tempels. In vollendetem Stil und einer glänzenden Organisation des Stoffes gab Lomazzo eine Gliederung der Kunstwelt in sieben Bereiche analog zu den sieben Planeten. So brachte er die Kunst in einen komplexen Zusammenhang mit allem anderen Weltgeschehen und suchte für die sieben Planeten je eine paradigmatische Künstlergestalt: Michelangelo stand für Saturn, Gaudenzio Ferrari für Jupiter, Polidoro Caldara für Mars, Leonardo für Sol, Raffael für Venus, Mantegna für Merkur und Tizian für Luna. Dieses kontemplative, mit der Astrologie in Zusammenhang stehende Gebäude der Künste und des Universums spiegelt die ganz aus dem Innenleben wachsende Vorstellungswerte des blinden Lomazzo. Für eine sinnliche Erlebniswelt ist in diesem Gedankengebäude kein Platz, alles ist in komplizierte Zusammenhänge eingebunden worden.

In der Mitte des 16. Jahrhunderts war Vasari noch zu einer Art Ausgleich zwischen der historischen Betrachtung und einer grundsätzlichen Theorie der Künste gekommen, bei Lomazzo hat sich die Theorie zum letzten Triumph gesteigert. Er wurde daher von fundamentaler Bedeutung für die ganz auf Theorie und Begriffssystematik gestellte klassizistische Kunstauffassung und die spätere französische Akademie.

Eine weitere Programmschrift erschien 1607 unter dem Titel *Idea dei scultori, pittori e architetti.* Der Verfasser, der Maler Federigo Zuccari (1542-1609), der die Viten Vasaris einer herben Kritik unterzog, wurde zur zentralen Gestalt sowohl für die Entwicklung der Akademien als auch für die Kunstphilosophie allgemein.[3] Die Kunstgeschichte war auch hier in ein philosophisches Gedankengebäude absorbiert. Zuccari wurde folgerichtig der erste Präsident der römischen Akademie.

Das Vorbild Poussin

In Nicolas Poussins (1594-1665) malerischem und philosophischem Werk laufen die künstlerischen Strömungen der Vergangenheit wie in einem Brennpunkt zusammen, um nach der Zukunft in unermeßlicher Vielfalt auszustrahlen. Wie Michelangelo und Dürer wurde Poussin bahnbrechend für eine neue Sicht der Tradition. Er hat nicht nur die Künstler seiner Zeit, sondern auch die Kunsttheoretiker entscheidend beeinflußt.[4] Poussin kam 1624 nach Rom, wo er auf dem Monte Pincio lebte. Entscheidend für seine Kunst und seine Kunstanschauung war die

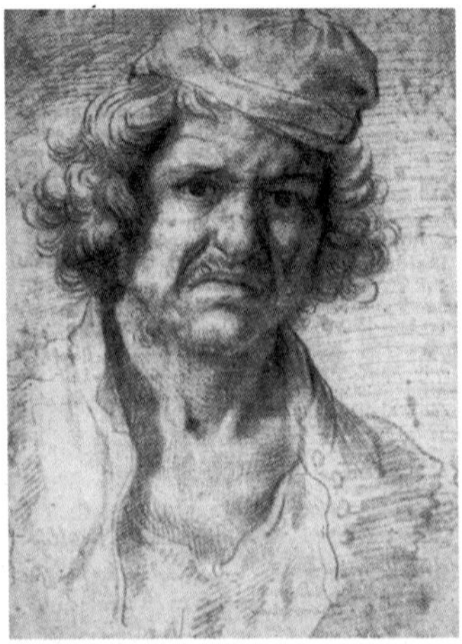

Poussin

Antike, deren Architektur, Plastik, Malerei und Musik er studierte. Wenngleich Poussin im offiziellen Frankreich, vor allem bei Hofe, nicht sehr geschätzt war, galt er für die 1648 eröffnete Pariser Akademie (die allerdings erst 1664 mit ihrer eigentlichen Arbeit begann) als das große Vorbild. An seinem Werk wurde die Kunst gemessen.

Ihren gemäßen Ausdruck fand die neue, aus dem Werke Poussins hergeleitete Kunstanschauung in den Schriften von Giovanni Pietro Bellori (1636-1700), der von Panofsky als Begründer des Klassizismus bezeichnet worden ist.[5] Von ihm muß die 1664 unter dem Titel *L'Idea del pittore dello scultore e del architetto* vor der Akademie San Luca in Rom gehaltene Rede, die 1672 in seine Schrift *Vite de pittori, scultori e architetti moderni* aufgenommen wurde, in den Mittelpunkt gestellt werden.[6]

Bellori war Archäologe, Kunstforscher und Schriftsteller. Als päpstlicher Antiquar für die römischen Ausgrabungen widmete er sich, nachdem er ursprünglich auch als Maler gearbeitet hatte, bald ausschließlich kunsthistorischen Studien. Er hat als erster unmißverständlich ausgesprochen, daß die griechische Antike der Höhepunkt der Kunstentwicklung sei. Bellori war für die Entwicklung der Kunstgeschichtsschreibung sowie für die Kunsttheorie entscheidend. Nach ihm konnte sich das Reich der Kunst selbständig abgrenzen und die Grundlage für eine historische Betrachtung in Zusammenhängen geschaffen werden. Durch seine Nähe zu Nicolas Poussin, über den er auch geschrieben hat, gewann er den Standpunkt des historischen Denkers, der von einer Position aus, die nicht mehr innerhalb der Standesgrenzen des Künstlers lag, die Entwicklung beeinflußte.

Fréart de Chambray

Dem Umkreise des Malers Nicolas Poussin entstammt ferner die Schrift *Idée de la perfection de la peinture* des Roland Fréart de Chambray (1606-1676), die 1662 in Le Mans erschien.[7] Fréart de Chambray unternahm eine Reihe von Bildanalysen, mit denen er versuchte, die Kunstkritik zu systematisieren. In den dreißiger Jahren reiste der in Le Mans geborene Schriftsteller, der zunächst Geistlicher werden sollte, dann aber Mathematik studierte, nach Rom, wo er Beziehungen zu Poussin aufgenommen zu haben scheint. 1636 kehrte er nach Frankreich zurück und war 1640 zusammen mit seinem Bruder Paul de Chantelou wieder in Rom. Paul de Chantelou (1609-1694) war besonders durch seine Beziehungen zu Poussin und Bernini für die Kunstwissenschaft von Bedeutung.[8] Die Brüder sollten im Auftrage Sublet de Noyers', eines Beamten Richelieus, Poussin nach Frankreich holen. Doch zeigte dieser zunächst keine Neigung, sein Haus auf dem Pincio zu verlassen, wo er, wie Joachim von Sandrart in seiner *Teutschen Academie* ... berichtet, »... vermöglich still bei seiner Hausfrauen lebte ...«. Auch sollten die Brüder für Frankreich antike Kunstwerke erwerben. Schließlich gelang es ihnen aber doch, Poussin wenigstens für zwei Jahre nach Frankreich zu holen, wo dieser 1640 von Ludwig XIII. ehrenvoll empfangen wurde. Dieses Ereignis war für die offizielle Kunstsituation Frankreichs von wendepunktartiger Bedeutung.

Für die Beurteilung der Schrift *Idée de la perfection de la peinture* von Fréart de Chambray ist es wichtig, sich vor Augen zu halten, daß der Verfasser nicht Künstler, sondern Laie war. Eine historische Bedeutung maß er seinen Untersuchungen nicht bei. Er bezog zwar antike Kunstwerke mit in die Betrachtung ein, doch nicht, um einen historischen Zusammenhang herzustellen, sondern um vergleichende Kriterien zu erarbeiten. Dabei dienten ihm die antiken Zeugnisse als Fixpunkte der Bewertung.

Für Fréart de Chambray war die Beurteilung der Kunst wichtiger als das Wesen der Kunst. Er glaubte also, es käme immer mehr darauf an, die Beziehungen zwischen Kunst und Publikum zu erörtern, wie es dann später bei de Piles, bei Diderot und den französischen Kritikern des 18. Jahrhunderts entscheidend werden sollte. In den Einzelanalysen ging Fréart vor allem mit Vasari hart ins Gericht. Er belegte ihn mit Schimpfworten und ging so weit, Vasari jedes Urteilsvermögen über Kunstwerke abzusprechen.

Bei Fréart de Chambray kam hinzu, daß er von seiner Ausbildung her mathematisch dachte und von dieser Wissenschaft aus eine Gesetzmäßigkeit der Kunst zu konstruieren suchte. Erfindung, Proportion, Farbe, Ausdruck der Gemütsbewegungen und Gesamtkomposition waren die Begriffe, nach denen er urteilte. Mit diesem Rüstzeug ging er an vier Werke von Raffael, ein Fresko von Giulio Romano und Michelangelos Jüngstes Gericht heran. Beim Jüngsten Gericht verschmähte er jedoch schließlich überhaupt, seine Begriffe anzuwenden, so gering, kümmerlich, unziemlich und obszön erschien es ihm. Er griff auf die alten Kritiker des 16. Jahrhunderts zurück und warf Michelangelo vor, nicht einmal den biblischen Text gelesen zu haben. Verschiedene Personen hielten sich nicht an das biblische Geschehen, »ja man sieht sogar Leute, die sich küssen und noch andere äußerst alberne Narreteien treiben«. Man sieht hier, wie eine inhaltlich fixierte Kunstanschauung zu Resultaten gelangen muß, die eine schöpferische Erkenntnis der Kunst erschweren.

Fréart de Chambray war jedoch in der Deutung seiner Bemühungen sehr anspruchsvoll. Er glaubte, nur seinem Buche könne der junge Künstler entnehmen, wie man die Malerei erlernen müsse, um nicht »... wie die Blinden auf dem Dornenweg der Malerei (zu) tappen«. Seine fünf Beurteilungskategorien hielt er für unumstößlich, für das Grundgesetz jeder Kunstbetrachtung.

Das Buch gipfelt in einem Hymnus auf Poussin, dem der Verfasser schließlich seine gesamte Anschauung verdankte. Die Grundanschauung des Fréart war rationalistisch, während für Poussin die Vereinigung von Theorie und Praxis den Ausschlag gab. Es war der große Künstler und nicht der Kunsttheoretiker, der das neue Verhältnis zur Tradition begründete. Und neben Poussin lenkten Bernini, Rubens und Rembrandt das Bewußtsein ihrer Zeitgenossen, denn immer geht der Künstler dem Kunsttheoretiker voran.

André Félibien

Wie Roland Fréart de Chambray wurde auch André Félibien (1619-1695) in seiner Kunstauffassung durch das Genie Nicolas Poussins bestimmt.[9] Félibien des Avaux hatte eine Zeitlang als Attaché des französischen Gesandten beim Vatikan in Rom gelebt und dort Poussin kennengelernt. Das Resultat aus langen Gesprächen mit dem Künstler waren die *Unterhaltungen*, *Entretiens sur les vies et sur les ouvrages des plus excellens peintres anciens et modernes*. Auch für Félibien war das Werk von Nicolas Poussin der Höhepunkt der künstlerischen Entwicklung. Das Ideal wurde also nicht mehr ausschließlich in der Antike gesucht, sondern im Werk des zeitgenössischen Meisters.

Félibien ordnete die von ihm behandelten Maler bezeichnenderweise nicht mehr nach den Lebensdaten oder anderen Kategorien, sondern nach dem Inhalt ihrer Werke. So ergab sich eine Rangordnung von den Stillebenmalern über die Landschaftsmaler, Tiermaler und Porträtisten zu den Malern der großen Begebenheiten.

In einer zweiten Schrift mit dem Titel *L'idée du peintre parfait* formulierte Félibien das Ideal des vollendeten Künstlers, in seinem Werk *Dissertation touchant l'architecture antique et l'architecture gothique* seine Auffassung der Architektur, die auf eine Verherrlichung Vitruvs hinausläuft. Für die Entwicklung der Kunstgeschichte in Frankreich hatte Félibien eine Stellung, die nur mit der Vasaris in Italien verglichen werden kann.

Der Sieg über die Akademie

Entscheidend für die Entwicklung des Kunstdenkens in Frankreich war ferner das Werk von Roger de Piles (1635-1709), der viel folgenreicher als die übrigen französischen Kunsttheoretiker in die Diskussion um die Tagesrealität eingriff und Grundsätze aufstellte, die besonders für das 18. Jahrhundert ausschlaggebend werden sollten.[10] Seinem Wirken ist es vorzugsweise zu danken, daß die Kunstgeschichte – wenigstens zu einem wesentlichen Teil – aus dem Atelierton herausfand und daß dem breiteren Publikum Kategorien zur Beurteilung von Kunstwerken an die Hand gegeben wurden.

1699 erschien in der Nachfolge Vasaris de Piles' Buch *Abrégé de la vie des peintres avec des reflexions sur leurs ouvrages*. Roger de Piles ordnete hier im Anschluß an Félibien Maler und Kunstwerke nach Schulen. Auch trennte er in den einzelnen Viten die Lebensbeschreibung von der Beurteilung der Werke.

In einer zweiten Schrift, die 1708 unter dem Titel *La balance des peintres* erschien, gab de Piles einen viel weitergehenderen Versuch, Beurteilungskategorien für die Künste überhaupt zu finden.[11] Er hatte vier Kategorien aufgestellt: dessin, colorit, composition und expression und danach die berühmtesten Künstler bewertet. Für jede setzte er 20 Punkte als Höchstbewertungsziffer aus. Auf einer Liste der wichtigen Künstler gab er jedem in jedem Bereich eine seiner Meinung nach angemessene Beurteilungsziffer, sozusagen eine Zensur.

Mit dieser durchaus mechanischen Bewertungsart kam er jedoch nichtsdestoweniger zu interessanten Ergebnissen. Übrigens wird die Ziffer 20 keinem

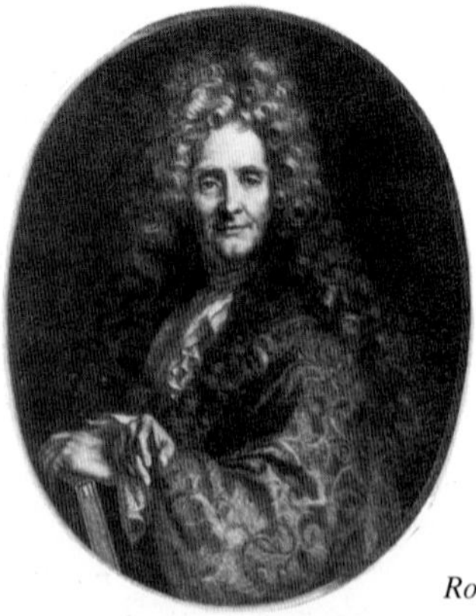

Roger de Piles

der Künstler zuerkannt. Die höchste erreichte Ziffer ist 18, und auch sie bekommen nur wenige. Im Bereich der Komposition kommen nach Roger de Piles nur Rubens und Guercino auf höhere Werte (beide 18), Michelangelo erhält beispielsweise nur 8 Punkte, Murillo 6, Palma Vecchio 5. Im zweiten Bereich, dem der Zeichnung, erreicht nur ein einziger Künstler die Ziffer 18, Raffael. Auf Ziffer 17 kommen Michelangelo, die Carracci, Domenichino, Poussin und Polidoro da Caravaggio. Rubens hat hier nur die Ziffer 13.

In dem für die Zeit revolutionären Bereich der Farbe werden ebenfalls nur zwei Künstler mit der Ziffer 18 bewertet, und zwar Tizian und Giorgione. Es ist bezeichnend, daß hier Künstler wie Michelangelo nur auf die Ziffer 4 kommen. Selbst der sonst so hoch bewertete Poussin erreicht nur die Ziffer 6. Rubens und Rembrandt folgen hingegen mit 17 Punkten unmittelbar auf Giorgione.

Die letzte Kategorie, die des Ausdrucks, findet wiederum nur in einem Künstler ihre höchste Ausprägung, in Raffael mit 18 Punkten, dem nur sehr wenige nahekommen. Rubens und Domenichino erreichen hier die Zahl 17. Die meisten anderen Künstler liegen gerade in diesem Bereich sehr weit zurück.

Interessant sind auch die Quersummen auf der Zensurenliste des Roger de Piles. Die höchsten erreichen nämlich zwei Persönlichkeiten, Raffael und Rubens. Für die Beurteilung von Rubens war dies sensationell. Der Katalog dieser Bewertung der größten Maler und des Perfektionsgrades, den ihre Werke nach Meinung Roger de Piles' haben, ist daher für die Zeit sehr aufschlußreich. Bis dahin war es immer nur darum gegangen, Raffael und Michelangelo miteinander zu vergleichen. Poussin, der von seinen Zeitgenossen als Maßstab gesehen worden war, kam bei Roger de Piles nur auf insgesamt 53 Punkte, während Rubens 65 Punkte zugestanden wurden. In dieser Entwicklung kommt die Wandlung im Zeitempfinden zum Ausdruck. Wie bei Vasari das Urteil Michelangelos, bei Bellori und Félibien das Urteil Poussins, so war bei Roger de Piles das Urteil von Rubens ausschlaggebend, das somit auch die neue Sicht der Tradition, d.h. die Akzentuierung der Koloristen Giorgione und Tizian einleitete.[12] Der revolutionäre Künstler bestimmt auch hier das Urteil des Historikers.

Roger de Piles ging jedoch andererseits so weit, die offiziellen Autoritäten der Zeit, die ja auch Künstler waren, in Frage zu stellen, ja, er sprach der Akademie das alleinige Recht, über künstlerische Fragen zu urteilen, ab. Wie Bellori trat er als Kunstrichter auf, der selbst nicht Künstler war.[13] Er hatte daher mit der Akademie zahlreiche Streitigkeiten auszutragen. Er war der Sprecher für die neue Auffassung vom Vorrang der Farbe und setzte sich mit Temperament für Rubens ein, während sich die Akademie mit dem Kunstideal der Antike und mit Poussin identifizierte.[14] Die Meinung de Piles' setzte sich schließlich durch, und die Kunstsammler seiner Zeit gingen zum größten Teil zu ihm über. Schließlich erkannte auch die Akademie den Wandel der Situation und schloß sich den Anschauungen de Piles' an. 1699 wurde Roger de Piles selbst in die Akademie aufgenommen, sein Vertrauter la Fosse wurde Akademiedirektor. Damit hatte er einen entscheidenden Sieg errungen, denn von diesem Zeitpunkt an hatten Kunstgeschichte und Kunstkritik ihre berufensten Vertreter nicht mehr nur in Künstlern, sondern es gab daneben eine Kritik von Historikern und Kunsttheoretikern, die offiziell dazu legitimiert waren.

Auch die allgemeine Auffassung der Kunsttheorie hatte eine Wandlung erfahren: neben die Zeichnung war gleichberechtigt die Farbe getreten, so wie neben das Ideal der Antike und der aus ihr abgeleiteten klassizistischen Kunst die Malerei des Nordens getreten war.[15] Die schöpferische Entwicklung der Malerei selbst setzte im beginnenden 18. Jahrhundert die von Roger de Piles gewiesene Entwicklungsrichtung fort und konzentrierte sich im Gegensatz zur vorhergehenden Zeit, die in der Zeichnung ihre Lehrmeisterin gesehen hatte, auf die Farbe und das Werk des Peter Paul Rubens, wie es in den Arbeiten von Watteau, Boucher, Coypel, Lemoyne und vielen anderen Künstlern der Zeit zum Ausdruck kommt.

Kunstgeschichte eines Epigonen

In Fortsetzung der Schriften des 17. Jahrhunderts erschien im Jahre 1698 ein Buch des Hofmalers P. Monier, der auch Akademiedirektor war und in seiner Jugend noch Poussin gekannt hatte. Seine *Histoire des arts qui ont rapport aux dessins* faßte eine größere Folge seiner Vorlesungen zusammen. Wie die vorherigen Darstellungen gab auch Moniers Buch eine Entwicklung der Kunst von der Antike über den Niedergang im Mittelalter bis zum Neuerwachen mit dem Höhepunkt in Raffael und Michelangelo. Das Werk enthält nicht viel Neues, sondern ist im wesentlichen eine Kompilation der Fakten, die von den bekannten Schriftstellern und Künstlern zusammengestellt worden waren. Zum ersten Male tauchte hier jedoch noch im 17. Jahrhundert die Bezeichnung »Geschichte der Künste« auf, die also aus der Kunstanschauung des französischen Klassizismus herausgewachsen ist.

Johann Joachim Winckelmann, der die Kunst mit völlig anderen Augen sah, sollte sich später über diese ihm durchaus bekannten Vorläufer mokieren. Er schrieb in seinem Werk, das zwar den gleichen Titel trug, aber einen ganz anderen Geist atmete, ja, ein vollkommen anderes Thema zum Inhalt zu haben schien: »Es sind einige Schriften unter dem Namen einer Geschichte der Kunst an das Licht getreten, aber die Kunst hat einen geringen Anteil an denselben, denn ihre Verfasser haben sich mit derselben nicht genug bekannt gemachet und konnten also nichts geben, als was sie aus Büchern oder vom Sagenhören hatten. In das Wesen und zum Innern der Kunst führet fast kein Scribent, und diejenigen, welche von Altertümern handeln, berühren entweder nur dasjenige, wo Gelehrsamkeit anzubringen war, oder wenn sie von der Kunst reden, geschiehet es teils mit allgemeinen Lobsprüchen, oder ihr Urteil ist auf fremde falsche Gründe gebauet.« Ein Schriftsteller und Altertumsforscher, der Kunsthistoriker Winckelmann, konnte den Künstlern und dem allgemeinen Publikum neue Erlebnismöglichkeiten der Kunst eröffnen und eine völlig neue Epoche in der Kunstgeschichte einleiten.

Mit Moniers *Histoire des arts* ... stehen wir am Ende einer Epoche, die durch eine neue Sicht abgelöst werden sollte, am Ende der Epoche, die durch die französische Akademie begründet worden war und in der man sich bemüht hatte, alle künstlerischen Erlebnismöglichkeiten in Regeln und feste Maßstäbe zu fassen. Das mag, als die rationalistische Grundlage revolutionären Elan hatte, bei Schriftstellern wie Bellori, Félibien und Roger de Piles seine Berechtigung und Bedeutung gehabt haben, versank aber mehr und mehr in geistlos wiederholte Routine, die keine schöpferische Erkenntnis mehr zuließ und die schließlich bei aller kunsthistorischen Bemühung die Kunst fast vollkommen aus den Augen verloren hatte.

Die Kunstanschauung der Aufklärung

Shaftesbury und der Neuplatonismus

Die Kunstanschauung der Aufklärung kann von zwei Seiten aus betrachtet, also vollkommen verschiedenartig bewertet werden. Einmal kann man sie von Winckelmann aus sehen, der diese Epoche mit seinen neuen Ideen zu überwinden trachtete, andererseits vom 17. Jahrhundert aus, demgegenüber ihre von neuen Regeln ausgehende Betrachtungsweise eine Revolution darstellte. Eines darf als sicher gelten: am Beginn des 18. Jahrhunderts suchte man vorfixierte Standpunkte zu verlassen und neue Werte aus der Anschauung zu gewinnen. Darüber hinaus bemühte man sich um ein Zueinander von Künstler und Publikum. Zwar bewegte sich das alles noch in rationalistischen Grenzen. Erst Winckelmann vermochte die Kunst als organische Ganzheit zu sehen.

Zweifellos hat der Engländer Lord Shaftesbury (1671-1713) an dieser Wandlung entscheidenden Anteil gehabt.[1] Er griff auf das geistbeherrschte Denken Plotins und Giordano Brunos zurück und definierte in seinem Buch *The Moralist* aus dem Jahre 1709 drei Arten von Schönheit: 1. die der toten Formen, 2. die der Formen, die zwar geschaffen werden, aber nicht neue lebendige Schönheit weiterschaffen können, und 3. die höchste, das Prinzip und den Urgrund aller Schönheit, die die Welt von innen her beseelt.

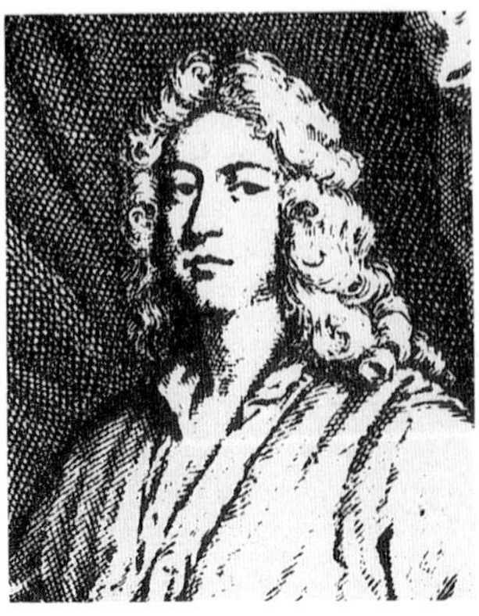

Lord Shaftesbury

Der aus der Antike hergeleitete Begriff der inneren Form bezieht sich deutlich auf die Schönheit der Klasse 2, die von schöpferischen Menschen hervorgebracht wird. Das Kunstwerk selbst blieb noch der Schönheit der toten Formen zugeordnet, wurde also noch nicht, wie später bei Winckelmann, zum lebendigen Organismus.

Hierin zeigt sich, wie stark auch Shaftesbury, so genial seine Erkenntnisse im einzelnen waren, der Philosophie der Aufklärung verhaftet blieb. Für die gesamte Zeit gilt, daß die Kunst noch den mechanischen Wissenschaften zugerechnet wurde und daß Kunstwerke auf einer Stufe mit Automaten, exotischen Pflanzen oder Waffen standen.

Shaftesbury gewann aus intensiver Beschäftigung mit den alten Schriftstellern, vor allem mit Platon und Plotin, eine vollkommen neue Anschauung. Er suchte nach einer Möglichkeit, Wirkliches und Ideales, Sinnliches und Intelligibles miteinander zu vereinigen. Für ihn stand bereits fest, daß die Griechen ihre Kunst selbst entwickelt und an andere Völker weitergegeben haben. Diesen Gedanken hat Winckelmann später aufgegriffen und weitergeführt.[2]

Nach Cassirer war Shaftesbury der Entdecker der systematischen Ästhetik: »Von Shaftesbury stammt ein Grundbegriff dieser Ästhetik, der Begriff des ›interesselosen Wohlgefallens‹. Dieser Begriff ist es, der von Mendelssohn und Carl Philipp Moritz in die deutsche Ästhetik aufgenommen wird, und der in Kants ›Kritik der Urteilskraft‹ zu seiner systematischen Vollendung und seiner systematischen Begründung gelangt.[3]

Sowohl der Begriff des interesselosen Wohlgefallens als auch der der inneren Form, die beide gegen Ende des Jahrhunderts in Deutschland große Bedeutung haben sollten, sind bei Shaftesbury vorgebildet. In seinem Werk war auch schon die Genielehre angelegt, die von Kant später so grundlegend ausgebaut wurde.

Richardson und Hogarth

Das Kunstdenken des 18. Jahrhunderts in England blieb jedoch nicht auf Fragen der ästhetischen Theorie beschränkt. Zwei Schriftsteller, Jonathan Richardson d. Ä. (1665-1745) und sein Sohn Jonathan Richardson d. J. (1694-1771), trugen dazu bei, nicht nur England, sondern ganz Europa eine neue, auf Erfahrung gegründete Betrachtung der bildenden Künste zu erschließen.[4] 1719 gaben sie eine Schrift unter dem Titel *Essay on the Art of Criticism* heraus, in der die Gesetze der Aufnahme von Kunstwerken untersucht wurden.

Beide Richardsons waren Maler und hielten sich längere Zeit in Italien auf. 1772 kam ihre Beschreibung der berühmtesten italienischen Kunstwerke heraus. Dieses Buch hat zusammen mit ihrem früheren Essay *Theory of Painting* auf die Situation in England und darüber hinaus gewirkt.

Die Werke der beiden reisenden Künstler haben William Hogarth (1697-1764) stark beeindruckt, der in seinen Schriften die Originalität und die eigene Erfahrung in den Mittelpunkt stellte. Ganz im Gegensatz zur fixierten Lehrmeinung der französischen Akademie spielte für Hogarth der Geist des einzelnen, der unersetzliche individuelle Geist des Genies die entscheidende Rolle. In seiner Schrift *The Analysis of Beauty* von 1753 gab er einen von der Erfahrung ausgehenden Versuch, die Schönheit verstehen zu lernen. Er war der Auffassung, daß man sich in seinen Anschauungen nicht auf andere verlassen dürfe, sondern selber sehen, denken, urteilen und genießen müsse.[5]

Joshua Reynolds soll durch die *Theory of Painting* der Richardsons erst eigentlich zum Maler geworden sein. Der Hymnus auf Raffael in diesem Werk mit der von den Verfassern angeschlossenen Hoffnung, daß auch England ein Meister von diesem Range erstehen müsse, erschien Reynolds wie eine Verheißung.

Joshua Reynolds und die englische Akademie

Sir Joshua Reynolds (1723-1792) hat die Kunstgeschichte der Aufklärung um wesentliche Aspekte erweitert.[6] Nach einer Lehre bei Thomas Hudson wurde er 1749 zu einer Schiffsreise eingeladen, die ihn im gleichen Jahre nach Lissabon, Algier und Rom führte. 1759 kehrte Reynolds mit unermeßlichen Eindrücken und Erfahrungen nach London zurück, wo er sich zusammen mit seiner Schwester niederließ und ein erfolgreicher Porträtmaler wurde. Diese Zweisamkeit scheint jedoch nicht immer harmonisch gewesen zu sein, denn zum Ärger des Bruders kopierte die Schwester seine Bilder, so daß er sich zu dem Ausruf veranlaßt sah: »Sie bringen andere Leute zum Lachen und mich zum Weinen.« Reynolds hat der Malerin Angelika Kauffmann nahegestanden. Es wurde sogar behauptet, er habe um ihre Hand angehalten. Sicher ist, daß er ihr geholfen hat, die unglückliche Bindung ihrer ersten Ehe zu lösen.

Reynolds' Haus wurde bald zum geistigen Zentrum Londons. Hier trafen sich Samuel Johnson, Oliver Goldsmith, Edmund Burke und viele andere hervorragende Vertreter des englischen Geisteslebens. Oliver Goldsmith hatte den Plan, zusammen mit Reynolds und Johnson eine Enzyklopädie der Künste und Wissenschaften nach französischem Vorbild herauszugeben.

1768 wurde in London die königliche Akademie gegründet, die aus einer Künstlervereinigung hervorging und das veränderte Zeitbewußtsein anzeigte. Beruhte das Lehrgebäude der französischen Akademie auf einer Hierarchie unveränderlicher Regeln, so ging die Londoner Institution stärker von der Erfahrung aus. An die Stelle des abstrakten Systems trat ein empirisch gerichtetes neues Wollen. Reynolds wurde bald zum entscheidenden Kopf dieser Institution, und als am 2. Januar 1769 die feierliche Eröffnung stattfand, hielt er die erste seiner berühmten Akademiereden. In diesen Reden, die er später alljährlich anläßlich der Preisverteilung an die Schüler hielt, gab er die Summe seiner Erfahrungen.

Er beschäftigte sich in ihnen besonders auch mit der Kunst der Vergangenheit und forderte, daß der Künstler sich bilden, reisen, die Welt sehen, die Werke der alten Meister studieren müsse, denn nur durch Nachahmung der alten Meister könne er zu eigener Kraft und Erfindung gelangen.

Diese Form des künstlerischen Eklektizismus hat Gegner und Anhänger gefunden. Einer seiner ständigen Gegner war Thomas Gainsborough. Ein anderer Kritiker war der Freund Oliver Goldsmith, der in seinem *Vicar of Wakefield* den Stil und die Kunstauffassung Reynolds' in der Beschreibung des Vorhabens der Vikar-Familie, sich in einem großen Bilde im historischen Stil malen zu lassen, jedem erkennbar karikierte. Die Frau des Vikars wird als Venus dargestellt, begleitet von den beiden jüngsten Kindern als Amoretten. Der Vikar kniet als würdiger Prälat vor ihr und überreicht ihr sein Buch. Eine Tochter läßt sich als Amazone malen, die andere als Schäferin.

In seiner 8. Akademie-Rede verglich Reynolds die Entwicklung der Kunst im allgemeinen mit der eines individuellen Künstlers: »Und hier können wir bemerken, daß der Fortschritt eines einzelnen Schülers mit dem Fortschritt und der Entwicklung der Kunst selbst eine große Ähnlichkeit hat ... Die Kunst war in ihrer Kindheit wie die erste Arbeit eines Schülers, trocken, hart und einfach. Aber diese Art barbarischer Einfachheit wäre besser Dürftigkeit zu nennen, da sie aus bloßem Mangel hervorgeht, aus Mangel an Wissen, Mangel an Hülfsmitteln, Mangel an Fähigkeiten anders zu sein; diese Einfachheit entsprang nicht freier Wahl, sondern der Notwendigkeit. Auf der zweiten Stufe wurde sie ihrer Armut inne, und wer den Mangel am meisten fühlte, urteilte am besten über das nötige Maß des Ersatzes.«

1790 trat Reynolds nach jahrzehntelangem Wirken von seinem Posten als Direktor der Akademie zurück. Am 10. Dezember hielt er seine letzte, die berühmte 15. Akademie-Rede. Der Saal war so überfüllt, daß, als Reynolds gerade zu sprechen begonnen hatte, sich ein Träger des Fußbodens senkte und der Boden einstürzte. Reynolds blieb schweigend und unbeweglich auf seinem Stuhle sitzen und begann, als die Ruhe wiederhergestellt war, seine Rede von neuem. Sie war eine Huldigung an sein großes Vorbild Michelangelo: »... den erhabenen Begründer und Vater der modernen Kunst, deren Erfinder er nicht nur war, sondern die er auch durch die göttliche Kraft seines eigenen Geistes mit einem Schlage auf den höchsten Gipfel ihrer möglichen Vollendung gehoben hat.«

Der neue Empirismus

Die gewandelte Auffassung zu Beginn des 18. Jahrhunderts kommt in der 1719 erschienenen Schrift *Réflexions critiques sur la poésie et la peinture* des Abbé Jean Baptiste du Bos (1670-1742) zum Ausdruck.[7] Du Bos war einer der bedeutendsten Historiker seiner Zeit, er hat sich als erster mit Verfassungsgeschichte beschäftigt. In Fragen der Kunst hielt er sich, wie vorher schon de Piles, nicht mehr an die Regeln der Akademie, sondern an seine eigene Erfahrung. Er setzte sich beispielsweise programmatisch für das Urteil des gebildeten Publikums ein und wies den Anspruch des Künstlers zurück, er allein könne über Kunst urteilen. Das gebildete Publikum sei die eigentliche Instanz, da es nicht mehr nach verstandesmäßig fixierten Regeln urteile, sondern nach seinem Gefühl.

Das Individuelle begann am Anfang des 18. Jahrhunderts sein Recht anzumelden. Zugleich trat die historische Betrachtung zurück und an ihre Stelle eine grundsätzliche Erörterung über den Zweck der Kunst und die Wirkungsmöglichkeiten des einzelnen Kunstwerkes auf den Betrachter. Für du Bos war »... der größte Maler ... derjenige, dessen Werk uns das größte Vergnügen bereitet«. Er glaubte, man könne sich sowohl für den einen Künstler und die eine Richtung, als auch für einen anderen und eine andere Richtung entscheiden. Die Relativität des Urteils hat hier Eingang in die Kunstschriftstellerei gefunden.

Wenngleich du Bos in vielen Punkten seiner Anschauung dem französischen Rationalismus verbunden blieb, so daß in der Mitte des 18. Jahrhunderts Rousseau gegen viele Punkte dieser Auffassung Sturm lief, war der Abbé dennoch einer der wichtigen Theoretiker zu Beginn der Aufklärungsepoche, der weit in das Jahrhundert hineinwirken sollte. Du Bos erkannte die Hierarchie festgelegter Meinungen nicht mehr an, sondern betonte die Kraft einer auf das Gefühl gerichteten Ausstrahlung des Künstlerischen.

Ein Pamphletist gegen die italienischen Maler

Graf d'Argens (1704-1771) war nicht eigentlich Kunstschriftsteller, sondern Dichter und Verfasser einer Anzahl von Büchern. Nach einem abenteuerlichen Leben fand er in Potsdam bei Friedrich dem Großen Zuflucht und zählte dort zur berühmten Tafelrunde. 1752 erschien in Paris sein Werk *Réflexions critiques sur les differentes écoles de peinture.* Es war ganz im Sinne der bereits zur Tradition gewordenen lokalpatriotischen Ausführungen in den verschiedenen Teilen Europas geschrieben.

Graf d'Argens war bemüht, die Vorherrschaft der großen Italiener in Frage zu stellen und die Bedeutung der französischen Malerei hervorzuheben. Mit Hilfe der fünf Begriffe: génie, dessin, anatomie, colorit und expression verglich er 18 italienische mit 18 seiner Meinung nach vergleichbaren französischen Künstlern, hob das Ähnliche in Leben und Werk dieser Künstler hervor und kam bei der Wertung zu dem Resultat, daß die Franzosen jeweils den Italienern überlegen seien. Nach diesem Ergebnis ist etwa Jean Cousins bedeutender als Leonardo, Rigaud wesentlicher als Palma Vecchio, Mignard größer als Correggio, Poussin gebührt der Vorzug vor Guido Reni, während Raffael gegen Le Sueur und Michelangelo gegen Lebrun in hoffnungsloser Situation sind.

D'Argens' nationalistische Voraussetzung war das Vorurteil, es sei dem Teufel leichter, Gott und seine Heiligen zu preisen als einem Italiener, einen Franzosen zu loben. Dabei hätten doch die Italiener keine Maler oder Bildhauer von Rang aufzuweisen.

Diese Schrift mußte natürlich besonders in Italien Mißfallen erregen, und im Jahre 1755 verfaßte Ridolfino Venuti eine Streitschrift, in der es diese Absurditäten – allerdings höchst unzureichend – zurückwies. Winckelmann, der in diesen Streit hineingezogen wurde, bezeichnete die Widerlegung des Venuti als einen elenden Wisch und schloß aus Schrift und Gegenschrift: »So groß ist hier die Unwissenheit.«

Graf Caylus

Ganz anders urteilte Winckelmann über einen weiteren Altertumsforscher, den Grafen A. Claude Caylus (1692-1765), wenngleich er zu gewissen Zeiten nicht die Neigung verspürte, die offensichtlichen Verdienste des Älteren anzuerkennen.[8] Gelegentlich muß er jedoch zugeben: »... ihm gehört zuerst der Ruhm, in das Wesentliche des Stiles der alten Völker eingedrungen zu sein.«

Caylus entstammte im Gegensatz zu Winckelmann einer alten reichen Familie, erhielt eine vorzügliche Ausbildung und stand mit den Altertumskennern seiner Zeit nicht nur in Verbindung, sondern wurde als ihr Haupt anerkannt. Zugleich war er ein Förderer der zeitgenössischen Kunst und schrieb ein Buch über den Bildhauer Bouchardon. Carl Justi schilderte den Grafen wie folgt: »Sonst gleichgültig gegen Ehren, und wenn auch von der Unfehlbarkeit seines Urteils überzeugt (daher man ihn den Förderer der Künste und die Geißel der Künstler nannte), doch ein Feind der Schmeichelei, der Pfaffen und der Ärzte«.[9]

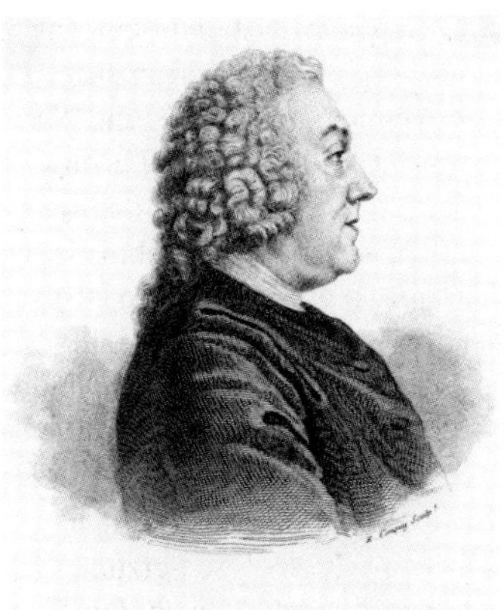

Graf Caylus

Seine erheblichen Mittel erlaubten es ihm, Griechenland und Vorderasien zu besuchen, so daß sich seine Kenntnisse der griechischen Kunst auf eigene Anschauung stützten. Nach seiner Rückkehr lebte er in Frankreich seinen Studien und stand in geistigem Austausch mit Pierre Jean Mariette, dessen verschiedene kunsttheoretische Schriften (vor allem sein *Abcedario*) in der Zeit großen Einfluß hatten.

Die Konzeption Caylus' von einer Geschichte der Künste versuchte einen Entwicklungszusammenhang von Ägypten über Etrurien, Griechenland und Rom bis zum Verfall in der Spätantike herzustellen. Dabei sah er den Weg der Kunst als den eines fixierten Phänomens, das in einer Zeit nur an einer Stelle zur Entfaltung kommen könne, von außen in ein Land gelange und nach einer gewissen Zeit in ein anderes Land hinüberwandere.

Die eigenständige Kunstentwicklung eines jeden Landes konnte Caylus noch nicht sehen. Dennoch hatte der Graf – vor allem, weil er in technischen Fragen überaus versiert war – bedeutsame Erkenntnisse und Einsichten, die er von 1752 bis 1767 in seinem Werk *Recueil d'antiquités* publizierte. Wie Winckelmann hielt auch Caylus seiner eigenen Zeit die Antike als Ideal vor und suchte sie zu der einzigartigen »edlen Einfalt« Griechenlands zurückzubringen.

Die Kunstanschauung Diderots

In der Geschichte der Aufklärung steht das Werk von Denis Diderot (1713-1784) an zentraler Stelle.[10] Die von ihm konzipierte Enzyklopädie faßte das Wissen der Zeit zusammen und vereinigte Männer wie Rousseau, Voltaire, d'Alembert und Melchior von Grimm. »Diderot war das Band zwischen Voltaire, Buffon, Rousseau und Holbach, zwischen den Chemikern und Schöngeistern, zwischen den Mathematikern, den Mechanikern und den Literaten, zwischen diesen und den bildenden Künstlern, den Bildhauern und Malern, zwischen den Verteidigern des althergebrachten Geschmacks und den Neuerern wie Sedaine« (Sainte-Beuve).

Daneben waren seine Theaterwerke und Romane von großem Einfluß auf die Zeit. Vor allem war Diderot jedoch für die Kunstkritik fundamental. Wie Aretino im 16. Jahrhundert und Baudelaire im 19. Jahrhundert schuf Diderot in seiner Zeit ein Klima für das Verständnis der Kunst.

Lionello Venturi hat bei Diderot den Beginn einer neuen Epoche der Kunstkritik angesetzt. Neben den bedeutenden Kritiken über den Salon, die Di-

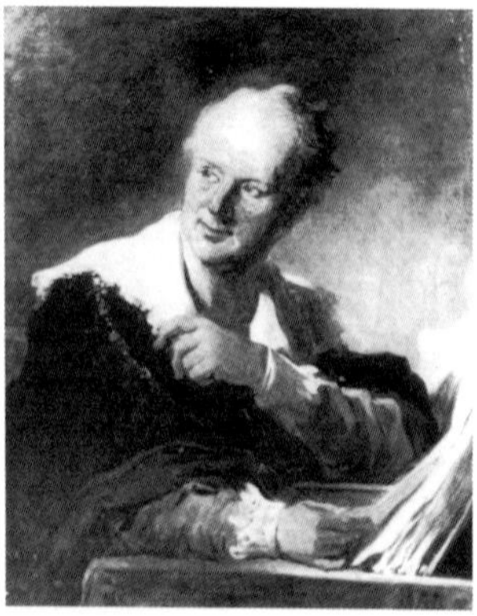

Diderot

derot 1759 begann und bis 1781 fortführte und den Artikeln für die Enzyklopädie ist auf seine Schriften *Traité du Beau* von 1751, *Briefe über die Taubstummen* von 1751, *Essais sur la peinture* um 1765 und *Pensées detachées de la peinture* hinzuweisen.

Diderot hat sich in starkem Maße für die Kunst seiner Zeit eingesetzt. Die für das 18. Jahrhundert völlig neue Kunst Jacques Louis Davids hat er erkannt. Hingegen äußerte er sich vernichtend über die höfische Kunst des Rokoko, besonders über den Hofmaler Boucher: »Dieser Mann nimmt den Pinsel nur in die Hand, um mir Brustwarzen und Schenkel zu zeigen. Ich sehe sie gern, will aber nicht, daß man sie mir zeigt.« Im Salon von 1765 schrieb er: »Tiefer als bei Boucher kann der Geschmack, die Composition, der Ausdruck, die Zeichnung nicht sinken. Er holt seine Ideale aus dem Sumpfe der Prostitution, von Naturwahrheit ist er so weit entfernt, daß man in seinen Landschaften selbst mit der größten Anstrengung auch nicht einen Grashalm finden kann; was Grazie, Zartheit, Einfachheit, Unschuld bedeute, davon besitzt er keine Ahnung ...«

Im Anschluß an die Salon-Kritiken gab Diderot eine kleine Schrift heraus: *Vereinzelte Gedanken über die Malerei, Bildhauerkunst, Baukunst und Dichtung*. In ihr warnte er vor den Folgen einer rational fixierten Kunstanschauung: »Die Regeln haben die Kunst zur Routine gemacht, und ich weiß nicht, ob sie nicht mehr geschadet als genützt haben. Man verstehe mich recht: sie haben dem Durchschnittskünstler genützt und dem Genie geschadet.« Hier wies Diderot auf die neue Kunstanschauung voraus, die gegen Ende des 18. Jahrhunderts zum Durchbruch kommen sollte.

Auch über die Beziehungen des Publikums zum Kunstwerk hat Diderot Erörterungen angestellt und in Dialogform gefaßte Darstellungen des Menschen im Umgang mit der Kunst gegeben. Es lag ihm dabei an den Wegen, auf denen man zum einzelnen Kunstwerk hinführen könne. Über eine Madonna von Raffael schrieb er etwa folgenden Dialog zwischen dem Kenner und einer Frau aus dem Volke:

›Wie gefällt Ihnen das Bild?‹
›Sehr schlecht.‹
›Warum sehr schlecht? Es ist ein Raffael.‹
›Schön, aber Ihr Raffael ist ein Esel.‹
›Warum bitte?‹
›Diese Frau da ist doch die Heilige Jungfrau?‹
›Jawohl, und das ist das Jesuskind.‹
›Das ist klar. Und das andere Kind dort?‹
›Das ist der heilige Johannes.‹
›Das stimmt auch. Für wie alt halten Sie das Jesuskind?‹
›Für 15 bis 18 Monate alt.‹
›Und den heiligen Johannes?‹
›Für vier bis fünf Jahre.‹

›Na also‹, fügte die Frau hinzu, ›die Mütter waren doch zur gleichen Zeit schwanger!‹ Diderot fügt hinzu: »Ich erfinde hier keine Erzählung, sondern ich berichte eine Tatsache. Eine andere Tatsache ist, daß mir das Bild darum nicht weniger schön erschien.«

Diderot in der Sicht Goethes

Aufschlußreich hat sich Goethe zu Diderots *Versuch über die Malerei* geäußert.[11] Er bezeichnet für ihn den Wendepunkt, der durch Diderot im 18. Jahrhundert eingeleitet wurde, als den Übergang vom »Manirierten, Konventionellen, Habituellen, Pedantischen zum Gefühlten, Begründeten, Wohlgeübten und Liberalen«. Er sprach von einer Revolution der Künste, die Diderot mit bewirkt habe.

Goethe erkannte in Diderot den ihm Ebenbürtigen. Doch setzte er sich auch recht scharf mit ihm auseinander: »Ich unterhalte mich mit ihm aufs neue, ich tadle ihn, wenn er sich von dem Wege entfernt, den ich für den rechten halte, ich freue mich, wenn wir wieder zusammentreffen, ich eifere über seine Paradoxe, ich ergötze mich an der Lebhaftigkeit seiner Überblicke, sein Vortrag reißt mich hin, der Streit wird heftig, und ich behalte freilich das letzte Wort, da ich mit einem abgeschiedenen Gegner zu tun habe.«

In einigen Punkten scheint jedoch das Genie der Aufklärung dem 20. Jahrhundert näher gewesen zu sein als das der Weimarer Klassik. Denn vergeblich bemühte sich Goethe, gewisse schulmäßige, von ihm wieder errungene Grundsätze fixiert zu sehen, die Diderot in Frage gestellt hatte.

Diderot griff nicht nur als Laie in die Kunstbetrachtung ein, sondern maßte sich auch ein kritisches Urteil über die Ausbildung des Künstlers an. So nahm er gegen den Anatomieunterricht Stellung und wurde darin von Goethe im Sinne seiner Zeit zurückgewiesen. Als Diderot aber über das Aktstudium herfiel, fehlten Goethe die geeigneten Argumente. Es heißt bei Diderot: »... Die sieben Jahre, die man bei der Akademie zubringt, um nach dem Modell zu zeichnen, glaubt Ihr die gut angewendet? Und wollt Ihr wissen, was ich davon denke? Eben während diesen sieben mühseligen und grausamen Jahren nimmt man in der Zeichnung eine Manier an; alle diese akademischen Stellungen, gezwungen, zugerichtet, zurechtgerückt wie sie sind, alle die Handlungen, die kalt und schief durch einen armen Teufel ausgedrückt werden, und immer durch ebendenselben armen Teufel, der gedungen ist, dreimal die Woche zu kommen, sich auszukleiden, und sich durch den Professor wie eine Gliederpuppe behandeln zu lassen, was haben sie mit den Stellungen und Bewegungen der Natur gemein? Der Mann, der in Eurem Hofe Wasser aus dem Brunnen zieht, wird er durch jenen richtig vorgestellt, der nicht dieselbe Last zu bewegen hat und, mit zwei Armen in der Höhe, auf dem Schulgerüst diese Handlung ungeschickt simuliert?«

Noch beredter wußte Diderot gegen die Akademieausbildung zu schreiben und schockierte Goethe mit der Ansicht, daß sowohl die Ausbildung durch die Akademie als auch durch den Meister, die Schule, ja, sogar die ewig vorbildliche Antike fragwürdig sei. Diderot wußte, was er wollte und wurde nicht müde, den Kunstschülern zuzurufen »Freilich ist es eine Kunst, eine große Kunst, das Modell zu stellen, man darf nur sehen, was der Herr Professor sich darauf zugute tut. Fürchtet nicht, daß er etwa zu dem armen gedungenen Teufel sagen könnte: stelle dich selbst! mache was du willst! Viel lieber gibt er ihm eine sonderbare Bewegung, als daß er ihn eine einfache und natürliche nehmen ließe. Indessen ist das nun einmal nicht anders.

Hundertmal war ich versucht, den jungen Kunstschülern, die mir auf dem Weg zum Louvre mit ihrem Portefeuille unter dem Arm, begegneten, gutherzig zuzurufen: Freunde, wie lange zeichnet ihr da? Zwei Jahre. Das ist mehr als zuviel! Laßt mir die Krambude der Manier, geht zu den Kartäusern, dort werdet ihr den wahren Ausdruck der Frömmigkeit und Innigkeit sehen. Heute ist Abend vor dem großen Feste, geht in die Kirche, schleicht euch zu den Beichtstühlen, dort werdet ihr sehen, wie der Mensch sich sammelt, wie er bereut. Morgen geht in die Landschenke, dort werdet ihr wahrhaft erzürnte Menschen sehen; mischt euch in die öffentlichen Auftritte, beobachtet auf den Straßen, in den Gärten, auf Märkten, in Häusern, und ihr werdet richtige Begriffe fassen über die wahre Bewegung der Lebenshandlungen. Seht! gleich hier! zwei von euren Kameraden streiten. Schon dieser Wortstreit gibt, ohne ihr Wissen, allen Gliedern eine eigene Richtung. Betrachtet sie wohl, und wie erbärmlich wird euch die Lektion eures geschmacklosen Professors und die Nachahmung eures geschmackleeren Modelles vorkommen! Was werdet ihr nicht zu tun haben, wenn ihr künftig an den Platz aller dieser Falschheiten, die ihr eingelernt habt, die Einfalt und Wahrheit des Le Sueur setzen sollt; und das müßt ihr doch, wenn ihr etwas zu sein verlangt.«

Goethe sagte dem geschätzten Gegner manchmal scherzhaft eine sophistische Tücke nach. In bezug auf die Farbe konnte er sich in vielen Punkten auf Diderot berufen. Nur die französische Auffassung von Genialität glaubte Goethe nicht durchgehen lassen zu können, besonders die Formulierung Diderots: »Wer das lebhafte Gefühl der Farbe hat, heftet seine Augen fest auf die Leinwand, sein Mund ist halb geöffnet, er schnaubt, seine Palette ist ein Bild des Chaos. In dieses Chaos taucht er seinen Pinsel und zieht das Werk seiner Schöpfung hervor. Er steht auf, entfernt sich, wirft einen Blick auf sein Werk. Er setzt sich wieder, und ihr werdet so die Gegenstände der Natur lebendig auf seiner Tafel entstehen sehen.«

Vor allem das Schnauben mit offenem Munde verzieh Goethe nicht. Er war davon überzeugt, daß weder Raffael noch Veronese »mit offenem Munde gesessen, geschnaubt, geächzt, gelechzt, gestöhnt, haletiert ...« hätten. Auch auf folgende Ausführungen Diderots: »Mein Freund! geht in eine Werkstatt und seht den Künstler arbeiten. Wenn er seine Tinten und Halbtinten recht symmetrisch, rings um die Palette, geordnet hat, oder wenn nicht wenigstens nach einer Viertelstunde Arbeit die ganze Ordnung durcheinander gestrichen ist, so entscheidet kühn, daß der Künstler kalt ist und daß er nichts Bedeutendes hervorbringen wird. ... Das ist fürwahr nicht der Gang des Genies« hatte Goethe nur die trockene Antwort: »Ob aber diese Operation so wild und tumultuarisch vorgenommen werden müsse, daran zweifelt wie billig ein bedächtiger Deutscher.«

Ein Bildhauer als Kunstschriftsteller

Der französische Bildhauer Etienne Maurice Falconet (1716-1791) hat sich neben seiner Arbeit als Künstler auch über Kunst und Kunstgeschichte geäußert.[12] Carl Justi brachte diese Betätigung auf die sarkastische Formel: Falconet, »... dessen Bedürfnis, von Zeit zu Zeit durch heftige Auslassungen über Kunstangelegenheiten seinen Kopf von störenden Wallungen freizumachen, wir eine Reihe von sechs Bänden Œuvres verdanken ...«.[13]

Wie Diderot wagte auch Falconet, bestimmte Axiome der Antike in Frage zu stellen. Er unterschied drei Grundanschauungen: man könne die Kunst 1. von der Sicht des Gelehrten aus betrachten, der auf das Kunstwerk als Dokument blicke, 2. vom Standpunkt des Liebhabers aus, der den Geist des Werkes und seinen Ausdruck schätze und 3. vom Blickwinkel des Künstlers her, der auf die technische Machart, die Ausführung des Werkes sehe.

Wenngleich Falconet in seinen Schriften die von ihm selbst aufgestellten Grundregeln nicht immer befolgte, pochte er doch auf das eigene Urteil. So sagte er: »Ein für allemal sei es gesagt, daß ich in den bildenden Künsten keinerlei Autorität anerkenne, daß ich nur das bewundere, was das Recht hat, mir Eindruck zu machen, und daß ich mir die Erlaubnis und die Freiheit nehme, es auch zu sagen.«

Nach Falconets Auffassung geben die großen Künstler die Gesetze zur Beurteilung der Kunst. In dieser Auffassung und der Forderung nach Freiheit des eigenen Urteils sprach sich ein neues Selbstbewußtsein nicht nur des Künstlers im 18. Jahrhundert, sondern des Menschen überhaupt aus. In Kants Genielehre wird der Gedanke weitergeführt und zur Vollendung gebracht. Goethe hat sich schon 1776 mit Falconet auseinandergesetzt und dabei grundlegende Erkenntnisse gewonnen. So war es ihm seitdem möglich, Rembrandt zu schätzen und die Frauendarstellungen des Rubens zu rechtfertigen.

Die Kunstanschauung des 18. Jahrhunderts in Italien

Auch in Italien begann man sich um die Wende vom 17. zum 18. Jahrhundert wieder mit der Kunst der Vergangenheit zu beschäftigen, so daß die Idee einer zusammenfassenden Darstellung auftauchen konnte. Sebastiano Resta (1635-1714) plante in Mailand eine illustrierte Geschichte der neueren Malerei und traf entsprechende Vorbereitungen. Carl Justi schrieb über ihn: »Seine fürstlich reiche Sammlung war bestimmt, die Geschichte der Malerei vom 13. bis 17. Jahrhundert vor Augen zu führen.[14] Resta nannte sie *Parnasso dei pittori*. In dem 1707 in Perugia erschienenen Katalog ordnete er die einzelnen Künstlerpersönlichkeiten Musen zu.

In der Mitte des 18. Jahrhunderts erfolgte eine Rückwendung zu den Anfängen der Kunstgeschichtsschreibung. Man besann sich in Florenz auf das Michelangelo-Büchlein des Ascanio Condivi. Der Kunsthistoriker Anton Francesco Gori äußerte den Vorsatz, es neu herauszugeben. Nach anfänglichen Schwierigkeiten, überhaupt ein Exemplar aufzutreiben, tat man ein übriges und lud verschiedene Wissenschaftler der Zeit wie Jean Pierre Mariette und Francesco Maria Manni ein, Anmerkungen und Kommentare zu Condivi zu geben, so daß der Herausgeber schließlich eine umfassende Dokumentation vorlegen konnte. Die Ausgabe erschien 1746 in Rom.

Wenige Jahre später kam eine Neuausgabe der Viten Vasaris (Rom 1759) von Giovanni Gaetano Bottari (1689-1775) heraus. Die Beschäftigung mit der eigenen Vergangenheit war jetzt schon in reflektierendem Sinne möglich. Die Herausgabe der alten Quellenschriften geschah mit einer für die Zeit beachtlichen Sorgfalt.

In der Arbeit des Luigi Lanzi (1732-1810) kulminierte eine bestimmte Phase der italienischen Kunstgeschichtsschreibung.[15] Sein großes Werk *Storia pittorica del Italia* erschien 1789 in Bassano. Diese universale Zusammenfassung einer Entwicklung blieb als Kompendium lange Zeit wirksam und ist noch heute lesbar.

Lanzi stellte die Künstler nicht mehr einzeln dar, sondern gliederte sein Stoffgebiet nach Schulen. Er selbst sagte dazu: »Ich beginne mit jenem Teile von Italien, welcher durch Leonardo, Michelangelo und Raffael zuerst geglänzt hat: diese drei sind die Häupter der beiden Schulen von Florenz und Rom, denen ich zufolge ihrer Nachbarschaft diejenigen von Siena und Neapel angliedere. Kurz darauf begannen Giorgione, Tizian und Correggio in Italien gefeiert zu werden ... Stoff für den dritten und vierten Teil (Schulen von Venedig und der Lombardei). Es folgte die Bolognesische Schule ... Mit ihr beginnt der fünfte Teil, welchem auch die benachbarte Schule von Ferrara angefügt wird. Endlich die Genuesische Schule ... und der Piemont.«

Damit war zwar nicht die organische Entwicklung in neuem Sinne geistig zusammengefaßt worden wie bei Winckelmann, aber schon eine über das Künst-

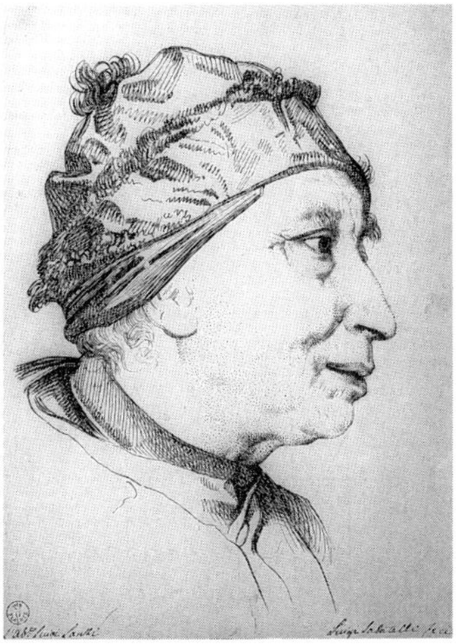

Luigi Lanzi

lerbiographische hinausgehende Einteilung gefunden, die zu einer Erkenntnis historischer Gesetzmäßigkeiten führen konnte.

Lanzi kannte das einige Jahrzehnte zurückliegende Werk Winckelmanns. Dennoch war seine Stellungnahme vollkommen anders. Er war nicht in der Lage, die neue Erkenntnis der organischen Ganzheit der Kunst aufzunehmen. Für ihn drehte es sich immer noch um die Entwicklung der italienischen Schulen, wenn auch seine Zusammenfassung neu und seine Materialkenntnis beachtlich war. Die Rechtfertigung der eigenen malerischen Tradition verband ihn noch mit seinem großen Florentiner Vorgänger Vasari.

Der Umkreis Winckelmanns

Von entscheidender Bedeutung für das historische Bewußtsein des 18. Jahrhunderts war der Architekt Johann Bernhard Fischer von Erlach (1656-1723), und zwar nicht nur durch sein architektonisches Werk, sondern auch durch seine umfassende Publikation *Entwurff einer historischen Architectur.*[16] In diesem monumentalen Prachtwerk faßte Fischer von Erlach alle ihm bekannten Architekturformen zusammen, vom alten Orient über das Altertum bis zu den Bauten fremder Völker. Der abschließende vierte Band enthielt eigene Arbeiten. Im frühen 18. Jahrhundert hat ein zeitgenössischer Architekt nicht nur die alten griechischen und römischen Bauten, sondern auch den Tempel Salomonis in Jerusalem, die ägyptischen Pyramiden, den babylonischen Zikkurat, die Kaiserburg in Peking, ja das englische Stonehenge unter Verwendung aller damals bekannten Quellen aufgezeichnet und beschrieben. Die Exaktheit der Aufnahme mit Landkarten, Lageplänen, Ansichten und Grundrissen darf für die damalige Zeit als sensationell gelten. Durch dieses Werk wurde das weitere Studium der Bauformen der Vergangenheit erheblich gefördert.[17]

Zu den Schriftstellern in Deutschland, die für die Kunstanschauung der Aufklärung von Wichtigkeit waren, gehörte Johann Friedrich Christ (1700-1756), der eine umfassende Erziehung in verschiedenen Wissenschaften genoß.[18] Seit 1734 hatte er als Professor in Leipzig großen Einfluß. Außerdem malte, radierte, modellierte und drechselte er.

Christ hatte, wie später Luigi Lanzi, den Plan, eine Geschichte der Malerei zu schreiben, die nach Nationen und Schulen gegliedert sein sollte. Zwei andere Werke Christs sind Inkunabeln der neueren Kunstgeschichtsschreibung geworden: sein Werk über Lukas Cranach (1726) und das Monogramm-Lexikon unter dem Titel *Anzeige und Auslegung der Monogrammatum* (1747).

Christ ging in seinen Untersuchungen von eigener Anschauung aus und zog seine große grafische Sammlung zu Rate, die er als Kenner angelegt hatte. Er war durchaus in der Lage, das Echte vom Falschen zu unterscheiden. In seinem großen Monogrammwerk heißt es beispielsweise, daß man nicht so sehr auf die Signaturen achten als vielmehr »... die Werke der Meister aus dem gar deutlichen Unterschied des Geistes, der Regel, des Risses und der Manieren erkennen lernen« solle.

Erst im späteren Verlauf der Kunstgeschichte wurde diese Forderung Christs zu einer Selbstverständlichkeit. In der ersten Hälfte des 18. Jahrhunderts war sie jedoch revolutionär, ebenso wie die Schätzung des Malers Lukas Cranach und die Differenzierungen, die Christ in der unterschiedlichen Qualität der Werke Cranachs machte.

Christ war einer der ersten, die als Universitätslehrer über Kunst lasen. Er hat die Betrachtung von Kunstwerken im Rahmen der Universität begründet. Die Auswirkungen seiner Leipziger Vorlesungen waren beachtlich. Nicht nur Winckelmann schätzte Christ, auch Lessing und Christian Gottlob Heyne wurden durch ihn in die Kunst eingeführt. Goethe wird Christ in Leipzig ebenfalls gehört haben.

Christian Ludwig von Hagedorn (1712-1780), der Bruder des Dichters Friedrich von Hagedorn, wuchs aus jener Tradition von Kennern, die sich mit dem einzelnen Kunstwerk beschäftigten, in bestimmten Disziplinen dilettierten und über allgemeine Fragen der Kunst schrieben.[19] Nach dem Studium trat Christian Ludwig von Hagedorn in den Dienst des Dresdner Hofes, erhielt dort mehrere Stellungen und wurde schließlich Generaldirektor der Sammlungen.[20] Daneben besaß er eine umfangreiche eigene Kunstsammlung, die großenteils Aufträgen an jüngere Künstler seiner Zeit entstammte. 1755 veröffentlichte Hagedorn seine Schrift *Lettre à un Amateur de la Peinture avec des eclairissements historiques sur un cabinet et les auteurs des tableaux qui le composent, ouvrage entremêlé de Disgressions sur la vie de plusieurs Peintres modernes*, und 1763 sein Werk *Betrachtungen über die Malerei.*

Winckelmann, der Hagedorn bei aller Schätzung verübelte, daß er Roger de Piles für ein Orakel hielt, sagte später über ihn: »Hagedorn hat eine große Kenntnis in der Malerei, welche er sich zu Wien, Düsseldorf, München und Dresden erworben hat.« Doch konnte er nicht umhin, hinzuzufügen. »Es muß aber seine Kenntnis teils mangelhaft, teils nicht völlig richtig sein, weil er Italien selbst nicht gesehen hat.«[21]

In der Tat liegt die Bedeutung Hagedorns in der Neubewertung der nordeuropäischen Kunst. Vor allem regte er eine neue Beschäftigung mit dem Werke von Rubens an. Jan van Eyck, Holbein und Cranach schienen ihm unterschätzt, ja, er erkannte die Bedeutung des Grabmals Friedrichs des Weisen in Wittenberg von Peter Vischer. In einer Verteidigungsschrift rechtfertigte er Albrecht Dürer gegen die Angriffe von Hogarth.

Gelegentlich verstieg er sich zu vielleicht allzu kühnen Erwartungen, wenn er eine Synthese aus dem niederländischen Kolorismus und dem italienischen Formgefühl heraufkommen sah. Seine Kunstbetrachtung gemüthafter Prägung erwies sich als folgenreich, vor allem seine verschiedenen Hinweise auf die Landschaftsmalerei und die Farbigkeit dieser so lange unterbewerteten Gattung.

Johann Domenico Fiorillo (1748-1821) setzte die Tradition der Kenner und Lehrer der Kunst ins 19. Jahrhundert fort.[22] Er studierte in Prag und Bayreuth, arbeitete in Rom und Bologna und war als Maler ein Schüler Battonis. Nach Deutschland zurückgekehrt, wurde er Hofmaler in Braunschweig und lebte als Zeichenlehrer und Kustos des Kupferstichkabinetts und der Gemäldegalerie in Göttingen. 1813 erhielt er einen Lehrauftrag »für Zeichenkunst und die auf die bildenden Künste sich beziehenden Wissenschaften durch Erteilung eines geschmackvollen Unterrichts« in Göttingen.

Als Lehrer war Fiorillo sehr einflußreich. Karl Friedrich von Rumohr war sein Schüler, und auch die Romantiker lernten bei ihm. Schlegel und Wackenroder verdanken ihm viel. Fiorillo konnte für seine schriftstellerische Arbeit die historische Konzeption Herders und die Vorarbeiten des italienischen Kunsthistorikers Luigi Lanzi verwerten. Er schrieb über die Anfänge deutscher Kunst, über die Ölmalerei, die Kunstgeschichte Rußlands, die italienische Kunst und schließlich die acht Bände umfassende *Geschichte der zeichnenden Künste von ihrer Wiederauflebung bis auf die neuesten Zeiten* (1798-1808). Auch besorgte Fiorillo die vierte italienische Ausgabe der Geschichte der Malerei von Luigi Lanzi.

Mit der Untersuchung der Quellen Vasaris wurde er zum Begründer der Quellenkunde, die in der weiteren Entwicklung der Kunstgeschichte so wesentlich werden sollte, mit seinen Untersuchungen über mittelalterliche Architektur einer der Vorbereiter romantischer Anschauungen.[23]

Das 18. Jahrhundert, das Zeitalter der Aufklärung, blieb bis nach der Jahrhundertmitte im Zeichen des Rationalismus, und dieser bestimmte seinem Wesen gemäß auch das Verhältnis der Zeit zur gegenwärtigen und vergangenen Kunst. Dennoch schufen die Großen dieses Jahrhunderts eine neue Bewegung zur sinnlichen Aufnahme des Kunstwerks: Diderot, Reynolds und schließlich Winckelmann. Was am Beginn des Jahrhunderts noch als tote Materie gesehen wurde, die vom schöpferischen Künstler gestaltet war, wandelte sich zu einer neuen Realität, aus der der Geist des Künstlers verstanden werden kann. Von hier aus war es möglich, die Entwicklung der Kunst selbst als organisches Ganzes zu sehen und eine Basis zu schaffen, von der aus die Geschichte der Kunst zum ersten Male als Ausdruck einer inneren Gesetzlichkeit erfahren werden konnte.

Der Laokoon-Streit

Das Streitobjekt

Der Dichter Gotthold Ephraim Lessing (1729-1781) hat sich im Sinne der Aufklärung auch über die Möglichkeiten der Kunstkritik ausgesprochen. Er sah das kritische Urteilsvermögen als legitime Äußerung der geistigen Betätigung. Vor allem sprach er sich für das Recht zur Kritik aus, auch wenn der Kritiker das, was er kritisiert, nicht selbst machen könne. Bis weit ins 18. Jahrhundert hinein galt nur derjenige als zur Kritik berechtigt, der aus dem Metier kam. Lessing vertrat hingegen die Auffassung: »Ich finde meine Suppe versalzen: darf ich sie nicht eher versalzen nennen, als bis ich selbst kochen kann?«

Im ausgehenden 18. Jahrhundert konzentrierte sich diese Grundsatzdebatte über die Möglichkeiten der Kritik an Werken der bildenden Kunst sowie über die Grenzen der einzelnen Künste auf ein Werk, das damit für die Urteilsbildung der entstehenden Kunstgeschichte von Bedeutung war. Es handelt sich um die antike Gruppe des Laokoon, die in verschiedenen Bruchstücken am 14. Januar 1506 von Felice de Fredis in seinem Weinberg auf dem Esquilin in Rom gefunden wurde.[1] Felice de Fredis stieß beim Graben auf Gebäudereste und entdeckte schließlich unter der Erde ein reich geschmücktes Gehäuse mit den Bruchstücken der Laokoongruppe.

Seit der Auffindung hat man oft versucht, diese fragmentarische Gruppe zu ergänzen. Erst nach 1950 erkannte man den von Ludwig Pollak 1905 wiedergefundenen rechten Arm des Laokoon als original an. Den Forschungen von Caffarelli ist es zu danken, daß wir die Gruppe heute in annähernd richtiger Aufstellung sehen können.

Vom Schicksal Laokoons berichteten im Altertum Plinius der Ältere und Vergil in einer Passage seiner Äneis. Laokoon wird in beiden Fällen bestraft: nach der einen Quelle, weil er gegen den Befehl der Götter geheiratet und sogar am Altar Kinder gezeugt, nach der anderen, weil er durch seine Warnung vor dem hölzernen Pferd der Griechen in Troja die Götter erzürnt haben soll. Zur Strafe sandten diese Schlangen aus, um Laokoon und seine Kinder zu töten. Eine Tragödie des Sophokles zu diesem Thema ist verlorengegangen. Aus der Darstellung von Plinius dem Älteren geht hervor, wie berühmt die Gruppe schon im Altertum war. Es heißt: »Laokoon, der im Palast des Titus sich befindet, ein Werk, allem anderen der Malerei und Plastik vorzuziehen. Aus einem Block schufen ihn, seine Kinder und die erstaunlichen Windungen der Schlangen nach Ratsbeschluß die großen Künstler Hagesander, Polydoros und Athanodoros aus Rhodos.«

Es darf als sicher gelten, daß die Gruppe im Gegensatz zur Auffassung des Plinius zwar nicht aus einem Stück gearbeitet war, daß es sich aber bei der heute im Vatikan stehenden Plastik um jenes schon im Altertum berühmte Kunstwerk handelt. Aber auch das ganze Mittelalter hindurch gab es Laokoon-Darstellungen.[2] Über die Datierung besteht allerdings noch immer keine Einigkeit.

Der Fund der Gruppe im Jahre 1506 erregte allgemeines Aufsehen.[3] Auch Michelangelo eilte an die Fundstelle und nannte die Fragmente »Wunder der Kunst«. In seinen späteren Werken lassen sich deutlich die Spuren dieser jugendlichen Bewunderung erkennen.[4] Schon im 16. Jahrhundert wurde die Gruppe von Bandinelli und Montorsoli ergänzt. Michelangelo schuf eine Version des verschollenen rechten Armes des Laokoon. Unter Julius II. wurde von Jacopo Sansovino eine Wachskopie für einen Guß hergestellt. Auch in der Grafik gab es zahlreiche Variationen des Themas. Im Jahre 1515 wurde die Gruppe von Franz I. als Kriegsbeute verlangt, doch ließ Papst Leo X. von Baccio Bandinelli eine Kopie anfertigen und nach Paris schicken, die heute in den Uffizien steht.

Einige Jahrhunderte später wurde das Werk zum zweiten Male von den Franzosen als Kriegsbeute verlangt. Dieses Mal wurde das Original im Zuge der Transaktionen für das Musée Napoléon 1797 wirklich nach Paris gebracht und dort mit großem Triumph empfangen und ausgestellt. Erst 1815 nach der Niederlage Napoleons gelangte die Gruppe wieder an ihren alten Aufstellungsort zurück.

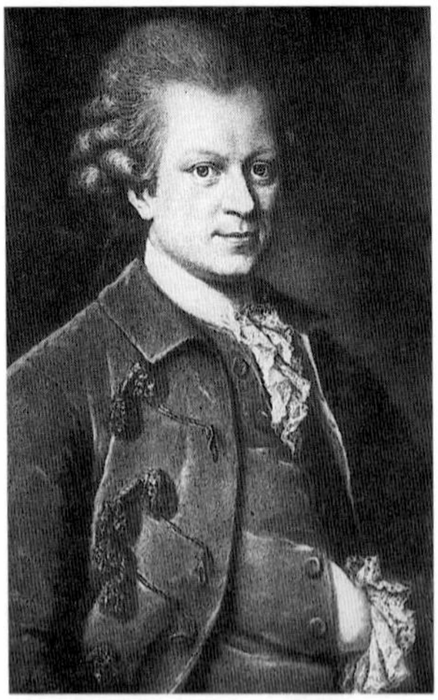

Lessing

Die Laokoon-Gruppe hat auch im 17. und 18. Jahrhundert die Künstler immer wieder zu Kopien und Variationen angeregt. Von El Greco stammt die um 1610/14 entstandene Laokoon-Darstellung der National Gallery of Art in Washington mit der Ansicht von Toledo im Hintergrund. Adriaen de Vries schuf 1623 eine Bronzegruppe *Laokoon mit zwei Söhnen und Schlange*, die ursprünglich im Waldsteingarten in Prag stand, heute im Schloßgarten von Drottningholm bei Stockholm aufgestellt ist. In der Skulpturensammlung Dresden befindet sich eine Bronzevariation, die Gaspard Marsy zugeschrieben wird. Tizian schuf noch im Jahrhundert der Auffindung des Werkes eine Parodie, die drei von Schlangen überraschte Affen auf einem Sockel zeigt.[5] Auch Balthasar Permosers um 1690/97 geschaffene Gruppe *Herkules und Omphale* ist eine Parodie auf den Laokoon.

Vom 16. bis zum 18. Jahrhundert haben sich die Romfahrer immer wieder mit dieser Gruppe auseinandergesetzt, sie gezeichnet und über sie diskutiert. Im 17. Jahrhundert widmete der Bildhauer Gerard van Opstaal an der Akademie in Paris eine ›conférence‹ ausschließlich dem Laokoon. Im 18. Jahrhundert wurde die Gruppe ein heftig umstrittener Gegenstand der wissenschaftlichen Kunstbetrachtung. Die erste umfassende Beschreibung verfaßte Jonathan Richardson, der auch über Erhaltungszustand und Ergänzungen berichtete.[6] Winckelmann war mit diesem Buch sehr vertraut.[7] Schiller sah in dem Werk »... das Maß für das, was die bildende Kunst der Griechen im Pathetischen zu leisten vermochte«, und Goethe hielt es für »... das geschlossenste Meisterwerk der Bildhauerkunst«.

Jede Zeit sieht in jedem Kunstwerk das eigene Wollen mit, kontrastiert es mit diesem und ist in ihrem Urteil relativ. Die wissenschaftliche Auseinandersetzung um die Laokoon-Gruppe ist als Zeitsymptom von Bedeutung, denn an diesem Beispiel entzündeten sich Grundsatzfragen, die für das 18. und 19. Jahrhundert sowie für die Anfänge der Kunstgeschichtsschreibung wesentlich waren.

Das Urteil Winckelmanns

Einer der ersten Nichtkünstler, die die Gruppe mit neuen Augen sahen, war Johann Joachim Winckelmann, der schon in seinem Frühwerk, den *Gedanken über die Nachahmung der griechischen Werke in der Malerei und Bildhauerkunst* von 1755 auf die Laokoon-Gruppe und ihren exemplarischen Charakter hinwies: »Laokoon war den Künstlern im alten Rom eben das, was er uns ist; des Polyklets Regel, eine vollkommene Regel der Kunst.«[8]

Nur als Reaktion auf die Kunst seiner Zeit, die bei den schwächeren Künstlern in Routine und leere Form abgesunken war, läßt sich diese Forderung Winckelmanns nach einem neuen Ideal, nach »edler Einfalt und stiller Größe« verstehen. In der Tat wirkt die Gruppe vom Standpunkt der Kunst eines Bernini, eines Puget oder eines Rokokobildhauers ausgewogen, ruhig, ja klassisch.

»Edle Einfalt und stille Größe« waren von Winckelmann zur Kennzeichnung der griechischen Kunst und der Kunst allgemein gesetzte Begriffe, die er zur Verwunderung des heutigen Betrachters aus der Laokoon-Gruppe ableitete. Seine berühmte Formulierung steht am Anfang der Laokoon-Passage in seinem Frühwerk: »Das allgemeine vorzügliche Kennzeichen der griechischen Meisterstücke ist endlich eine edle Einfalt und eine stille Größe, sowohl in der Stellung als im Ausdruck. So wie die Tiefe des Meeres alle Zeit ruhig bleibt, die Oberfläche mag noch so wüten, ebenso zeigt der Ausdruck in den Figuren der Griechen bei allen Leidenschaften eine große und gesetzte Seele. Diese Seele schildert sich in dem Gesichte des Laokoon, und nicht in dem Gesichte allein, bei dem heftigsten Leiden. Der Schmerz, welcher sich in allen Muskeln und Sehnen des Körpers zeigt und den man ganz allein, ohne das Gesicht und andere Teile zu betrachten, an dem schmerzlich eingezogenen Unterleibe beinahe selbst zu empfinden glaubt; dieser Schmerz, sage ich, äußert sich dennoch mit keiner Wut in dem Gesichte und in der ganzen Stellung. Er erhebt kein schreckliches Geschrei, wie Virgil von seinem Laokoon singt. Die Öffnung des Mundes gestattet es nicht; es ist vielmehr ein ängstliches und beklemmtes Seufzen. Der Schmerz des Körpers und die Größe der Seele sind durch den ganzen Bau der Figur mit gleicher Stärke verteilt und gleichsam abgewogen. Laokoon leidet, aber er leidet wie des Sophokles Philoktetes: sein Elend geht uns bis an die Seele; aber wir wünschten, wie dieser große Mann, das Elend ertragen zu können.«

Im Anschluß an die Laokoon-Gruppe schildert Winckelmann die Kunst seiner eigenen Zeit als Gegenpol. In der Kunst des ausgehenden Rokoko schien ihm »... der gemeinste Geschmack der heutigen ...« zu herrschen: »Ihren Beifall verdient nichts, als worin ungewöhnliche Stellungen und Handlungen, die ein freches Feuer begleitet, herrschen, welches sie mit Geist, mit franchezza, wie sie reden, ausgeführt heißen. Der Liebling ihrer Begriffe ist der Kontrapost, der bei ihnen der Inbegriff aller selbstgebildeten Eigenschaften eines vollkommenen Werkes der Kunst ist.«

In seinem Hauptwerk, der *Geschichte der Kunst des Altertums* von 1764 kam er mit einer längeren Beschreibung wieder auf die Laokoon-Gruppe zurück, nicht ohne noch einmal auf die überragende Bedeutung des Werkes hingewiesen zu haben: »Laokoon ist eine Statue im höchsten Schmerze, nach dem Bilde eines Mannes gemachet, der die bewußte Stärke des Geistes gegen denselben zu sammeln suchet; und indem sein Leiden die Muskeln aufschwellet und die Nerven anziehet, tritt der mit Stärke bewaffnete Geist in der aufgetriebenen Stirne hervor, und die Brust erhebet sich durch den beklemmten Odem und durch Zurückhaltung des Ausbruchs der Empfindung, um den Schmerz in sich zu fassen und zu verschließen. Das bange Seufzen, welches er in sich und den Odem an sich ziehet, erschöpfet den Unterleib und machet die Seiten hohl, welches uns gleichsam von der Bewegung seiner Eingeweide urteilen lässet. Sein eigenes Leiden aber scheinet ihn weniger zu ängstigen als die Pein seiner Kinder, die ihr Angesicht zu ihrem Vater wenden und um Hilfe schreien, denn das väterliche Herz offenbaret sich in den wehmütigen Augen, und das Mitleiden scheinet in seinem trüben Dufte auf denselben zu schwimmen. Sein Gesicht ist klagend, aber nicht schreiend, seine Augen sind nach der höheren Hilfe gewandt ... Die Natur, welche der Künstler nicht verschönern konnte, hat er ausgewickelter, angestrengter und mächtiger zu zeigen gesuchet: ja, wohin der größte Schmerz geleget ist, zeiget sich auch die größte Schönheit. Die linke Seite, in welche die Schlange mit dem wütenden Bisse ihr Gift ausgießet, ist diejenige, welche durch die nächste Empfindung zum Herzen am heftigsten zu leiden scheinet, und dieser Teil des Körpers kann ein Wunder der Kunst genennet werden. Seine Beine wollen sich erheben, um seinem Übel zu entrinnen; kein Teil ist in Ruhe; ja die Meißelstriche selbst helfen zur Bedeutung seiner erstarreten Haut.«

Ähnlich wie Winckelmann – wenngleich ohne die Meisterschaft des Stils – äußerte sich auch der berühmte Archäologe Ennio Quirino Visconti über die Gruppe. Er stellte die menschliche Seite des leidenden Laokoon, dessen Größe auch im Unterliegen noch sichtbar werde, mehr in den Mittelpunkt. Im Hinblick auf seine Wirkungsstätte, in deren Obhut sich das Werk noch heute befindet, unterscheidet er aber auch das heidnische Wesen dieses Aufbegehrens von der Auffassung des Christentums, mit der diese Darstellung nicht zu vereinbaren sei.

Lessings kunsttheoretische Grenzziehung

Lessings fragmentarisch gebliebenes Werk *Laokoon oder über die Grenzen der Malerei und Poesie* (Berlin 1766) ist das Musterbeispiel einer auf kunsttheoretische Grundsätze gerichteten Untersuchung.[9] Der Autor suchte Kriterien, nach denen man die

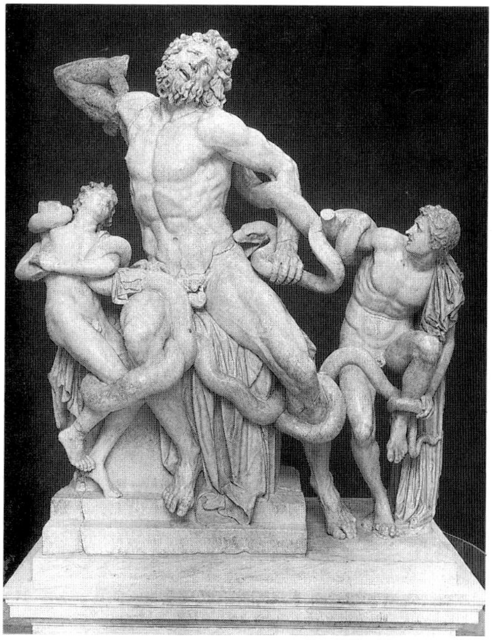

Laokoon-Gruppe

Gesetze der Malerei und der Poesie, der räumlichen und der zeitlichen Künste, voneinander abgrenzen könne. Was Winckelmann in seinem Enthusiasmus für die ganze Antike in Anspruch nahm, eine idealische Größe, grenzte Lessing auf die bildenden Künste ein, wies er als deren Gattungsprinzip aus. Damit rechtfertigte er zugleich den von Winckelmann kritisierten Vergil, dessen Laokoon schreien dürfe, da dies den Wirkungsgesetzen der Dichtung entspreche, während ein Bildhauer sich anderer Mittel bedienen müsse. »So gewann Lessing für die Winckelmannsche Idee der stillen Größe eine ihrem Urheber fremde Begründung: was dieser unbedingt ausgesprochen hatte, wurde auf Malerei und Skulptur eingeschränkt.« (Justi)

Wichtig war für Lessing wie später für Goethe der vom Künstler für die Darstellung gewählte Moment. Shaftesbury hatte schon in seinen *Characteristics* vom fruchtbarsten Augenblick für die Gestaltung gesprochen. Er hielt den Moment für den günstigsten, der entweder auf die Vergangenheit zurück- oder auf die Zukunft vorausverweise. Lessing war der Meinung, daß der Künstler einen schöpferischen, transitorischen Moment wählen müsse, wenn er die Gesamtwirkung nicht beeinträchtigen wolle. Der Betrachter müsse noch Spielraum behalten, um die dargestellte Handlung mit schöpferischer Phantasie fortsetzen zu können.

Lessing kam an Hand des Laokoon, den er nur aus Abbildungen kannte, dazu, die Gestaltung von Körpern im Raum von der Gestaltung von Handlungen in der Zeit abzusetzen. Seit Lessing gibt es daher den Begriff bildende Künste für Plastik und Malerei, die vorher schöne Künste genannt wurden.

Die Kritiker

Wilhelm Heinse (1746-1803) polemisierte offen gegen Winckelmann und Lessing.[10] Er war einer der wenigen Menschen des 18. Jahrhunderts, die sich bei aller Verehrung für Winckelmann nicht zuzugeben scheuten, daß ihnen die Gruppe nicht gefiel. Im *Ardinghello* heißt es noch: »Für uns bleibt die Gruppe Naturtrauerspiel, und die Kreatur seufzt dabey im Innern über die notwendigen Leiden auch des Guten und Gerechten, und schaudert in ihr Unvermögen, ihre Unwissenheit zurück.«

Aus seinem Nachlaß aber stammt die Bemerkung: »Ich weiß nicht, ob die Gruppe Laokoon wirklich so schön ist, als man sie macht, mir kömmt sie immer, je mehr und mehr ich sie betrachte, gekünstelt vor, und wie eine Tanzmeisterstellung, als ob die Schlangen abgerichtet wären, die eine oben herein durch die Arme, und die andere zwischen den Beinen hinaufzufahren, und den Vater mit den zwey Söhnchen zu einem marmornen Sonnenfächer gleichsam zu flechten, und damit es einen Styl hat, so muß der Papa auf dem Altar sitzen. Im Gesichte kann ich die Erhabenheit auch noch nicht so überschwenglich finden, und in den Gesichtern der zwey Buben ist eher diess Grimasse und keine wahre Natur. Vergil geht gerad zu Werke und zeigt hier Seele und Phantasie, Kraft und Wahrheit. Wenn die Schlangen packen, so schlingen sie sich gewiß eher nach dem Vergil als Agesander; warum soll er eine Mahlerdrapperie daraus machen?«

Heinse ging in seiner sarkastischen Kritik an den klassizistischen Schriftstellern aber noch weiter: »Übrigens macht die Gruppe allemal einen widrigen Effect, sobald man von der Kunst abstrahiert. Ein großer Mann aber war der Künstler immer gewiß; er kannte die Grenzen seiner Kunst, und wußte eine Wirkung durch den ganzen Körper an allen Theilen zu zeigen, was vor ihm keiner getan hatte: und so muß man des Plinius Worte verstehen. Es ist ihm vermuthlich nicht in den Sinn gekommen, dieses Werk über des Phidias Jupiter oder die Venus des Praxiteles zu stellen; ich für mein Gefühl an Kunst gebe 100 Laokoone für eine solche Venus.«

Aber auch das den heutigen Betrachter so wunderlich anmutende Auseinanderfallen von Theorie und Praxis sowohl bei Winckelmann als auch bei Lessing wurde von Heinse, der im übrigen beide Vorgänger schätzte, ironisch gesehen: »Es ist komisch, daß man gerad beym Laokoon hat beweisen wollen, daß die Griechen alles ins schöne gearbeitet haben, als ob ein Körper von Gift durchwühlt und angeschwollen so reizend wäre.«

Der Altertumsforscher Christian Gottlob Heyne (1729-1812) setzte sich noch schärfer von Winckelmann und seinem Ideal des heroisch leidenden Laokoon ab.[11] Und der Berliner Kunsthistoriker Aloys Hirt interpretierte wenig später schon jene Krankheitssymptome in das Werk, die dann im 19. Jahrhundert ganz im Mittelpunkt standen.

Das Urteil des Klassikers

Goethe äußerte sich an zentraler Stelle zur Laokoon-Gruppe. Als 1798 der erste Band der programmatischen Zeitschrift des Klassizismus *Propyläen* herauskam, stand ein Aufsatz Goethes *Über Laokoon* an beherrschender Stelle.[12] Auch Goethe versuchte an diesem Werk zu exemplifizieren, was man überhaupt an einem Kunstwerk sehen könne: »Ein echtes Kunstwerk bleibt, wie ein Naturwerk, für unseren Verstand immer unendlich; es wird angeschaut, empfunden; es wirkt, es kann aber nicht eigentlich erkannt, viel weniger sein Wesen, sein Verdienst mit Worten ausgesprochen werden.«

In diesen heute noch gültigen Sätzen kommt die Souveränität der Persönlichkeit Goethes vollendet zum Ausdruck. Nach dem Hinweis darauf, wieviel schon über den Laokoon geschrieben worden sei, verfällt er gleich ins Grundsätzliche und Allgemeine: »Wenn man von einem trefflichen Kunstwerke sprechen will, so ist es fast nötig, von der ganzen Kunst zu reden, denn es enthält sie ganz, und jeder kann, soviel in seinen Kräften steht, auch das Allgemeine aus einem solchen besonderen Fall entwickeln ...«

Auch Goethe hielt es, wie Lessing schon vor ihm, für eine der wesentlichen Aufgaben des Künstlers »... den höchsten darzustellenden Moment zu finden«, um den Gegenstand »... aus seiner beschränkten Wirklichkeit herauszuheben, und ihm in einer idealen Welt Maß, Grenze, Realität und Würde zu geben. Hier sei mir eine Bemerkung erlaubt, die für die bildende Kunst von Wichtigkeit ist; der höchste pathetische Ausdruck den sie darstellen kann, schwebt auf dem Übergange eines Zustandes in den andern.«

Goethe verfolgt dann bis in die Einzelheiten die seiner Meinung nach mit höchster Weisheit aufgebaute Komposition: der älteste Sohn habe nur an den Extremitäten mit den Schlangen zu tun, der andere sei schon viel mehr von ihnen umwunden und der Vater bringe durch seine Aktivität die eine Schlange dazu, ihn zu beißen. Der durch diesen Biß hervorgerufene augenblickliche Schmerz ist also nach Goethes Auffassung die Hauptursache der ganzen Bewegung.

Er präzisiert: »Die Schlange hat nicht gebissen, sondern sie beißt, und zwar in den weichen Teil des Körpers, über und etwas hinter der Hüfte.« Die Reaktion des Körpers sei: ein Fliehen auf die entgegengesetzte Seite, »... der Leib zieht sich ein, die Schulter drängt sich herunter, die Brust tritt hervor, der Kopf senkt sich nach der berührten Seite; da sich nun noch in den Füßen, die gefesselt, und in den Armen, die ringend sind, der Überrest der vorhergehenden Situation oder Handlung zeigt, so entsteht eine Zusammenwirkung von Streben und Fliehen, von Wirken und Leiden, von Anstrengen und Nachgeben, die vielleicht unter keiner anderen Bedingung möglich wäre.«

Zur Überprüfung seiner Auffassung vom fruchtbarsten Moment schlug Goethe folgenden Test vor: »Um die Intention des Laokoon recht zu fassen, stelle man sich in gehöriger Entfernung mit geschlossenen Augen davor; man öffne sie und schließe sie sogleich wieder, so wird man den ganzen Marmor in Bewegung sehen, man wird fürchten, indem man die Augen wieder öffnet, die ganze Gruppe verändert zu finden. Ich möchte sagen, wie sie jetzt dasteht, ist sie ein fixierter Blitz, eine Welle, versteinert im Augenblicke, da sie gegen das Ufer anströmt ...«

Das spätantike Werk schien Goethe das auf Ausgleich und Gesetzmäßigkeit gerichtete eigene Wollen jener Jahre widerzuspiegeln: »Ich getraue mir daher nochmals zu wiederholen: daß die Gruppe des Laokoon neben allen übrigen anerkannten Verdiensten, zugleich ein Muster sei von Symmetrie und Mannigfaltigkeit, von Ruhe und Bewegung, von Gegensätzen und Stufengängen, die sich zusammen, teils sinnlich, teils geistig dem Beschauer darbieten, bei dem hohen Pathos der Vorstellung eine angenehme Empfindung erregen und den Sturm der Leiden und Leidenschaft durch Anmut und Schönheit mildern.«

Das Fazit

Arthur Schopenhauer (1788-1860) nahm im dritten Buch des ersten Bandes von *Die Welt als Wille und Vorstellung* ebenfalls die Laokoon-Gruppe als symptomatisches Beispiel und polemisierte in erster Linie gegen Lessing: »Daß Laokoon, in der berühmten Gruppe, nicht schreiet, ist offenbar, und die allgemeine, immer wiederkehrende Befremdung darüber muß daher rühren, daß in seiner Lage wir alle schreien würden, und so fordert es auch die Natur, da bei dem heftigen physischen Schmerz und plötzlich eingetretener größter körperlicher Angst alle Reflexion, die etwa ein schweigendes Dulden herbeiführen könnte, gänzlich aus dem Bewußtsein verdrängt wird, und die Natur sich durch Schreien Luft macht, wodurch sie zugleich den Schmerz und die Angst ausdrückt, den Retter herbeiruft und den Angreifer schreckt.«

An Winckelmann tadelt Schopenhauers Schrift, daß dieser den Laokoon zum Stoiker gemacht habe. Schopenhauer konnte nicht umhin, sich »... zu verwundern, daß so nachdenkende und scharfsinnige Männer mühsam unzulängliche Gründe aus der Ferne herbeiziehen, psychologische, ja physiologische Argumente ergreifen, um eine Sache zu erklären, deren Grund ganz nahe liegt und dem Unbefangenen gleich offenbar ist, – und besonders, daß Lessing, welcher der richtigen Erklärung so nahe kam, dennoch den eigentlichen Punkt keineswegs getroffen ...« habe.

Schopenhauer grenzte noch einmal deutlich die Wirkungsgesetze der Plastik gegen die der Literatur ab: »Weil nun also, wegen der Grenzen der Kunst, der Schmerz des Laokoon nicht durch Schreien ausgedrückt werden durfte, mußte der Künstler jeden anderen Ausdruck desselben in Bewegung setzen; dies hat er in der höchsten Vollendung geleistet, wie es Winckelmann so meisterhaft schildert, dessen vortreffliche Beschreibung daher ihren vollen Wert und Wahrheit behält, sobald man nur vom Unterlegen stoischer Gesinnung abstrahiert.«

Die große Diskussion um den Laokoon schien damit beendet. Schloß Winckelmann aus dem unmittelbaren sinnlichen Erlebnis des Kunstwerkes auf die Seelenhaltung des griechischen Menschen, so entwickelte Lessing an Hand eines Stiches nach dem Laokoon ein theoretisches Gedankengebäude. Die von der Anschauung ausgehende Beschäftigung Goethes mit dem Laokoon glich der Haltung Winckelmanns, während Schopenhauer, im wesentlichen auf die Fragestellung Lessings zurückgehend, zu einer Synthese kam.

Doch hielt man sich auch im 19. Jahrhundert noch an das Thema. Der amerikanische Dichter Nathaniel Hawthorne sah in der Gruppe den Schrecken eines Augenblicks angewachsen zum Schicksal endloser Zeiten. Burckhardt sprach im *Cicerone* beim Laokoon von »Abgründen künstlerischer Weisheit« und gab dafür die Begründung: »Man wird finden, daß derselbe aus einem unvergleichlichen Zusammenwirken einer Anzahl Momente verschiedenen Grades besteht. In und mit diesen entwickeln sich die Charaktere zu einem Ausdruck, welcher in dem Kopfe des Vaters seinen höchsten Gipfelpunkt erreicht. Bei weiterer Betrachtung wird man inne werden, wie die dramatischen Gegensätze zugleich die schönsten plastischen Gegensätze sind, und wie die Ungleichheit der beiden Söhne an Alter, Größe und Verteidigungsbereitschaft ausgeglichen wird durch jene furchtbare Diagonale, welche in der Gestalt des Laokoon sich ausdrückt ...« Jakob Burckhardt sah als erster im Laokoon Form und Inhalt als Gestalt gewordene Einheit. Ganz im Sinne Winckelmanns hielt er das Ankämpfen gegen den Schmerz für das zentrale Motiv. Für die Art, wie dies erreicht werde, nahm er keinen ästhetischen, sondern einen sittlichen Grund an.

Der Maler Karl Stauffer-Bern sah 1889 in der Gruppe die »Mutter der Barockkunst«, konnte aber nicht umhin, den negativen Einfluß des Werkes zu beklagen: »Es kommt mir vor, als hätte kein Kunstwerk solchen Schaden angerichtet in der Welt wie die Laokoon-Gruppe ...«[13]

Carl Justi, der Biograph Winckelmanns, führte in einem Vortrag am 17.12.1864 in Frankfurt am Main aus, nach welcher Gesetzlichkeit der Laokoon in verschiedenen Zeiten beurteilt wurde, indem er auf den Vergleich zur jeweils zeitgenössischen Kunst hinwies, mit deren Begriffen und Wertkategorien auch die Kunsthistoriker zu urteilen gewohnt sind. Justi erkannte, daß Winckelmann den Laokoon so beschrieben hat, wie die Zeitgenossen ein Werk von Falconet sahen.

Wie weit jedoch auch das Urteil des Kunsthistorikers Justi zeitbedingt war, zeigen etwa die Passagen über die Laokoon-Darstellung El Grecos, in denen er sich befremdet und verletzt fühlt durch die von Schlangen umwundenen, am Boden sich wälzenden Gestalten.

Die wachsende Kenntnis der griechischen Plastik von den Parthenon-Skulpturen bis zur Archaik hat das Verhältnis gegenüber dem Laokoon mitgeformt und stetig verändert. Die Laokoon-Gruppe ist zum Exempel für das Kunsturteil geworden, sie steht für das Kunstwerk an sich, als Symbol für das Künstlerische im Sinne Goethes: »Wenn man von einem trefflichen Kunstwerke sprechen will, so ist es fast nötig, von der ganzen Kunst zu reden, denn es enthält sie ganz ...«

Die Revolution Winckelmanns

Der Wendepunkt

Nach Franz Wickhoff führte die Kunstgeschichte Winckelmanns zu »... einem Riß durch das ganze Kunstempfinden von Europa ...: zum ersten Male hatte ein großer Gelehrter ... die Entdeckung gemacht, ... daß die Kunst in sich ein organisches Leben hat und daß sie ebenso wie eine Pflanze sich entwickelt, blüht, abstirbt ...« Und für Alois Riegl war Winckelmann der erste Kunsthistoriker überhaupt: »Was Winckelmann zum ersten Kunsthistoriker gemacht hat, ist sein ausgesprochenes Streben nach Fixierung und Hervorhebung des Gemeinsamen, das er in sämtlichen von ihm untersuchten antiken Kunstwerken vorhanden vorfand. Nicht die Existenz des einzelnen Kunstwerkes um seiner selbst willen hat ihn interessiert, sondern die Existenz eben jenes Gemeinsamen, das alle einzelnen Werke miteinander verknüpft und zu einem höheren, wenn auch nur begrifflichen Ganzen vereinigte.«

Johann Joachim Winckelmanns Wirken hat eine geistige Bewegung hervorgerufen, die nicht nur literarische Konsequenzen hatte, sondern auch in entscheidendem Maße die politische Realität des damaligen Europa beeinflußte.[1] Schon Ernst Heidrich sah deutlich, daß Winckelmann die jahrhundertealte kulturelle Vorherrschaft Roms gebrochen habe. Heidrich sagte über diese Veränderung: »Es war ein Gelehrter und ein Deutscher, der sie vollzog, und der wahre Sinn, in dem er es tat, war der einer definitiven Auflösung desjenigen Zusammenhanges, den er zu stärken schien.«

Heidrich sah denn auch wohl als erster in Winckelmanns Werk mehr als die Tat eines Genies. Er sah Winckelmann als Schlüsselfigur eines politischen und gesellschaftlichen Wendepunktes. Er schrieb: »Über alles Persönliche hinaus jedoch: es ist die allgemeine Bewegung des 18. Jahrhunderts, in der die Laien kraft ihrer Bildung und unter Berufung auf die offensichtlichen Mängel und die allmähliche Verspottung des herrschenden Systems empordrängen und eine Reform der bestehenden Zustände von Grund auf fordern, in der auch Winckelmann steht – jene große Bewegung des dritten Standes, der die Privilegierten, die in Staat und Kunst Regierenden, vor Gericht fordert, weil die von ihnen geübte frivole Souveränität des Könnens und Genießens das öffentliche Leben zu depravieren und allen Begriffen einer wahren Größe und Menschlichkeit Hohn zu sprechen scheint. Und so erhält nun die Opposition, die, bereits länger vorher und auf allen Gebieten, in den Kreisen der Fachleute selbst begonnen hatte, einen revolutionären Charakter, und die Ideen, die auf den verschiedenen Lebensgebieten und in gleichem Sinne der eigentlich ›barocken‹ Tendenz der allgemeinen Entwicklung entgegengestellt worden waren, strömen ineinander und wachsen zu einer Flut, die das ancien régime mit seiner gesamten Kultur vernichtet.«

Jugend

Am 9. Dezember 1717 wurde Johann Joachim Winckelmann in der Lehmstraße 263 zu Stendal geboren. Das Elternhaus war zeitlebens durch äußere Not gekennzeichnet, vor allem durch Krankheiten. Winckelmann hat später über seine Jugend gesagt: »Ich bin wie ein wildes Kraut, meinem eigenen Triebe überlassen, aufgewachsen.«

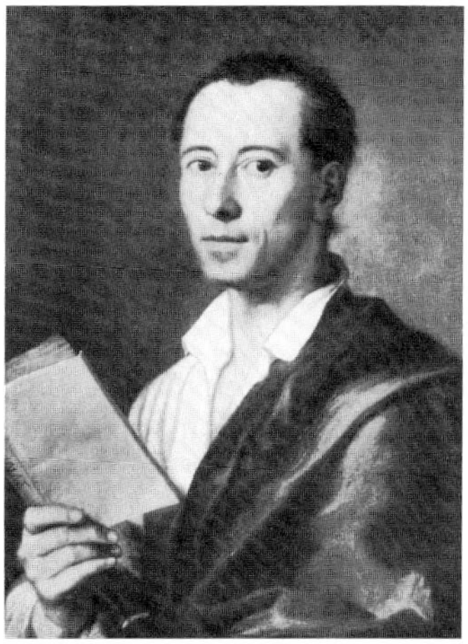

Winckelmann

Der Junge sollte zunächst wie der Vater Schuhmacher werden, doch gab der Vater den Wünschen des Sohnes schließlich nach und schickte ihn auf die Lateinschule in Stendal. Hier begann Winckelmann die lateinischen und griechischen Schriftsteller zu lesen. Der Drang weiterzulernen wurde immer stärker, und schließlich konnte Winckelmann mit einem Empfehlungsschreiben des Rektors und dem Stipendium einer Familie aus Stendal nach Berlin auf das Cöllnische Gymnasium gehen. Der Konrektor der Schule, Christian Tobias Damm (1698-1778), förderte die Leistungen Winckelmanns. Er hatte schon in bezug auf die griechische Literatur formuliert, was Winckelmann später an der Kunst in den Mittelpunkt stellen sollte: »Nur in dieser Sprache sind von allen Arten menschlicher Erkenntnis die ersten Schriften abgefaßt. Hier und nicht bei den Römern sind die edelsten Muster der Beredsamkeit und der Poesie zu finden ...«

Winckelmann kehrte 1736 nach Stendal zurück, besuchte noch einige Zeit die Schule in Salzwedel, an die er sicher durch den wegen seiner Sprachkenntnisse berühmten Rektor Johann Georg Scholle kam, und vertiefte sich immer mehr in die alten Autoren.

1738 ging er an die Universität Halle. Praktische Erwägungen brachten ihn auf das Studium der Theologie. Ein im Sommer 1738 von Johann Heinrich Schulze (1687-1744) angekündigtes Kolleg über griechische und römische Altertümer nach Münzen faszinierte den Studenten Winckelmann zwar, konnte ihn, dessen Bestreben weit über alles hinausging, was Professoren an damaligen Universitäten bieten konnten, aber nicht zufriedenstellen.

Ein Kritiker seiner Zeit

Winckelmann hat sich in jenen Jahren außerordentlich kritisch zum Wissenschaftsbetrieb an deutschen Hochschulen geäußert, ihm blieb »... die akademische Speise zwischen den Zähnen hängen«. Eine stark gegnerische Haltung spricht auch aus seinen Äußerungen über deutsche Professoren, »... deren Gelehrsamkeit darin besteht, zu wissen, was andere gewußt haben«. Besonders die Altertumsforscher kritisierte Winckelmann hart: »Ein anderer unter meinen Bekannten hat das Altertum studiert; er kennt es am Geruche ...; er weiß, wieviel Knoten an der Keule des Herkules gewesen sind; wieviel des Nestors Becher nach dem heutigen Maß enthalten ...« Ja, er schrieb ärgerlich von der »Seuche der Kunstschreiberei«.

Selbst Alexander Gottlieb Baumgarten (1714-1762), der als erster die Ästhetik als Universitätsdisziplin einführte und den Winckelmann oft gehört hat, ließ ihn fast vollkommen unbeeindruckt. Baumgarten hatte in seiner 1750-1752 erschienenen zweibändigen Schrift *Ästetica* in der literarischen Tradition der Antike eine Wissenschaft der sinnlichen Wahrnehmung begründet, die folgenreich für die Theorie der Künste wurde. Winckelmann ging es um ganz andere Dinge, er wollte erkennen und erleben, was nicht in Büchern steht. Die stark ausgeprägte Gegnerschaft zu seiner eigenen Zeit bestimmte seine spätere Leistung: Sie befähigte ihn, seine Vision des Schönen um so intensiver herauszuarbeiten.

Wendung zur Naturwissenschaft

Nach zweijährigem Theologiestudium erhielt Winckelmann »mit großer Not ein sehr kahles Theologenzeugnis ...«, das am 22. Februar 1740 ausgestellt wurde. Nach einem Jahre als Hauslehrer in Osterburg setzte er seine Studien an der Universität Jena fort, wo er dieses Mal neuere Sprachen, Medizin und Mathematik belegte. Schon in Halle war Winckelmann mit Gottfried Sell in Berührung gekommen, der sich mit naturwissenschaftlichen Experimenten beschäftigte. Und so schrieb er: »Ich gehe jetzt ganz auf in der Mathematik.«

Winckelmann suchte immer wieder die Natur zu erforschen und hat sie auch später als die notwendige Grundlage aller seiner Arbeiten angesehen: »Die größten Menschen in ihrer Art haben allezeit die Bahn betreten, selbst die Quelle zu suchen und zu dem Ursprung zurückzukehren, um die Wahrheit rein und unvermischt zu finden. Diese Quelle ist die Natur.« Ganz im Gegensatz zu den Theorien der Geisteswissenschaftler suchte er nach einer sinnlichen Erkenntnis der Wirklichkeit. Am Ende seines Lebens konnte er sagen: »Meine letzten Betrachtungen werden von der Kunst auf die Natur gehen.« Die Kunstgeschichte als neue wissenschaftliche Disziplin ist mit diesem Bestreben, auf naturwissenschaftlicher Basis vom Theoretischen zum Sinnlichen zu gelangen, am deutlichsten gekennzeichnet.

Winckelmann schloß seine Studien in Jena nicht mit einer Prüfung ab. Er reichte keine Dissertation ein und wurde nicht promoviert. Eine Paris-Reise sollte vielmehr als Abschluß seiner Studien dienen. Doch schlug dieses Projekt fehl.

Als Konrektor in Seehausen

1743 bot sich Winckelmann die Gelegenheit, Konrektor an der Schule in Seehausen zu werden. Jetzt begann eine schwere Zeit, denn der Zwang seiner Stellung und seine eigenen Bedürfnisse ließen sich nicht miteinander vereinbaren. Es mußte daher in Seehausen über kurz oder lang zu Schwierigkeiten kommen. Später sagte er über diese Zeit: »Ich habe vieles gekostet; aber über die Knechtschaft in Seehausen ist nichts gegangen.«

Die heroische Freundschaft im Sinne der gefeierten Antike spielte schon in Seehausen für Winckelmann eine entscheidende Rolle. Sowohl aus seiner Lektüre der alten Schriftsteller als auch auf Grund seiner homosexuellen Veranlagung mußte ihm die Freundschaft das höchste im Leben sein. Über sein Verhältnis zu seinem Freunde Lamprecht, der ihm zunächst nach Seehausen gefolgt war und mit ihm zusammen wohnte, ihn aber später verließ, um eine andere Schule zu besuchen und nach dem er noch von Rom aus forschen ließ, heißt es: »Diese Freundschaft ist heroisch und über alles erhaben; sie erniedrigt den willigen Freund bis in den Staub und treibt ihn bis zum Tode. Alle Tugenden sind teils durch andere Neigungen geschwächt, teils eines falschen Scheines fähig: eine solche Freundschaft, die bis an die äußersten Grenzen der Menschheit geht, bricht mit Gewalt hervor und ist die höchste Tugend.«

Allen Schwierigkeiten, die in der Mitte des 18. Jahrhunderts für das Antikenstudium bestanden, zum Trotz, arbeitete sich Winckelmann in Sophokles, Aristophanes, Homer und Plato ein. Auch der Geschichtsschreiber Herodot war ihm wichtig. Über Xenophon, der ihn besonders faszinierte, schrieb er eine Charakteristik unter dem Titel *Xenophon als Geschichtsschreiber.* Der Stil der alten Schriftsteller wirkte mit seiner Souveränität, seiner Gelöstheit und der Sinnlichkeit der Sprache stark auf ihn ein.

Historisches Praktikum

1748 verließ Winckelmann Seehausen und trat eine neue Stelle als Bibliothekar des Grafen Bünau in Nöthnitz bei Dresden an. Das Jahresgehalt betrug 80 Taler. In Nöthnitz ordnete Winckelmann sechs Jahre lang die größte und wichtigste Privatbibliothek Deutschlands. Gleichzeitig prüfte er für den Grafen Bünau die Quellen für ein von diesem geplantes Werk über die Kaiser- und Reichshistorie.

Bünau, einer der besten Kenner der deutschen Kaiser- und Reichsgeschichte, betrachtete die Auszüge Winckelmanns zunächst als Vorarbeiten, erkannte aber bald, daß sein Bibliothekar nicht nur für Exzerpte brauchbar war und überließ ihm später auch Teile der Ausarbeitung.

Aus der Beschäftigung mit Voltaire und Montesquieu erwuchs für Winckelmann das Projekt einer historischen Darstellung, das sich zunächst in Form eines Vortrages äußerte, der jedoch in Dresden nicht gehalten werden konnte. Im Nachlasse Oesers fand sich das Manuskript, ein Dokument für die frühe Geschichtsauffassung Winckelmanns. In diesem Aufsatz steht bereits: »Es gibt kein größeres Gesetz der Geschichte als die Wahrheit.«

Kunsteindrücke in Dresden

Entscheidend wurde für Winckelmann die unmittelbare Nähe Dresdens, das damals als die Kunstmetropole Deutschlands galt. Durch den Direktor, den Maler Johann Gottfried Riedel (1691-1755), erhielt er Zutritt zur Galerie. Neben der Universität, den Bibliotheken und den Galerien beschäftigten ihn auch die Arbeiten zeitgenössischer Künstler. 1753 sandte er an Berendis eine kleine Schrift *Gedanken über die Galerie* und sagte allgemein: »Ich bin unter die Maler geraten, und dieses unter Leute, die auch sagen können: Romam adi. Ein einziger solcher Maler ist mir lieber, als zehn Titel Stutzer ...«

Einer dieser Maler, Adam Friedrich Oeser (1717-1799), gewann besondere Bedeutung für Winckelmann.[2] Er besaß die Gabe, seine Schüler zur Kunst der Antike hinzuleiten. Man darf sicher sein, daß Winckelmann wesentliche Anregungen für sein Griechenlandbild von Oeser erhielt. Oeser stand seinerseits wieder in einer noch weiter in die Vergangenheit reichenden Tradition. In Wien war er mit dem Bildhauer und Antikenverehrer Georg Raphael Donner (1693-1741) befreundet gewesen.[3]

Im Mittelpunkt der Interessen Winckelmanns bei seinen zahlreichen Besuchen in Dresden aber stand die Sammlung antiker Plastiken, die ihn vor die Realität stellte, auf die er von Anfang an gerichtet war. Wenngleich er erst spät in die notdürftig untergebrachte Antikensammlung kam und in Dresden kaum über seine Eindrücke gesprochen hat, ist anzunehmen, daß ihn hier zum ersten Male Griechenland und die griechische Kunst selbst berührt hat. 1752 besuchte Winckelmann auch die Antikensammlung in Potsdam und schilderte in Briefen voller Enthusiasmus seine Eindrücke.

Er wünschte immer mehr, diese Kunst an der Quelle studieren, nach Rom gehen zu können. Er trat, wenngleich nicht ohne Gewissenskonflikte, schließlich zum Katholizismus über, um dieses Ziel zu erreichen. 1754 kam er um die Entlassung aus den Diensten des Grafen Bünau ein, zog von Nöthnitz nach Dresden, bald danach in das Haus Oesers, wo er sich nach jahrzehntelangen Studien endlich an die Arbeit machte, um ein erstes Ergebnis seines aufgespeicherten Wissens vorzulegen. Er konzentrierte sich auf ein eng begrenztes Gebiet und artikulierte die in der Zeit liegenden Tendenzen mit genialer Hellsicht.

Die ›Gedanken über die Nachahmung ...‹

Mit der Schrift *Gedanken über die Nachahmung der griechischen Werke in der Malerei und Bildhauerkunst* lag 1755 das erste veröffentlichte Werk eines achtunddreißigjährigen Schriftstellers vor. »Der einzige Weg für uns, groß, ja wenn es möglich ist, unnachahmlich zu werden, ist die Nachahmung der Alten ...« Mit diesem Satz wurde Winckelmann zum Sprecher einer neuen Zeit, die der feudalistischen Epoche des Barock und Rokoko eine neue Ordnung und Ruhe entgegensetzte, wie sie sich auch in der Kunstentwicklung selbst bereits angebahnt hatte. Wenngleich La Bruyère[4] und andere französische Schriftsteller fast schon genau das Gleiche gesagt hatten, so wurde doch erst diese Schrift mit all' ihren Fehlern, falschen Ansichten und unrichtigen Begründungen der Beginn einer neuen Kunstepoche.

Winckelmann verwies auf die Vorzüge der griechischen Kunst und auf die griechische Natur, auf die Allegorie und viele Kontrastpaare zwischen der alten und der neuen Kunst und kam zu seiner gegen die eigene Zeit gerichteten These. Gegen den pedantisch-lehrhaften Stil seiner Zeit setzte er seinen begeisterten Stil, kurz, treffend und überzeugend. Er hob sich auch theoretisch von der Schriftstellerei seiner Zeit ab: »Ich will schreiben wie ein Mann und nicht wie ein Schulbube. Jener ist besorgt, daß der Leser den Zusammenhang und die Folgen der Sachen nicht finde ... wo der Zusammenhang in der Sache ist, finde wer da kann denselben!«

Winckelmann wollte im Grunde eine Wende in der Kunst der eigenen Zeit hervorrufen. Seine kunstgeschichtliche Betrachtung, die Veränderung des Bildes vom alten Griechenland, steht mit diesem Wunsch in unmittelbarer Beziehung. Das griechische Altertum mit seiner Kunst wurde als Idealbild auf die eigene Zeit projiziert. Die neue Kunst sollte im Gegensatz zur überlebten des feudalistischen Barock eine Kunst der ausgeglichenen Ordnung aller Kräfte sein, eine Kunst, die nicht mehr auf Macht und Subordination gegründet war.

Unmittelbar nach dem Erscheinen im Sommer 1755 erregte die Schrift außerordentliches Aufsehen. Winckelmann schrieb am 4. Juni 1755: »Die Schrift hat einen unglaublichen Beifall gefunden, und es haben mir große Kenner, in Absicht der großen Freiheit wider den hiesigen, ja selbst wider des Königs Geschmack das Kompliment gemacht, daß ich die Bahn gebrochen zum guten Geschmack.«

Doch mußten die von Winckelmann scharf angegriffenen Kunstexperten die Schrift ablehnen, einige, weil sie direkt beleidigt waren, andere, weil ihnen das Werk zu wenig Anmerkungen und Quellenhinweise enthielt. Es hieß z.B.: »Er muß seine Nachrichten aus Büchern genommen haben, die er sich anzuführen schämt.«

In den wissenschaftlichen Blättern erschienen aber auch positive Kritiken, etwa von Johann Christoph Gottsched und Friedrich Nikolai. Eine hymnische Stimme kam aus dem Norden, von Johann Georg Hamann. Hamann meinte sogar: »Alle Anmerkungen des Winckelmann über die Malerei und Bildhauerkunst treffen auf ein Haar ein, wenn sie auf Poesie und andere Künste angewandt werden.« Die Schrift wurde auch in Frankreich und Italien aufgegriffen und übersetzt. 1756 erschien im Verlag der Waltherschen Buchhandlung in Dresden und Leipzig eine zweite erweiterte Auflage.

Die erste deutsche Auflage war bei Walther in einer Höhe von nur 50 Exemplaren erschienen. Winckelmann ließ es aber nicht bei der ersten Wirkung seiner Schrift bewenden. Am 3. Juni 1755 schrieb er: »Ich arbeite itzo an einer Schrift, worin ich diese meine Schrift selbst angreife, um in diesen Leuten, denen ich beißende Wahrheiten sagen werde, mir Freunde zu gleicher Zeit zu machen. Die Zweifel sollen aufs höchste getrieben werden, und der Druck soll von jemand anders besorgt werden. In einer folgenden Schrift aber, welche ich zu gleicher Zeit entwerfen werde, soll alles beantwortet werden.«

Mit einem publizistischen Trick gelang es Winckelmann, das Interesse an seinen *Gedanken* noch zu erhöhen. In einer anonym herausgegebenen, selbstverfaßten Streitschrift gegen seine Erstveröffentlichung gab er den Ideen seiner Zeit Ausdruck, wie sie von den Akademien verbreitet wurden. Ja, er wußte sich so intensiv in die Lage seiner Gegner zu versetzen, daß er sämtliche Rezensionen seines eigenen Werkes an Schärfe und Geist übertraf.

Von den Zeitgenossen wurde die Mystifikation nicht erkannt. Man war der Meinung, Hagedorn habe diese Streitschrift verfaßt, und Gottsched schrieb: »Hagedorn schreibt hier vollkommen nach unserem Sinn, als ein Kenner ohne Vorurteil, der auch den Alten nichts schenkt, um der Abgötterei vorzubeugen, dazu gewisse Leute gegen sie geneigt sind.«

Der Streit wurde um seiner selbst willen gelobt, da er die Diskussion fördere. So schloß Gottsched seine Besprechung: »Es ist ein großes Vergnügen, alles das zu lesen, was dieser freundschaftliche Streit zweier großen und gelehrten Kenner der schönen Künste hervorgebracht hat. Wenn man den einen liest, so gibt man ihm Recht, und wenn man die Antwort liest, so zweifelt man, ob sie nicht ebenso gründlich ist.«

Winckelmann scheint jedoch schließlich etwas die Gewalt über seine Winkelzüge verloren zu haben und schrieb: »Ich bin nach den begangenen Fehlern unendlich ängstlich geworden.« Erst von Rom aus ließ er 1756 eine Verteidigungsschrift für sein Erstlingswerk gegen sein Pamphlet unter dem Titel *Erläuterung der Gedanken von der Nachahmung der griechischen Werke in der Malerey und Bildhauerkunst; und Beantwortung des Sendschreibens über diese Gedanken* folgen.

Rom und die Freundschaft mit Mengs

Die *Gedanken über die Nachahmung* ... haben nicht unwesentlich dazu beigetragen, daß Winckelmann sein Ziel, nach Italien zu gehen, verwirklichen konnte. Als Bibliothekar mit einem Gehalt von drei Dukaten monatlich und freier Wohnung reiste er noch im gleichen Jahr, am 24. September 1755, nach Rom.

Rom war ihm eine Offenbarung, trat er doch hier unmittelbar jenen Idealbildern gegenüber, die er bis dahin nur in Büchern oder vereinzelten Zeugnissen hatte sehen können. Er schrieb nach seinem Eintreffen: »Alles ist nichts gegen Rom! Ich glaubete, ich hätte alles vorher ausstudieret, und siehe, da ich hierherkam, sah ich, daß ich nichts wußte!«

In Rom gewann er Kontakt zu den Künstlern der Zeit, vor allem zu dem Maler Anton Raphael Mengs, den er kennen und schätzen lernte und über den er schrieb: »Diese Bekanntschaft ist mein größtes Glück in Rom. Ich bin so glücklich, seine Freundschaft zu genießen, und wir bringen viele

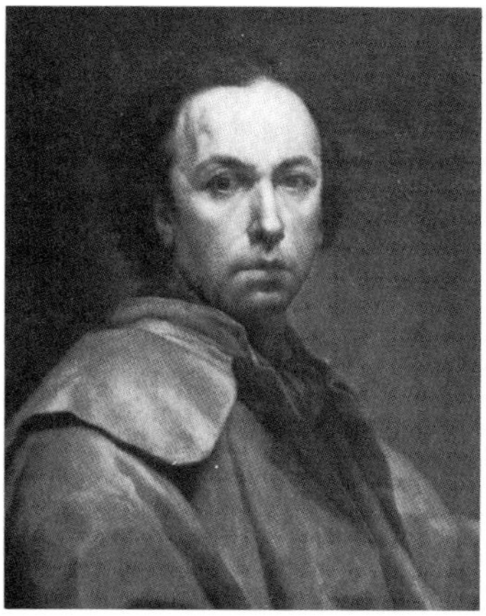

Anton Raphael Mengs

Stunden angenehm zu. Er nähret mich mit seinem Wissen, und wenn er müde ist, dann fange ich, ihm meine Ideen zu entwickeln über die Kunst, über die auserlesenen Schönheiten, die hohen Gedanken, das gründliche Wissen der alten Meister, und darüber ist er dann ebenso erbaut, wie wenn ich ihm zuhöre.«

Anton Raphael Mengs (1728-1779) stand zu jener Zeit auf der Höhe seines Ruhmes.[5] Wie Winckelmann hatte Mengs eine harte Jugend. Sein Vater, der Dresdner Hofmaler Ismael Mengs, suchte ihn mit Gewalt zum bedeutenden Künstler zu machen. Das sollte schon in den Vornamen des Knaben – Anton (nach Correggio) und Raphael – zum Ausdruck kommen. Es heißt, Vater Ismael habe seinen Sohn mit der Zeichenkreide in der einen und der Ochsenpeitsche in der anderen Hand zum Künstler gemacht.

Die Bestrebungen der beiden Männer trafen sich in der Begeisterung für die griechische Antike. Es ist offensichtlich, daß sowohl Mengs die Schriften Winckelmanns als auch Winckelmann die Schriften Mengs' stark beeinflußt hat. 1762 brachte Mengs sein Werk *Gedanken über die Schönheit und über den Geschmack in der Malerei* heraus. Er war in seinem klassizistischen Wollen der Meinung, man könne den Ausdruck Raffaels, die Grazie Correggios und das Kolorit Tizians zu einem neuen Ganzen vereinen, und man geht nicht fehl in der Annahme, daß er glaubte, diese Synthese in seinen eigenen Werken erreicht zu haben.

Neben seinen in der Zeit hochgeschätzten Werken der Malerei und seiner Erstlingsschrift wirkte Mengs weiterhin durch das, was er seinem Freunde Winckelmann mitteilte, sowie durch hinterlassene Schriften, wie die Briefe an Herrn Anton Pons, die

Bemerkungen und Werke des Anton Allegri mit Zunamen Correggio und die *Betrachtungen über den Wert des Correggio*.

Für die Kunsttheorie steuerte Mengs die Begriffe des Koloristischen und des Zeichnerischen bei, an Hand deren er versuchte, Entwicklungsreihen zu konstruieren und stilistische Grundunterschiede herauszuarbeiten. So gliederte er in hohen Stil, schönen Stil, reizenden, bedeutenden oder ausdrucksvollen und natürlichen Stil. Weitere Stufen waren der fehlerhafte und der manieristische Stil, die er aus Nachahmung und Übertreibung ableitete. Auch für die Beurteilung des einzelnen Kunstwerkes gab Mengs Begriffe an die Hand, wie Zeichnung, Hell-Dunkel, Kolorit, Erfindung und Zusammensetzung, deren Zueinander erst das Künstlerische ausmache. Goethe wurde durch diese Begriffssystematik beeinflußt, und selbst der sonst so kritische Wilhelm Heinse nannte Mengs den »Aristoteles der Malerei«.

Gemeinsam mit Anton Raphael Mengs studierte Winckelmann in Rom die alten Skulpturen. Er wurde Präsident für die Altertümer und ging in den großen römischen Bibliotheken ein und aus. Er wurde geehrt und hatte viele Freunde.

Von Rom aus unternahm Winckelmann einige Reisen, die ihn näher an das Ziel einer Antikesehnsucht führten. 1758 ging er nach Neapel und machte von dort aus auch einen Abstecher nach Paestum, wo er zum ersten Male vor originalen Dokumenten griechischer Architektur stand. Sie waren für ihn »... das Erstaunlichste und Liebenswürdigste, ja das, was mir das Ehrwürdigste aus dem ganzen Altertum ist«. Von hier aus wollte er ursprünglich nach Sizilien weiterreisen, um die großgriechischen Tempelruinen zu besichtigen, doch hat sich dieser Wunsch nie erfüllt, ebensowenig wie der, Griechenland selbst zu betreten.

Die ›Geschichte der Kunst des Altertums‹

Das Hauptwerk Winckelmanns, die *Geschichte der Kunst des Altertums*, hat ihn seit seinem Eintreffen in Rom beschäftigt. Längere Partien waren bereits ausgearbeitet, als er immer noch die Denkmäler studierte. Das Manuskript wurde daher häufig umgearbeitet. Es gibt insgesamt vier Fassungen, die die Entwicklung Winckelmanns zeigen: »Wie oft habe ich die Geschichte der Kunst abgeschrieben, und wieviel Stöße von den ersten Entwürfen.«

1756 bat ihn die Akademie in Augsburg, das Leben des Malers Tempesta zu beschreiben. Winckelmann lehnte ab mit der Begründung: »Wir haben Leben der Maler zur Genüge. Nach meiner Meinung wäre es besser, sie durch neue Kunstgeschichten zu ersetzen ...«.[6] Der Künstlergeschichte in der Nachfolge Vasaris sollte das im Prinzip neue Konzept einer umfassenden Kunstgeschichte gegenübergestellt werden.

Der erste Entwurf der *Geschichte der Kunst des Altertums* geht auf das Jahr 1756 zurück. In einem Brief an den Buchhändler Walther in Dresden kündigte Winckelmann zunächst »ein kleines Werkchen« an, das der »Versuch zu einer Historie der Kunst werden« sollte. Bis in die einzelnen Phasen der Entwicklung läßt sich dann die Entstehungs- und Wandlungsgeschichte dieser monumentalen Arbeit bis zum Jahre 1763 ablesen. 1764 erschien das Buch. Am Schluß der Vorrede stand die Widmung: »Diese Geschichte der Kunst weihe ich der Kunst und der Zeit und besonders meinem Freunde, Herrn Anton Raphael Mengs.«

In der Vorrede setzte sich Winckelmann mit der vorangegangenen Literatur auseinander und nahm den Begriff Geschichte in der weitesten Bedeutung. Er fühlte, daß er sich in Neuland begeben hatte: »Ich habe mich mit einigen Gedanken gewagt, welche nicht genug erwiesen scheinen können: vielleicht aber können sie andern, die in der Kunst der Alten forschen wollen, dienen, weiterzugehen; und wie oft ist durch eine spätere Entdeckung eine Mutmaßung zur Wahrheit geworden. Mutmaßungen, aber solche, die sich wenigstens durch einen Faden an etwas Festem halten, sind aus einer Schrift dieser Art ebensowenig als die Hypothese aus der Naturlehre zu verbannen: sie sind wie das Gerüste zu einem Gebäude, ja sie werden unentbehrlich, wenn man, bei dem Mangel der Kenntnisse von der Kunst der Alten, nicht große Sprünge über viel leere Plätze machen will ...« Deutlich ist hier die Analogie zu den Naturwissenschaften und die Rechtfertigung hypothetischer Argumentation erkennbar, die für die Ausbildung der Kunstgeschichte als Wissenschaft grundlegend war. Der Kunsthistoriker Goethe wird später ähnliche Wege weiterverfolgen.

In das nie ganz abgeschlossene Werk der *Geschichte der Kunst des Altertums* flossen alle Erkenntnisse und Ergebnisse des Winckelmannschen Denkens ein. Dabei ist es wichtig, das Doppelgesicht des Buches im Auge zu behalten: Winckelmann wollte beides geben, ein Lehrgebäude und eine historische Darstellung der Kunst in der Antike. Im Gegensatz zu den vorherigen Geschichten der Kunst, auf die Winckelmann nur ironisch einging, suchte er einen Zusammenhang deutlich zu machen: »Die Geschichte der Kunst soll den Ursprung, das Wachstum, die Veränderung und den Fall derselben nebst dem verschiedenen Stile der Völker, Zeiten und Künstler lehren und dieses aus den übriggebliebenen Werken des Altertums, so viel möglich ist, beweisen.«

Bis dahin hatte mechanisches Wissen, das nach rationalen Gesichtspunkten im Sinne der Aufklärungsphilosophie zusammengestellt worden war, als Kunstgeschichte gegolten. Winckelmann vermochte die Kunst im Ganzen als spezifische Wirkkraft zu erleben und darzustellen. Für ihn waren Kunst und künstlerisches Tun lebendig wie die geschichtliche Entwicklung selbst, dem Prozeß der Entfaltung, der Blüte und des Verfalls unterworfen. Sinnliches und Geistiges schienen ihm in der Kunst des Altertums zu einem unauflöslichen Ganzen verschmolzen.

Seine Beschränkung auf Griechenland als das eigentliche Geburtsland der Kunst, seine Nichtachtung der Vorformen weisen ihn in seine zeitbedingten Grenzen zurück. Er selbst sah als das Neue an seiner Gesamtdarstellung die Periodisierung der griechischen Kunst. Er wußte, daß die Untersuchung des Stils in der Kunst »... gleichsam eine neue Entdeckung, wovon man sich vorher nichts träumen ließ« war, und diese Periodizität war auch das Band, das den systematisch-begrifflichen Teil mit dem historischen zu einer Einheit verband.

Wenngleich die Schönheit als normativer Begriff noch im Mittelpunkt stand, bot sich in der Gesamtauffassung Winckelmanns doch die Grundlage dafür, daß das Spezifische der Kunst in ihr selbst und in ihrer Entwicklung erkannt, gesehen und wissenschaftlich untersucht werden konnte. In dieser Konsequenz, vor allem in der Erkenntnis der Stilgesetzlichkeit, lag die wichtigste Leistung Winckelmanns für die Kunstgeschichte. So kam er zu seiner Charakterisierung des älteren Stils, des zweiten oder hohen Stils, des schönen Stils und des Verfallsstils. Genialität gehörte ferner dazu, einzelne Werke mit diesen Stilphasen in Zusammenhang zu bringen und zu klären, was an den alten Statuen originaler Befund, was Ergänzung war. Die meisten griechischen und römischen Skulpturen waren damals noch nicht datiert.[7]

Das Streben nach dem Elementaren und den Quellen, die die ganze Schrift durchziehende Auseinandersetzung mit antiken und modernen Autoren, die zahlreich eingestreuten theoretischen Exkurse, vor allen Dingen aber sein Stil, machten das Buch zu einem Hauptwerk der deutschen Kulturgeschichte. Die Schlußsätze lauten: »Man muß sich nicht scheuen, die Wahrheit auch zum Nachteile seiner Achtung zu suchen, und einige müssen irren, damit viele richtig gehen.«

Wirkungsgeschichte eines Buches

Als die *Geschichte der Kunst des Altertums* im Jahre 1764 erschien, war, wie Carl Justi treffend bemerkt hat, niemand da, »... der eine sachkundige Kritik der Kunstgeschichte zu schreiben im Stande gewesen wäre«. So neu, so umfassend war dieses Werk, daß man allgemein zunächst mehr erstaunt und dankbar als einer Kritik fähig war. Man sah wohl besonders im zweiten, historisch konzipierten Teil die Unrichtigkeiten, auf die Christian Gottlob Heyne 1778 in seiner Lobschrift für die Casseler Gesellschaft der Altertümer hinwies.

Lessing, gerade mit dem Laokoon beschäftigt, schrieb: »Winckelmanns Kunstgeschichte ist erschienen. Ich wage keinen Schritt weiter, ohne dieses Werk gelesen zu haben. Bloß aus allgemeinen Begriffen über die Kunst vernünfteln, kann zu Grillen verführen, die man über lang oder kurz zu seiner Beschämung in Werken der Kunst widerlegt findet.« Die Fehler, die Winckelmann im historischen Teil seiner Kunstgeschichte gemacht hatte, behandelte Lessing mit einer genialen Wendung: »Bei der unermeßlichen Belesenheit, bei den ausgebreitetsten, feinsten Kenntnissen der Kunst, mit welchen sich Winckelmann an sein Werk machte, hat er mit der edlen Zuversicht der alten Artisten gearbeitet, die all' ihren Fleiß auf die Hauptsache verwandten, und was Nebendinge waren, mit einer gleichsam vorsätzlichen Nachlässigkeit behandelten, oder gänzlich der ersten besten fremden Hand überließen. Es ist kein geringes Lob, nur solche Fehler begangen zu haben, die ein jeder hätte vermeiden können.«[8]

Nun hatte auch Winckelmann selbst schon 1766 erklärt: »... er gestehe gern, daß er zuweilen einige Kleinigkeiten nicht völlig richtig angegeben habe, weil man oft dem Gedächtnisse zu sehr traue, oder Gänge an entlegene Orte ersparen wolle; aber wie es kein Schaden sei, auf der Jagd nicht alles Wild zu fangen, oder Fehlschüsse zu tun, so hoffe auch er wegen des Übergangenen oder Verfehlten Entschuldigung zu verdienen.«

Christian Gottlob Heyne war in seiner Lobschrift von 1778 durchaus anderer Meinung. Er war der Auffassung »... daß der ganze historische Teil wegen der unzähligen Unrichtigkeiten in großen und kleinen Sachen so gut als unbrauchbar sei«, ja er ging so weit, die Integrität Winckelmanns im Ganzen in Frage zu stellen.

Herder hingegen, der für die Casseler Gesellschaft der Altertümer ebenfalls eine Preisschrift eingereicht hatte, erfaßte in seiner Begeisterung den Kern: »Es gehörte Winckelmanns erhabner, kühner, kleine Mängel und Fehler völlig verachtender Genius dazu, an solch ein Werk nur denken, geschweige als Fremdling, nach dem Fleiß einiger wenigen Jahre Hand daran legen zu wollen, und siehe, gewissermaßen hat er's vollendet. In dem Walde von vielleicht 70000 Statuen und Büsten, die man in Rom zählet, in dem noch verwachsenen Walde betrüglicher Fußstapfen, voll schreiender Stimmen ratender Deuter, täuschender Künstler und unwissender Antiquare durch ziemlich lange Zeiten hinunter, endlich in der schrecklichen Einöde alter Nachrichten und Geschichte, da Plinius und Pausanias, wie ein paar abgerissene Ufer dastehen, auf denen man weder schwimmen, noch ernten kann; in einer solchen Lage der Sachen ringsumher an eine Geschichte der Kunst des Altertums zu denken, die zugleich Lehrgebäude, keine Trümmer, sondern ein lebendiges volkreiches Theben von sieben Pforten sei, durch deren jede Hunderte ziehen; gewiß das konnte kein Kleinigkeitskrämer, kein Krittler an einem Zeh im Staube.«[9]

Winckelmann beeinflußte in der Tat mit seinem Werk die nachfolgenden Generationen. Nicht nur Herder, Lessing, Goethe, Schiller, Schlegel und die Romantiker verdankten ihm viel, sondern auch die Franzosen Joseph Marie Vien, Seroux d'Agincourt und Vivant Denon sowie der Engländer Gavin Hamilton. Benjamin West übertrug diese Anschauungen nach Amerika. In Italien wurde das Werk von Ennio Quirino Visconti, dem bedeutendsten Archäologen des Landes, gefeiert. Übersetzungen erschienen in italienischer (1779 und 1783) und französischer (1766, 1781 und 1793/94) Sprache.[10] Die erste englische Übersetzung kam 1849 heraus.

Johann Georg Hamann war der erste, der dem großen Vorbild widersprach und die Geschichte und Kultur des eigenen Volkes hervorhob. Hamann und Herder gingen von Winckelmann aus weiter, den »nordischen Griechen« verwiesen sie auf das deutsche Erbe.

August Wilhelm Schlegel bezeichnete Winckelmann in seinen Berliner Vorlesungen von 1801/02 als den Stifter der Kunstgeschichte und sagte: »Er war dem Geiste nach streng systematisch, wiewohl ganz und gar nicht in der Form seiner Werke. Er betrachtete zuerst die gesamte alte Kunstwelt als eins und unteilbar, als ein organisches Ganzes, als ein eigentliches Individuum. In der Geschichte der antiken bildenden Kunst ist durch ihn wenigstens das Prinzip richtig aufgestellt, die Untersuchung ist auf den rechten Weg geleitet; in der Ausführung ist freilich noch unermeßlich viel zu tun übrig.«

Goethe schrieb 1805 in seinem Aufsatz *Winckelmann und sein Jahrhundert*: »Wie man aber nicht lange mit Kunstwerken aufmerksam umgehen kann ohne zu finden, daß sie nicht allein von verschiedenen Künstlern, sondern auch aus verschiedenen Zeiten herrühren und daß sämtliche Betrachtungen des Ortes, des Zeitalters, des individuellen Verdienstes zugleich angestellt werden müssen, also fand auch Winckelmann mit seinem Geradsinne, daß hier die Achse der ganzen Kunstkenntnis befestigt sei. Er hielt sich zuerst an das Höchste, das er in einer Abhandlung ›Von dem Stile der Bildhauerei in den Zeiten des Phidias‹ darzustellen gedachte. Doch bald erhob er sich über die Einzelheiten zur Idee einer Geschichte der Kunst, und entdeckte, als ein neuer Columbus, ein lange geahntes, gedeutetes und besprochenes, ja man kann sagen ein früher schon gekanntes und wieder verlorenes Land.«

Für das 18. Jahrhundert war Winckelmanns Leistung einzigartig. Seine Fehler und Begrenzungen waren neben seinem Resultat zweitrangig. Denn es gilt für alle Zeiten das Wort Schellings aus seiner Antrittsrede an der Berliner Universität, in besonderem Maße aber für die Tat Winckelmanns: »Hat einer mehr geirrt, so hat er mehr gewagt ...«

Die Kultur in der zweiten Hälfte des 18. Jahrhunderts äußerte sich in einem Gespräch einiger Zeitgenossen über die Grenzen hinweg. Diderot, Voltaire und Rousseau, Caylus, Madame de Staël und d'Agincourt gehörten in Frankreich zu ihnen, Herder, Lessing, Goethe, Kant und Hegel in Deutschland, Reynolds, Walpole, Hogarth und Hamilton in England. Sie alle waren mehr oder minder geformt durch die Leistung Winckelmanns.

Madame de Staël (1766-1817) brachte diese Erkenntnis auf die Formel: »Winckelmann entwickelte die jetzt in allen Künsten angenommenen wahren Grundsätze über das Ideal, diese vervollkommnete Natur, deren Urbild in unserer Phantasie ist, und nicht außer uns. Die Anwendung dieser Grundsätze auf die Literatur ist ausnehmend fruchtbar. Die Poetik aller Künste wird in seinen Schriften unter einem Gesichtspunkt versammelt, und alle haben dabei gewonnen. Man hat die Dichtkunst besser begriffen durch die Skulptur und umgekehrt, und man ist durch die Kunst der Griechen zu ihrer Philosophie geführt worden ... die Meisterwerke des Phidias, die Tragödien des Sophokles, die Lehren des Plato traten für uns in Harmonie, indem sie uns unter verschiedenen Formen dieselbe Idee gaben.«

Denis Diderot stellte Winckelmanns Leistung neben die von Jean Jacques Rousseau, mit dem Winckelmann tatsächlich bis in die Einzelheiten des Lebenslaufes verglichen werden kann: »Wenn solche Naturen einmal zufällig eine Wahrheit finden, so verkündigen sie diese mit einem Nachdruck, der alles zerbricht und umstürzt. In Paradoxen, wenn sie Bilder über Bilder türmen, alle Kräfte der Beredsamkeit zu Hilfe rufen, Metaphern, kühne Vergleiche, Wendungen, Bilder, wenn sie sich an das Gefühl, an die Phantasie wenden, Seele und Empfindungsvermögen an allen denkbaren Punkten angreifen – dann ist das große Schauspiel ihres Ringens schön.«

Winckelmann hat die erste Phase der Kunstgeschichte begründet und sie gegen die vorher übliche, von Standesmaßstäben, Lokalpatriotismus und fürstlicher Huldigung bestimmte Künstlergeschichte abgehoben. Er hat verstanden, aus literarischem Quellenstudium in direktem Kontakt zu einzelnen Werken einen Zusammenhang herzustellen und die Entwicklung zum ersten Male mit zum Gegenstand wissenschaftlicher Beurteilung zu machen. Er vermochte die Kunst von einem übergeordneten Standpunkt aus zu sehen und entdeckte dabei ihre historische Dimension.

Das Ende

Im August 1767 schrieb Winckelmann von einer geplanten Erholungsreise nach Deutschland.[11] Verschiedene Freunde, vor allem Oeser, hatten ihn eingeladen. Goethe, der damals noch in Leipzig studierte, berichtete, wie allein das Bekanntwerden des Reiseplanes in Deutschland Jubel hervorgerufen habe: »Wir machten keinen Anspruch, mit ihm zu reden; aber wir hofften, ihn zu sehen, und weil man in solchen Jahren einen jeden Anlaß gern in eine Lustpartie verwandelt, so hatten wir schon Ritt und Fahrt nach Dessau verabredet, wo wir ... aufzupassen dachten, um die über uns so weit erhabenen Männer mit eigenen Augen umherwandeln zu sehen. Oeser war selbst ganz exaltiert, wenn er daran nur dachte.«

Am 10. April 1768 trat Winckelmann zusammen mit dem italienischen Bildhauer Bartolomeo Cavaceppi (1716-1799) die Reise nach dem Norden an.[12] Sie wollten Mitte Mai in Dessau sein, danach Berlin und auf der Rückreise die Schweiz besuchen. Als sie durch Tirol zogen, bemerkte Cavaceppi, dessen Reisetagebuch erhalten ist, daß Winckelmanns Gemüt in eine unheimliche Stimmung versetzt wurde und daß er die Tiroler Bauten mit Abscheu und ungewöhnlicher Erregung betrachtete. Schließlich bat Winckelmann den Reisebegleiter, sofort nach Italien zurückzukehren. Doch ging Cavaceppi nicht darauf ein, und man setze die Reise bis Augsburg und München fort. Winckelmann absolvierte die Fahrt wie in Trance, so daß Cavaceppi gelegentlich an eine Geistesstörung glaubte.

In Regensburg sprach Winckelmann überraschend seinen unumstößlichen Entschluß aus, sich von Cavaceppi zu trennen und allein nach Italien zurückzugehen. Man einigte sich schließlich, noch gemeinsam nach Wien zu reisen. Dort hatte Winckelmann eine Audienz bei der Kaiserin Maria Theresia, die ihn mit goldenen und silbernen Gedenkmünzen beschenkte. Diese sollten ihm wenig später zum Verhängnis werden.

Es mag sein, daß die Überarbeitung durch lange entbehrungsreiche Studienjahre und die vielen Ämter in Rom die Ursache der plötzlichen Veränderung Winckelmanns waren, es mag sein, daß seine Sinne überreizt und jetzt, angesichts des lange verdienten Ruhmes zu einer Art Überempfindlichkeit gesteigert waren. In Briefen machte er seinem unkontrollierten Gemütszustand Luft. Unvermittelt reiste er ohne Cavaceppi nach Triest, von wo ihn ein Schiff nach Venedig bringen sollte. Am 1. Juni 1768 traf er mit der Postkutsche in Triest ein und stieg in einem Gasthof am Petersplatz ab. Hier schloß sich ihm der Italiener Arcangeli an, der ihm öfter Besorgungen machte.[13]

Am 8. Juni trat der Italiener, wie er es manchmal zu tun pflegte, in das Zimmer, in dem Winckelmann, an der Neuausgabe der Kunstgeschichte arbeitend, saß. Er fragte nach den Münzen der österreichischen Kaiserin, von denen Winckelmann ihm erzählt hatte. Dann warf er ihm plötzlich von hinten eine Schlinge um den Hals und zog sie zusammen. Winckelmann gelang es aufzustehen und ihn abzudrängen, doch fiel er unglücklich, und der Italiener stach mit einem Messer auf ihn ein.

Der Kellner Harthaber hörte die Auseinandersetzung und einen schweren Fall. Er eilte in das Zimmer und sah Arcangeli über dem am Boden Liegenden knien. Nach der Flucht des Mörders ging er auf Winckelmann zu und versuchte, ihm zu helfen. Dieser wies auf die Wunden in seiner Brust, und Harthaber lief nach einem Arzt, ohne zu bemerken, daß der Überfallene noch die Schlinge um den Hals hatte.

Carl Justi beschrieb das Geschehen nach den Prozeßakten: »Winckelmann allein gelassen, in Todesängsten, halb erdrosselt, aus fünf Wunden blutend, schleicht ins erste Stockwerk hinab, auf die Wirtsstube zu. Das neunzehnjährige Stubenmädel Therese, die in die Küche geht, hört eine leise, gedämpfte Stimme: Jesus! Jesus! Sie dreht sich erschrocken um und sieht eine Schreckensgestalt mit blau unterlaufenem Antlitz, blutend an Brust und Händen, die ihr entgegenwankt, zuwinkt und ihren Namen nennt. Aber es fällt ihr nicht ein, daß sie ihm helfen könne; sie läuft voll Entsetzen hinunter ...«

Noch sechs Stunden lebte Winckelmann, bis er um 4 Uhr, nachdem er die Letzte Ölung empfangen und man ein Testament aufgesetzt hatte, das er nicht mehr zu unterschreiben vermochte, von fremden Menschen umgeben, starb. »Die Leiche wurde am 9. ohne Trauergepränge in die Pfarrkirche gebracht und in der gemeinen Grabstätte einer Brüderschaft beigesetzt, von wo seine Gebeine in das allgemeine Beinhaus wanderten.« (Justi)

Auf dem Wege zur historischen Wissenschaft

Klassische Ästhetik

In der *Kritik der Urteilskraft* gab Immanuel Kant (1724-1804) im Paragraphen 2 seine Definition des Schönen, die das Geschmacksurteil gegen das Erkenntnisurteil abgrenzt. Das Schöne war für Kant dasjenige Ding der Wirklichkeit, das ein interesseloses Wohlgefallen hervorruft. Diese Gedanken hatte Moses Mendelssohn schon in den »Morgenstunden« formuliert, doch zog erst Kant aus dieser Definition die Folgerungen. So war ihm das Schöne eine Sache des Gefühls, mit der man keine exakten begrifflichen Beweise erbringen kann. Das Schöne ist durch das interesselose Wohlgefallen definiert, das es auslöst, und es wird sowohl vom Angenehmen, das vergnügt, als auch vom Guten, worin ein objektiver Wert gesehen wird, separiert. Hans-Georg Gadamer hat dies in jüngster Zeit auf die wohl kürzeste Formel gebracht: »Er hat als erster in der Erfahrung des Schönen und der Kunst eine eigene Fragestellung der Philosophie erkannt.«[1] In der *Kritik der Urteilskraft* schrieb Kant: »Es gibt weder eine Wissenschaft des Schönen, sondern nur Kritik, noch schöne Wissenschaft, sondern nur schöne Kunst. Denn was die erste betrifft, so würde in ihr wissenschaftlich, d.i. durch Beweisgründe ausgemacht werden sollen, ob etwas für schön zu halten sei oder nicht; das Urtheil über Schönheit würde aber, wenn es zur Wissenschaft gehörte, kein Geschmacksurtheil sein. Was das Zweite anlangt, so ist eine Wissenschaft, die als solche schön sein soll, ein Unding.«

Entscheidend war vor allen Dingen die Genielehre Kants. In ihr wurde der immer wieder in Frage gestellten Beziehung zwischen Natur und Kunst eine neue Richtung gewiesen. Für Kant galt die Natur in keiner Weise mehr als Vorbild des Künstlers, wie es die Mimesis-Lehre seit Platon vorschrieb, sondern nach ihm gibt die Kunst der Natur erst durch das Genie die Gesetze. Der geniale Künstler rückte damit in eine entscheidende Position, völlig unabhängig von der Natur. Hatte Kant durch seine Genielehre die Nachahmungstheorie bereits überwunden, so sagte August Wilhelm Schlegel, daß die Kunst wie die Natur selbst gestalte: »... sie soll wie die Natur selbständig schaffend, organisiert und organisierend, lebendige Werke bilden, die ... durch inwohnende Kraft, wie das Sonnensystem beweglich sind und vollendet in sich zurückkehren«.[2]

Die Nachahmungstheorie des 18. Jahrhunderts war damit endgültig überwunden und, wenngleich bei Schlegel vorzugsweise auf die Literatur angewandt, eine neue, auf das 20. Jahrhundert vorausweisende Theorie der Kunst begründet.

Friedrich Schiller (1759-1805) als Historiker und Ästhetiker war für die Ausbildung des historischen Bewußtseins der Epoche bedeutsam.[3] Er war in starkem Maße durch Winckelmann geformt und hat seinerseits wieder auf die Romantiker gewirkt, so daß eine zweite Entwicklungslinie der Kunstanschauung derjenigen parallel läuft, die von Winckelmann über Herder bis zu Goethe und Schopenhauer verfolgt werden kann.

Helmut Kuhn hat über diese zweite, in Schiller kulminierende Linie gesagt: »Die Genesis des modernen kunstgeschichtlichen Denkens, die wir hier vor Augen haben, ist von mehr als historischem Interesse. Sie zeigt, daß das Erste nicht die Erfahrung einer Mannigfaltigkeit der künstlerischen Form war, in die nach und nach ein Prinzip der Ordnung gebracht wurde. Der Anfang ist vielmehr das Auffassen der einen, zur unbedingten Gültigkeit erhobenen Form, und erst von diesem klassischen Urbild der Schönheit aus wird in der Weise einer Rechtfertigung das Verständnis andersartiger Formen gewonnen.«[4] Kant war für Schillers ästhetisches Werk von fundamentaler Bedeutung. In *Anmut und Würde* (1793), *Über die ästhetische Erziehung des Menschengeschlechts* (1795) und *Über naive und sentimentalische Dichtung* (1796) suchte Schiller eine Synthese von Kants Rigorismus und den gesellschaftlichen Maximen einer idealen Welt.

Die auch in den Gedichten Schillers zum Ausdruck kommende, auf das griechische Ideal gerichtete Auffassung erhielt innerhalb kurzer Zeit in der Mittelaltersehnsucht Schlegels das notwendige Gegengewicht. August Wilhelm Schlegel setzte in seinen Berliner Vorlesungen von 1801/02 der von Win-

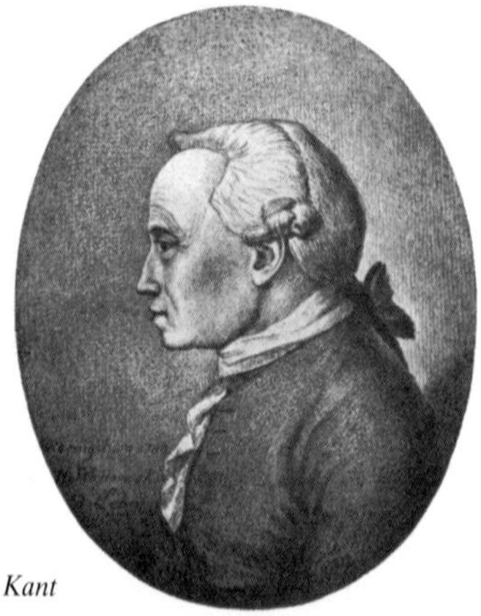

Immanuel Kant

ckelmann neu gesehenen antiken Kunst als zweiten Pol die »romantische« Kunst entgegen, die Kunst des Mittelalters und der neueren Zeit, die man damals unter diesem Namen zusammenfaßte: »Es ist eine große Entdeckung für die Kunstgeschichte, daß dasjenige, was man bisher als die ganze Sphäre der Kunst betrachtete (indem man den Alten uneingeschränkte Autorität zugestand) nur die eine Hälfte ist: das klassische Altertum selbst kann dadurch weit besser verstanden werden als aus sich selbst.«[5]

Hegel und die Kunst

Stellte Winckelmann in seinem Werk ein Ideal heraus, unterschied Schiller zwischen naiv und sentimental – woraus Friedrich und August Wilhelm Schlegels historische Kunstanschauung erwuchs –, so wirkte diese Differenzierung bei Friedrich Wilhelm Schelling (1775-1854) weiter, der die antike als symbolische und die moderne als eine allegorische Kunst sah.

Georg Wilhelm Friedrich Hegel (1770-1831) konnte hier anknüpfen. Sein Werk war von zentraler Bedeutung für die Ausbildung des historischen Bewußtseins, für die Entstehung der einzelnen historischen Wissenschaften und für die Kunstgeschichte als Wissenschaft im besonderen. Ihm war nicht abstraktes Denken der Ausgangspunkt, sondern die Realität selbst, aus der er seine Gesetze zu abstrahieren verstand. Endpunkt und Ziel aller historischen Entwicklung war für ihn die Gegenwart. Für Martin Heidegger war »Hegels Ästhetik die letzte und größte Ästhetik des Abendlandes.«[6]

In seinen von Hotho 1835-1838 herausgegebenen Vorlesungen über Ästhetik hat Hegel deutlich gemacht, daß die Kunst eine neue Realität bilde: »... denn in der Kunst haben wir es mit keinem bloß angenehmen oder nützlichen Spielwerk, sondern mit der Befreiung des Geistes vom Gehalt und den Formen der Endlichkeit, mit der Präsenz und Versöhnung des Absoluten im Sinnlichen und Erscheinenden, mit einer Entfaltung der Wahrheit zu tun.«

Hegel bezeichnet deutlich den Punkt der Entwicklung, der für die Entstehung der historischen Wissenschaften allgemein entscheidend war. Sein Brückenschlag zur Vergangenheit und seine dialektische Methode boten das Fundament für eine entscheidende Komponente der späteren kunsthistorischen Forschung, der Kunstgeschichte nach ihrer systematischen Seite hin. In seiner *Geschichte der Philosophie* schrieb Hegel: »Die Entwicklung des Baumes ist Widerlegung des Keimes, die Blüte die Widerlegung der Blätter, daß sie nicht die höchste, wahrhafte Existenz des Baumes sind. Die Blüte wird endlich widerlegt durch die Frucht; aber sie kann nicht zur Wirklichkeit kommen ohne das Vorhergehen aller früheren Stufen.« In Anwendung auf die Entwicklung der Kunst bedeutete dies, daß jede Periode bereits den Keim der ihr entgegengesetzten folgenden Periode in sich trägt, ihre ›Antithese‹, und daß dies jeweils in der ›Synthese‹ der dieser folgenden Periode zur Lösung gebracht wird. Die ›Synthese‹ der jeweils letzten Periode ist gleichzeitig jedoch die ›These‹ für die dieser nachfolgenden Periode. Ein dialektischer Entwicklungsprozeß ist damit als Grundlage vorausgesetzt und als universell anwendbar konstituiert worden.

Hegel bezeichnet in seinem Werk aber auch deutlich die Krisensituation der Zeit um 1800, die als Kunstwende betrachtet werden muß. Das naive, unreflektierte Tun hatte einer totalen Reflexion Platz gemacht. Hegel führte in seiner Ästhetik aus: »Wie es sich nun auch immer hiermit verhalten mag, so ist es einmal der Fall, daß die Kunst nicht mehr diejenige Befriedigung der geistigen Bedürfnisse gewährt, welche frühere Zeiten und Völker in ihr gesucht und nur in ihr gefunden haben; eine Befriedigung, welche wenigstens von seiten der Religion aufs innigste mit der Kunst verknüpft war. Die schönen Tage der griechischen Kunst wie die goldene Zeit des späteren Mittelalters sind vorüber.«

Hegel ging hier schon von der Polarität aus, die Schiller und Schlegel vorbereitet hatten. Er ging jedoch weiter und fragte nach den Ursachen, so daß man die Grundstruktur des neuen historischen Denkens im Hinblick auf die Kunst zu erforschen vermag: »Deshalb ist unsere Gegenwart ihrem allgemeinen Zustande nach der Kunst nicht günstig. Selbst der ausübende Künstler ist nicht etwa nur durch die um ihn her laut werdende Reflexion, durch die allgemeine Gewohnheit des Meinens und Urteilens über die Kunst verleitet und angesteckt, in seine Arbeiten selbst mehr Gedanken hineinzubringen, sondern die ganze geistige Bildung ist von der Art, daß er selber innerhalb solcher reflektierenden Welt und ihrer Verhältnisse steht und nicht etwa durch Willen und Entschluß davon abstrahieren oder durch besondere Erziehung oder Entfernung von Lebensverhältnissen sich eine besondere, das Verlorene wieder ersetzende Einsamkeit erkünsteln und zuwege bringen könnte.«

Hegel kam schließlich zu dem Resultat: »In allen diesen Beziehungen ist und bleibt die Kunst nach der Seite ihrer höchsten Bestimmung für uns ein Vergangenes. Damit hat sie für uns auch die echte Wahrheit und Lebendigkeit verloren und ist mehr in unsere Vorstellung verlegt, als daß sie in der Wirklichkeit ihre frühere Notwendigkeit behauptete und ihren höheren Platz einnähme. Was durch Kunstwerke jetzt in uns erregt wird, ist außer dem unmittelbaren Genuß zugleich unser Urteil, indem wir den Inhalt, die Darstellungsmittel des Kunstwerkes und die Angemessenheit und Unangemessenheit beider unserer denkenden Betrachtung unterwerfen. Die Wissenschaft der Kunst ist darum in unserer Zeit noch viel mehr Bedürfnis als zu den Zeiten, in welchen die Kunst für sich als Kunst schon volle Befriedigung gewährte. Sie ladet uns zur denkenden Betrachtung ein, und zwar nicht zu dem Zwecke, Kunst wieder hervorzurufen, sondern was die Kunst sei, wissenschaftlich zu erkennen.« Im Brief vom 24. April 1852 an Louise Colet hat Gustave Flaubert wenig später den Gedanken weitergeführt, offensichtlich durch die Lektüre Hegels angeregt: »Die Zeit für Schönheit ist vergangen. Die Menschheit mag zu ihr zurückkehren, doch in dieser Zeit hat sie keinen Gebrauch für sie. Je mehr die Kunst sich entwickelt, desto wissenschaftlicher wird sie sein, genau so wie die Wissenschaft künstlerisch sein wird. In ihren frühen Phasen voneinander separiert, werden beide, wenn sie ihren Höhepunkt erreichen, wieder eins sein.«

Hegel sprach prinzipiell die Situation einer neuen Kultur aus, in der Kunst und Kunstgeschichte nebeneinander bestehen und bestehen müssen. Er ahnte aber auch schon, worauf später Walter Benjamin hingewiesen hat, daß wir darüber hinaus sind, »... Werke der Kunst göttlich zu verehren und sie anbeten zu können ...«.

Hegels Besorgnisse mögen im Hinblick auf die Kunst seiner Zeit ihre Berechtigung gehabt haben,

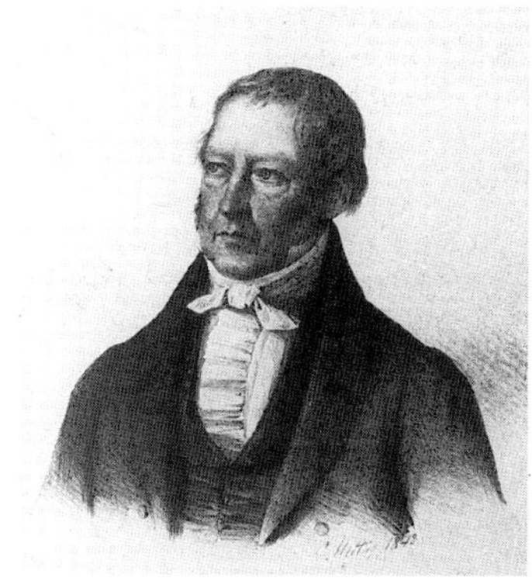

Friedrich Hegel

doch sollte die Kunst durch die historische Dimension auch erweitert und bereichert werden. Die gesellschaftliche und kulturelle Realität seit 1800 wurde komplizierter und vielschichtiger, doch nicht weniger schöpferisch. Eine neue Naivität begann sich gegen Ende des 19. Jahrhunderts und vor allem im 20. Jahrhundert durchzusetzen.

Kunst nach der Seite ihrer höchsten Bestimmung war für Hegel ein nach einer gerade vergangenen Vergangenheit fixierter Wertbegriff, der überwunden werden mußte. Die Entdeckung des Historischen und die neue Beschäftigung mit einer geschichtlich vergangenen, aber nicht unwirksam gewordenen Kunst sollte in der neueren Kunstproduktion sogar als zusätzliches schöpferisches Element wirken, und zwar im Sinne einer legitimen Kontinuität.

Die Wiederentdeckung verlorener Tradition geschah allmählich. Dieser langsame Prozeß hat zu dem Ergebnis einer neuen, auf Ursprünglichkeit und das Elementare gerichteten Auffassung des Künstlerischen geführt, die keine Grenzen mehr kennt, vielmehr Freiheit nach allen Seiten erobert hat und insofern mit der Kunst der Vorzeit vergleichbar geworden ist.

Die Kunstgeschichte als strenge und systematische Wissenschaft entstand an einem Wendepunkt der Geschichte, im Augenblick des Übergangs vom Feudalismus zur Demokratie. Das Geschichtliche wurde nach der Französischen Revolution als Ausdruck kollektiver Emotionen neu verstanden und auf ein außerhalb der Machtvorstellung einzelner liegendes Wertsystem bezogen.

Was für die Kunst selbst Freiheit nach allen Seiten hin brachte, spiegelte sich in der aus den gleichen historischen Gegebenheiten erwachsenen Kunstgeschichte. Kunst und Kunstgeschichte entwickelten sich seitdem in vergleichbaren Rhythmen.

Heinrich Wölfflin sollte diese Erfahrung 1914 auf die Formel bringen: »Kunst und Kunstgeschichte laufen parallel.«

Der Historismus, die Emanzipation des Bürgers und das Prinzip der Demokratie hängen in ihren Entstehungsursachen zusammen. Das Historische, d.h. die Einbeziehung des Zeitfaktors, trat als neue Kategorie in die Beurteilung der Kunstentwicklung ein. Kunstgeschichte, vorher die Beschäftigung mit einheimischen Künstlern oder Legitimation desjenigen, was man selber wollte, wurde zur Darstellung eines Ganzen, wie es dann in den monumentalen Zusammenfassungen der ersten kunsthistorischen Wissenschaftler Seroux d'Agincourt, Carl Schnaase und Franz Kugler zum Ausdruck kam.

Museumsgründungen des Klassizismus

Der allgemeine Horizont der Zeit um 1800 umfaßte die ägyptische Kunst, die griechische und römische Kunst, die altamerikanischen Kulturen, die Kunst Indiens, Chinas sowie die des Mittelalters und der damals modernen Jahrhunderte, der Renaissance, des Barock und Rokoko, und schließlich die neuen Konzeptionen des Klassizismus und der Romantik. Werke verschiedener Zeiten und Völker vereinigte dank der Tätigkeit von Jean-Dominique Vivant Denon (1747-1825) das Musée Napoléon in Paris.[7] Kunstwerke aus allen Ländern Europas waren hier zusammenhängend ausgestellt, wobei zum erstenmal der Versuch unternommen worden war, sie nach Zeit und Schulen zu ordnen. Damit war eine vorher nicht gekannte neue Realität gegeben. Kunstwerke dienten nicht mehr der Verherrlichung oder dem Schmuck fürstlicher Gemächer, sondern wurden dem gesamten Publikum als historisch gesehene Zeugnisse vergangener Jahrhunderte zugänglich gemacht.

Friedrich Schlegel, der wie viele andere zeitgenössische Dichter und Künstler von der neuen, historisch dominierten Aufhängung beeindruckt war, schrieb über die von Denon gesondert gezeigte Gruppe von Bildern Raffaels: »Es muß dies zu manchen Betrachtungen einladen, wenn man auf diese Weise die allmähliche Entwicklung eines ganzen Kunstgeistes von dem ersten noch unsicheren Jugendversuche bis zum letzten ausgearbeiteten Werk seines Lebens, so gleichsam mit einemmale überschauen kann.«

Die Antike war auch für den Klassizismus noch die Basis, und die Werke von Caylus und Winckelmann blieben die Grundbücher für die folgende Entwicklung. Von entscheidender Bedeutung war das erste Antikenmuseum in Rom, das von 1773 bis 1821 seine architektonische Gestalt erhielt und unter dem Einfluß Winckelmanns und der Sammlung der Villa Albani von Giovanni Battista Visconti – dem Stellvertreter und Nachfolger Winckelmanns als Kommissar für die Altertümer in Rom – und seinem Sohn Ennio Quirino Visconti (1751-1818) wissenschaftlich geordnet wurden.[8]

Ennio Quirino Visconti war schon früh durch seine überragende Gelehrsamkeit aufgefallen und galt wie Mozart als Wunderkind. Alte und neue Sprachen, die Naturwissenschaften und die Altertumskunde erlernte er wie im Spiel. Später wurde er der berühmteste Archäologe seiner Zeit.

Napoleon nahm in Rom für sein geplantes Weltmuseum nicht nur antike Skulpturen, sondern auch den Antikenkenner Visconti mit nach Paris. Als 1802 der Posten des Generaldirektors zu besetzen war, galt Visconti als einer der aussichtsreichsten Kandidaten. Napoleon entschied sich schließlich für Denon. Visconti wurde daraufhin Direktor der Antikenabteilung.

Der Bedeutung des vatikanischen Antikenmuseums in Rom entsprach der Erwerb der Parthenon-Skulpturen durch Lord Elgin in England.[9] Thomas Bruce, Earl of Elgin (1766-1841) holte die Werke auf abenteuerliche Weise in sein Heimatland. Durch den griechenlandbegeisterten Architekten seines neuen Hauses wurde der Lord nach seiner Ernennung zum Botschafter in Konstantinopel darauf aufmerksam gemacht, daß er für sein Haus Abgüsse und Zeichnungen von den in Griechenland erhaltenen Skulpturen machen lassen könnte.

1801 begann man, Gipsabgüsse der Parthenon-Skulpturen in Athen zu nehmen. Die Schwierigkeiten waren groß, doch führte das diplomatische Geschick der Engländer schließlich zu dem Resultat, daß Lord Elgin die Bauplastiken des Parthenon selbst abtransportieren lassen konnte. Die allgemeine Einschätzung der Werke als minderwertig erleichterte das gefährliche Unternehmen. Hunderte von Arbeitern waren ein Jahr lang beschäftigt, die Metopen, den Fries und die Giebel des Parthenon, eine Kore des Erechtheions sowie Friese des Nike-Tempels von den Bauten abzulösen.

Da die englische Regierung keine offizielle Genehmigung erteilt hatte, ließ Lord Elgin die Arbeiten auf eigene Kosten durchführen. Nach seiner Rückberufung im Jahre 1803 wurde er auf der Reise von französischen Truppen gefangengenommen und zwei Jahre lang in Paris festgehalten. Auch die

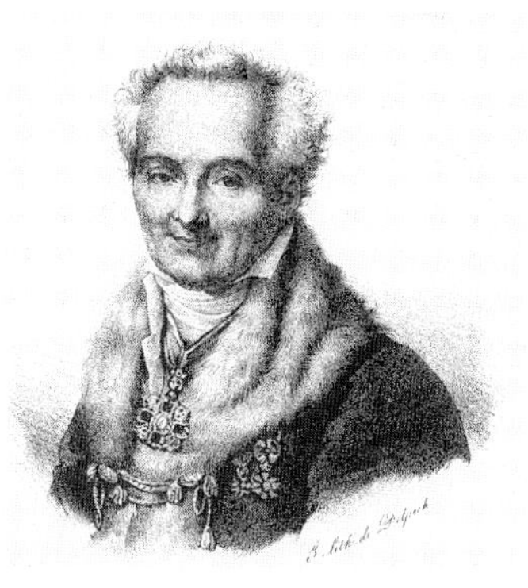

Jean-Dominique Vivant Denon

Schiffsladungen mit einem Teil der wertvollen Skulpturen hatten ein abenteuerliches Schicksal. Das Schiff *Mentor* lief auf einen Felsen und versank bei Cerigo. Die Ladung konnte erst nach der Hebung des Wracks geborgen und nach England weitergeleitet werden.

Der größte Teil der Skulpturen war jedoch immer noch in Athen, als die Türkei 1807 England den Krieg erklärte. Die Franzosen nahmen sich der Skulpturen an und wollten sie nach Frankreich holen, wo sie für den Generaldirektor der französischen Museen, Vivant Denon, eine willkommene Bereicherung für sein Musée Napoléon gewesen wären. Doch verzögerte sich der Transport wegen der Vormacht der englischen Flotte, so daß Lord Elgin nach dem Friedensschluß im Jahre 1812 die Sendungen in London endlich in Empfang nehmen konnte.[10]

Doch begannen jetzt erst die eigentlichen Kämpfe. Die Neogotik bestimmte das Kulturbewußtsein der Zeit in England, und Payne Knight, einer der Vorkämpfer für diese Bewegung, bezeichnete die Werke als wertlose Bauplastiken, die nicht für das Britische Museum geeignet seien. Erst nach langen grundsätzlichen Diskussionen gelangten die Skulpturen 1816 in den Besitz des Staates.[11] Die Konkurrenzangebote ausländischer Interessenten, wie Viscontis und des Kronprinzen von Bayern, trugen dazu nicht unwesentlich bei.[12]

Quatremère de Quincy

Im Gegensatz zu Denon, der offizieller Vertreter der französischen Regierung sowohl unter Ludwig XV. als auch später unter Napoleon war, hat Quatremère de Quincy (1755-1849) immer seine Unabhängigkeit bewahrt und dennoch entscheidenden Einfluß auf die Ausbildung des Klassizismus in Frankreich gehabt.[13] Antoine Chrysostome Quatremère de Quincy war schon vor der Französischen Revolution in Frankreich mit seinen Anschauungen hervorgetreten. Er erhielt zunächst eine Ausbildung als Bildhauer und ging 1776 für vier Jahre nach Italien. Die Wahl der von ihm behandelten Themen (Jupiter von Olympia, Raffael und Canova) weisen ihn als einen Mann mit klassizistischen Neigungen aus.

Noch in den Revolutionsjahren erschien 1791 in Paris eine Schrift Quatremères unter dem Titel *Considérations sur les arts du dessin en France suivies d'un plan d'Académie ou d'École publique et d'un système d'encouragement.* In dieser Schrift schlug Quatremère eine zentrale öffentliche Akademie für die zeichnenden Künste in Frankreich vor, wobei er unter zeichnenden Künsten Malerei, Plastik und Architektur verstand. Er sprach von Volkserziehung und ging von den Grundgegebenheiten der Französischen Revolution aus. Seine Vorstellungen von einer solchen Akademie legte er mit allen Einzelheiten dar.

Quatremère dachte in diesem Zusammenhang auch schon an ein Museum, in dem Werke aus verschiedenen Zeiten nebeneinander stehen sollten, viele Jahre, bevor Denon im Musée Napoléon einen ähnlichen Plan in die Wirklichkeit übertragen konnte.

Die neue Akademie war eine jener Visionen, an denen diese Zeit so reich war, wie die Projektionen von Ledoux und Boullée, Denon und d'Agincourt zeigen, die, vom Geist der Revolution getragen, nach neuen Möglichkeiten suchten und universale Zusammenhänge skizzierten. Unabhängig von der Tatsache, daß vieles Projekt bleiben mußte, haben diese Ideen in Analogie zu den politischen Veränderungen erhebliche Wirkungen auf die Zeit ausgeübt. Auch die Konzeption einer Akademie von Quatremère de Quincy mag in diesem Sinne verstanden werden.

Quatremère trat aber auch als Gegner Denons und der napoleonischen Kunstbestrebungen auf. Als im Zuge der Eroberungen in den europäischen Ländern Kunstwerke geraubt und nach Paris transportiert wurden, erhob Quatremère seine Stimme und warnte davor, die italienischen Kunstwerke aus ihren Zusammenhängen zu reißen. Im allgemeinen Siegestaumel dachte niemand daran, daß Kunstwerke an ihre Umgebung gebunden, daß sie wie die Menschen in einem bestimmten Klima aufgewachsen sind und nur so verstanden werden können. Ein Aufruf Quatremères und eine von ihm verfaßte Bittschrift an das Direktorium versuchten zur Besin-

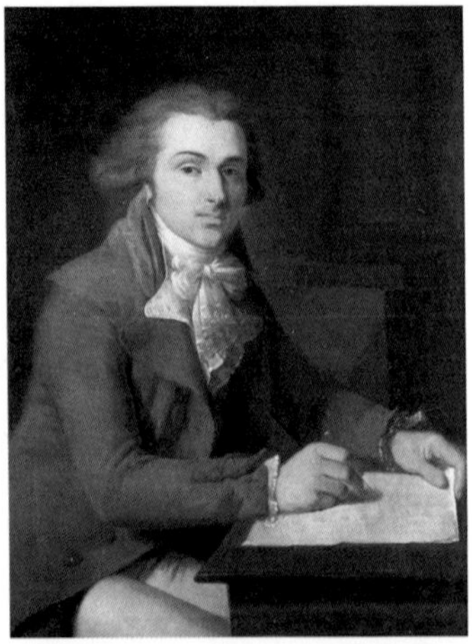

Quatremère de Quincy

nung zu rufen, doch war diesem mutigen Schritt kein Erfolg beschieden. Diese erstaunliche Stimme der Vernunft trat für die Souveränität und Eigenständigkeit der Kunst ein.

1816 wurde Quatremère Sekretär der Klasse Beaux-Arts an der Akademie in Paris. Diese Position hatte er bis 1839 inne. Zusammen mit befreundeten Künstlern wie Canova, Ingres, Percier und Legrand war sein Urteil geschmacksbestimmend für eine ganze Epoche.

Daneben beschäftige er sich mit der Geschichte der Kunst. 1803 schrieb er über die ägyptische Architektur. Er setzte sich für die Elgin-Marbles ein und gab die Briefe Poussins heraus (1824). 1824 erschien sein Werk *Histoire de la vie et des ouvrages de Raphael*, 1832 kam das große *Dictionnaire historique de l'architecture* heraus, 1834 erschien ein Buch über Canova (*Canova et ses ouvrages*) und 1835 sein Buch über Michelangelo.

Das Werk über Raffael war eine der ersten wichtigen Publikationen über diesen Künstler. Das vorausgegangene Schrifttum hatte Quatremère genau studiert und sich auch mit den Schriften von Richardson, Winckelmann und Lanzi auseinandergesetzt. In der späteren Raffael-Forschung hat man sich trotzdem häufig geringschätzig über Quatremères Buch geäußert, aber doch vieles daraus entnommen. Quatremère hat darüber hinaus auch für Zeitschriften und Sammelwerke gearbeitet, z. B. für die *Biographie Universelle*, die Artikel über Heyne, Michelangelo, Sanzio, Vanvitelli, Vignola, Vitruv und Wren verfaßt. Er war einer der ersten, die die Bedeutung des Werkes von Schinkel erkannten. In einer grundsätzlichen Schrift hat er sich mit dem künstlerischen Schaffensprozeß auseinandergesetzt: *De l'invention et de l'innovation dans les ouvrages des Beaux-Arts* (Paris 1828).

Quatremère galt in seiner Zeit als entscheidende Instanz in allen ästhetischen Fragen. Helen Rosenau hat seine Stellung mit der Diderots im 18. Jahrhundert verglichen.

Georg Forster

Zur Kunstanschauung des Klassizismus gehört auch das Werk von Georg Forster (1754-1794), der wie Quatremère de Quincy entscheidend durch die Französische Revolution geformt wurde.[14] In diesem Zusammenhang kommen im wesentlichen seine Arbeiten *Die Kunst und das Zeitalter* (1789) und die *Ansichten vom Niederrhein* (1790) in Betracht.

Die *Ansichten vom Niederrhein* verdanken ihre Entstehung einer Reise, die Forster zusammen mit Alexander von Humboldt durch die Rhein- und Niederlande, England und Frankreich unternahm. Man findet darin eine Schilderung der Schätze der Düsseldorfer Gemäldegalerie, eine in Andeutungen skizzierte Geschichte der englischen Kunst sowie zahlreiche Beschreibungen von Bau- und Kunstdenkmälern in Holland und Belgien.

Als erster würdigte Georg Forster auch den damals noch fragmentarischen Kölner Dom. Im Gegensatz zur Beschreibung des Straßburger Münsters von Goethe bewunderte Forster beim Kölner Dom nicht nur das Äußere, sondern auch den Innenraum als künstlerische Leistung. Mit dem Hinweis, es sei bedauerlich, ein solch prächtiges Gebäude unvollendet zu lassen, arbeitete er der späteren Bewegung vor, in der die Brüder Boisserée, Goethe und Schinkel mit dazu beitrugen, daß dieses große Bauwerk tatsächlich fertiggestellt wurde.

Nur vierzig Jahre waren Georg Forster beschieden, der trotz dieses kurzen, reich bewegten Lebens – er war an der Französischen Revolution beteiligt und reiste mit Cook um die Welt – immer von der Forderung nach Ausgeglichenheit und klassischer Harmonie beherrscht war, die sein Tun und Handeln bestimmte.

Carl Ludwig Fernow

Den klassischen und klassizistischen Bestrebungen um 1800 gemeinsam war die Vorliebe für das Genie Raffaels, die auch Carl Ludwig Fernow (1763-1808) in seinen Schriften zum Ausdruck brachte.[15] Fernow hatte ursprünglich Maler werden wollen, verlegte sich aber mehr und mehr auf die Kunsttheorie und schrieb schließlich eine Lebensschilderung des mit ihm befreundeten Künstlers Jakob Asmus Carstens (Leipzig 1806). Im gleichen Jahre erschienen seine Gedanken über den Bildhauer Canova (Zürich 1806), mit dessen Werken er sich in Rom ebenso wie mit denen Thorvaldsens auseinandergesetzt hatte. In seinen drei Bänden *Römische Studien* (Zürich 1806-1808) hat er seine Erkenntnisse zusammengefaßt. Gemeinsam mit H. Meyer und Johann Schulze besorgte Fernow die erste Ausgabe der Schriften Winckelmanns (8 Bände, 1808-1820).

Auch Fernow gehörte also zum Kreis der Männer, die die Kunstanschauung um 1800 repräsentierten, aber die sich auch intensiv politisch betätigten. Sie hielten sich streng an die von der Antike hergeleitete Idealität und befolgten die Grundanschauungen Winckelmanns bis zu ihrer Verkehrung ins Gegenteil. So sagte Fernow: »Es läßt sich aus der Natur des Ideals bis zur völligen Evidenz erweisen, daß in der Skulptur kein anderer Stil möglich ist, als der, welchen die Antiken zur höchsten Reinheit und Vollkommenheit ausgebildet haben ...«. In anderen grundsätzlichen Äußerungen kommt er zu erstaunlich modernen Perspektiven, u.a., wenn er den Vorrang der Inhalte bei Goethe zurückweist und ihre Wahl dem Genie des Künstlers selbst überlassen will.[16]

Die erste Geschichte der Plastik

Wenngleich auch Leopoldo Graf von Cicognara (1767-1834) in seiner großen Geschichte der Plastik von Winckelmann beeinflußt war, ist er wie Lanzi entwicklungsgeschichtlich eher dem frühen 18. Jahrhundert zuzuordnen.[17] Cicognara erkannte die Bedeutung Winckelmanns an: »Zwar sind seine Auslegungen nicht alle archäologische Canones geblieben, aber er hat den Denkmälern wieder die gebührende Verehrung verschafft; wiewohl seine Schriften doch nichts Großes, Reales geschaffen hätten, wenn nicht, wirksamer als alle Vorschriften, das Beispiel Canovas hinzugetreten wäre.« Seine große Verehrung für den klassizistischen Bildhauer Canova zeigt, daß auch Cicognara von der Kunst seiner Zeit aus alle vergangene Kunst bewertete.

Von 1813 bis 1818 erschien seine *Storia della scultura dal suo rissorgimento in Italia fine al seculo di Napoleone per servire di continuazione alle opere di Winckelmann e di d'Agincourt*, in der er die nachmittelalterliche Entwicklung, die d'Agincourt fragmentarisch dargestellt hatte, fortzusetzen suchte. Das Mittelalter war für ihn nicht mehr barbarisch.

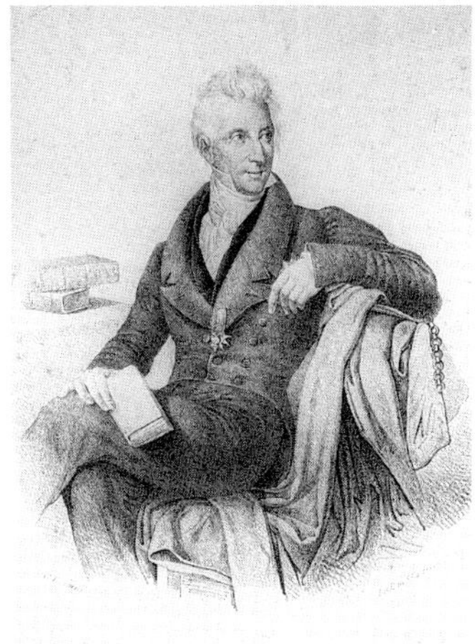

Leopoldo Graf von Cicognara

Aus dem Bewußtsein seiner Zeit heraus sah er wie Hegel die Wissenschaften als kunsthinderlich und sagte, daß die wertvollen Ergebnisse der Wissenschaft den Genius der Kunst hemmen, die Imagination zügeln und die Macht des Wunderbaren vermindern.

Satyrspiel des Klassizismus

Ebenfalls symptomatisch für die Kunstauffassung des Klassizismus war die Stimme des aus Süditalien stammenden Kunstschriftstellers Francesco Milizia (1725-1798).[18] Er war zunächst in Gallipoli als Gelehrter ansässig. 1761 kam er nach Rom, wo er Kontakt mit Mengs aufnahm. Er wurde in durchaus begrenztem Sinne zum Herold der klassizistischen Auffassung.

Milizia sah seine kritische Aufgabe darin, von einem scheinbar übergeordneten Standpunkt aus die historischen Fakten neu zu ordnen. So erschien 1768 in Rom sein Werk *Le Vite dei pio celebri architetti d'ogni nazione e di ogni tempo*, eine umfassende Darstellung auf der Basis der von Vasari erarbeiteten Ergebnisse.

Eine weitere Schrift kam 1781 in Venedig heraus, *Dell'Arte di vedere nelle belle arti di disegno.*[19] Hier versuchte Milizia eine Konfrontation der Kunst seiner eigenen Zeit – die seiner Meinung nach, wie auch Winckelmann glaubte, in Mengs gipfelte – mit der Kunst der Vergangenheit, die bei diesem Vergleich natürlich schlecht abschneidet. Die Kritik machte ganz im Sinne der klassizistischen Doktrin selbst vor Künstlern wie Raffael und Michelangelo nicht halt. Über den Moses des Michelangelo sagte Milizia: »Er sitzt da, augenscheinlich ohne den geringsten Willen zu irgend etwas. Wenn ihr ihm seinen gewaltigen Bart wegnehmt, so ist der Kopf der eines Satyrs mit Haaren wie Schweinsborsten. Alles in allem bleibt er ein edler Handlanger, bekleidet wie ein Bettler, deplaziert und müßig. Stellt man so einen Gesetzgeber dar, welcher mit Gott dem Herrn auf du und du steht?«

Auch den Christus der Kirche Santa Maria sopra Minerva hielt er nicht für würdig, und selbst beim Frühwerk Michelangelos, der Pietà in St. Peter, fand er, sie habe nicht die Schultern und Hüften einer Gottesmutter, sondern einer Wäscherin. Auch auf Raffael erstreckte sich Milizias Kritik: »So schön, so sublim die Werke Raffaels sein mögen, lehren sie uns etwas Gutes? Nein. Betrachten wir sie drum als ein großes Museum, als ein Magazin verschiedener Schönheiten, deren man sich wird bedienen können, um Besseres zu machen.« Kurz vor seinem Tode gab Milizia sein *Dizionario delle arti del Disegno, estratte in gran parte dall'Enciclopedia metodica* (1797) heraus. Eine Ausgabe seiner gesammelten Schriften erschien 1826 in Bologna.

Führte die Auffassung des Klassizismus in den Arbeiten von Männern wie Cicognara und Milizia bereits zu Erstarrung und Doktrin, so faßte Goethe in seinem Werk das geistige Erbe zusammen. Im kunsthistorischen Werk Goethes mit allen seinen Vorzügen und Gefahren kulminierte die Kunstauffassung um 1800, da in seinem Denken die Entwicklungstendenzen des 18. Jahrhunderts (Shaftesbury, Diderot, Winckelmann, Lessing, Herder) zu einer Synthese zusammenflossen.

Der Kunsthistoriker Goethe

Der junge Goethe und das Straßburger Münster

Goethe war auch Kunsthistoriker, ja Franz Wickhoff behauptete schon, Goethe gehöre zu jenen, »die an der Spitze der kunsthistorischen Bewegung stehen«, er habe der Kunstwissenschaft den Weg gewiesen. Heinz Ladendorf hat Goethe als den bedeutendsten aller deutschen Kunsthistoriker bezeichnet. Die Untersuchungen über die Beziehung Goethes zur bildenden Kunst sind unzählbar.[1]

In wissenschaftsgeschichtlicher Sicht hat Goethe viele Themen aufgegriffen, die erst später exakt behandelt wurden: problemgeschichtliche Aufgaben, die Stilkonzeption, terminologische Probleme, monographische Darstellungen sowie die Biographie. In seinem Winckelmann-Aufsatz gab Goethe einen Teilaspekt der Wissenschaftsgeschichte selbst.

Während seiner Studienzeit in Leipzig kam Goethe in ersten Kontakt mit der neuen Konzeption der Kunst. In seinen Privatstunden bei Adam Friedrich Oeser wurde Goethe auf »die Einfalt in Allem, was Kunst und Handwerk vereint hervorzubringen berufen sind«, hingewiesen, wie es in *Dichtung und Wahrheit* heißt. Hier lernte er auch das Werk Winckelmanns schätzen.

Von Leipzig aus besuchte Goethe die Kunstsammlungen in Dresden und kam hier zu jener grundlegenden Erkenntnis, daß der Künstler die Wirklichkeit sehen lehre. In *Dichtung und Wahrheit* berichtet er von einem Besuch auf der Galerie: »Als ich bei meinem Schuster wieder eintrat, um das Mittagsmahl zu genießen, traute ich meinen Augen kaum, denn ich glaubte ein Bild von Ostade vor mir zu sehen, so vollkommen, daß man es nur auf die Galerie hätte hängen dürfen. Stellung der Gegenstände, Licht, Schatten, bräunlicher Teint des Ganzen, magische Haltung, Alles, was man an jenen Bildern bewundert, sah ich hier in der Wirklichkeit. Es war das erste Mal, daß ich auf einen so hohen Grad die Gabe gewahr wurde, die ich nachher mit mehrerem Bewußtsein übte, die Natur nämlich mit den Augen dieses oder jenes Künstlers zu sehen, dessen Werke ich soeben eine besondere Aufmerksamkeit gewidmet hatte.«

Die erste im Jahr 1772 anonym erschienene Veröffentlichung Goethes, die Schrift *Von deutscher Baukunst*, setzte dem Geiste Erwin von Steinbachs ein literarisches Denkmal und leitete eine grundlegende Neueinschätzung des Mittelalters und insbesondere der gotischen Architektur ein. Das Werk stammt von einem zweiundzwanzigjährigen »angehenden Schriftsteller«, wie es in einer zeitgenössischen Rezension hieß. Es kostete 6 Kreutzer bzw. einen sächsischen Groschen. Die Kritik fiel über die Schrift her und verspottete den Verfasser, der bestenfalls noch als »witziger Schwätzer« bezeichnet wurde.

1771 war J.G. Sulzers (1720-1779) *Allgemeine Theorie der schönen Künste* erschienen.[2] Dieses Lexikon gab die Kunstanschauung des Klassizismus wieder. Der Artikel *Gotik* beginnt mit der Kennzeichnung: »Man bedient sich dieses Beiworts in den schönen Künsten vielfältig, um dadurch einen barbarischen Geschmack anzudeuten; wie wohl der Sinn des Ausdrucks selten genau bestimmt wird.«

Gotisch war für die damalige Zeit nicht nur ein Stilbegriff, sondern eine Bezeichnung für schlechtes Benehmen allgemein. So heißt es in Sulzers Lexikon weiter: »Man mache einen, im niedrigen Stande geborenen und unter dem Pöbel aufgewachsenen Menschen auf einmal groß und reich, so wird er, wenn er in Kleidung, in Manieren, in seinen Häusern und Geräten und seiner Lebensart die feinere Welt nachahmt, in allen diesen Dingen gotisch sein.« Für die revolutionären Künstler jener Zeit war dies das Signal. Goethe und Merck griffen das Werk in den Frankfurter Anzeigen scharf an. Sulzers *Allgemeine Theorie der schönen Künste* sei hier nicht nur mit attischem Salz, sondern auch mit Salpeter und spanischem Pfeffer gerieben worden, sagte Wieland.

Die wirksamste Erwiderung wurde jedoch Goethes Aufsatz *Von deutscher Baukunst*, der gleichzeitig einer neuen Auffassung des Künstlerischen das Tor öffnete. Während man in den Kathedralen immer noch baumeisterliche Willkür und Gesetzlosigkeit sah, erkannte der junge Dichter in Straßburg Gesetz und Harmonie der Gotik.

Goethe hat nur über die Fassade und den Turm des Straßburger Münsters gesprochen. Der für einen gotischen Bau so wichtige Innenraum blieb von ihm noch vollkommen unberücksichtigt.[3] Auch die folgenden Erinnerungen an sein Straßburger Erlebnis führen nicht zur Beschreibung sinnlicher Eindrücke, sondern zu theoretischen Betrachtungen: »Je mehr ich die Fassade desselben betrachtete, desto mehr bestärkte und entwickelte sich jener erste Eindruck, daß hier das Erhabene mit dem Gefälligen in Bund getreten sei. Soll das Ungeheure, wenn es uns als Masse entgegentritt, nicht erschrecken, soll es nicht verwirren, wenn wir sein Einzelnes zu erforschen suchen, so muß es eine unnatürliche scheinbar unmögliche Verbindung eingehen, es muß sich das Angenehme zugesellen. Da es nun aber allein möglich wird, den Eindruck des Münsters auszusprechen, wenn wir uns jene beiden unverträglichen Eigenschaften vereinigt denken, so sehen wir schon hieraus, in welchem hohen Wert wir dieses alte Denkmal zu halten haben und beginnen mit Ernst eine Darstellung, wie so widersprechende Elemente sich friedlich durchdringen und verbinden können.«

Goethe kam bei der Beschreibung der Fassade des Straßburger Münsters nicht von den Begriffen seiner Zeit los, von der Zierform und dem Angenehmen. Doch die Einheit aller Teile, die Ganzheit, auf die es ankommt, sah er schon deutlich, wenn er auch noch meinte, sie sei aus sich widersprechenden Teilen zusammengesetzt.

Die berühmte Begründung der neuen Formulierung Goethes, es handle sich um deutsche und nicht um gotische Baukunst, erfolgt im vierten Teil des Aufsatzes. In jugendlicher Begeisterung sprach Goethe den Franzosen und Italienern die Größe einer solchen Baugesinnung ab. Doch entsprang diesem Irrtum eine tiefgreifende ästhetische Einsicht. Kunst war hier nicht mehr gesehen als etwas, das die Dinge verschönt, sondern als das mit schöpferischem Geiste Gestaltete. So sah Goethe neben der Kunst des Schönen eine gleichbedeutende Kunst des Charakteristischen.

Im Münster-Aufsatz finden sich die Keime einer neuen Kunstanschauung. Auch der Begriff ›bildende Kunst‹, den Lessing allerdings schon 1766 verwendet hatte, wurde in diesem Werk weiter ausgebaut: »Die Kunst ist lange bildend, ehe sie schön ist, und doch so wahre, große Kunst, ja oft wahrer und größer als die schöne selbst. Denn im Menschen ist eine bildende Natur, die gleich sich tätig beweist, wann seine Existenz gesichert ist.«

Das sind Erkenntnisse, die den damals geläufigen Kunstanschauungen widersprachen. In den folgenden Entwicklungsjahren, vor allem seit der Übersiedlung nach Weimar, schwieg man über den Münster-Aufsatz Goethes. Die Romantiker, die auf das Frühwerk des verehrten Meisters zurückgriffen, benutzten ihn zunächst als Argument gegen diesen. Sie verbanden mit der Hinwendung zum Mittelalter ein anderes historisches Verständnis und eine dem Olympier in Weimar fernliegende religiöse Demut. Der aus der Sphäre des Rokoko kommende junge Goethe hat das Mittelalter selbst noch als düsteres Pfaffenzeitalter gesehen.

Wichtiger wurde die grundsätzlich neue Anschauung von der Kunst überhaupt. Goethes Auffassung vom Straßburger Münster stand ganz im Gegensatz zu der der Aufklärung und des Rokoko. Er hielt den Bau nicht für ein nach rationalen Gesetzen errichtetes Werk, sondern sah in ihm Gesetze der Notwendigkeit wirksam, nach denen der Künstler schön gebildet habe. Die harmonischen Massen in ihrem Bezug zum Ganzen verglich er strukturell mit Werken der Natur. In der Jugendschrift liegt bereits eine Ahnung seiner späteren klassischen Auffassung.

Im Jahre 1775 hat sich Goethe noch einmal über das Straßburger Münster geäußert. Unter dem Titel *Dritte Wallfahrt nach Erwins Grabe im Juli 1775* entstand auf der Rückreise aus der Schweiz, wo er in Einsiedeln katholische Wallfahrten kennengelernt hatte, eine zweite Schrift. Der Aufstieg auf das Münster erscheint hier im Bilde einer Wallfahrt mit dem Ziel des Genius vor Augen. Das Werk gliedert sich in folgende Teile: Vorbereitung, Gebet, erste, zweite und dritte Station.

In dem Abschnitt *Gebet* spricht Goethe das Bauwerk direkt an: »Du bist Eins und lebendig, gezeugt und entfaltet, nicht zusammengetragen und geflickt.« Das Münster wird wieder mit Werken der Natur verglichen, vor denen in der Seele des Betrachters die in ihr vorhandenen Schöpfungskräfte rege werden.

Hier und im Schlußsatz wird deutlich, was Goethe unter Schöpfungskraft verstand, dem »aufschwellenden Gefühl der Verhältnisse, Maße und des Gehörigen«, unter jener Kraft, durch die »wie andere Geschöpfe durch ihre individuelle Keimkraft« ein Kunstwerk entstehen kann. Innen und Außen sind in diesem leidenschaftlichen Text in einen so innigen Bezug getreten, daß es nur noch eines Schrittes bedurfte, um zu Shaftesburys fundamentalem Begriff der inneren Form zu kommen.

Goethe und Falconet

Den nächsten wesentlichen Beitrag zur Kunstanschauung Goethes lieferte die um die gleiche Zeit entstandene Schrift *Nach Falconet über Falconet.* Im Anschluß an die Äußerungen des französischen Bildhauers entwickelte Goethe hier seine Auffassung weiter. Die Natur wird als Quelle für den Künstler gesehen.

In dieser Schrift vertrat Goethe noch die Ansicht, daß der Liebhaber sich zwar auf griechische Bildwerke beschränkt sehe und nur hier die Schönheit finden könne, »das Auge des Künstlers aber findet sie überall. Er mag die Werkstätte eines Schusters betreten oder einen Stall, er mag das Gesicht seiner Geliebten, seine Stiefel oder die Antike ansehen, überall sieht er die heiligen Schwingungen und leisen Töne, womit die Natur alle Gegenstände verbindet.« Goethe sah hier die Welt noch vor dem Künstler wie vor einem Schöpfer liegen und glaubte, der Künstler sehe nicht nur die äußeren Erscheinungen, sondern dringe »... bis in die Ursachen hinein, die sie hervorbringen«.

Wurde im Münster-Aufsatz die männliche Gestalt Dürers den geschminkten Puppenmalern der eigenen Zeit gegenübergestellt, so werden hier Rembrandt, Raffael und Rubens in eine religiöse Sphäre gesteigert und als Vorbilder gesehen. Sie erscheinen als Heilige, »... die sich Gott überall auf Schritt und Tritt gegenwärtig fühlen«.

Im Falconet-Aufsatz verteidigte Goethe die Darstellung heiliger Geschichten im Gewande der Zeit des Malers und bekämpfte die historisch genaue Kostümierung, die im 19. Jahrhundert so verheerende Folgen haben sollte: »Was der Künstler nicht geliebt hat, nicht liebt, soll er nicht schildern, kann er nicht schildern.«

Als Beispiel führte er ein Bild von Elsheimer an, das Jupiter und Merkur in einer Bürgerstube bei Philemon und Baucis zeigt. Jupiter hat an der Wand einen Holzschnitt entdeckt, der eines seiner Liebesabenteuer darstellt. Goethe rief dazu begeistert aus: »Wenn so ein Zug nicht mehr wert ist als ein ganzes Zeughaus wahrhafter antiker Nachtgeschirre, so will ich alles Denken, Dichten, Trachten und Schreiben aufgeben.« Der Enthusiasmus Winckelmanns und Shaftesburys wird hier in eine neue Wirklichkeitsebene geführt, die später eine der Grundlagen der klassischen Kunstanschauung werden sollte.

Der Klassiker

Bis nach der Rückkehr aus Italien hat sich Goethe über kunstphilosophische Fragen kaum geäußert. Seine neue Anschauung wuchs nicht allein aus der Betrachtung von Kunstwerken, sondern erhielt durch das umfassende Naturstudium eine vollkommen neue Basis. Es handelt sich daher bei den Ergebnissen des reifen Goethe nicht um einen Widerspruch zur Jugendauffassung, sondern um eine Vertiefung der vorher nur geahnten Zusammenhänge. Zwischen den Werken des jungen und des alten Goethe besteht also kein Bruch.[4]

Schon am 5. Oktober 1786 hatte Goethe in Venedig seinem Tagebuch anvertraut: »Auf dieser Reise hoff ich, will ich mein Gemüth über die schönen Künste beruhigen, ihr heilig Bild mir recht in die Seele prägen und zum stillen Genuß bewahren. Dann aber mich zu den Handwerkern wenden, und wenn ich zurückkomme Chymie und Mechanik studieren. Denn die Zeit des Schönen ist vorüber, nur die Noth und das strenge Bedürfnis erfordern unsere Tage.«

Eine erneute Beschäftigung mit dem Werk Winckelmanns gab neue Perspektiven. So schrieb Goethe am 28. Januar 1787: »Die zweite Betrachtung beschäftigt sich ausschließlich mit der Kunst der Griechen und sucht zu erforschen, wie jene unvergleichlichen Künstler verfuhren, um aus der menschlichen Gestalt den Kreis göttlicher Bildung zu entwickeln, welcher vollkommen abgeschlossen ist und worin kein Hauptcharakter, so wenig wie Übergänge und Vermittlungen fehlen. Ich habe eine Vermutung, daß sie nach eben den Gesetzen verfuhren, nach welchen die Natur verfährt und denen ich auf der Spur bin. Nur ist noch etwas anderes dabei, das ich nicht auszusprechen wüßte.«

Erst 1808, mehr als zwei Jahrzehnte später, vermochte der Dichter diese Einsicht klar und bewußt zu formulieren: »Die Natur ist schön bis an eine gewisse Grenze, die Kunst ist schön durch ein gewisses Maß. Die Naturschönheit ist den Gesetzen der Notwendigkeit unterworfen, die Kunstschönheit den Gesetzen des höchst gebildeten menschlichen Geistes; jene erscheint uns darum gleichsam gebunden, diese gleichsam frei.«

Zwei Jahre verbrachte Goethe in Italien. Am 29. 10. 1786 kam er in Rom an und nahm Quartier im Albergo dell Orso, einem veralteten Gasthof in der Via di Monte Brianzo. Um ruhig arbeiten zu können, wollte er anonym bleiben und bezeichnete sich als »Filippo Möller, tedesco, pittore, 32«. Ganz

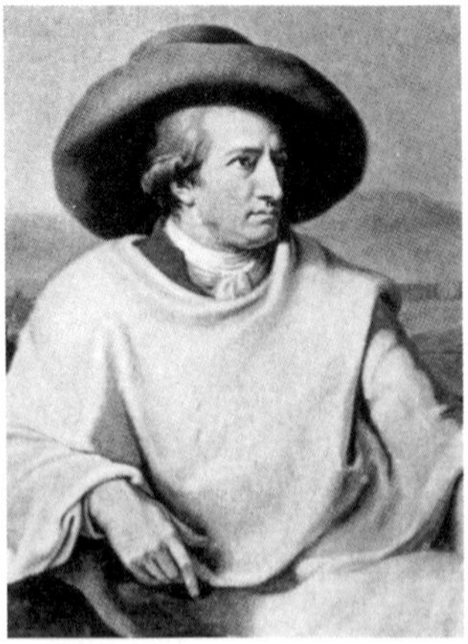

Goethe

zurückgezogen lebte er in einer ruhigen Wohnung Corso 18-20 und gab sich nur seiner Arbeit hin: dem Studium der Altertümer, dem Zeichnen, Malen und Modellieren, der Anatomie. Ferner beschäftigte ihn die Herausgabe seiner bisherigen Werke. Dichtungen wie Iphigenie und Tasso wurden vollendet.

Wichtig waren für Goethe Begegnungen mit dem französischen Kunsthistoriker Seroux d'Agincourt, der Malerin Angelika Kauffmann, mit dem Kunsthistoriker Karl Philipp Moritz und dem Künstler Johann H. Meyer. Angelika Kauffmann schwärmte noch lange von Goethe: »... mir träumte vergangene Nacht, Sie wären wieder gekommen, ich sah Sie von ferne – und eilte Ihnen entgegen bis zur Haustüre, fasse Ihre beiden Hände, die ich so fest an mein Herz gedrückt, daß ich davon erwachte.« Als Goethe den Besuch Herders in Rom ankündigte, schrieb die Malerin: »Aber Sie kommen nicht, das ist mein ewiger Schmerz und meine Klage.«

Von besonderer Wichtigkeit für die Ausbildung der klassischen Kunstanschauung Goethes wurde der Aufsatz *Einfache Nachahmung der Natur, Manier, Stil* von 1789, in den alle durch die italienische Reise gewonnenen Erkenntnisse einflossen. In Auseinandersetzung mit Karl Philipp Moritz (1757-1793), der 1788 eine Schrift unter dem Titel *Über die bildende Nachahmung des Schönen* herausgebracht hatte, ordnete Goethe hier drei Begriffe einander zu.[5] Für Goethe war die einfache Nachahmung der Natur ein Arbeiten im Vorhofe des Stils. Gegenüber dieser naturalistischen Tendenz sah er die Manier als subjektive Handhabung des Naturvorbildes in individueller Sprache. Die höchste Ausprägung des Künstlerischen war für Goethe jedoch der Stil. Der Künstler, sagte Goethe, schafft frei und doch gesetzmäßig wie die Natur.

Auch auf die Architektur wandte Goethe seine Begriffe einfache Nachahmung, Manier und Stil an. Für ihn entstand durch einfache Nachahmung die rein nützliche notwendige Architektur. Auf der zweiten Stufe steht die Manier, und erst die dritte dient dem höchsten Zweck, der »Überbefriedigung des Sinnes«, die das Genie mit den Materialien der Architektur erreichen kann. Diese wichtigen Grundanschauungen, die zu einer neuen Erkenntnis der historischen Zusammenhänge hätten führen können, wurden im Verlauf des 19. Jahrhunderts nicht weiter ausgebildet. Erst gegen Ende des Jahrhunderts kam man zu dieser genialen Auffassung zurück.

In Italien hatte Goethe den Schweizer Maler Johann Heinrich Meyer (1760-1832) kennengelernt, der bald nur der »Kunscht-Meyer« genannt wurde und später erheblichen Einfluß auf die Bestrebungen zur Kunstförderung am Weimarer Hof gewann.[6] Diese Bestrebungen hat man als eher hinderlich denn als förderlich für die Kunstentwicklung der Zeit angesehen.

Aus Italien zurückgekehrt, wollte Goethe auf das gesamte deutsche Kunstleben einwirken. Zusammen mit Meyer leitete er die Weimarer Akademie und veranstaltete Preisausschreiben, an denen sich junge deutsche Künstler beteiligen sollten. Die neuen kunsttheoretischen Erkenntnisse wurden in den *Propyläen* publiziert. Nach drei Bänden mußten die *Propyläen* jedoch eingestellt werden. Auch über die Erfolge der Preisausschreiben konnte Goethe kaum glücklich gewesen sein, da Meyer und er in ihnen vor allem durch thematische Lehren zu wirken versucht hatten. Goethe bekannte dazu: »Die Lehre von den Gegenständen und was denn eigentlich dargestellt werden soll, beschäftigte uns vor allen Dingen.« Dieses auch für die neuere ikonologische Forschung wichtige Interesse wurde jedoch durch die Praxis beeinträchtigt, da in vielen Fällen in kleinliche Nörgelei ausartete, was als erzieherisches Programm gedacht war.

In der kleinen Schrift *Ältere venezianische Gemälde* von 1790 versuchte Goethe die venezianische Malerei zusammenhängend geschichtlich darzustellen. Von der Komposition her ordnete er die historischen Denkmäler von der Frühzeit, über die reiche Entwicklung der Heiligenfiguren, das Hinzufügen von Stufen, Engeln und Architekturteilen, die Verkleinerung der Bildformate und die Einbeziehung von Stifterfiguren, über stoffliche Erweiterungen in der Folgezeit bis zur Verweltlichung der Thematik.

Der Denkmalpfleger und Biograph

Entscheidendes hat Goethe in der Denkmalpflege seiner Zeit bewirkt. In der Einleitung der *Propyläen* heißt es 1799: »Alte Kunstwerke gehören als solche der gesamten gebildeten Menschheit an, und der Besitz derselben ist mit der Pflicht verbunden, Sorge für ihre Erhaltung zu tragen.« 1816 setzte sich Goethe für die Wiederherstellung des Straßburger Münsters ein und förderte zusammen mit Sulpiz Boisserée die Fertigstellung des Kölner Domes.

Auf dem Gebiet der Biographie hat Goethe sich ebenfalls hervorgetan. Seine vorzügliche Übersetzung der Autobiographie Benvenuto Cellinis vergegenwärtigt die Welt der italienischen Hoch- und Spätrenaissance. 1796 schrieb Goethe über diese Arbeit: »Die Bearbeitung des Cellini ist für mich, der ich ohne unmittelbares Anschauen gar nicht begreife, vom Nutzen; ich sehe das ganze Jahrhundert viel deutlicher durch die größten konfusen Individui als im Vortrag des klarsten Geschichtsschreibers.«

Ursprünglich hatte Goethe geplant, die Übersetzung der Selbstbiographie Cellinis zum Ausgangspunkt für eine Schilderung der gesamten Zeit zu nehmen. Wäre dieser Plan verwirklicht worden, hätte es viel früher eine Darstellung der Kultur der Renaissance gegeben, die so erst Jakob Burckhardt Jahrzehnte später vorlegte. Doch gab Goethe in der Einleitung seiner Cellini-Übersetzung von 1803 eine kurze Charakterisierung der florentinischen Kunstgeschichte, in der er die 1562 abbrechende Selbstbiographie des Künstlers durch eine eigene Schilderung der letzten Lebensjahre Cellinis ergänzte.

1805 erschien *Winckelmann und sein Jahrhundert*, ebenfalls eine biographische Arbeit, nun von zeitgenössischer Bedeutung, eigentlich schon eine fragmentarische Geschichte der Kunstgeschichte. Goethe sah Winckelmann als Repräsentanten seiner Zeit, ja des ganzen 18. Jahrhunderts und darüber hinaus in ihm sich selbst. Über die Bedeutung der Kunstgeschichte sagte er: »Wenn der Kenner seine Einsicht bloß der Geschichte verdankt, wenn sie den Körper zu den Ideen hergibt, aus welchen die Kunst entspringt, so ist auch die Geschichte der Kunst für den jungen Künstler von der größten Bedeutung, nur müßte er nicht in ihr etwa nur trübe, leidenschaftlich zu erjagende Vorbilder, sondern sich selbst auf seinem Standpunkt, in seiner Beschränkung gleichnisweise gewahr werden.« Durch die Darstellung des Menschen Winckelmann und seiner Werke sollte Goethe auch seine eigenen Kunstbestrebungen am Weimarer Hof legitimieren.

Das Alterswerk

In den letzten Lebensjahren hat sich Goethe mehr und mehr auf das spezifisch Künstlerische konzentriert und sich besonders mit solchen Werken befaßt, in denen die formale Eigengesetzlichkeit der Gestaltung der realistischen Naturnachahmung widerspricht. Der Malerin Louise Seidler gegenüber wehrte er sich einmal ärgerlich gegen das Argument, der Fries von Phigalia sei voller Fehler: »Was die Endglieder, Füße und Hände, betrifft, so ist nur die Frage, ob sie im Bilde ihren rechten Platz einnehmen, und dann ist es einerlei, ob der Arm, der sie bringt, das Bein, das ihnen die rechte Stelle anweist, zu lang oder zu kurz ist ...«

Und bekräftigend fügte er hinzu: »Aber eben daran erkennt man den Meister, daß er zu höhern Zwecken mit Vorsatz einen Fehler begeht. Wahrscheinlichkeit ist die Bedingung der Kunst, aber innerhalb des Reiches (der) Wahrscheinlichkeit muß das höchste geliefert werden, was sonst nicht zur Erscheinung kömmt. Das Richtige ist nicht sechs Pfennige wert, wenn es weiter nichts zu bringen hat.«

Diese Äußerung zeigt, wie weit Goethe in den Schaffensprozeß des Künstlers eingedrungen ist. Man kann sie mit Worten neuerer Künstler und Kunsttheoretiker vergleichen, etwa mit dem von Liebermann, der im Bilde des Bauernjungen von Cézanne sich den als zu lang bemängelten Arm noch länger wünschte, weil er so schön gemalt sei, oder mit denen Cézannes selbst, wie Hetzer es schon vergleichend getan hat.

Ein weiteres Beispiel ist die Auffassung Goethes über den Schatten in einer Landschaft des Rubens, wie sie Eckermann überliefert hat. Goethe hatte Eckermann aufgefordert, das Rubensbild *Die Heimkehr von der Ernte* zu beschreiben. Eckermann begann:

»Nun ..., wenn ich von der Tiefe anfange, so haben Sie am äußersten Hintergrunde einen sehr hellen Himmel, wie eben nach Sonnenuntergang. Dann gleichfalls in der äußersten Ferne, ein Dorf und eine Stadt, in der Helle des Abendlichtes. In der Mitte des Bildes sodann einen Weg, worauf eine Herde Schafe dem Dorfe zueilet. Rechts im Bilde allerlei Heuhaufen, und einen Wagen, der soeben vollgeladen worden. Angeschirrte Pferde grasen in der Nähe. Ferner seitwärts in Gebüschen zerstreut, mehrere weidende Stuten mit ihren Fohlen, die das Ansehen haben, als würden sie in der Nacht draußen bleiben. Sodann, näher dem Vordergrunde zu eine Gruppe großer Bäume; und zuletzt ganz im Vordergrunde links, verschiedene nach Hause gehende Arbeiter.«

Eckermann vertrat die Ansicht: »Rubens habe dieses Bild wohl ganz nach der Natur abgeschrieben.«

Goethe aber widersprach: »Keineswegs ... ein so vollkommenes Bild ist niemals in der Natur gesehen worden«, und fragte weiter: »Alle diese Dinge, die wir dargestellt sehen, die Herde Schafe, der Wagen mit Heu, die Pferde, die nach Hause gehenden Feldarbeiter, von welcher Seite sind sie beleuchtet?«

Eckermann antwortete: »Sie haben das Licht ... auf der uns zugekehrten Seite und werfen die Schatten in das Bild hinein. Besonders die nach Hause gehenden Feldarbeiter im Vordergrunde sind sehr im Hellen, welches einen trefflichen Effekt tut.«

Goethe fragte in sokratischer Methode weiter: »Wodurch hat aber Rubens diese schöne Wirkung hervorgebracht?«

Eckermann antwortete richtig: »Dadurch ..., daß er diese hellen Figuren auf einem dunkelen Grunde erscheinen läßt.«

Und weiter fragte Goethe: »Aber dieser dunkele Grund ... wodurch entsteht er?«

Eckermann erwiderte: »Es ist der mächtige Schatten, ... den die Baumgruppe den Figuren entgegenwirft.«

Hier nun stutzte der Befragte selbst: »Aber wie? Die Figuren werfen den Schatten in das Bild hinein? Die Baumgruppe dagegen wirft den Schatten dem Beschauer entgegen? – da haben wir ja das Licht von zwei entgegengesetzten Seiten, welches aber ja gegen alle Natur ist!«

Genau diese Erkenntnis wollte Goethe in Eckermann hervorrufen, um ihm anhand dieser der Natur entgegengerichteten Fehler das Genie des Rubens deutlich zu machen: »Das ist es, wodurch Rubens sich groß erweiset und an den Tag legt, daß er mit freiem Geiste über der Natur steht und sie seinen höheren Zwecken gemäß, traktiert. Das doppelte Licht ist allerdings gewaltsam, und Sie können immerhin sagen, es sei gegen die Natur. – Allein wenn es gegen die Natur ist, so sage ich zugleich, es sei höher als die Natur, so sage ich, es sei der kühne Griff des Meisters, wodurch er auf geniale Weise an den Tag legt, daß die Kunst der natürlichen Notwendigkeit nicht durchaus unterworfen ist, sondern ihre eigenen Gesetze hat.« Kants Überwindung der platonischen Nachahmungstheorie hat hier eine überzeugende Anwendung gefunden.

Als Fazit folgerte Goethe: »Der Künstler will zur Welt durch ein Ganzes sprechen, dieses Ganze aber findet er nicht in der Natur, sondern es ist die Frucht seines eigenen Geistes oder, wenn Sie wollen, das Anwehen eines befruchtenden göttlichen Odems.«

Die Farbenlehre

Die naturwissenschaftlichen Bemühungen Goethes hingen immer mit den kunstgeschichtlichen zusammen. Ja, seine Beschäftigung mit der Farbenlehre ging eigentlich eher auf eine ästhetische Lösung des Problems aus. Goethe hat dazu selbst gesagt: »Manches war mir im einzelnen deutlich, manches im ganzen Zusammenhange klar. Von einem einzigen Punkte wußte ich mir nicht die geringste Rechenschaft zu geben; es war das Kolorit. Mehrere Gemälde waren in meiner Gegenwart erfunden, komponiert, die Teile der Stellung und Form nach sorgfältig durchstudiert worden, und über dieses konnten mir die Künstler, konnte ich mir und ihnen Rechenschaft, ja sogar manchmal Rat erteilen. Kam es aber an die Färbung, so schien alles dem Zufall überlassen zu sein, dem Zufall, der durch einen gewissen Geschmack, einen Geschmack, der durch eine Gewohnheit, eine Gewohnheit, die durch Vorurteil, ein Vorurteil, das durch Eigenheiten des Künstlers, des Kenners, des Liebhabers bestimmt wurde. Bei den Lebendigen war kein Trost, ebenso wenig bei den Abgeschiedenen, keiner in den Lehrbüchern, keiner in den Kunstbüchern.«

Im allgemeinen hat man im Zeitalter des Klassizismus der Farbe überhaupt keine Beachtung geschenkt. Um so wichtiger ist, wie stark Goethe sich in dieser Zeit mit der Farbe als künstlerischem Element beschäftigte. Er wollte einen »Generalbaß der Malerei, eine aufgestellte approbierte Theorie, wie es in der Musik der Fall ist«, finden. Doch mußte die Lösung einer späteren Zeit vorbehalten bleiben, in der man jedoch auf die Lektüre von Goethes Farbenlehre zurückgriff. Maler wie Hoelzel, Kandinsky, Klee, Marc und Macke haben sich mit diesem Werk intensiv auseinandergesetzt.

Durch seine intensive Beschäftigung mit dem einzelnen Kunstwerk entwickelte Goethe ein außerordentliches Gefühl für Qualität. Zu Eckermann sagte er 1825, daß er »fast ein halbes Leben an Betrachtung und Studium von Kunstwerken gewendet« habe. Conrad Fiedler, der sich Goethe verwandt fühlte, hat darauf hingewiesen: »Lehrreich ist das Beispiel Goethes, der ein Leben hindurch nicht abließ, nach jenem inneren Wesen des künstlerischen

Schaffens zu suchen, zugleich aber vor jedem Kunstwerk, das ihm entgegentrat, mit erneuter Bescheidenheit nach jenem eindringenden Verständnis suchte, von dem er wohl wußte, daß er es durch keine Theorie so gleichsam im Ganzen erhalten könnte.«

Als Goethe 1814 in Heidelberg die Sammlung der Brüder Boisserée sah, war er von der Kraft dieser damals gerade erst entdeckten altdeutschen und altniederländischen Kostbarkeiten tief beeindruckt. Sulpiz Boisserée berichtete, daß Goethe zwei volle Wochen blieb und regelmäßig jeden Morgen um 8 Uhr in der Sammlung eintraf und bis zur Mittagszeit vor den Bildern saß. Über einen dieser Besuche berichtete Wilhelm Grimm, daß er es verstand, die weniger Begeisterten seiner Begleitung, den Großherzog Karl August und Frau von Humboldt, die den von der Kunst Überwältigten in seiner Betrachtung störten, zu vertreiben. Lange saß er dann allein vor den Bildern: »Vor dem großen Bilde Eycks hat Goethe lange gesessen, den ganzen Tag nichts darüber geredet, aber nachmittags beim Spazieren gesagt: Da hab ich nun in meinem Leben viele Verse gemacht, darunter sind ein paar gute und viele mittelmäßige. Da macht der Eyck ein solches Bild, das mehr wert ist, als alles, was ich gemacht habe.«

Kunstgeschichte der Romantik

Neogotik in England

Die Wiederbelebung des Mittelalters hatte ihre früheste Ausprägung in England, wo durch die nur periphere Aufnahme der Renaissance der bruchlose Übergang von der Spätgotik zur Neogotik die Tradition des Mittelalters am längsten lebendig erhalten hatte. 1747 erschien in London das Buch mit dem Titel *Gothic Architecture, improved by rules and proportions In many grand designs of Columns, Doors, Windows, Chimney-Pieces, Arcades, Colonnades, Porticos, Umbrellas, Temples and Pavilions Etc* ..., in dem diese Tendenzen deutlich zum Ausdruck kamen, von Batty und Thomas Langley.

Horace Walpole (1717-1797) bewertete wenig später in seinem Werk *Anecdotes in Painting* (1762) die gotische Architektur des Mittelalters in Konfrontation mit der klassischen Architektur vollkommen neu.[1] Noch entscheidender war jedoch die Wirkung, die von Walpoles Romanen ausging. *The Castle of Otranto* von 1765 apostrophierte der Autor im Untertitel als »a gothic story«. Dieses Werk veränderte das Bewußtsein, so daß die Gotik in den Augen der Zeitgenossen Walpoles ganz neue Züge annahm. Auch durch den Umbau seines Besitztumes Strawberry Hill, das er seit 1750 im gotischen Stil renovieren ließ, hat er die allgemeine Zeitmode beeinflußt. Im 19. Jahrhundert übernahm Walter Scott (1771-1832) die Rolle eines Vorkämpfers für die Erforschung und literarische Vergegenwärtigung der mittelalterlichen Vergangenheit. Die Werke des schottischen Dichters, besonders seine Romane *Ivanhoe* (1819), *Kenilworth* (1821) und *Quentin Durward* (1823) haben die romantische Geschichtsforschung und die Kunstgeschichte angeregt.

Man darf jedoch nicht vergessen, daß im Jahre 1764 Winckelmanns *Geschichte der Kunst des Altertums* erschienen war, ein Buch, das zusammen mit den Schriften des Grafen Caylus das Griechische zum Modevorbild erhoben hatte. Von England her fand dieses Griechenlandideal also schon vom Zeitpunkt seiner Entstehung an den notwendigen Gegenpol in der Verherrlichung des Mittelalters, der auf dem Kontinent erst die Romantiker zum Siege verhelfen sollten.

Auch in Italien bestand schon im 18. Jahrhundert eine Unterströmung, die die Bedeutung der Gotik Giottos wieder ins rechte Licht zu rücken bemüht war. Giovanni Pietro Canotti schrieb in einem von Justi wiedergegebenen Brief an Bottari von der Notwendigkeit einer Rückbesinnung auf Cimabue und Giotto. In Deutschland wies Henrich Conrad Arend (1692-1738) in einem Buch auf Albrecht Dürer hin: »Das Gedächtnis der Ehren eines der vollkommensten Künstler seiner und aller nachfolgenden Zeiten ...« Zehn Jahre später, 1738, publizierte Georg Wolfgang Knorr (1705-1761) einen Dialog zwischen Dürer und Raffael in seinem Werk *Historische Künstler-Belustigung oder Gespräche in dem Reiche derer Todten, zwischen denen beeden Welt-bekannten Künstlern Albrecht Dürer und Raffael de Urbino ...«*

Sturm und Drang

In Deutschland wurden diese Ideen weitergeführt durch die Bewegung des Sturm und Drang, die durch den Münsteraufsatz Goethes eingeleitet worden war. Goethe hatte die gotische Architektur als deutsche Architektur gesehen und in neuem Geiste für die Zeit erlebbar gemacht.

Mit Johann Georg Hamann (1730-1788) brach eine neue schöpferische Kraft in die sich auflösende Welt der Aufklärung ein.[2] Seine zerstreuten Gedanken über Kunst sind eingebettet in eine Theologie, deren dunkle Sprache einer klaren begrifflichen Festlegung erhebliche Schwierigkeiten entgegensetzt.

Hamanns in den Mittelpunkt gestellter Geniebegriff sowie seine Kunstauffassung waren unauflöslich mit dem Göttlichen verbunden. Der schöpferische Mensch war ihm eine Nachahmung des Urbildes allen Schöpfertums, eine Nachahmung Gottes. Das Genie hatte damit eine neue, religiös-ethische Färbung angenommen. Gemeinsam mit Kant und Jean Paul (1763-1825) in seiner *Vorschule der Ästhetik* von 1804 vertrat der »Magus des Nordens«, wie

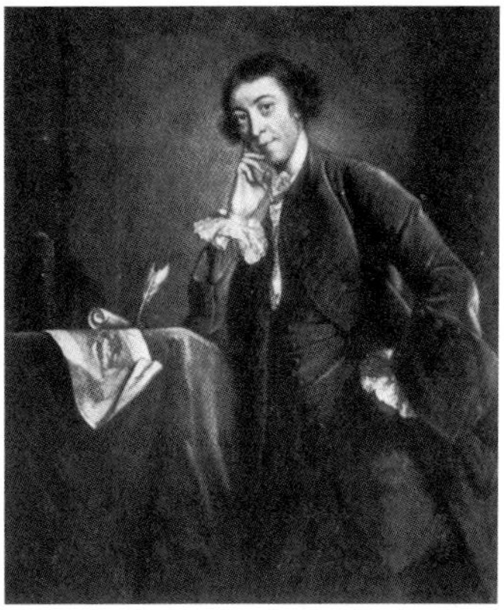

Horace Walpole

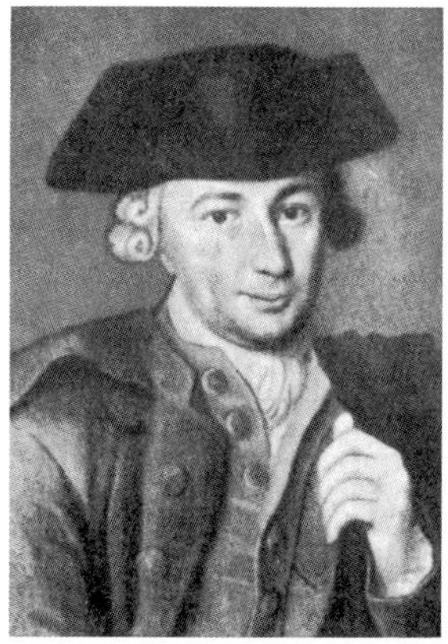

Johann Georg Hamann

Hamann sich selbst nannte, die Auffassung, daß der Künstler keinen Regeln unterworfen sei. Originalität und Tiefe des Gefühls standen ihm über der geistreichen und wohlgeordneten Vermittlung von Wahrheit.

Diese Gedanken entstammen den *Brocken* von 1758. In seiner Schrift *aesthetica in nuce* von 1761/62 werden Kunst und Natur in Analogie gesetzt und beide als Sprache Gottes interpretiert. Während die Natur eine Rede an die Kreatur durch die Kreatur sei, spreche das Kunstwerk das Ganze der Natur in einer Sprache aus, die wir verstehen können. Das Kunstwerk steht der Natur wie ein Spiegel gegenüber und ist die höchste Leistung des Menschen in seiner Hinwendung zu Gott.

Mit dieser Auffassung des Künstlerischen wirkte Hamann auf die Kunstanschauung der Romantik voraus, besonders auf die Wackenroders. Der Romantiker verlegte später lediglich den Akzent auf Musik und bildende Kunst, während Hamann in erster Linie an die Poesie dachte.

Johann Gottfried Herder (1744-1803) hat den Begriff der historischen Entwicklung für die deutsche Klassik vorbereitet.[3] Während die Frühzeit Herders ganz unter dem Einfluß Hamanns stand, setzte er sich später immer freier und souveräner mit neu auftretenden Ideen auseinander. In seiner 1778 erschienenen Schrift *Plastik* gab er eine Modifikation der Geschichtsauffassung Winckelmanns, die für die Kunstgeschichte von Einfluß wurde. Bernhard Schweitzer umriß das Neue dieser Schrift Herders mit den Worten: »... zugleich neue Freiheit und neue Gebundenheit: Freiheit menschlicher Erkenntnis und menschlicher Schöpfungen von dem Mechanismus der Natur und Gebundenheit dieser Tätigkeiten an die geschichtlichen Individuationen des Geistes.«

Herder gab eine wichtige Grundlage für die neue Dimension der geschichtlichen Erkenntnis. Er sah, daß die menschliche Wahrnehmung nicht nur von Mensch zu Mensch verschieden ist, sondern auch im Hinblick auf historische Abläufe, daß also eine Einfühlung in die Gestaltungen vergangener Epochen notwendig ist.

Schuf Winckelmann im wesentlichen ein Schema, dem die kunsttheoretischen und kunstgeschichtlichen Einzelheiten eingefügt werden konnten, eine Art »Lehrgeschichte« oder »Historische Metaphysik des Schönen«, wie Herder es nannte, so ging Herder selbst von den Völkerindividualitäten aus und suchte die Entwicklung im Sinne einer allgemeinen Bildungsgeschichte der Menschheit zu verstehen.

Über Winckelmann hinausgehend erkannte er das verschiedene Völker übergreifende Geschehen der Kultur in seiner historischen Gesetzlichkeit. Seine Forderung lautete daher: »Es ist aber genug, zu zeigen, daß wie die griechische, so auch die ägyptische und etrurische Kunst ganz eigen behandelt werden müßte und nicht bloß negative oder private, durch Vergleichung. In alle diesem ist noch ein schöner Kranz für den, der die Geschichte der Kunst nicht als Lehrgebäude, sondern als Geschichte betrachten will und allenthalben genau zeigen, aus welchen Nachrichten und über welche Zeiten und Denkmäler jedes einzelnen Volks er jetzt rede, was wir bei Winckelmann so genau nicht sehen.«

Vorbereitend für die Romantik wurde ebenfalls das Werk von Wilhelm Heinse (1746-1803).[4] Interessant war vor allen Dingen seine Auseinandersetzung mit Winckelmann, den er verehrte und dessen auf die Antike gerichtetes Ideal seinem eigenen Wollen entgegenkam. Die Hauptthese Winckelmanns jedoch, daß die Gegenwart durch die Nachahmung der Griechen verändert werden müsse, wurde von Heinse zunächst jugendlich unsachlich, später mit ruhigem Urteil bekämpft. So schrieb er: »Winckelmann und die Schaar, die nichts in sich selbst haben, sprechen gerad wie die Besessenen, wie Verrückte, wenn sie sagen, man solle bloß die Antiken studieren und nachahmen. Sie machen das Mittel, einige Schönheiten der Natur leicht zu finden, völlig zum Zweck; und malen und zeichnen nicht anders als mit den Gipsgespenstern um sich herum. Ein wahrer Unsinn, als ob etwa die Schönheiten, die in Apollo, dem Laokoon und der Mediceischen Venus stecken, nicht schon da wären. Ihr Einfaltspinsel, die Natur ist reich und unerschöpflich; diese Sachen, die griechische Meister sahen und mit ihrer Kunst festhielten, haben wir schon, und wir wollen etwas anderes ... Wo habt ihr den Beweis, daß diese und jene Statue die Regel sei? Die Natur ist die Norm, von eben dieser oder jener Statue und dieselbe ist mannigfaltig und hat Vollkommenheiten von vielerlei Art.«

Heinse schlug im Gegensatz zu Winckelmann vor, es auf den Gebieten zu versuchen, auf denen die Griechen nicht groß waren. Er hob hervor, daß die Neuzeit den Griechen in der Landschaftsmalerei überlegen sei.

1776 und 1777 erschienen in Wielands *Teutschem Merkur* Heinses *Briefe aus der Düsseldorfer Gemäldegalerie*, in denen er sich vor allem auf Rubens konzentrierte. Rubens wurde hier geradezu von ihm neu entdeckt. Es könnte so scheinen, als seien diese Briefe ohne nähere Beschäftigung mit den Kunstwerken impulsiv hingeworfen worden, doch darf man bei Heinse ein umfangreiches kunsthistorisches Wissen voraussetzen. Er suchte den sinnlichen Ausdruck direkt festzuhalten. »Alle Kunst ist menschlich und nicht griechisch«, war seine Faustregel, und in seinem großen Roman *Ardinghello und die glückseligen Inseln* (1787) zeichnete er seine Ideale von Kunst und Altertum in Gestalt einer ästhetischen Utopie. Der Sturm und Drang, von dem sich die Klassik in jenen Jahren intensiv abzusetzen suchte, hat in diesem Buch einen späten Niederschlag gefunden.

Wackenroders ›Herzensergießungen ...‹

1797 erschienen die *Herzensergießungen eines kunstliebenden Klosterbruders*, eine Programmschrift der romantischen Bewegung in Deutschland.[5] Verfasser war Wilhelm Heinrich Wackenroder (1773-1798). Kurz nach seinem Tode gab sein Freund Ludwig Tieck (1773-1853) unter dem Titel *Phantasien über die Kunst* 1799 ein weiteres Werk heraus, an dem Wackenroder wahrscheinlich ebenso beteiligt war wie an dem 1798 erschienen *Franz Sternbalds Wanderungen*.

Heinrich Wölfflin wies in einer ausführlichen Analyse nach, daß Wackenroder sich in der Tradition Vasaris befindet, sich weitgehend an diesen gehalten und sowohl dessen Künstlergeschichten als auch das Werk Joachim von Sandrarts studiert und benutzt hat. Alles sei jedoch ganz anders als bei diesen Vorläufern bewertet worden.

Wackenroder griff direkt in den Streit der Gegenwartskunst ein. Entgegen den Heroen der Vasari und Sandrart galt Wackenroder Dürer als Prototyp des Künstlers. In ihm sah er die deutsche Tradition und die Beziehung zum Mittelalter, vor allen Dingen aber die Empfindung, die er auch für seine Gegenwart wünschte. Wackenroder knüpfte auch an Goethesche Frühwerke an, die dieser jedoch um 1800 nicht mehr schätzte, sowie an Johann Heinrich Mercks (1741-1791) *Einige Rettungen Dürers* (1780). Merck verteidigte die eigene Tradition gegenüber der italienischen und hob an Dürers Werken das Charakteristische, das Wahre und das Individuelle hervor. Wackenroder war sich aber auch der zeitlich und regional verschiedenen Ausdrucksformen der Kunst bewußt. In den *Herzensergießungen eines kunstliebenden Klosterbruders* schrieb er: »Warum verdammt ihr den Indianer nicht, daß er indianisch, und nicht unsere Sprache redet? – Und doch wollt ihr das Mittelalter verdammen, daß es nicht solche Tempel baute, wie Griechenland.« Wackenroder setzt hier in Thema und Sprachform die Erkenntnisse des jungen Goethe fort.

Empfindung, vor allen Dingen aber neues religiöses Erleben stand für Wackenroder als Forderung an die Kunst seiner Zeit im Mittelpunkt. Er war sicher, daß man Kunst nicht erlernen könne, daß also die technischen Anleitungen der Kunstschulen nicht überbetont werden dürften. Wollen und Empfindung standen für ihn an erster Stelle.

Handelte es sich im 18. Jahrhundert im wesentlichen um erlernbare Regeln und mitteilbare Gesetzte in der Kunstauffassung, bei Winckelmann hingegen um die Erkenntnis eines neuen Geistes in den Werken der Antike, so tauchte bei Wackenroder wiederum ein neues Ideal auf, die Goldene Zeit des Mittelalters, die allerdings zunächst vor allem vom Inhaltlichen aus erfahren wurde.

In der von den Brüdern Schlegel unterdrückten Schrift *Christenheit und Europa* aus dem Jahre 1800 führte Novalis (Friedrich von Hardenberg, 1772-

1801) die Gedanken Wackenroders weiter. Novalis entwarf ein Bild des Mittelalters, das er im Gegensatz zu fast allen Zeitgenossen als Keimzelle der europäischen Kultur sah.

Novalis suchte zu erkennen, was die Geschichte zur Geschichte macht: »Ein jeder wird leicht an sich bemerken, daß er nur dasjenige deutlich und vollkommen beschreiben kann, was er genau kennt, dessen Teile, dessen Entstehung und Folge, dessen Zweck und Gebrauch ihm gegenwärtig sind ...«

Er glaubte, ein Ganzes müsse das Ziel der Geschichtsschreibung sein, und dieses könne nur ein Dichter geben. Der Geschichtsschreiber muß nach ihm daher notwendig auch Dichter sein.

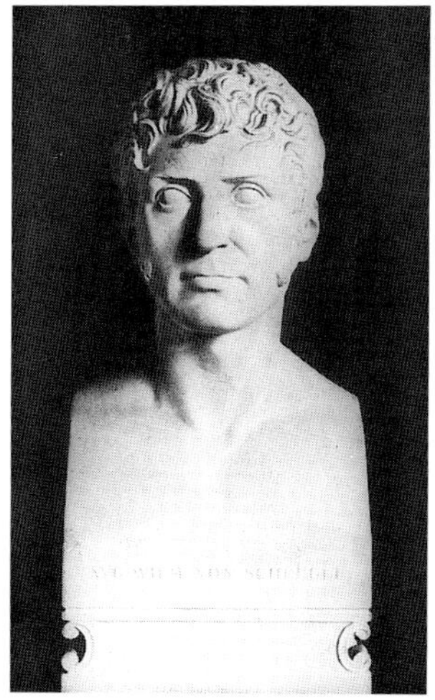

August Wilhelm Schlegel

Die Brüder Schlegel

Die Propagandisten dieser romantischen Meinung aber wurden die Brüder August Wilhelm (1767-1845) und Friedrich Schlegel (1772-1829).[6] In den Armen Friedrich Schlegels war Novalis am 25.3. 1803 im Alter von 29 Jahren gestorben. Wenngleich sie die Visionen des Novalis mißverstanden, war es doch das Verdienst der Brüder, die altdeutschen Meister programmatisch in den Entwicklungszusammenhang der Kunst einbezogen und den Versuch gemacht zu haben, die jungen Künstler für das Mittelalter zu begeistern.

Unmittelbar an die Gedanken Wackenroders, Novalis' und Tiecks anknüpfend, baute August Wilhelm Schlegel in seinen Berliner Vorlesungen über Theorie, Geschichte und Kritik der schönen Künste (1801/02) ein Gedankengebäude auf, das die geschichtliche Betrachtung der Kunst im 19. Jahrhundert entscheidend veränderte. Er ging auf die Ursprünge der Ästhetik ein und begann mit Baumgarten.

Die drei Begriffe Baumgartens, Kunsttheorie, Kunstgeschichte und Kunstkritik, müssen nach Schlegel zusammenkommen, wenn etwas Neues und Wichtiges entstehen soll. Die kunstgeschichtliche Forschung untersuchte er in Hinblick auf ihre wissenschaftliche Methodik: »Um Gesichtspunkte für die Kunstgeschichte zu bekommen, muß man große Massen zusammenfassen, und diese lassen sich nicht übersehen, wenn man nicht alles ausscheidet, was rein null ist, bloß zufällige falsche Richtungen und verfehlte Versuche, den ganzen Troß der Nachbeter und sekundären Köpfe.«

Friedrich Schlegel kam zuerst 1789 durch die Abgüsse von Antiken in Dresden mit der Kunst in Berührung. Wie sein Bruder stand er zunächst ganz in der Tradition Winckelmanns und hatte den Plan, in Analogie zur *Geschichte der Kunst des Altertums* eine Geschichte der Sprache zu schreiben.

In Paris wurde er entscheidend durch die revolutionären politischen Ideen geformt, aber auch durch die Kunstschätze des Musée Napoléon, die nicht nur die großen Italiener, sondern auch gotische Künstler umfaßten. Hier entstanden die vier in der Zeitschrift *Europa* veröffentlichten Gemäldebeschreibungen (1802-1804), die er an Ludwig Tieck in Dresden sandte. Sie entwickelten sich zu einem Hymnus auf die mittelalterliche Malerei.

Hatte Winckelmann seine ganze Begeisterung auf die ihm bekannten Werke der Antike gerichtet, so fand Friedrich Schlegel ein neues Ideal in der Zeit vor Raffael. Heinrich Meyer, der »Kunscht-Meyer«, bezeichnete Friedrich Schlegel daher als den ersten Lehrer des neuen »altertümelnden, katholisch christelnden Kunstgeschmackes« und übersah dabei völlig, in welchem Maße Goethe diesen Bestrebungen vorausgearbeitet hatte.

In einem Vergleich zwischen Raffael und Jan van Eyck stellte Friedrich Schlegel den großen Niederländer höher. Für ihn war Raffael fast schon eine heidnische Figur, der das Christliche und Innige abgehe. Die Beschäftigung Friedrich Schlegels mit der altdeutschen Tradition ging ebenso auf Kosten des Barock. Rembrandt und Rubens verblaßten jetzt gegenüber den Primitiven. Das eigene Wollen und die Tendenz, die jungen Künstler in dieser Richtung zu beeinflussen, waren zu stark, als daß die Barockmalerei die Begriffe hätte verwirren dürfen.

Unter den Malern seiner Zeit sah Friedrich Schlegel Ansätze bei Philipp Otto Runge. Den Klassizismus von Jacques Louis David oder Anton Raphael Mengs lehnte er vollkommen ab. Sein Ideal war die Bewegung der Nazarener.

August Wilhelm Schlegel hat einmal gesagt, am Ende beschränke sich das Genie seines Bruders auf eine mystische Terminologie. In der Tat bewegte sich Friedrich Schlegel innerhalb dieser von seinem Bruder kritisch erkannten Grenze. Für ihn lag das Mystische im Zentrum des neuen Wollens. Er ersehnte eine überirdische Erscheinung, eine Überwältigung der Seele, einen »Zustand himmlischer Erleuchtung und Erhöhung, eine lichte Auferstehung aus der dunkeln Grabesnacht, ein Entzücken der Liebe inmitten der leidenden Natur, einen Blitz der inneren Schönheit ...«. Das alles sind Begriffe, die man im wissenschaftlich-terminologischen Sinne nicht fassen kann. In einem Satz aus den Gesprächen *Die Gemählde* in denen sich die Brüder mit Caroline unter Decknamen über Werke in den Dresdner Sammlungen unterhalten, wird das Nichtanschauliche ihrer Kunstbetrachtung offenkundig: »Mancher betrachtet Gemälde am liebsten mit verschlossenen Augen, damit die Fantasie nicht gestört werde.«[7]

1804/05 unternahm Friedrich Schlegel zusammen mit den Brüdern Boisserée eine Reise durch die Niederlande, das Rheinland, die Schweiz und einen Teil Frankreichs. Das Resultat dieser Fahrt, das Buch *Grundzüge der gotischen Baukunst*, ist im wesentlichen eine Reisebeschreibung.

Wenngleich Schlegel auch in diesem Buch nicht mit exakten Begriffen arbeitete, gelangen dem Autor doch erhellende Einsichten in das Wesen der gotischen Architektur. So erkannte er: »Die gotische Baukunst hat eine Bedeutung, und zwar die höchste; und wenn die Malerei sich meistens nur mit schwachen, unbestimmten, mißverständlichen, entfernten Andeutungen des Göttlichen begnügen muß, so kann die Baukunst dagegen, so gedacht und so angewandt, das Unendliche gleichsam unmittelbar darstellen und vergegenwärtigen, durch die bloße Nachbildung der Naturfülle.«

Deutlich sprach Friedrich Schlegel aus, daß die Zeit zu einer geschichtlichen Betrachtung der Kunst, zur Kunstgeschichte, reif sei. Er ahnte visionär voraus: »Die Kunst ruht auf dem Wissen, und die Wissenschaft der Kunst ist ihre Geschichte.«

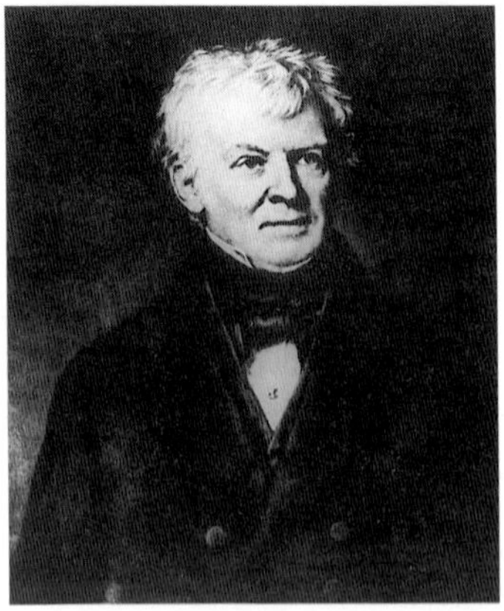

Sulpiz Boisserée

Die Entdeckung der altkölnischen Malerei

An der Neubewertung der gotischen Malerei und Architektur haben neben August Wilhelm und Friedrich Schlegel auch die Brüder Sulpiz (1783-1854) und Melchior Boisserée (1786-1851) großen Anteil gehabt.[8] Im Jahre 1803 fuhren sie mit ihrem Freunde Bertram nach Paris und sahen dort die Schätze der altdeutschen Malerei im Musée Napoléon. Zusammen mit Friedrich Schlegel kehrten sie 1804 durch Belgien in ihre Heimatstadt Köln zurück.

Hier waren inzwischen Veränderungen vor sich gegangen, die auch für die Beurteilung der alten Kunst wichtig waren. Durch den Reichsdeputationshauptschluß vom 25.2.1803 war der Besitz der Kirchen und Klöster enteignet worden. Die jungen Kunstfreunde kamen in ihrem eben erwachten Enthusiasmus zu dem schnell gefaßten, historisch bedeutsamen Entschluß, die der Zerstörung anheimgegebene Kunst der geräumten Klöster und Kirchen zu sammeln. In den Jahren, die Friedrich Schlegel und seine Frau in Köln verbrachten, wurden sie Zeugen der Auflösung der großen Kölner Kunstschätze, aus der die Brüder Boisserée wichtige Werke retten konnten.

Eine exemplarische Beschreibung dieser Ereignisse gab Sulpiz Boisserée: »Während unserer Abwesenheit zu Anfang des Winters waren die aufgehobenen Klöster und Kirchen geräumt worden, und was die ausgestoßenen Bewohner nicht mitgenommen, die Regierungsbevollmächtigten nicht mit Beschlag belegt hatten, war in schnödester Hast an Händler und Trödler verkauft worden. Durch diese gewaltsame Umkehr kamen gleich mehrere schätzbare, bis dahin unbekannte alte Gemälde zum Vorschein, die von Kennern und Liebhabern, besonders von Canonicus Wallraff und Kaufmann Lieversberg in ihre Sammlungen aufgenommen wurden. Wir fanden darunter Bilder, welche nicht nur an sich sehr bedeutend waren, sondern auch die größten Erwartungen von dem erregten, was noch im Dunkel und in der Vergessenheit begraben seyn könnte.«

Durch ihre Sammeltätigkeit kamen Sulpiz und Melchior Boisserée auch zur Auseinandersetzung mit den erworbenen Schätzen. Sie versuchten die kölnische Malerschule von ausländischen Schulen kunsthistorisch abzugrenzen. Unwiederbringliche Werte sahen die jungen Kunstbegeisterten aber auch für immer schwinden. In jenen Jahren wurden wichtige alte Bauwerke Kölns abgerissen. Die Brüder Boisserée wurden Zeugen, wie die seit Jahrhunderten verdeckten gotischen Wandmalereien in diesen Gotteshäusern bei der Zerstörung der Gebäude für einen Augenblick zum Vorschein kamen, ehe sie auf alle Zeiten vernichtet wurden.

So ist die Schilderung des Sulpiz Boisserée über diese Ereignisse eine wichtige Dokumentation. Er schrieb: »Eine Menge Wandgemälde, die auf den aufgedeckten Mauern einiger verlassenen Kirchen und Klöster hie und da sichtbar wurden, bezeugten wiederholt das Alter und die umfassende Thätigkeit dieser altkölnischen byzantinisierenden Malerschule. Wir sahen dergleichen Wandmalereien beim Niederlegen von Kirchen, was in jener Zeit in Köln sehr oft geschah. Man untergrub zu diesem Zweck ein paar Pfeiler, stützte dieselben mit hölzernen Streben, zündete dann die Hölzer an, und im Augenblick wo die Pfeiler zusammenbrachen, sahen wir die Kalkdecke von den Wänden und Gewölben sich loslösen, unter welcher die bemalten Flächen wie in einem Blitz hervortraten, um dann für immer zu verschwinden.«

Über die Sammlung der Brüder Boisserée, die später nach Heidelberg gelangte und von da nach München verkauft wurde, haben sich die wichtigsten Schriftsteller jener Zeit geäußert. Beachtlich ist vor allem die Teilnahme Goethes, mit dem Sulpiz Boisserée über zwei Jahrzehnte hinweg einen umfangreichen Briefwechsel geführt hat. Aus diesem Briefwechsel und zahlreichen Besuchen Goethes in Heidelberg und Boisserées in Weimar ergab sich eine lebhafte Diskussion über Namen und Bedeutung der altdeutschen Kunst, aber auch der griechischen, der ägyptischen und der italienischen sowie ihres wechselseitigen Verhältnisses zueinander.

In einem Brief an Goethe vom 15.11.1817 entwickelte Sulpiz Boisserée seine Vorstellungen von einer kommenden Kunstgeschichte: »... Ich für mein Teil bin überzeugt, daß eine genaue Kenntnis der frühern Geschichte neuerer oder christlicher Kunst vollends die Zweifel und Nebel zerstreuen könnte, die noch über der Entwicklung der griechischen Kunst schweben. Man betrachte zum Beispiel nur das Verhältnis der byzantinischen zu der italienischen und deutschen Kunst, wie sehr ist es dem der ägyptischen zur griechischen ähnlich? Wer irgend unbefangen und gehörig unterrichtet ist, wird nie den Einfluß, ja selbst die lange Zeit hindurch stattgefundene Herrschaft der byzantinischen Kunst in Italien und Deutschland läugnen; und doch hat sich die Kunst in diesen Ländern und sogar in verschiedenen Gegenden derselben nach und nach ganz eigenthümlich entfaltet.

Ohne Überlieferung erscheint eben keine eigentliche Bildung bei den Menschen möglich, das zeigt sich überall in der Weltgeschichte auf die mannigfachste Weise. Man muß nur zu unterscheiden suchen, wo sich an dem Überlieferten das Eigenthümliche entwickelt, und muß dabei immer von Gesehenem, von der Anschauung und nicht von vorgefaßten Ideen ausgehen, wie Schelling, der die Geschichte der Kunst gern zur Geschichte der Natur, die Werke der Menschen gern nach denselben Gesetzen beurtheilen möchte, denen die Erzeugnisse der Natur unterliegen ...

Schon in diesem Fall leuchtet der großen Vortheil ein, daß wir den Gang neuerer Kunstgeschichte bis ins einzelne nachweisen können. Aber man bedenke nur, daß wir hinlänglich mit Denkmalen und Nachrichten ausgestattet sind, um einen der Dauer und der Entwicklung nach ähnlichen Zeitraum, wie der von Sesostris bei Perikles – ich meine den von Constantin und Gregor dem Großen bis zu Leo X. führt – die Kunstgeschichte stufenweise ganz vollständig aufzuhellen, und man wird gestehen müssen, daß es sich wohl der Mühe lohnte, hier einen vergleichenden Maßstab zu suchen.«

Die erste Geschichte der Kunst des Mittelalters

Die Zusammenfassung der gesamten Kunstgeschichte des Mittelalters existierte jedoch bereits, als Sulpiz Boisserée in seinem Brief vom 15.11.1817 an Goethe seinen Plan entwickelte. Sie war die Tat des französischen Gelehrten J.B.L.G. Seroux d'Agincourt (1730-1814), der 1787 Goethe in Rom getroffen hatte.[9] Das im Manuskript schon lange fertige Werk, dessen sechs Bände in Paris aber erst seit 1811 in Lieferungen herauskamen, lag 1823 vollständig vor. Es trug den Titel *Histoire de l'art par les monuments ...*

D'Agincourt setzte wie die Brüder Schlegel die Tradition fort, die Winckelmann mit seiner Geschichte der Kunst des Altertums begonnen hatte. Er versuchte die Geschichte der Kunst in großen Zusammenhängen als Entwicklungsverlauf darzustellen, machte also das Werden der Kunst zum Inhalt seines Buches. 1776 studierte d'Agincourt im Süden Frankreichs die dort erhaltenen Denkmäler. 1777 ging er nach England, den Niederlanden und nach Deutschland, 1778 schließlich nach Italien. In Modena traf er mit Girolamo Tiraboschi zusammen, in Venedig mit Cicognara und in Neapel mit Angelika Kauffmann.

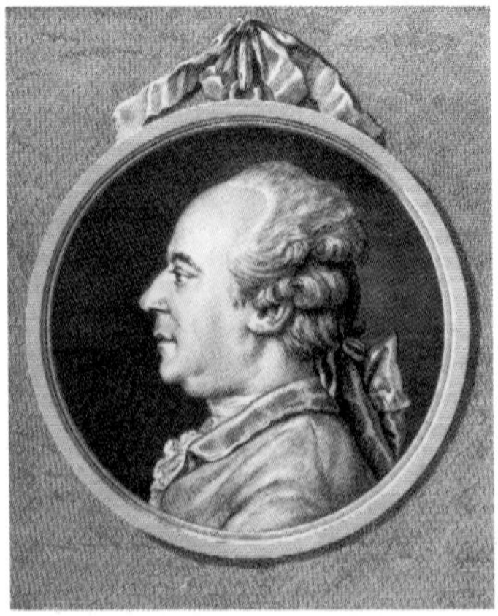

Seroux d'Agincourt

Gleich im Vorwort über den Gesamtplan des sechsbändigen Werkes wies d'Agincourt auf Winckelmann als sein Vorbild hin. Doch an die Stelle der Antike setzte er das Werk von Cimabue und Giotto. Im ersten Teil behandelte er die griechische Kunst mit einem Abriß der historischen Voraussetzungen. Die geschichtliche Entwicklung sah er wie Vasari und Winckelmann mit einer Blüte am Beginn, einer nachfolgenden Dekadenz und einer schließlichen Erneuerung im 15. und 16. Jahrhundert. Die einzelnen Gattungen behandelte er getrennt voneinander.

Im zweiten Band folgten Skulptur und Malerei, im dritten die Listen der Tafeln mit genauen Erklärungen und im vierten die Bildtafeln, die für die Zeit bahnbrechend waren. Hier gab er in sorgfältig zusammengestellten Illustrationen von Grundrissen und Stichen nach Skulpturen und Gemälden ein Anschauungsmaterial, das in jener Zeit einmalig war. Die Schlußtafel zeigt eine Büste von Nicolas Poussin, womit angezeigt werden sollte, daß Seroux d'Agincourt sich im Rahmen der französischen Tradition bewegte und sie fortsetzte.

In Paris wirkte das Werk nach dem vollständigen Erscheinen sensationell. Es leitete eine historische Betrachtung und eine Neubewertung des Mittelalters ein, das damals ebenso durch die Bestrebungen des Direktors des Musée des monuments français, Alexandre Lenoir, zu Ansehen kam. Auch Vivant Denon wurde in seiner Neigung zu den Künstlern des 14. und 15. Jahrhunderts durch d'Agincourts Vorbild geformt. Paillot de Montabert (1771-1849) schrieb unter dem Einfluß d'Agincourts seine *Dissertation sur les peintures du moyen âge et sur celles qu'on a appelées gothiques extrait d'un ouvrage inédit sur la peinture* (Paris 1812). Er entwickelte bereits eine auf die Kunst vor Raffael konzentrierte Anschauung, die auf die Präraffaeliten vorausweist. Eingehend untersuchte er auch bereits die Maltechnik. Wie Paillot de Montabert steht auch Artaud de Montor (1772-1849) in der Nachfolge d'Agincourts. Sein Werk *Considérations sur l'état de la peinture ...* (Paris 1808) kam 1840 in der erweiterten dritten Auflage unter dem bezeichnenden Titel *Peintres primitifs* heraus. Selbst in späteren Werken wie Alexis Francois Rios *The Poetry of Christian Art* von 1836 und Lord Lindsay (1812-1880) *Sketches on the History of Christian Art,* 3 Bände (1847), kann der Einfluß d'Agincourts nachgewiesen werden.

Französische Romantik

Der Boden für eine Neubelebung des christlichen Altertums war jedoch durch das Werk von François René de Chateaubriand (1768-1848) vorbereitet worden.[10] Chateaubriand, der sich in der Tradition Voltaires und Rousseaus als Gegner Napoleons fühlte, hat vor allem durch seine Schrift *Der Geist des Christentums* (1802) die romantische Bewegung zu entflammen geholfen. Der Begeisterung für die Antike setzte er, wie es die Romantiker in Deutschland getan hatten, die Begeisterung für das Mittelalter entgegen, in dem er Werte und Schönheiten sah, die der Antike unbekannt waren und die er als spezifisch christlich erkannte. Nach seiner Rückkehr aus Nordamerika, wo er ein Jahr unter Indianern gelebt hatte, veröffentlichte er Novellen mit romantischem Inhalt, deren Helden Indianer sind. Mit *Attala* (1801) und *Réné* (1802) gewann die Romantik in Frankreich wesentlich an Boden.

Die Grundlage für die neue Beurteilung des Mittelalters wurde durch das von Alexander Lenoir (1762-1831) geschaffene ›Musée des Monuments Français‹ in Paris geschaffen, das 1795 eröffnet worden war. Werke aus den zerstörten Kirchen und

Klöstern Frankreichs waren hier zusammengetragen, geordnet und dem Publikum zugänglich gemacht worden. Auch hier ist die Parallele zur deutschen Romantik und besonders zu den Bestrebungen der Brüder Boisserée offensichtlich.

Noch stärker wurde die Gotik in Frankreich durch Victor Hugos Roman *Der Glöckner von Notre Dame* (1831) propagiert. Hugo (1802-1885) schrieb im zweiten Kapitel des fünften Buches allgemein seine Gedanken über die Kunst und die Gesetzlichkeit der architektonischen Entwicklung nieder, von der er glaubte, sie gehe jeweils von einer Theokratie zu einer Demokratie über. Als Beispiel nahm er die Architektur des Mittelalters. Ungeachtet der veränderten gesellschaftlichen Realität sah Hugo in der Entwicklung des Buchdruckes den Grund zur Zerstörung der großen Architektur.

Im Gegensatz zu Vasari setzte er den Verfall in die Renaissance-Zeit: »Die Baukunst borgte bei Griechen und Römern; sie wurde eine unechte klassische Kunst. Dieser Verfall wird Renaissance genannt.« In Michelangelo sah Hugo das Mittelalter absterben: »Dieser Riese der Kunst setzte das Pantheon auf das Parthenon und schuf St. Peter zu Rom, ein großes Werk, das verdient hätte, einzig in seiner Art zu bleiben; denn es ist die letzte ursprüngliche Tat der Baukunst, der Namenszug eines Titanen unter der gewaltigen steinernen Chronik, welche sich für ewig schloß.«

Was danach kam, war für Victor Hugo vollends Verfall, und er fand so kritische Formulierungen für die nachgotische Architektur wie die folgende: »Jedes Land hat seinen St. Peter; London hat einen, Paris hat ihrer zwei. Es war das letzte Gefasel einer großen, absterbenden Kunst, die vor ihrem Tode kindisch wurde.«

Victor Hugo wurde ebenfalls bedeutend für die Erhaltung vieler alter Denkmäler in Frankreich und kämpfte, wie John Ruskin in England, gegen die modischen Restaurationsbestrebungen, seinen, wie er es nannte, »guerre au démollisseurs«.

Kunstgeschichte der Nazarener

Der geistigen Tradition der Brüder Schlegel entstammte der Kunsthistoriker Johann David Passavant (1787-1861), der nicht nur Kontakt zur französischen Kunstanschauung und zum neuorganisierten Museumswesen hatte, sondern als Maler auch zu zeitgenössischen Künstlern, besonders zur Gruppe in Rom um Cornelius und Overbeck, die sich ›Nazarener‹ nannten.[11]

Passavant wurde in Frankfurt als Sohn eines Kaufmanns geboren und sollte zunächst auch Kaufmann werden. Seine Neigungen waren jedoch mehr auf den Künstlerberuf gerichtet. Er ging nach Paris in das Atelier von Jacques Louis David und des Barons Gros und studierte die Malerei. Von seinen Ateliergenossen wurde er spöttisch Albrecht Dürer genannt.

1813 reiste Passavant zum ersten Male nach Italien. 1817 führte Rumohr ihn in Florenz in die Methodik der Kunstgeschichte ein. 1820 gab er sein erstes Buch heraus, *Ansichten über die bildenden Künste und Darstellung des Ganges derselben in Toscana zur Bestimmung des Gesichtspunktes, aus welchem die neudeutsche Malerei zu betrachten ist.* Er bezeichnete als Verfasser der anonymen Schrift »einen deutschen Künstler in Rom«.

Passavant betrieb hierin die Kunstgeschichte im Hinblick auf seine eigenen künstlerischen Bemühungen und die der Nazarener in Rom. Er wandte sich scharf gegen den Klassizismus Goethes, und zwar in dem Bewußtsein, neuen, vorwärtsdrängenden Ideen Ausdruck zu geben.

Rumohr, von dem Passavant eigentlich Unterstützung erwartet hatte, äußerte sich abfällig über die Schrift und sagte zu Niebuhr: »Sie enthält viel Gutes, aber doch auch so viel Schiefgedachtes und vorzüglich einen so jämmerlichen, aus Luigi Lanzi, Vasari und anderen zusammengeschmierten historischen Apparat, der auch, als Kompilation angesehen, von Flüchtigkeiten wimmelt, daß ich nicht bezweifle, daß er den neudeutschen Künstlern höchst nachteilig werden wird.«

1833 kam Passavants Skizze über seinen Freund Franz Pforr und sein Buch *Kunstreise durch England und Belgien* heraus. 1834 ging er wieder nach Italien, um sich weiter mit der Malerei Raffaels zu beschäftigen. Schon 1830 hatte er den Auftrag erhalten, das in Wiesbaden erschienene Buch von G. Chr. Braun über Raffael zu ergänzen und neu herauszugeben. Diese Neuausgabe wurde ihm aber immer mehr zum Anlaß, den Stoff vollkommen neu zu ordnen; es entstand schließlich sein großes Buch *Raphael von Urbino und sein Vater Giovanni Santi*, das in den Jahren von 1839-1858 erschien.

Das Fazit des Buches klingt in den Worten an: »So wird Raphael Santi aus Urbino zu allen Zeiten einzig in der Geschichte der Menschheit dastehen, und seine Werke, solange noch ein Schein von ihnen auf Erden übrigbleibt, werden gleich einem göttlichen Strahle in dem wildbewegten Leben alle edlen Seelen zu hoher Freudigkeit erheben.«

In dieser hymnischen Verehrung Raffaels im nazarenischen Sinne lag der Keim zur späteren Abwertung dieses Künstlers. Passavant versuchte – nicht immer erfolgreich – den Gefühlsenthusiasmus der Romantik mit der systematischen Arbeit des Kunsthistorikers zu verbinden.

Nach dem Erscheinen des ersten Bandes wurde Passavant Inspektor des Städelschen Kunstinstituts in Frankfurt. 1855 erschienen seine *Wanderungen durch die Gemäldegalerie*, 1860-1864 in Leipzig sein sechsbändiges großes Werk *Le peintre-graveur* ...

Der letzte Romantiker

John Ruskin (1819-1900) hat die politischen, sozialen und künstlerischen Anschauungen seiner Zeit entscheidend mitgeformt.[12] Er setzte die Bestrebungen der romantischen Bewegung fort und suchte sie mit einem modernen Lebensgefühl in Einklang zu bringen. Ruskin galt im 19. Jahrhundert als einer der einflußreichsten Geister der Zeit. Seine Bücher erreichten hohe Auflagen. Tolstoi nannte ihn den hervorragendsten Moralisten der Gegenwart.

John Ruskin hat durch seine puritanischen Eltern eine sehr strenge Erziehung genossen. Mit 18 Jahren bezog er die Universität Oxford und beschäftigte sich dort mit Architektur, Geologie und Mineralogie. Natur und Kunst scheinen für ihn von Anfang bis zum Ende auf einer Ebene gestanden zu haben. Seine ersten Artikel hat er für die Architekturzeitschrift *Architectural Magazine* unter dem Pseudonym Kata Physin (›gemäß der Natur‹) publiziert. Als Maler war er Schüler von Copley Fielding und J. O. Harding.

Sein erstes Buch, Modern Painters (5 Bände, 1843-1860), gipfelte in einer Rechtfertigung des Werkes von William Turner, das damals in England allgemein Protest hervorrief. Der ursprüngliche Titel des ersten Bandes von *Modern Painters* lautete *Turner und die Alten.* Einige Kritiker waren so weit gegangen, den Maler für verrückt zu erklären. Als einziger trat der junge Ruskin für ihn ein und hatte mit der Verteidigung Turners Erfolg. Als Dreiundzwanzigjähriger war er der offiziellen Kritik allein entgegengetreten und hatte überzeugt. Turner wurde zum Nationalheros, und Ruskin schon in seiner Jugend zu einem der wichtigsten Kritiker Englands. Charlotte Brontë schrieb nach der Lektüre des Buches begeistert: »... His book seems to give me eyes.«

Ein Kritiker Ruskins schrieb über *Modern Painters*, es sei nicht nur das Werk eines Genies, sondern eines vom Reichtum unterstützten Genies. In der Tat hat Ruskin niemals nötig gehabt, Geld zu verdienen, er war stets unabhängig durch ein vom Vater ererbtes Vermögen von ca. 200000 £.

Im Gegensatz zur Mehrheit der Kunstkritiker und Kunsthistoriker, damals wie heute, schrieb Ruskin für alle Menschen. Um alle Menschen ansprechen zu können, formte er sein Medium, die Sprache, zu einem Mittel der Kommunikation. Denn nur, was man verständlich ausdrücken kann, weiß man richtig.

Zwei Jahre nach dem Erscheinen des ersten Bandes von *Modern Painters* reiste Ruskin zum ersten Male allein nach Italien. Hier wurde ihm die alte Kunst, besonders des 13. und 14. Jahrhunderts, zu einer Offenbarung. Er kopierte alte Fresken, Skulpturen und Baudetails. Zu Natur und zeitgenössischer Kunst trat nun das Verständnis der lebendigen Vergangenheit. Neu gesehene Geschichte und revolutionäre Gegenwart wuchsen so in seinem Denken zu einer Einheit.

Als 1850 die programmatische Zeitschrift *The Germ* die Ziele der jungen Präraffaeliten propagierte, war dies für die englische Bevölkerung so befremdend, daß allgemeine Ratlosigkeit herrschte und man auf das Urteil des als Autorität anerkannten Ruskin wartete. Am 13. und 30. Mai 1851 verteidigte John Ruskin in der *Times* die Präraffaeliten und analysierte zum ersten Male diese Bewegung. Die Künstler Hunt, Rossetti, Millais waren begeistert und schlossen sich noch enger an Ruskin an, dessen Bücher einige von ihnen schon vorher geschätzt hatten.

Nach seiner Rückkehr aus Italien suchte Ruskin seine Ergebnisse zu verarbeiten. Er hielt Vorträge und brachte Bücher heraus. *The Seven Lamps of Architecture* (1849), *The Stones of Venice* (1851-1853), *Giotto and His Work* (1853-1860), *Mornings in Florence* (1875-1877). Sie waren das Ergebnis intensiver fachlicher Studien und suchten durch ihre Sprache die Historie als Instrument für die Gestaltung der Zukunft zu nutzen. Um die Kraft und Schönheit der Sprache Ruskins zu veranschaulichen, seien einige Passagen aus *The Stones of Venice* in Bezug auf die Markuskirche zitiert: »... a multitude of pillars and white domes, clustered into a long low pyramid of coloured light, a treasure-heap, it seems, partly of gold, and partly of opal and mother-of-pearl, hollowed beneath into five great vaulted porches, ceiled with fair mosaic, and beset with sculpture of alabaster clear as amber and delicate as ivory, – sculpture fantastic and involved, of palm

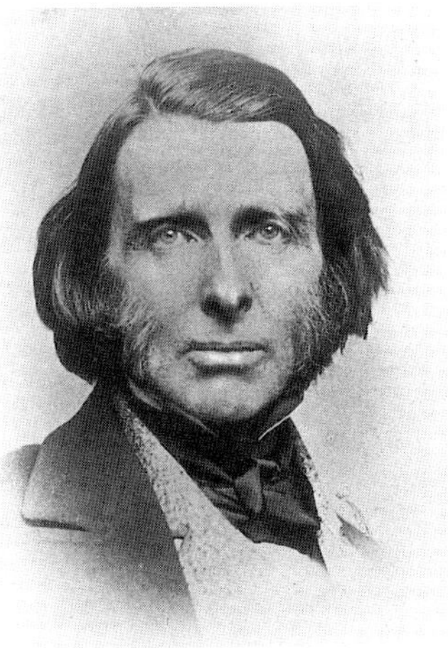

John Ruskin

leaves and lilies, and grapes and pomegranates, and birds clinging and fluttering among the branches, all twined together into an endless network of birds and plumes, and in the midst of it, the solemn forms of angels, sceptred, and robed to the feet, and leaning to each other across the gates, their figures indistinct among the gleaming and the golden ground through the leaves beside them, interrupted and dim, like the morning light as it faded back among the branches of Eden, when first its gates were angel-guarded long ago.«

Um 1860 erfolgte eine Wendung im Leben Ruskins. Er wandte sich sozialen Problemen zu und erkannte, daß die Grundlage der Kultur in Gefahr war. So erschienen im von Thackeray herausgegebenen *Cornhill Magazine* im Jahre 1860 Aufsätze Ruskins, die sich radikal gegen die allgemeine Gesellschaftsstruktur in England wandten. Seine Anschauungen hatten überraschende Ähnlichkeit mit dem kommunistischen Manifest von Marx und Engels aus dem Jahre 1848. Ruskin hat sich selbst als Kommunisten bezeichnet, allerdings, seiner aristokratischen und radikal konservativen sonstigen Auffassungen wegen, als einen der »alten Schule«.

Der Widerstand gegen Ruskins Ausführungen war so heftig, daß die Artikelreihe gestoppt werden mußte und Ruskin allgemein gemieden wurde. Man suchte ihn auf die Kunstschriftstellerei zurückzubringen, die man für ungefährlich hielt.

Einen Anhänger fand Ruskin jedoch, der ihm sicher mehr wert war als alle anderen Kritiker zusammen, Thomas Carlyle. Dieser schrieb: »Ich las Ihre Artikel mit Wollust, mit Jauchzen und oftmals mit hellem Gelächter und Bravissimo-Rufen. Ein solches Ding, plötzlich an einem Tag in eine halbe Million vernagelter britischer Hirnkasten hineingeschleudert, wird viel Gutes tun ... Verharren Sie die nächsten sieben Jahre bei dieser Arbeit und erzielen Sie dabei einen gleichen Erfolg, wie in der Malerei. Inzwischen freut es mich, daß ich mich von nun an in einer Minorität von zwei Stimmen befinde.«

1854 gründete Ruskin die Gesellschaft für die Bewahrung alter Gebäude. Die Gesellschaft beschränkte sich bewußt auf die Erhaltung alter Bauten und wollte sie nicht, wie es in zahlreichen anderen Ländern geschah, in wissenschaftlicher Rekonstruktion »verbessern«.

Als 1877 die Abteikirche in Dunblane wiederhergestellt werden sollte, wurde Ruskin so aufgebracht, daß er dem Pfarrer schrieb: »Geehrter Herr: Restaurationen sind in allen Fällen entweder fette Bissen für Architekten, oder sie entstammen der Eitelkeit der betreffenden Geistlichen, und ich zähle sie zu den schlimmsten Klassen des Schwindels und der Prahlerei. Die Restauration der Abteikirche zu Dunblane, der reizvollsten Ruine Schottlands, ja in ihrer Art der reizvollsten in der ganzen Welt, muß ich für die gemeinste Brutalität erklären, deren Schottland sich seit der Reformationszeit schuldig gemacht hat. Viel lieber wäre es mir zu vernehmen, daß man eine Eisenbahn quer durch die Ruine gelegt und die Steintrümmer in den Bach geworfen hätte. Ihr immer aufrichtiger John Ruskin.«

1869 wurde Ruskin Professor für Kunstgeschichte in Oxford und begann eine bahnbrechende Lehrtätigkeit mit dem Ziel, Praxis und Theorie der Kunst zu vereinigen. Zu seinen Schülern in Oxford gehörten Arnold Toynbee, Alfred Milner und Andrew Lang sowie auch Oscar Wilde, dessen spätere Kunsttheorie die Ruskinschen Anregungen weiterentwickelte.

Im Alter war Ruskin nicht frei von Wunderlichkeiten. Seit 1878 hatte er Anfälle von geistiger Umnachtung, die schließlich so stark wurden, daß sie ihn die letzten fünfzehn Jahre seines Lebens von der Öffentlichkeit fernhielten. Immer jedoch ist er der ehrlichen Überzeugung gewesen, seinem Volke eine moralische und kulturelle Erziehung zu schulden.

Er irrte, als er einen Feldzug des Hasses gegen den Kristallpalast von Joseph Paxton führte. Dieses geniale Gebäude des 19. Jahrhunderts war ihm ein »Gewächshaus für Gurken«. Ruskin hielt an der Täuschung fest, daß man das mittelalterliche Gesellschaftsgefüge durch eine Wiederbelebung der handwerklichen Tradition retten könne. Er haßte daher die Maschine generell. Er haßte Fabriken und die Eisenbahn, die er niemals benutzte. Ja, er hat sogar angeordnet, seine Bücher dürften niemals mit der Eisenbahn befördert werden. Dennoch wurde sein Auffassung der Kunst als Arbeit bahnbrechend für die Kunstanschauung des Realismus.

John Ruskin läßt sich mit seinen kunsthistorischen, nationalökonomischen und sozialen Arbeiten in keine Kategorie einordnen. Überall durchbrach er – ein letzter Vertreter der Romantik – die bestehenden Grenzen und dachte, fühlte und urteilte selbst. Zudem war er durch seine schriftstellerische Genialität in hohem Grade befähigt, auf andere einzuwirken. Noch im 20. Jahrhundert ging man in den Bestrebungen des Jugendstils, in den Programmschriften des Bauhauses sowie in der neueren Literatur (Marcel Proust) auf John Ruskin zurück. Vieles, was er in der Mitte des 19. Jahrhunderts in Hinblick auf die Vereinigung von Kunst und Leben, Sittlichkeit und Gesellschaft, Kultur und Gemeinschaft gefordert hat, ist bis zur unmittelbaren Gegenwart noch nicht verwirklicht.

Rumohr und die Berliner Schule der Kunstgeschichte

Karl Friedrich von Rumohr

Die Bedeutung Karl Friedrich von Rumohrs (1785-1843) für die Kunstgeschichte wurde schon von den Zeitgenossen herausgestellt.[1] Gustav Friedrich Waagen, Direktor der Gemäldegalerie des Berliner Museums und einer der Schützlinge Rumohrs, sagte: »Unter allen deutschen Künstlern und Kunstfreunden, welche von der Kunstgeschichte Notiz genommen haben, ist es eine längst ausgemachte Sache, daß an Gründlichkeit der Forschung, an Feinheit der Beobachtungsgabe es nicht leicht ein anderer dem Herrn von Rumohr gleichtuen möchte, so daß in seinen Schriften sich recht eigentlich die auf die Geschichte der neueren Malerei gerichteten wissenschaftlichen Bestrebungen in ihrem ausgezeichnetsten Erfolge darstellen.«

Schon von früh auf war Rumohr mit Werken der bildenden Kunst vertraut. Er erinnerte sich, mit 15 Jahren die Gemäldesammlung in Söder gesehen zu haben: »Mit Lust erinnere ich mich der Unabhängigkeit des Gefühls und Urteils, mit welcher ich ... in Söder zum ersten Male eine größere Zahl guter und vortrefflicher Gemälde durchsah. Ohne Zögern entschied ich mich für die kostbaren Ruysdaels dieser Sammlung, studierte eifrig den kleinen Correggio ... verwarf etwas höhnisch den sogenannten Raphael und bezweifelte den Claude Lorrain. Zwar kannte ich diese Maler historisch ganz und gar nicht; doch ... ich ... entnahm schon aus dem Correggio, daß jener Raphael ein ungleich neueres Bild sein müsse.« In einer Jugendarbeit über die antike Gruppe *Castor und Pollux* setzte er sich bereits von der Auffassung Winckelmanns ab.

Er hatte zu den wichtigsten Persönlichkeiten seiner Zeit Kontakt, zu Goethe, Hinrich Steffens, Wilhelm und Alexander von Humboldt, Friedrich und August Wilhelm Schlegel, Ludwig Tieck, Gottfried Semper und Bettina von Arnim. Schellings Rede *Über das Verhältnis der bildenden Künste zur Natur* von 1807 beeindruckte ihn besonders.

Von den vielen Publikationen des »spleenigen Lords«, der sich selbst als launisch und eigensinnig »wie ein Kutschpferd« bezeichnete, standen in seiner Zeit nicht die kunsthistorischen im Mittelpunkt. 1822 hat er unter dem Namen seines Dieners König ein *Handbuch der Kochkunst* herausgegeben, in dem er seiner Zeit die Vorzüge der natürlichen Küche pries. Wegen seiner Neigung zu gutem Essen wurde er oft geneckt. Caroline Schlegel konnte es nicht ausstehen, daß sein »Freßsinn ebenso vortrefflich ausgebildet« war »wie der Sinn für die Kunst«. 1808 schrieb sie an Pauline Gotter: »Es läßt sich gar nichts gegen seine Ansicht der Küche sagen, nur ist es abscheulich, einen Menschen über einen Seekrebs ebenso innig reden zu hören wie über einen kleinen Jesus.«

Amüsant berichtet auch Adolf Friedrich Graf von Schack in seinen Lebenserinnerungen über die innige Verbindung von Kunst und Kochkunst bei Rumohr, von der transportablen Küche, auf der er an den Königshöfen in Berlin und Kopenhagen kulinarische Genüsse zauberte und von den Festgelagen auf seinem Gute Rothenhausen bei Lübeck: »So oft er auf seinem Gute in Holstein Gäste bei sich hatte, mußten diese vor dem Diner schwere Steine mit ihm schleppen, um sich gehörigen Appetit zu machen.«

1834 gab Rumohr eine *Schule der Höflichkeit für Alt und Jung* heraus, und 1835 erschien *Der Hunde Fuchsenstreit*, eine Dichtung in Knittelversen mit sechs Bildern von Otto Speckter. Darüber hinaus sammelte Rumohr Grafiken u.a. von Rembrandt, Ostade, Both, Poussin. Auch versuchte er sich praktisch in diesen Techniken. Einer seiner Lehrer war Johann Domenico Fiorillo in Göttingen, der ihn auch in die Tradition der italienischen Kunstgeschichtsschreibung einführte. 1823 übersetzte er eine Auswahl italienischer Novellen. Rumohr, der unverheiratet blieb, galt im Alter als Sonderling.

Die 1827 erschienenen *Italienischen Forschungen* stehen an einem Wendepunkt der Kunstwissenschaft. Ursprünglich hatte Rumohr lediglich eine Vasari-Übersetzung geben wollen, doch wurde aus diesem Vorhaben mehr und mehr eine vollkommen neue Darstellung der gesamten Entwicklung der italienischen Malerei. Mit diesem Buch rückte er nicht nur die italienische Kunst in ein neues Licht, sondern gab auch zum ersten Male nach Lanzi und

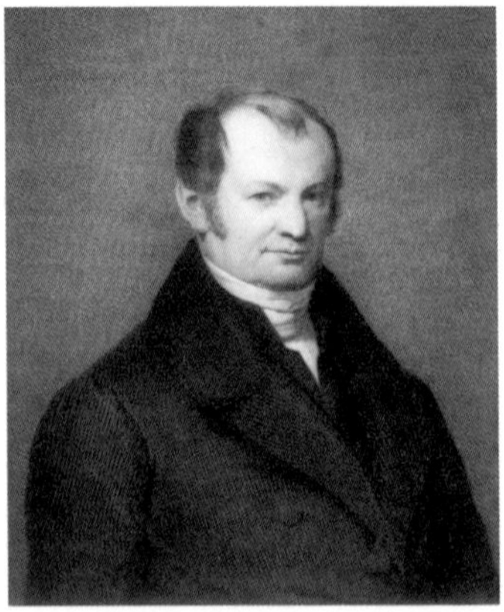

Karl Friedrich von Rumohr

Winckelmann eine in historisch-quellenkritischer Methode erarbeitete Gesamtdarstellung. Rumohr sah die Werke seiner Vorgänger Ghiberti, Vasari, Lanzi und Cicognara kritisch und prüfte ihre Brauchbarkeit für die wissenschaftliche Untersuchung. Der Historiker Barthold Georg von Niebuhr (1776-1831), der als preußischer Botschafter in Rom lebte, hatte ihn in die Methodik des Urkundenstudiums, der Quellenlektüre und der Quellenkritik eingeführt.

Gegenüber der mehr oder minder starken Subjektivität seiner Vorgänger und seiner romantischen Zeitgenossen suchte Rumohr nach objektiven Kriterien und setzte sich mit wissenschaftlichen Fakten auseinander. Gegen Hegels Anschauung: »Kunst ist Offenbarung der absoluten Idee in sinnlicher Erscheinung«, setzte Rumohr: »Kunst ist eine dem Begriffe oder dem Denken in Begriffen entgegengesetzte, durchaus anschauliche sowohl Auffassung als Darstellung von Dingen, welche entweder unter gegebenen oder unter allen Umständen die menschliche Seele erfüllen.«

Carl von Lorck hat versucht, die Bedeutung Rumohrs für die Kunstgeschichte in drei Punkten zusammenzufassen:

»1. Rumohr geht von einem strengen kritischen Kennertum aus, das an Originalwerken geschult werden muß und nur vor den Originalen selbst erlangt werden kann ...

2. Die Kunstgeschichte hat Rumohr als erster entschlossen von den Anekdoten der barocken Novellistik befreit und hat streng quellenmäßig das Kunstwerk und den Lebensgang der Künstler aus den Urkunden zu erschließen gelehrt ...

3. Schließlich hat Rumohr die tiefere Deutung des Kunstwerks in einem umfassenden Sinne begründet ...«

Karl Friedrich von Rumohr hat über seinen Entwicklungsgang selbst berichtet. In einem Spätwerk aus dem Jahre 1832, *Drey Reisen nach Italien*, erinnerte er sich seines Werdegangs und erzählte aus seinem Leben, von den ersten Zeichenstunden bei Fiorillo in Göttingen bis zur Reife seiner Kunstanschauung.

Er berichtete ferner von seinen persönlichen Bestrebungen, in die Kunst seiner Zeit einzugreifen durch Förderung junger Künstler. Mit zwei Persönlichkeiten beschäftigte er sich vor allem, mit den Malern Franz Horny und Friedrich Nerly. Wie Reynolds kam er zu der grundlegenden Erkenntnis: »Ich weiß nicht, ob man je darauf geachtet hat, daß in gewissem Sinne jeder einzelne Künstler die gesamte Kunstgeschichte in seinem eigenen Streben und Wirken wiederholen muß.« Doch blieb sein Bemühen in dieser Richtung vergeblich. Die Episode der Begegnung Rumohrs mit Friedrich Nerly hat sich als ein unglückliches Kapitel der Kunstförderung erwiesen wie früher Bestrebungen Goethes und der Weimarer Kunstfreunde.

Die Auswirkungen Rumohrs waren unermeßlich. Er wirkte auf die Kunstpolitik der großen Museen in Berlin, Dresden und Kopenhagen. Ein scharfer Kritiker war er im Berliner Museumsstreit. Vor allem trat er gegen Hofrat Alois Hirt auf, dem er bedeutete, daß er für seine Ansichten und seinen Rat selbst einstehe: »Und für diesen bin ich niemand in der Welt Verantwortung schuldig, als meinem Gewissen. – Hoffentlich kennen Sie das Ding, Herr Hofrat Hirt.«

Rumohr war eine entscheidende Schlüsselfigur für die Entstehung der Kunstgeschichte. Er hatte wie Hegel einen universalen Blickwinkel, wenngleich er sich von Kunsttheorie, Ästhetik und Philosophie freizuhalten verstand. Seine technische und quellenkundliche Beschäftigung mit dem einzelnen Kunstwerk und sein kritisches Kennertum wirkten bahnbrechend.

Rumohr hat als erster mit universaler Toleranz die Werke der vergangenen wie der für ihn zeitgenössischen Kunst nach exakten methodischen Prinzipien untersucht. Er hielt sich dabei sowohl von den Zeitströmungen frei, die Fiorillo als »Idealepidemie« bezeichnet hatte, wie auch von den Beiträgen Goethes und der Weimarer Kunstfreunde, den Nachwirkungen der Lessingschen Lehre sowie von den Auffassungen der romantischen Schule.

Rumohr war der Überzeugung, daß die wissenschaftliche Methode durch das Erarbeiten objektiver Kriterien zu einer Bändigung des Subjektiven führen müsse: »Nur wer von einer beschränkenden Vorliebe für eigentümliche Richtungen, Schulen und Förmlichkeiten der Kunst unabhängig ist, vermag das Wesen der Kunst rein aufzufassen ...«

Franz Kugler

Zu Beginn des 19. Jahrhunderts war Berlin ein Weimar ebenbürtiges Zentrum der geistigen Entwicklung in Deutschland. Hier wirkten für kürzere oder längere Zeit die Brüder Schlegel, Schleiermacher, Schelling, Fichte, Hegel und die Brüder Humboldt. Die beiden Pfeiler der Geschichte der Wissenschaft von der Kunst, Georg Wilhelm Friedrich Hegel und Karl Friedrich von Rumohr, waren mit Berlin verbunden. Und hier wurde eine Synthese aus den Anschauungen dieser beiden bestimmenden Persönlichkeiten gezogen.

Die zentrale Gestalt der Berliner Schule der Kunstgeschichte war Franz Kugler (1800-1858).[2] Er wurde in Stettin geboren, studierte an der Universität Berlin und beschäftigte sich dort auch mit Literatur, Musik und bildender Kunst. Als er 1827 nach einer kurzen Unterbrechung des Studiums aus Heidelberg nach Berlin zurückkehrte, konzentrierte er sich auf die Architektur und studierte an der Berliner Bauakademie. Die Universität besuchte er gleichzeitig weiter.

1831 promovierte er, 1842 wurde er zum Mitglied des akademischen Senates ernannt und 1843 in das Kultusministerium berufen. Er wurde Dezernent für die Kunstangelegenheiten Preußens und hatte, wie vorher Wilhelm von Humboldt, entscheidenden Einfluß auf die Kulturpolitik des Landes. Kugler versuchte, der Kunst wieder den ihr zukommenden Platz in der Gesellschaft zu sichern. Seine Aufgabe war, »die äußeren Verhältnisse der Kunst, ihre Stellung zum Leben und im Leben, die Forderungen des Künstlers an die Außenwelt und die Forderungen dieser an ihn zu erwägen und an der Ordnung dieser Verhältnisse mitzuwirken«.

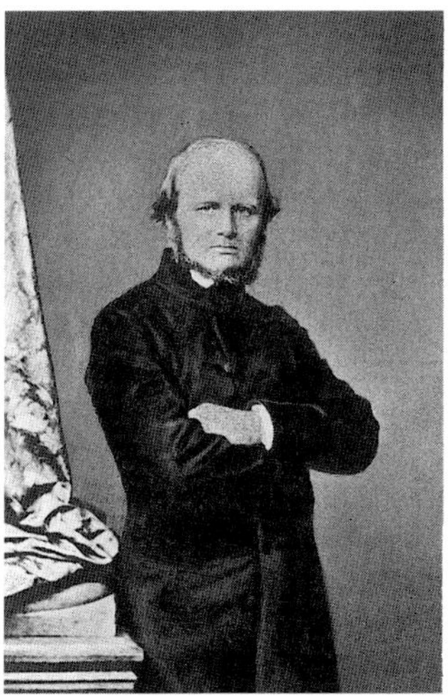

Franz Kugler

Kugler hat mit dieser genialen Formulierung nicht nur seine Position definiert, sondern eine auch heute noch gültige Forderung aufgestellt. Aus dieser öffentlichen Tätigkeit erwuchs seine Schrift *Über die Kunst als Gegenstand der Staatsverwaltung*, über die er als Motto ein Wort Wilhelm von Humboldts setzte: »Man kann es überhaupt nicht genug wiederholen: Kunstgenuß ist einer Nation durchaus unentbehrlich, wenn sie noch für irgend etwas Höheres empfänglich bleiben soll.«

Es wäre aber eine Verengung, wollte man Franz Kugler ausschließlich als Kunsthistoriker sehen. Er ist als Dichter des Liedes *An der Saale hellem Strande* volkstümlich geworden sowie durch seine von Adolph Menzel illustrierte *Geschichte Friedrichs des Großen*, die in jener Zeit ihren festen Platz in fast allen deutschen Häusern hatte. Kugler hat ferner Theaterstücke geschrieben, die auch aufgeführt wurden, sowie gezeichnet und komponiert. Er war der Typ jener ersten Kunsthistoriker, die sich, mit dem Rüstzeug einer universalen Bildung versehen, an die Erforschung der Geschichte der Kunst machten. Burckhardt hat seinen Lehrer einmal mit folgenden Worten charakterisiert: »Eine edle Persönlichkeit, die ihre Horizonte weit über die Kunstgeschichte hinaus öffnete«.[3]

Das Haus Kuglers in der Friedrichstraße Nr. 242 war ein kulturelles und geistiges Zentrum Berlins. Dichter wie Fontane, Heyse und Storm gingen hier ein und aus.[4] Paul Heyse, der spätere Schwiegersohn Kuglers, berichtete über dieses Haus: »Das Kuglersche Haus war damals der Sammelpunkt eines ganzen Schwarms aufstrebender junger Leute, die sich freudig als seine Schüler bekannten. Der bedeutendste darunter, Jakob Burckhardt, geboren 1818, konnte schon für einen jungen Meister gelten und stand dem älteren Freunde mit eigenem Urteil und einer Fülle aus eigener Hand erworbener Kenntnisse zur Seite, so daß Kugler ihm die Bearbeitung der zweiten Auflage seiner *Geschichte der Malerei* anvertrauen konnte, für die Burckhardt aus frischen eigenen Studien in Italien ein großes Material der wertvollsten Notizen gesammelt hatte. Noch ahnten wir nicht, zu welch beherrschender Stellung in der Geschichte der Kunst und Kultur der damals

Neunundzwanzigjährige, der mit seiner heiteren Feinheit, seiner poetischen und musikalischen Begabung den häuslichen Kreis belebte, schon im Laufe der nächsten Zeit sich emporschwingen sollte. Damals sah er mit bescheidener Unterordnung zu dem älteren Meister und Freunde auf, ließ sich geduldig von Tante Luise abkonterfeien und sang, wenn er darum gebeten wurde, zum Klavier seine italienischen Volkslieder mit einer zarten, seelenvollen Stimme.«

Kugler war ein Arbeiter von unermüdlicher Schaffenskraft. Neben den vielen geselligen und künstlerischen Bestrebungen entstanden seine grundlegenden Bücher. Die beiden Bände seines *Handbuchs der Malerei* kamen 1837 heraus. Mit dieser Geschichte der Malerei hat Kugler sich gleich zu Beginn einer neuen Wissenschaft an eine große Zusammenfassung der gesamten Malerei gewagt. Nur die *Italienischen Forschungen* Karl Friedrich von Rumohrs waren ein methodisches Vorbild. Kugler selbst hat sein Buch eine Kompilation genannt, doch handelt es sich eher um eine subjektiv gesehene Gesamtschau.

Im Jahre 1842 erschien das *Handbuch der Kunstgeschichte*. Man muß sich vor Augen halten, daß dieses bedeutende erste Handbuch der Kunstgeschichte von einem vierunddreißigjährigen Kunsthistoriker verfaßt wurde. In diesem Werk hat Kugler versucht, die gesamte Welt der Kunst in drei Bänden zusammenzufassen, und zwar in einer Weise, wie es eigentlich bis zur unmittelbaren Gegenwart kaum je wieder einem einzelnen gelungen ist.

Franz Kugler besaß eine optimistische Natur. Er sagte: »Gehen wir frisch ins Leben hinein, solange wir leben! Die Wechselwirkung der Kräfte schafft viel höheren Gewinn, als wenn wir in vornehmer Abgeschlossenheit über einer Vollendung brüten, der wir uns nur durch gemeinsame Tätigkeit anzunähern vermögen. Ist der Stein, den wir zum Bau tragen, doch nicht der Bau selbst.«

1842 erschien das Buch über den Freund Karl Friedrich Schinkel, im gleichen Jahre der Aufsatz *Über den Pauperismus auch in der Kunst*, 1853 und 1854 kamen die drei Bände *Kleine Schriften und Studien zur Kunstgeschichte* heraus mit einer Widmung an seinen genialen Schüler »Jakob Burckhardt in Basel«.

Kugler war der erste seiner Wissenschaft, der den begrenzten Horizont Europas überwand. Für ihn gab es nicht nur die damals im Mittelpunkt stehende Kunst der Renaissance und die des von der Romantik wiederentdeckten Mittelalters, sondern er behandelte ebenso die Kunst von der vorgeschichtlichen Zeit bis zu seiner Gegenwart ohne geographische Begrenzungen. Das geht vielleicht auf den Einfluß Alexander von Humboldts zurück, mit dem Kugler befreundet war und von dem er einen Ausspruch als Motto in sein *Handbuch der Kunstgeschichte* übernahm: »Einzelheiten der Wirklichkeit können nicht aus Begriffen abgeleitet (konstruiert) werden. Weltbeschreibung und Weltgeschichte stehen daher auf derselben Stufe der Empirie …«

Wie Alexander von Humboldt in der Geographie, war Franz Kugler im Bereich der Kunstgeschichte der geniale Entdecker eines universalen Zusammenhanges. Als Kugler im Jahre 1858 starb, blieben große Arbeiten unvollendet liegen. Wären diese ausgeführt worden, so wäre, wie Paul Heyse meinte, »ein ästhetischer Kosmos« entstanden.

Gustav Friedrich Waagen

Wie Kugler aus der Praxis herkommend war auch Gustav Friedrich Waagen (1794-1868) einer der Gründer der kunstgeschichtlichen Schule in Berlin.[5] Waagen stammte aus Hamburg. Er hatte enge Berührung mit den Romantikern, mit Tieck und Steffens war er verwandt. Durch Sulpiz Boisserée kam er zur Kunstgeschichte. Nach einem längeren Aufenthalt in Rom studierte er in Breslau und Heidelberg. In Rom hatte er zeitgenössische Künstler wie Führich, Schnorr von Carolsfeld, Koch, Overbeck und Cornelius kennengelernt. Rumohr verschaffte ihm die Stellung als Direktor der Gemäldegalerie in Berlin.

Waagen, der viel in den europäischen Hauptstädten unterwegs war, galt als Idealtyp des Museumsdirektors. Da er ein umfangreiches optisches Wissen besaß, zog man ihn gern als Autorität zur Beurteilung von Kunstwerken heran. Hinrich Steffens hat einmal sein von den Zeitgenossen hoch bewundertes Bildgedächtnis beschrieben: »Ich habe es oft auf die Probe gestellt. Ich nahm Kupferstiche mehr oder weniger bekannter Bilder in Paris oder anderswo, deren Originale er, wie ich wußte, gesehen: er mußte mir, ehe ich ihm den Druck vorlegte, die Gruppe und Stellung der einzelnen Figuren beschreiben, und dies geschah mit einer Genauigkeit, die mich überraschte.« Doch auch sein außergewöhnliches Erzähltalent wurde gerühmt. Noch Wilhelm von Bode wurde in Petersburg über diese Gabe seines Vorgängers berichtet: »Waagen, der sich volle drei Monate in Petersburg zur Anfertigung des Kataloges aufgehalten habe, hätte den ganzen Hof amüsiert.« Der Zar hätte ihn alle paar Abende bei sich haben wollen. Als eine Schwester des Zaren diesen wegen des so plötzlich erwachten Kunstinteresses geneckt habe, soll die Antwort des Zaren gewesen sein: »Nie habe er so unanständige Witze gehört.«

Die Hauptarbeit Waagens galt dem Aufbau der Gemäldegalerie in Berlin, für die er zahlreiche Werke – teilweise mit dem Rat Rumohrs – erwerben konnte. Hinzu kamen die großen Museumskataloge. Seine seit 1844 ausgeübte Lehrtätigkeit an der Universität trat demgegenüber zurück. Doch war die Berufung Waagens die erste Anerkennung der Kunstgeschichte als Universitätsdisziplin.

Als Frucht seiner zahlreichen Reisen in die Niederlande, nach England und Frankreich erschienen die Reisebücher Waagens. 1822 gab er ein Werk über Hubert und Jan van Eyck heraus. Carl Schnaase, der damals noch nicht in Berlin tätig war, sagte über dieses Buch: »Er traf damit in das Herz der Kunstgeschichte, er beleuchtete die Grenze zwischen dem Mittelalter und der modernen Kunst.«

Auch dieses Buch wurde von einem jungen, erst achtundzwanzigjährigen Kunsthistoriker geschrieben, der damit einen neuen Stoff für die sich entwickelnde Wissenschaft erschloß. Trotz vieler zeitgebundener Urteile erkannte Waagen die epochale Bedeutung der Brüder van Eyck. 1833 gab er eine Würdigung von Rubens heraus. Später erschienen weitere Publikationen Waagens, 1862 das *Handbuch der deutschen und niederländischen Malschulen.*

Waagen hatte in seiner Stellung viel gegen die Bürokratie zu kämpfen. Häufig hat er sich über die Auswirkungen des Künstlerischen auf die Gesellschaft resigniert geäußert: »Nur die Erfahrung, trotz der allgemeinen Indolenz und Barbarei in Beziehung auf Kunst und ihre Entwicklung in einzelnen, wenngleich seltenen Fällen den Sinn dafür in einer tieferen, ernsten Bedeutung geweckt und genährt zu haben, und die daraus gewonnene Überzeugung, daß die Fähigkeit für diese Art der Äußerung des Geistes, deren Eigentümlichkeit durch nichts anderes ersetzt werden kann, noch nicht ganz ausgestorben, kann mir bei so trüben Betrachtungen einigen Trost gewähren.«

Waagens Bedeutung für die erste Phase der Kunstgeschichte als Wissenschaft wurde 1868 von Carl Schnaase in seinem Nachruf auf den verehrten Kollegen deutlich erkannt: »Der Grundgedanke der heutigen Kunstgeschichte, der Gedanke des innigen Zusammenhanges der Kunst jeder Zeit mit dem

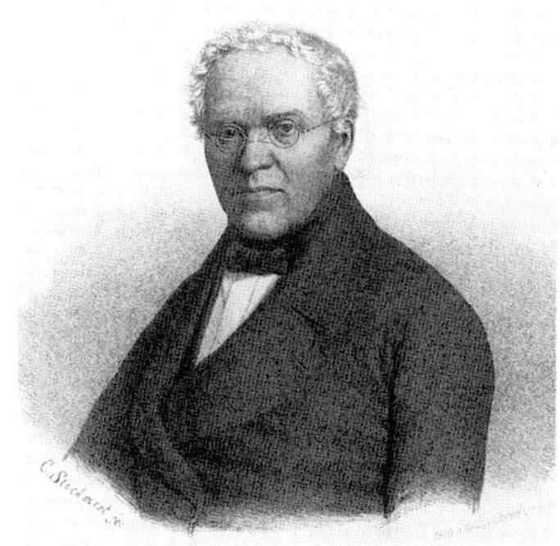

Gustav Friedrich Waagen

Volksgeiste und seiner weltgeschichtlichen Stellung wurde von ihm zuerst in umfassender Weise geltend gemacht. Aber es bedurfte noch längerer Zeit, ehe er reifte und für die weitgreifende Arbeit der Durchbildung der Kunstgeschichte anwendbar wurde. Da ist es nun Waagens Verdienst, daß er sich frühe dieser Richtung zuwandte und sich mit größter Entschiedenheit als irgendein anderer Gleichzeitiger dieser Arbeit widmete.« Allerdings gilt diese Charakterisierung in gleichem Maße für das Werk Schnaases, seiner umfassenden *Geschichte der bildenden Künste.*

Heinrich Gustav Hotho

Heinrich Gustav Hotho (1802-1873), die dritte bestimmende Persönlichkeit der Berliner Schule der Kunstgeschichte, war Berliner.[6] Er kam, obgleich er später an den Museen wirkte, nicht aus der Praxis, sondern aus einer umfassenden, von der Philosophie Hegels hergeleiteten Systematik. Er war ganz vom Vorbild des großen Philosophen beeinflußt und hat dies im romantischen Überschwang seiner Zeit so ausgesprochen: »Innerlich ausgelebt und ausgestorben, ohne Hoffnung und ohne Glauben, warf ich mich endlich der Philosophie in die Arme, und sie allein nahm mich trostspendend auf.« Hotho hat die 1818 von Hegel in Heidelberg gehaltenen Vorlesungen über Ästhetik herausgegeben.

Wie die anderen großen Kunsthistoriker der Frühzeit, beschränkte sich auch Hotho nicht ausschließlich auf die Kunstwissenschaft. Er schrieb beispielsweise ein Buch über das musikalische Berlin. Als Dichter trat er mit dem Trauerspiel *Don Ramiro* hervor, und an der Universität hielt er seit 1829 Vorlesungen über »Gegenstände der Ästhetik, Kunst- und Literaturgeschichte«, die sehr erfolgreich waren.

Auch Hotho ging es um eine Zusammenfassung der verschiedenen kulturellen Bereiche. Unter diesem Aspekt bewarb er sich schließlich auch beim Berliner Museum. Dazu schrieb er an Minister Altenstein: »Denn als höchsten wissenschaftlichen Zweck habe ich mir die Aufgabe gestellt, die Ästhetik nur in innigster Verbindung mit der Kunstgeschichte zu behandeln, um in dieser Weise durch die geschichtliche Entwicklung der Künste die Rechtfertigung und Gewährung der allgemeinen ästhetischen Prinzipien zu liefern.«

1832 kam Hotho, zunächst als Assistent, an die Gemäldegalerie, 1860 wurde er Direktor des Kupferstichkabinetts. Seine Hauptaktivität richtete er aber im Gegensatz zu Waagen nicht so sehr auf den Erwerb von Kenntnissen um einzelne Werke und die Detailforschung, sondern auf seine philosophisch und ästhetisch orientierten Universitätsvorlesungen.

Über sein 1835 erschienenes erstes Buch, *Vorstudien für Leben und Kunst*, sagte Hotho selbst, daß es ihm nicht so sehr auf die historische Wissenschaftlichkeit angekommen sei als vielmehr auf die schöne Darstellung, daß ihm »... mehr daran lag, die innere allgemeine Befähigung zur Auffassung und Darstellung von Kunstwerken zu zeigen, als geschichtliche oder ästhetische Abhandlungen zu schreiben«.

1842/43 erschien seine *Geschichte der deutschen und niederländischen Malerei,* in der er das Denksystem Hegels auf die Kunstgeschichte anwandte, und 1855 bis 1858 eine nicht abgeschlossene Arbeit über die Malerschule Hubert van Eycks, ein Thema, mit dem sich Waagen zuvor beschäftigt hatte.

Auch Hotho nahm direkten Bezug auf die Kunst seiner Zeit, allerdings meist negativ. So hat er vor allem gegen die Düsseldorfer Malerschule polemisiert. Doch auch die entscheidenden Kräfte der Malerei im 19. Jahrhundert hat er nicht gesehen. Hier zeigten sich die Gefahren einer Methode, die zu wenig mit der Realität verbunden ist.

Hothos Beitrag zur Berliner Schule der Kunstgeschichte kam von der Seite der Ästhetik, der Hegelschen Ästhetik. Für ihn war die Kunstgeschichte eine philosophische Disziplin. Er meinte: »Soll aber ein befriedigender Erfolg zustande kommen, müssen ästhetische Einsicht, umfassende Kennerschaft, eigene Poesie des Gemüts und Blicks in solche Einigung wirken, daß keine dieser Gaben mehr selbständig tätig bleibt.«

Leider hat Hotho aber die praktische Grundlage, die Kennerschaft des spezifisch Künstlerischen, vernachlässigt. Jakob Burckhardt schrieb 1847 an Gottfried Kinkel über die »... unsinnige, innerlich unwahre Begeisterung Hothos«. Systematische Gesichtspunkte und große Zusammenfassungen allein sind nie in der Lage gewesen, die von der Kunst ausgehende sinnliche Wirkung, die zunächst erlebt werden muß, zu erklären. Alles weitere kann nur von dieser Grundlage aus erfolgen.

Carl Schnaase

Auch Carl Schnaase (1798-1875) galt lange Zeit als Außenseiter der Kunstgeschichte, da er von seiner Ausbildung her Jurist war.[7] Wie Hotho kam er nicht von der Kenntnis einzelner Werke her, sondern von philosophisch und religiös bestimmten Anschauungen. Dennoch ist es Schnaase mit seinem achtbändigen Werk *Die Geschichte der bildenden Künste* gelungen, die Entwicklung der Wissenschaft maßgeblich zu beeinflussen.

Schnaase wurde in Danzig geboren und studierte an der Universität Berlin Jura. Auch auf ihn wirkte Hegel, den er in Heidelberg gehört hatte und dem er 1818 nach Berlin folgte. Bei Hegel fand er den umfassenden Gesichtskreis, die Verbindung des einzelnen mit dem Universalen.

Nach einer Italienreise 1826/27 schrieb er »Mein Plan ist ... die Kunstgeschichte von Italien selbst chronologisch durchzunehmen, die geeigneten Werke, wenn ich ihrer habhaft werden kann, zu benutzen, die Erinnerung des dazu gehörenden aufzufrischen und mir darüber Notizen zu machen, auch eine zusammenhängende Übersicht auszuarbeiten.«

1829 fand er eine Anstellung als Procurator in Düsseldorf. Er wurde Sekretär des Düsseldorfer Kunstvereins und Mitglied des Kuratoriums der Kunstakademie. In Bonn besuchte er gelegentlich Gottfried Kinkel.

1830 unternahm Schnaase eine Reise durch Holland und gab 1834 sein Buch *Niederländische Briefe* heraus, das zwar an die romantischen Reisewerke anknüpft, in der Haltung gegenüber den Kunstwerken jedoch sachlicher ist. Auch hier ging Carl Schnaase vom einzelnen nur aus, um neue Zusammenhänge zu erschließen.

In Düsseldorf begann Schnaase seinen ursprünglichen Plan zu einer Geschichte der bildenden Künste auszuweiten. Als der Vertrag mit dem Verleger bereits geschlossen und die Ausarbeitung weitgehend konzipiert war, erschien im Jahre 1841 der erste Band von Franz Kuglers *Handbuch der Kunstgeschichte.* Dieses Zusammentreffen hat Schnaase im ersten Augenblick erschüttert. Er empfand eine so tiefe Hochachtung vor Kugler und sah vor allen Dingen dessen Überlegenheit in allen technischen Fragen der Kunst, daß er an seiner eigenen Arbeit fast verzweifelt wäre. Schließlich war er aber doch in der Lage, die Fähigkeiten Kuglers gegen seine eigenen abzuwägen und sein Werk weiterzuführen. Die große Verehrung für Kugler, den Gleichstrebenden, sprach Schnaase in der Widmung des Gesamtwerkes an den Berliner Rivalen aus. Fast gleichzeitig erschienen also zu Beginn der vierziger Jahre des vorigen Jahrhunderts in Deutschland die beiden großen Zusammenfassungen der Kunstgeschichte, auf der einen Seite mehr von der künstlerisch-praktischen Seite gesehen, auf der anderen mehr von der philosophisch-kulturgeschichtlichen.

1848 ging Schnaase in Fortführung seiner juristischen Laufbahn als Obertribunalrat nach Berlin. Hier vollendete er den fünften Band seines großen Werkes. 1857 ließ er sich pensionieren und widmete sich vollkommen seinen kunsthistorischen Studien. Er, der Außenseiter, wurde jetzt von allen Seiten auch als Kunsthistoriker geehrt und anerkannt. Die Philosophische Fakultät der Universität Bonn verlieh ihm die Doktorwürde, von König Max von Bayern erhielt er den Maximiliansorden, und die Berliner Akademie der Künste ernannte ihn zum Ehrenmitglied. Reisen führten ihn 1858 nach Italien, 1860 nach Belgien und 1861 nach Österreich, wo er in Wien von den österreichischen Kunsthistorikern Heider und Eitelberger empfangen wurde.

Schnaase nahm auch im Alter noch regen Anteil an allen kulturellen Ereignissen Berlins, distanzierte sich jedoch mehr und mehr von der Kunst seiner eigenen Zeit, in der er die geistigen Ziele vermißte. Er konzentrierte sich schließlich auf die christliche Kunst, wurde Mitbegründer des *Christlichen Kunstblattes* und schuf den Verein für religiöse Kunst in der evangelischen Kirche.

Schnaase hat sein Ziel klar formuliert: »Das dunkle Gefühl einer bedeutungsvollen Schönheit und das bloß historische Beleben bestimmter Vergangenheiten sind nur Vorstufen. Das Höhere ist, beides zu verbinden und im vollen Genuß jeder einzelnen Schönheit zugleich ihr Verhältnis zu allen andern und ihre historischen Beziehungen zu fühlen. Aber freilich, auf dieser Meisterstufe lernt keiner aus.«

Schnaase hat diese Erkenntnis allerdings nicht selbst verwirklichen können. Ihm wurde später vorgeworfen, zwischen seinen kulturgeschichtlichen Einleitungen und der Werkanalyse fehle der »Transmissionsriemen«. Erst der Kugler-Schüler Jakob Burckhardt hat in seinem Werk diese Stufe erreicht.

Schnaases Geschichte der bildenden Künste, an der er einundzwanzig Jahre lang gearbeitet hatte, blieb Fragment, als er 1875 in Wiesbaden starb. Sie schloß mit dem Ende des Mittelalters und ließ jene Epoche aus, mit der sich die weitere Kunstgeschichtsschreibung vor allem befassen sollte und die im Werk von Jakob Burckhardt zum Paradigma erhoben wurde.

Jakob Burckhardt und die Renaissance

Die Jugend

»Die Historiker der Kunstgeschichtsschreibung werden einmal einen Abschnitt machen mit dem Einsetzen von Burckhardts Arbeit, denn die ganze Abwicklung der italienischen Kunst ist doch eigentlich von ihm erst in ihrem Zusammenhang erfaßt worden, und mit einer merkwürdigen Unabhängigkeit des Urteils hat er die Wertakzente verteilt.« (Heinrich Wölfflin)[1]

Heinrich Wölfflin hat hier mit Bewunderung die Tat seines Lehrers umrissen, obgleich er häufig genug Reserven gegenüber der Leistung Burckhardts hatte, die in zahlreichen Punkten subjektiv, wenn nicht unsachlich war und eher den persönlichen Vorlieben Burckhardts entsprach.

Dennoch ist dem Werke Jakob Burckhardts (1818-1897) zu danken, daß in Anknüpfung an Kugler und die beginnende Kunstgeschichte in Berlin dem Kunstwerk selbst in seiner universal-kulturellen Gebundenheit neue Aufmerksamkeit geschenkt wurde, entwickelt am Beispielfall der italienischen Renaissance. Es ist bezeichnend, daß Burckhardt entscheidend durch seine Studien in Berlin geformt war und daß es der Einfluß der Berliner Schule der Kunstgeschichte war, durch den Burckhardts Werk von so ausschlaggebender Bedeutung für die Entwicklung der Disziplin werden konnte.

Genau an dem Zeitpunkt, da die Kunstgeschichte nach einem System suchte und dieses schon in naturwissenschaftlichen Methodiken gefunden zu haben glaubte, setzte das Tun Burckhardts den erforderlichen Gegenpol. So blieben die Zusammenhänge erhalten, und das spezifisch Künstlerische nicht nur des Einzelwerkes, sondern auch das ganzer Epochen und der Kunstgeschichtsschreibung selbst drang neu ins Bewußtsein.

Im Gegensatz zu doktrinärer Einseitigkeit und mechanischem Detailfanatismus suchte Burckhardt das Ganze zu beurteilen, denn Kultur war für ihn »... die ganze Summe derjenigen Entwicklungen des Geistes, welche spontan geschehen und keine universale oder Zwangsgeltung in Anspruch nehmen«. So darf sein Werk, wie das Vasaris oder Winckelmanns, als exemplarisch für die Entwicklung der Kunstgeschichtsschreibung gelten.

Jakob Burckhardt hat einmal über seinen Lebensweg gesagt: »Ich suchte mich, von der Theologie kommend, meiner nunmehrigen Fachwissenschaft nicht mehr systematisch, sondern im wechselnden Angriff von verschiedenen Seiten her zu bemächtigen.« In der Tat entspricht der Entwicklungsgang Burckhardts keineswegs dem eines normalen Kunsthistorikers, ja er war atypisch.

Jakob Burckhardt wurde durch seinen Vater, den Münsterpfarrer zu Basel, zunächst auf das Studium der Theologie verwiesen. Er ging jedoch bald zur Historie und zur Philosophie über und wurde schließlich Geschichtsschreiber. Burckhardt studierte zunächst in Basel, ging dann aber für drei Jahre nach Berlin. Dieser Aufenthalt wurde durch ein Semester in Bonn unterbrochen, wo er mit Gottfried Kinkel und seinem Kreis befreundet war. 1843 promovierte er als Fünfundzwanzigjähriger in Basel.

Über seine Berliner Professoren schrieb er am 15. Januar 1840 an seinen Freund Heinrich Schreiber: »Als ich die ersten Stunden bei Ranke, Droysen und Böckh gehört hatte, machte ich große Augen. Ich sah, es war mir bisher ergangen, wie jenen Rittern im Don Quichotte mit ihren Damen, ich habe meine Wissenschaft auf Hörensagen hin geliebt, und nun trat sie plötzlich in gigantischer Größe vor mich, und ich mußte die Augen niederschlagen. Jetzt erst bin ich fest entschlossen, ihr mein Leben zu widmen, vielleicht mit Entbehrung des häuslichen Glücks; von nun an soll kein Zwitterzustand meine Seele ängstigen.«

Von Anfang an ging das Bestreben Burckhardts über die Kunstgeschichte hinaus. In den Jahren nach der Promotion hat er als Kritiker im Feuilleton der Kölnischen Zeitung geschrieben. Auch war er längere Zeit als Journalist für die Basler Zeitung tätig und hat eine Anzahl politischer Beiträge verfaßt. Von Anfang an war es sein Ziel, wie sein Zeitgenosse John Ruskin in England in gutem Stil nicht nur die Fachwelt, sondern alle denkenden Leser aus allen Kreisen des Volkes anzusprechen. Burckhardt hat als Dichter und Literaturkritiker der Sprache große Bedeutung beigemessen und seinen Stil immer mehr zu vervollkommnen getrachtet. Paul Heyse, der mit Burckhardt befreundet war, sagte 1860 über dessen Sprache: »Leichtschenklig, rasch, mit Lichtern sparsam und an der rechten Stelle mit allen Kunstmitteln zu plastischen Bildern freigebig.«

Noch vor dem Studienabschluß im Jahre 1842 gab Jakob Burckhardt ein kleines Buch unter dem Titel *Die Kunstwerke der belgischen Städte* heraus, das Ergebnis einer Reise durch Belgien, die er im Anschluß an das Sommersemester in Bonn gemacht hatte. Diese in Form der romantischen Reisebriefe verfaßte Schrift war ganz von seinen persönlichen sinnlichen Eindrücken geprägt, in denen das einzelne Kunstwerk die Hauptrolle spielte.

1844 erhielt Burckhardt in Basel eine Privatdozentur, 1845 wurde er Extraordinarius. Es folgten Reisen durch Italien. 1848 setzte er seine Lehrtätigkeit in Basel fort. In seinem 1852 erschienenen ersten größeren Werk *Die Zeit Konstantins des Großen* setzte er sich grundlegend mit der Übergangsepoche von der Antike zur christlichen Kunst auseinander. Vorher hatte er über Konrad von Hofstaden, Andreas von Krain und die gotische Architektur gearbeitet.

Der Cicerone

1853 verlor Jakob Burckhardt infolge einer Umorganisierung des Schulwesens seine Stellung in Basel, ein Ereignis, unter dem er zeitlebens gelitten hat. Nun war er darauf angewiesen, seinen Lebensunterhalt mit der Feder zu verdienen. Er kam auf die Idee, einen Reiseführer neuer Art über Italien zu verfassen.

Auf seiner nächsten Italienreise entstand so der *Cicerone, eine Anleitung zum Genuß der Kunstwerke Italiens*. Schon über sein Buch *Die Zeit Konstantins* ... hatte er an Wilhelm Henzen geschrieben (7.11.1853): »Glauben Sie mir, ich wußte, ehe ich das Buch anfing, daß die Männer der Wissenschaft es nie anerkennen würden.« Noch stärker traf dies auf seinen *Cicerone* zu, der in undoktrinärer Weise die italienischen Kunstwerke vorstellte.

Jakob Burckhardt hat über die Entstehung des Buches berichtet: »Das Buch ist zu drei Vierteilen auf der Reise geschrieben, in einer Zeit, wo es nur wenig Eisenbahnen gab, unzureichende Guiden und gar keine Photographien. Der Verfasser sprach später gern von dem Segen des damaligen Reisens, wo man mit seinem Notizbuch sich vor die Denkmäler

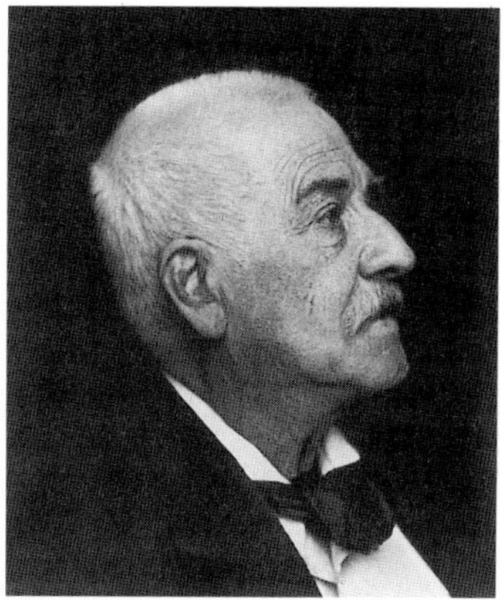

Jakob Burckhardt

stellte, da eine Fassade skizzierte, dort einzelne Skulpturteile oder Gemäldedispositionen, und überall sich sagen mußte: das wirst du so bald nicht wieder zu sehen bekommen.« Auch in diesem Sinne stellt Burckhardts Auffassung eine Parallele zu der seines englischen Zeitgenossen John Ruskin dar.

Friedrich Nietzsche, Schüler und Freund Jakob Burckhardts, sagte über den *Cicerone*: »Es gibt wenige Bücher, die die Phantasie so stimulieren und der künstlerischen Konzeption unmittelbar vorarbeiten.« In der Tat gibt es kaum ein kunsthistorisches Standardwerk, das so unorthodox, so lebendig und so frei von allem wissenschaftlichen Dünkel geschrieben wurde. Burckhardt hatte es sich während seiner einjährigen Reise durch Italien zum Prinzip gemacht, am Vormittag Kunstwerke zu sehen und nachmittags seine Eindrücke gleich ins Reine niederzuschreiben.

Mehrfach hat Burckhardt seiner Überzeugung Ausdruck gegeben, daß Bücher schnell geschrieben werden müßten, man dürfe sich nicht von der Fülle des Stoffes überrumpeln lassen. Man solle das auswählen, was einem persönlich wichtig erscheine. Nach jedem Buch müsse man für ein neues Thema frei sein. Sich und seine Kritiker schilderte er mit den Worten: »Lange bevor die Schuttschlepper nur von ihrem Karren aufgestanden sind, um uns etwas Unangenehmes nachzurufen, sind wir schon über alle Berge.«

Eine neue Sicht der Renaissance

Genau hundert Jahre nach dem Erscheinen der Winckelmannschen *Gedanken über die Nachahmung* ..., die eine neue Epoche in der Beurteilung vergangener Kunst eingeleitet hatten, stellte Burckhardt mit einer ähnlichen Revolution den Kontakt zum einzelnen Werke her. Zugleich wurde wieder eine neue Kunstlandschaft erschlossen. Was Griechenland für Winckelmann war, wurde Italien für Burckhardt und den Kunsthorizont seiner Zeit. Wie Winckelmann suchte Burckhardt über die Künstlergeschichte hinauszugelangen. Er wollte das lebendige Gesetz der Gestaltung finden, das er auf einfache, klare Formeln zu bringen suchte.

Auch dies ist durchaus den Bestrebungen Winckelmanns vergleichbar. Burckhardt schätzte von allen Büchern am meisten Winckelmanns *Geschichte der Kunst des Altertums*, mit der der norddeutsche Gelehrte in einer ganz anderen Zeit einen ähnlichen Versuch unternommen hatte, aus dem Wust ungeordneten Wissens zu neuen Erkenntnissen zu gelangen. Burckhardt sagte in seiner drastischen Sprache, daß er aus dem »Käse der Künstlergeschichte« zu einer »reinen Geschichte der Stile und Formen« zu kommen versucht habe.

1877 schrieb er in einem Brief: »In der Kunstgeschichte ist meine individuelle Aufgabe, wie mir vorkommt, diejenige, über die Phantasie vergangener Zeiten Rechenschaft zu geben; zu sagen, was diese und jene Meister und Schulen für eine Vision der Welt vor sich gehabt haben. Andere schildern mehr die Mittel der vergangenen Kunst, ich mehr den Willen (das heißt so gut ich kann).«

1860 erschien *Die Kultur der Renaissance in Italien*, mit dem Untertitel ›ein Versuch von Jakob Burckhardt‹, in dem ein neuer Name als Kennzeichnung einer ganzen Kulturepoche auftauchte. Es gab zwar vorher schon zusammenfassende Darstellungen der Renaissance, wie z. B. Jules Michelets ersten Band seiner *Histoire de France* (1833-1861) und G. Voigts *The Revival of Classical Knowledge* von 1859. Doch war es Burckhardt, der zum ersten Male das Wissen der Zeit in einer großen Synthese zusammenfaßte und ein neues Verständnis der Epoche ermöglichte.

Doch wie Winckelmanns Ergebnisse im 18. Jahrhundert wurde auch Burckhardts neue Sicht zunächst wenig verstanden. Achtzehn Monate nach der Publikation des Buches waren nicht mehr als 200 Exemplare verkauft worden. Burckhardts neue Erkenntnis setzte sich dessenungeachtet durch, und bis in die Mitte des zwanzigsten Jahrhunderts hinein wurden diese Gedanken weitergegeben, ohne daß man sich recht bewußt ist, daß sie auf Jakob Burckhardts entscheidende Umwandlung der Werte zurückgehen.

Das Thema war der persönlichen Haltung Burckhardts in besonderer Weise angemessen. Daß aus neuerer Perspektive vieles als von Burckhardt in seinem Sinne zurechtgemodelt erscheinen muß, daß er etwa das Mittelalter zugunsten der Renaissance wesentlicher Partien beraubte, mindert keineswegs die Leistung, zum ersten Male einen zusammenhängenden Begriff für den gewaltigen Komplex der italienischen Renaissance gefunden und damit die überragende Wertschätzung dieser Epoche begründet zu haben.

Burckhardt bewegte sich in diesem Bereich trotz immenser Unterschiede noch immer in der Tradition Vasaris und Winckelmanns. Er lehnte die Gotik, der er als junger Gelehrter in romantischem Überschwang zugetan war, ab und schuf so eine Folie, auf der sich seine Charakterisierung der Renaissance um so klarer abhob. Doch benutzte auch Burckhardt, wie Vasari und Winckelmann es getan hatten, seine historischen Erkenntnisse als Waffe und Korrektiv gegen seine eigene Zeit. Die Schwächen seines Jahrhunderts, das Sekuritätsstreben, das Drängen des Sozialismus nach der Teilhabe an den Gütern des technischen Zeitalters, die Verlogenheit der bürgerlichen Moral, verabscheute er.

1867 kam *Die Geschichte der Renaissance in Italien* heraus, die in großen Zügen die Architektur der Renaissance aufzeigt und im Grunde fragmentarisch blieb, da sie noch durch Malerei und Plastik ergänzt werden sollte. Heinrich Wölfflin sagte über dieses Werk: »Wie gesagt aber, das systematische Architekturbuch entsprach ihm von allen seinen Büchern am meisten. Er hat sich immer wieder damit beschäftigt und für die Neuauflagen gesammelt. Wenn ich noch einmal anzufangen hätte, ich würde immer nur Querschnitte machen, wiederholte er oft, und als er einmal feierlich sein wollte – an seinem 75. Geburtstag –, sagte er: die Kunstgeschichte nach Aufgaben behandeln, das ist mein Vermächtnis.«

1858 wurde Burckhardt, der nach dem Erscheinen des *Cicerone* eine Professur in Zürich erhalten und dort von 1855 bis 1858 unterrichtet hatte, als Ordinarius für Geschichte nach Basel zurückberufen und blieb dort bis an sein Lebensende. 1874 bekam er die Kunstgeschichte als Nebenfach hinzu. Ein Angebot, als Nachfolger von Ranke, an die Universität von Berlin, lehnte er ab. Seit 1867, dem Erscheinungsjahre der *Geschichte der Renaissance in Italien,* hat er sich ausschließlich seiner Lehrtätigkeit gewidmet und nichts mehr veröffentlicht.

Die griechische Kulturgeschichte

Nach 1872 trat die Kultur Griechenlands als weiterer Bereich in seinen Gesichtskreis, in dem er sein großes Vorbild Winckelmann in grundlegendem Sinne korrigierte. In seiner Rückbesinnung auf die Entstehung der Kunstgeschichte als Wissenschaft, die mit dem Stoff der griechischen Kunst unlösbar verknüpft ist, hat er sich bezeichnenderweise auf seine Lehrtätigkeit beschränkt und seine Vorlesungen nicht als Buch herausgegeben. Dies ist erst nach seinem Tode geschehen.

In der Anschauung Burckhardts war das Griechentum ganz im Gegensatz zu der Winckelmanns eine neue Wesenheit. Es entsprach durchaus den Vorstellungen, die später Friedrich Nietzsche, der die Vorlesungen Burckhardts in Basel hörte, formuliert hat. Das Bild vom bis dahin ideal gesehenen Griechentum veränderte sich so, daß Burckhardt in seinen *Weltgeschichtlichen Betrachtungen* schrieb: »Die Zeit des Perikles ein Zustand, dessen Mitleben sich jeder ruhige und besonnene Bürger unserer Tage verbitten würde, in welchem er sich todesunglücklich fühlen müßte, selbst wenn er nicht zu den Sklaven ..., sondern zu den athenischen Vollbürgern gehörte.« Nietzsches *Die Geburt der Tragödie aus dem Geiste der Musik* entstand 1871 im Umkreis von Burckhardt und erfaßte die griechische Kultur unter der komplexen Polarität der Begriffe des ›Apollinischen‹ und ›Dionysischen‹, wie sie von Burckhardt vorausgeahnt worden waren.

Der Mensch und Lehrer

Das Bild der Persönlichkeit Jakob Burckhardts ist von zahlreichen ehemaligen Schülern überliefert worden. In seiner Subjektivität, die ihn jede Fortschrittsgläubigkeit ebenso ablehnen ließ wie Rembrandt und Wagner, war er gegen moderne Künstler überhaupt. Er war sehr musikalisch und liebte vor allem Gluck, Haydn und Mozart. Beeinflußt durch die Lehre Schopenhauers, war seine Grundanschauung stark pessimistisch.

In seinen späteren Lebensjahren trug er kurz geschorenes Haar, so daß seine kräftige Nase stark hervortrat. Den Hals trug er meist bloß, mit weitem, umgelegtem Hemdkragen und schwarzem Halstuch. Arnold von Salis berichtete, er habe leicht mit der Zunge angestoßen und kein scharfes S sprechen können, manchmal habe er sogar leicht stockend, wenn nicht stotternd zu reden begonnen. Sein Spitzname in Basel war »unser Köbi«, während er als junger Mann im Hause Kugler in Berlin wegen seiner scharfen Zunge bei den Damen als »die reene Bosheit« galt.

Diese scharfe Zunge äußerte sich jedoch nicht im persönlichen Umgang. Sein Schüler Gothein beschrieb einen Besuch bei Burckhardt: »Ein wahrer Philosoph in der Dachstube, wohnte er in einem dürftigen Hause mit halsbrechender Treppe, auf der er den Besuchenden wohlmeinend ermahnte, sich zu bücken, um nicht mit dem Kopf anzustoßen, in ein paar Zimmern von mehr als spartanischer Schlichtheit, ohne Fenstervorhänge, Teppich und Tischdecke; und der Schreibtisch von Tannenholz, von dem der Blick ungehindert über die Giebel der Stadt nach den schönen geschwungenen Linien des Blauen schweifte, hatte ihm gewiß schon in den Schülerjahren Dienste geleistet ...«

Durch die Erinnerungen von Arnold von Salis wird diese Beschreibung bestätigt: »Sein geräumiges Studierzimmer, das man über steiler und dunkler Treppe erreichte, hatte, der Eingangstüre gegenüber, zwei vorhanglose Fenster, mit bescheidener Fernsicht über ein niedriges Dach jenseits der Straße hinweg und an einem hohen Schornsteinrohr vorbei nach dem fernen badischen Blauen und der vorgelagerten Hügelreihe des Markgrafenlandes. Zwischen den beiden Fenstern stand eine Kommode und darüber ein Bücherschaft, welcher enthielt, was er gerade zur Hand haben wollte. Neben dem Fenster rechts, an der Seitenwand, sein Schreibtisch, darauf in der Regel ein mit leichten Zigarren gefüllter Becher. Über dem Schreibtisch hingen zwei Kupferstiche, Stadtbilder Roms. Auf dem Strohsessel vor dem Schreibtisch lag ein grüner Flanellappen als ›Hosenschoner‹. Zwischen Schreibtisch und Türwand ein Lehnstuhl. An der Türwand über einem Klavier ein ovales kleines Ölbild, Früchtestück, und eine Photographie von Burckhardts Vater, Antistes Jakob Burckhardt. In der Ecke zur zweiten Seitenwand ein weißer Kachelofen. Neben dem Fenster links ein kleines Sopha oder, richtiger gesagt, eine Kiste mit Sitz-, Rücken- und Kopfkissen. Davor ein kleiner tannener braunlackierter rechteckiger Tisch.«

Von der sprichwörtlichen Bescheidenheit und Öffentlichkeitsscheu Burckhardts berichtet Karl Scheffler in einer Anekdote: »Jakob Burckhardt hatte sich nach langem Widerspruch von seinen Schülern überreden lassen, sich photographieren zu lassen. Die Schüler sagten dem Photographen Tag und Stunde und beschworen ihn, sich freizuhalten. Zur rechten Zeit erschien ein etwas kümmerlich aussehender, einfach gekleideter Mann: ›Ich möchte mich photographieren lassen.‹ ›Das geht jetzt nicht‹, sagte der Photograph, ›ich erwarte einen sehr berühmten Professor.‹ Worauf Burckhardt sich still und schnell entfernte.«

Ferner wird berichtet, daß Burckhardt einen Chateau Neuf du Pape sehr zu schätzen wußte, daß er im Dialekt sprach und als Dialektdichter hervorgetreten ist, daß er häufig ins Theater ging, wo er das Stehparkett bevorzugte, daß er gern in der Nacht Klavier spielte und Spaziergänge in die waldige Umgebung machte, daß er leicht den Anschein erweckte, ein guter Bürger mit begrenztem Horizont zu sein, daß er sich mit Handwerkern, Förstern oder Bauern viel besser verstand als mit den Berufskollegen.

Etwa 30 Jahre lang, von 1867 bis zu seinem Tode, hat Burckhardt nichts mehr veröffentlicht. Seine ganze Aktivität legte er auf seine Vorlesungen sowie auf Vorträge vor gemischtem Publikum. Der unmittelbare Kontakt zum Publikum faszinierte ihn so, daß er ca. 170 Vorträge über die gesamte Geschichte und Kunstgeschichte des Abendlandes, über die Kochkunst der späten Griechen, die Prozessionen im Altertum, über Kunstsammlungen und viele ander kulturgeschichtliche Themen hielt. Die Bedeutung dieser Vorlesungen kann nicht überschätzt werden.

Sein Schüler Heinrich Wölfflin beschrieb die Art, in der Burckhardt sich in seine pädagogische Materie hineinarbeitete: »Burckhardtsche Kollegien gehört zu haben, ist eine Erinnerung fürs ganze Leben. Es waren völlig kunstmäßig durchgearbeitete Vorträge, wo sich aber die Kunst hinter dem Schein der zufälligen momentanen Äußerung versteckte. Er sprach ganz ohne Heft sehr fließend und sauber, und mit höchster Ökonomie in den Wirkungsmitteln. Von Natur für das Pathetische disponiert, sparte er solche Steigerungen doch für ganz ausgewählte Momente, wo er dann geheimnisvoll-leise redete und die Stimme vibrierte, so etwa, wenn er auf die Schönheit des Kölner Domes oder auf die ungeheure Begabung von Rubens zu sprechen kam. Häufiger ließ er den Humoristen zu Worte kommen, aber so fein, daß immer nur wenige die eigentliche Stimmung des Redners merkten. Generalsentenzen bekam man nur wenige zu hören. Die Tatsachen der Geschichte sollten für sich wirken und nur von dem Fatalismus, der zu seiner Weltanschauung gehörte, ließ er etwa einen Ton mitklingen.«

Burckhardt war in seiner Lebensführung wie in seiner Lehrtätigkeit undoktrinär bis zum Extrem. Heinrich von Geymüller sagte: »Nichts war Burckhardt mehr zuwider als das Strebertum. Kein Streber ist jemals fleißig, sagte er einmal. Fleißig aber war Burckhardt selbst im höchsten Grad. Nie in den dreiunddreißig Jahren unserer Bekanntschaft ... habe ich ihn anders getroffen als bei seiner Arbeit am Schreibtisch. Er begnügte sich nicht mit dem angeborenen Genie ...«

Den Nur-Fachmann bezeichnete Burckhardt als Banausen. Er sagte des öfteren: »Universal sein heißt nicht möglichst vieles wissen, sondern möglichst vieles lieben.«

Die Folge seiner ungewöhnlichen Auffassungen war, daß er Diskussionen, Gespräche mit Fachgenossen und kunsthistorische Kongresse sowie Kontakte mit Landsleuten im Ausland nicht liebte. Er sagte einmal gesprächsweise über die geläufige Universitätskunstgeschichte, daß doch die bloße »fortlaufende Kunstgeschichte« bald mit einem »fortlaufenden Publikum« enden möchte.

Immer vom Subjektiven ausgehend, auf das gerichtet, was ihn gerade faszinierte, wußte er seine Bedeutung durchaus einzuschätzen. In einem Brief an die junge Dichterin Emma Brenner-Kron vom 21. März 1853 heißt es: »Es ist nicht der Mühe werth, in diesem kurzen Erdenleben das Wesentliche herzugeben gegen den bloßen Schein.« An diese Grunderkenntnis hat sich Burckhardt immer gehalten.

Das Vermächtnis

Zwei aus dem Nachlaß veröffentlichte Werke *Die Erinnerungen aus Rubens* (1898 publiziert) und *Weltgeschichtliche Betrachtungen* sind so etwas wie das Vermächtnis Jakob Burckhardts geworden. Im Gegensatz zu seinen sonstigen, überaus kritischen Anmerkungen über den Barock erschloß sich ihm das Werk des Peter Paul Rubens als eine seinem eigenen Wesen verwandte künstlerische Kraft. Einige Sätze über Rubens lesen sich fast wie eine Selbstbiographie: »In der Darstellung des Ruhigen, des Seienden, hat er neben den sonstigen Großen nur sein eigenes, gutes Recht und wird den Beschauer je nach Anlage und Stimmung hinreißen oder auch abstoßen; nur gleichgültig läßt er keinen ...«

Die *Weltgeschichtlichen Betrachtungen*, die in der Ausgabe von Jakob Oeri 1905 zuerst herauskamen, stellen das einzelne Kunstwerk und die Kunst dahin, wohin sie gehören, in die Gesellschaft. In diesem Buch untersuchte Burckhardt die wechselseitigen Relationen von Staat, Religion und Kultur in ihrem

Verhältnis zueinander. Er resümierte: »Es gibt eigentlich nichts, was bleibt. Auf jeder Altersstufe denken wir anders.«

So formte sich sein Bild von dem geistigen Erbe, das er so schöpferisch verwaltet hat: »Und nun gedenken wir auch der Größe unserer Verpflichtung gegen die Vergangenheit als ein geistiges Kontinuum, welches mit zu unserem höchsten geistigen Besitz gehört. Alles, was im entferntesten zu dieser Kunde dienen kann, muß mit aller Anstrengung und Aufwand gesammelt werden, bis wir zur Rekonstruktion ganzer vergangener Geisteshorizonte gelangen. Das Verhältnis jedes Jahrhunderts zu diesem Erbe ist an sich schon Erkenntnis, d. h. etwas Neues, welches von der nächsten Generation wieder als etwas historisch Gewordenes, d. h. Überwundenes, zum Erbe geschlagen werden wird.«

Der neue Dynamismus der geschichtlichen Betrachtungsweise ist hier vollendet ausgesprochen. Er sollte wesentliche Teile der Kunstgeschichts- und Geschichtsschreibung des 20. Jahrhunderts bestimmen.

Die Realität und die Methode

Kunstgeschichte des Realismus

Die Romantik hatte grundlegend neue Einblicke in das vermittelt, was Alois Riegl als zweite Wurzel der Wissenschaft von der Kunst bezeichnet hat, in das Mittelalter und die germanischen Kulturen. Diese wurden als Gegenpole zu den vorher ausschließlich im Mittelpunkt stehenden Werken der Antike und der Renaissance hinzugewonnen. Entscheidend wurde in der Folgezeit die direkte Auseinandersetzung mit der politischen und gesellschaftlichen Realität. Nach den hochfliegenden und genialen Visionen der Romantik folgte die nüchterne Beschäftigung mit dem einzelnen Werk, die Kunstgeschichte suchte festen Boden zu gewinnen.

Die Kunstanschauungen von William Morris, die sich am Vorbild von John Ruskin gebildet hatten, von Karl Marx und Friedrich Engels sowie von Hippolyte Taine und Alexis de Toqueville (1805-1859) haben hier ihren Platz, ebenso wie das geniale Teamwork der Kunstforscher Crowe und Cavalcaselle, die kunsthistorischen Betrachtungen des Malers Eugène Fromentin, die aus naturwissenschaftlichen Gegebenheiten entwickelte Methode von Giovanni Morelli, das nach Grundlagen und Systematik strebende Lehrgebäude Anton Springers und die ganz aus der Praxis gewachsenen Anschauungen von Architekten wie Viollet-le-Duc und Gottfried Semper. Die wichtigsten Vertreter der Kulturgeschichte der Zeit waren: Ernest Renan (1823-1892), Jules Michelet (1798-1874), Thomas Carlyle (1795-1881), Wilhelm Heinrich Riehl (1823-1897) und Henry Thomas Buckle (1821-1862).[1]

Es war typisch für die Zeit, daß besondere Einwirkungen auf die Methode der Kunstgeschichte von der Naturwissenschaft ausgingen.[2] So kam Gustav Theodor Fechner (1801-1887) unmittelbar von der Naturwissenschaft her zu seinen Anschauungen von der Psycho-Physik, durch die seine *Vorschule der Ästhetik* (1876) geprägt ist. In gleicher Weise sind die verschiedenen Grenzüberschreitungen von seiten der Künstler zu deuten, die wie Viollet-le-Duc und Gottfried Semper als Architekten, Heinrich Ludwig und Eugène Fromentin als Maler aus der Praxis zu prinzipiellen Überlegungen über das Wesen der Kunst und der Kunstgeschichte kamen, ja man begann, sich um eine Vereinigung von Kunst und Wissenschaft zu bemühen.

Heinrich Ludwigs 1877 erschienene Schrift über Kunstwissenschaft und Kunst trägt beispielsweise den Untertitel: »Ein Schießen mit Kleingewehr und kleiner Girandola zu Ehren des zukünftigen Verschwisterungsfestes der Kunstwissenschaft mit der Kunst, provisorisch abgefeuert zur Erlustigung seiner hochverehrten Freunde und Gönner, dem Herrn Direktor von Eitelberger und Professor E. Brücke vom ergebensten Naphta-Feuerwerker.«

Heinrich Ludwig ging von der Voraussetzung aus, daß nur der mit der Geschichte der künstlerischen Entwicklung mitgehen und diese lebendig darstellen könne, der die künstlerische Praxis beherrscht, der weiß, wie ein Werk der Plastik, Malerei oder Architektur gemacht wird. Das Bemühen richtete sich auf eine exakte Methode. Heinrich Ludwig schrieb: »Daß sich die neueste kunsthistorische Forschung auf einem wirklich wissenschaftlichen Wege befinde, kann ihr auch das absprechendste Urteil nicht streitig machen. Die von ihr zur Anwendung gebrachte Methode ist eine exakte und bewährt sich an dem Bemühen um erreichbare und nicht ins Nebelhafte verschwimmende Ziele ... den Forschern wird Mangel an Sachkenntnis nicht mehr nachgesehen.«

Unter diesen Aspekten muß die Suche nach einer exakten wissenschaftlichen Methode in jener Zeit gesehen werden. Man wollte die Romantik überwinden und das spezifisch Künstlerische sowie das spezifisch Historische in seiner Gesetzlichkeit erforschen. Dieses Ziel wurde zumeist jedoch nicht direkt, sondern auf Umwegen angestrebt. Einer dieser Umwege war etwa die soziologische Erforschung der Kunst.

Hippolyte Taine und das Milieu

Hippolyte Taine (1828-1893) suchte unter dem Einfluß von Auguste Comte die naturwissenschaftliche Betrachtungsweise auch in die Geisteswissenschaften einzuführen.[3] Er ging von einem strengen Determinismus aus und nahm an, daß jede Persönlichkeit, auch die originellste, ein Produkt äußerer Bedingungen, ihrer Rasse, ihres Milieus und ihrer augenblicklichen Entwicklungsstufe sei.

Taine war zunächst Gymnasiallehrer in Toulon und Nevers. Da er sich nach dem Staatsstreich vom 2. Dezember 1851 weigerte, eine Ergebenheitsadresse an den Präsidenten der Republik zu unterschreiben, wurde er aus dem Staatsdienst entlassen. 1853 promovierte er mit einer Abhandlung über Lafontaine. 1855 erschien seine *Voyage aux eaux des Pyrenées*, 1857 das Buch *Philosophes français au 19ième siècle*. Er wurde Professor an der Ecole des Beaux-Arts. Aus den Vorlesungen, die er an diesem Institut hielt, entstand sein zweibändiges Werk *Philosophie de l'art*.[4] In diesem wandte er seine Milieutheorie konsequent auf die Kunst an.

Taine hat den Versuch unternommen, den Gesamtbereich des Wissens noch einmal zusammenzufassen. Dies gelang ihm auf der Basis seiner positivistischen Theorie, die alles aus den Bedingungen der Umwelt zu erklären suchte. Individualismus hatte in dieser Anschauung keinen Platz.

Der beste Beweis gegen seine Theorie war Taine jedoch selbst. Nichts kann weniger aus seiner Umwelt erklärt werden als sein Denken und seine schriftstellerische Arbeit. Er hat sich von allem, was ihn bedingte, bewußt abgesetzt und sich von den vorherrschenden geistigen Tendenzen seiner Zeit losgesagt. Er ist gegen sein Milieu das geworden, was er war.

In seinem Pyrenäen-Buch schilderte er einen Reisenden, in dem man eine Art Selbstporträt sehen darf: »Ein kühner Reisender, ein exzentrischer Liebhaber der Malerei, der niemandem glaubt als sich selbst. Ein von Paradoxen fruchtbarer Raisonneur mit extremen Meinungen. Sein Haupt ist stets in Gärung mit irgendeiner neuen Idee, die ihn verfolgt. Bei jeder Gelegenheit sucht er die Wahrheit. Gewöhnlich ist er den anderen im Geiste um hundert Meilen voraus. Er läßt sich gern widersprechen; mit noch größerem Vergnügen aber widerspricht er selbst. Hier und da führt ihn sein streitbares Naturell irre. In seinem Egoismus betrachtet er die Welt als eine Puppenausstellung, in der er der einzige Zuschauer ist.«

Außerordentlich spannend sind noch heute seine Bücher *De l'Intelligence* (Paris 1895), auf das sich die Surrealisten wieder berufen konnten, und *Die Entstehung des modernen Frankreich*, in dem die Versailler Hofhaltung nicht von den Symbolen her

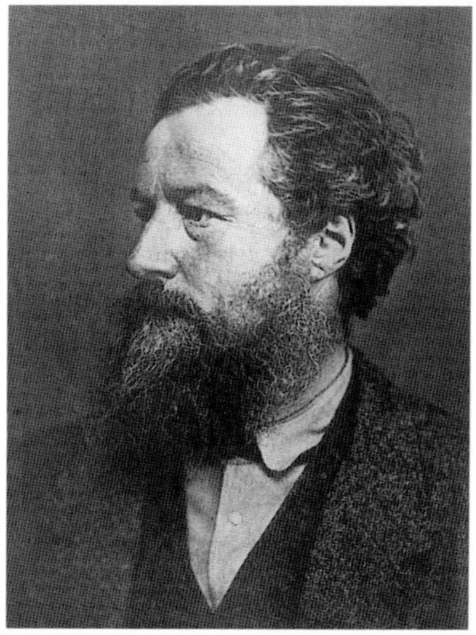

William Morris

aus der Sicht der offiziellen Hofschriftsteller beleuchtet wird, sondern von den Ausgaben für Bedienstete und Zimmereinrichtungen her, von den Gerichten, die auf die Tische kamen, von den Kosten für Pferde und Jagd. Taine berichtet hier beispielsweise minutiös, wie das Parfüm für Ludwig XIV. hergestellt wurde, und macht so die Maschinerie des höfischen Lebens überraschend deutlich. Hier wurde eine Betrachtungsweise eingeführt, die folgenreich geworden ist, wenngleich Taines Verzerrungen und seine im Ansatz falsche Perspektive korrigiert werden mußten.

Viollet-le-Duc und Semper

Der französische Architekt Eugène Viollet-le-Duc (1814-1879) hat sich im wesentlichen der Wiederinstandsetzung mittelalterlicher französischer Bauwerke gewidmet.[5] Man hat seine Resultate in diesem Bereich als gefährlich verurteilt, und sicher ist von dem originalen Bestand der alten Denkmäler in Carcassonne, Amiens und Vézelay vieles durch Viollet-le-Ducs Restaurationen zerstört worden. Doch ohne sein Wirken wäre der größte Teil der französischen Denkmäler heute nicht mehr vorhanden. Seit der gefährlichen Wiederherstellung der Kirche in Vézeley, die ihm von Prosper Merimée anvertraut worden war, hat er grundlegende Pionierarbeit im Bereich der Restaurierung alter Baudenkmäler geleistet.

Viollet-le-Duc bewegte sich im Rahmen des Historismus, kam jedoch in seinem theoretischen Werk zu erhellenden Erkenntnissen, die die Architekturentwicklung des 19. Jahrhunderts entscheidend beeinflußten. Seine Schrift *Dictionnaire de*

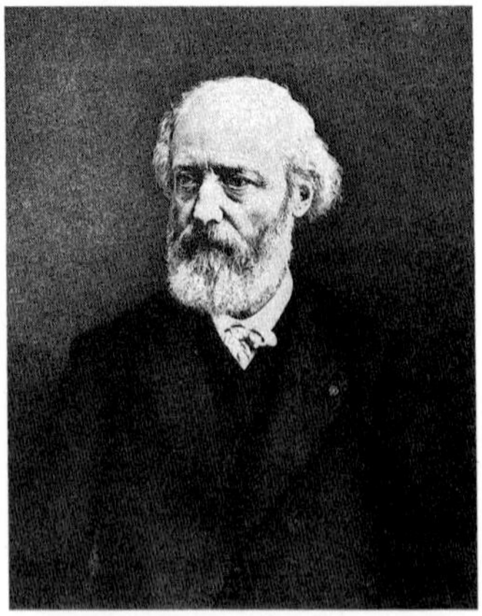
Eugène Viollet-le-Duc

l'architecture (1854ff.) und besonders sein grundlegendes Werk *L'entretien sur l'architecture* (1863-1872) erweisen ihn als den wichtigsten Theoretiker der modernen Architektur. Das Wesen der Konstruktion sah er als die wichtigste Voraussetzung für das Bauwerk. In seinem vielfältigen Werk sind auch seine historischen Erkenntnisse wesentlich. Doch waren die Werke der Vergangenheit für ihn Inspirationen einer Fortsetzung von Tradition, nicht Modelle einer nachahmenden Sterilität. Sein Buch *Cités et ruines américaines* (1863) ist die erste wissenschaftliche Darstellung der vorkolumbianischen Architektur.

Auch Gottfried Semper (1803-1879) war Architekt, Architekturtheoretiker und Kunsthistoriker.[6] Er hat entscheidend in den Bereich der Wissenschaft von der Kunst eingegriffen. 1830 lernte er auf einer längeren Studienreise durch Italien die Renaissance-Architektur kennen und kam im Zuge der historisierenden Zeitmode zu der Erkenntnis, daß die Renaissance-Baukunst uns näherstehe als die antike Architektur, daß diese also Ausgangspunkt sein müsse, um »... unter gleichzeitiger Berücksichtigung der antiken Vorbilder, den geeignetsten architektonischen Ausdruck für die modernen Bedürfnisse im Civilbau zu finden«.

Nachdem er in immer engeren Kontakt mit der Kunstgeschichte gekommen war, polemisierte Gottfried Semper gegen Franz Kugler und setzte sich mit seiner Ansicht von der Polychromie der griechischen und römischen Architektur durch. In Paris lernte er Franz Gau und Jacques Ignaz Hittorf kennen, beide Lehrer und Architekten, durch die er zu der grundlegenden Erkenntnis kam, daß ein Architekt seinen Beruf in erster Linie in der Praxis und nicht durch theoretische Erwägungen erfülle.

Als Semper 1834 von einer Italienreise zurückkehrte, begann er an der Dresdner Akademie zu lehren. In seinem ersten Vortrag führte er aus, daß man die Geschichte der Künste studieren müsse, weil die Architektur ihre Vorbilder nicht wie die anderen Künste in der Natur finde.

Gottfried Semper kam durch die Erkenntnis, daß sich die Architekten mit der architektonischen Vergangenheit auseinandersetzen müssen, zur Beschäftigung mit der Kunstgeschichte. Scharf wandte er sich gegen Winckelmann und Lessing, da sie aus ihrer Darstellung der alten Kunst die Architektur ausgeklammert und sich im wesentlichen auf die Plastik beschränkt hätten. Semper glaubte, dies habe zu einer unheilvollen Trennung der Künste geführt. Er beklagte daher, daß die Diskussionen über Theorie und Kunstgeschichte in die Hände von Nicht-Künstlern gefallen seien. Wie Delacroix war er der Meinung, daß Künstler selbst in der Lage sein müßten, die Vergangenheit richtig zu sehen und schöpferisch fortzusetzen.

Da Gottfried Semper in Dresden an der Revolution von 1849 teilnahm, mußte er aus Deutschland fliehen. Er ging zunächst nach Frankreich, 1851 nach England. Sein Aufenthalt in England sollte besonders folgenreich werden, da er hier sowohl mit der schöpferischen neuen Architektur als auch mit historisierenden Bestrebungen in Berührung kam. Es entstand sein großes Buch *Der Stil in den technischen und tektonischen Künsten,* dessen zwei Bände von 1861 bis 1863 erschienen. Ursprünglich hatte der Autor einen dritten Band hinzufügen wollen, in dem er die neuen Gesetze der Evolutionstheorie auf die Architektur anzuwenden beabsichtigte. Er wies darauf hin, daß die Ursprünge dieser Theorien nicht in den Künsten, sondern in den Naturwissenschaf-

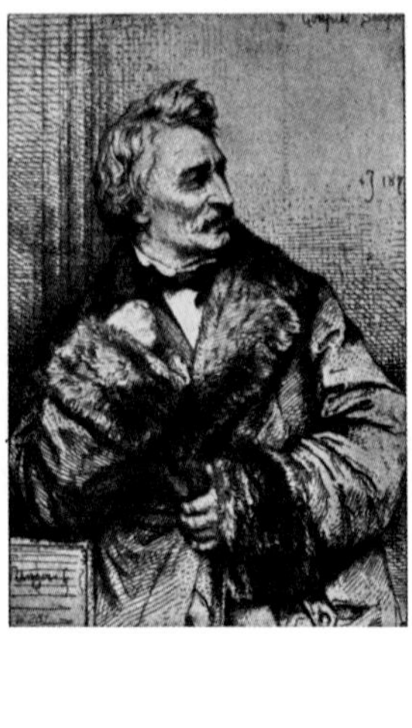
Gottfried Semper

ten lagen, und berief sich teilweise direkt auf George Cuvier, den Begründer der vergleichenden Anatomie. Auch zur Theorie von Charles Darwin, dessen Buch *Origin of Species* 1859 erschienen war und von Semper sofort aufgegriffen wurde, bestanden Parallelen.

1853 hielt Semper in London einen Vortrag über *Architecture and Civilization*, in dem er gleich zu Anfang ausführte, daß die individuellen Charakteristika der verschiedenen Architekturstile uns so lange unfaßlich bleiben würden, bis wir einige Kenntnis der sozialen und religiösen Verhältnisse der Völker und Epochen gewinnen, zu denen diese Stile gehören. Die Kunst und vor allem die Architektur sollten nach Semper aus den das einzelne Kunstwerk bedingenden Faktoren erklärt werden. Er berief sich in diesem Vortrag des öfteren auf Gustav Klemm, den er von Dresden her kannte, und dessen *Allgemeine Kulturgeschichte der Menschheit* (1. Band 1843).

Einen großen Einfluß hatte die Weltausstellung von 1851 auf Gottfried Semper. Ein Jahr später erschien seine kleine Schrift *Wissenschaft, Industrie und Kunst*. In ihr machte er den Vorschlag, ein Museum für Kunstgewerbe einzurichten, der schließlich zur Gründung des South Kensington Museums in London und anderer Kunstgewerbemuseen in Europa führte. Semper hatte schon die Möglichkeiten der internationalen Formgebung erkannt und wünschte sie für die Erziehung zu nutzen. Seine große Idee, im Kristallpalast ein Kunstzentrum einzurichten, wurde jedoch nicht verwirklicht.

Gottfried Semper hat seine Zeit entscheidend mitgeformt. In seinem Hauptwerk, *Der Stil in den technischen und tektonischen Künsten*, legte er seine umfassende Kunstanschauung nieder. Anton Springer schrieb dazu: »Kein Zweifel, daß uns solche Arbeiten tiefer in die Natur auch der vergangenen Kunst blicken lassen, als ein Dutzend kunsthistorischer Hand- und Lehrbücher. Aber bei aller Achtung, selbst Ehrfurcht vor denselben muß man dennoch bekennen: Kunstgeschichte ist es nicht, was sie uns bieten ...«

James Fergusson

Wie Viollet-le-Duc und Semper und gleichzeitig mit John Ruskin trug auch der englische Architekturhistoriker James Fergusson (1808-1886) dazu bei, eine neue Grundlage für die kunsthistorische Diskussion zu erarbeiten. Sein Werk *A History of Architecture*, 1865-1867 in drei Bänden erschienen, war die erste Gesamtdarstellung der Architektur in englischer Sprache und kann in diesem Sinne mit Kuglers vierbändiger Geschichte der Baukunst von 1856-1872 verglichen werden. Fergusson hatte zudem die Denkmäler in China und Indien in eigener Anschauung studiert und trug wesentlich dazu bei, die außereuropäische Architektur in den Zusammenhang der Weltarchitektur zu integrieren. Er war verantwortlich für die Auswahl indischer Kunst auf der Weltausstellung in London im Jahre 1851. In seiner Aufgeschlossenheit gegenüber den zeitgenössischen Tendenzen der Architektur kann Fergusson mit Viollet-le-Duc auf eine Stufe gestellt werden, und im Gegensatz zu Ruskin war er in der Lage, die neuen Möglichkeiten des Bauens mit Eisen und Glas, wie sie sich u. a. im Kristallpalast von Joseph Paxton manifestierten, zu würdigen.

Die Methode Morellis

Giovanni Morelli (1816-1891) hatte keine hohe Meinung von den berühmten deutschen und europäischen Kunsthistorikern.[7] Er schrieb am 14. Oktober 1886 aus Mailand an Jean Paul Richter: »Um den Wickhoff tut es mir nicht seiner vielen Fehltritte (wegen) leid, die er bei der Beurteilung der dortigen Zeichnungen gemacht haben mag, gehört ja doch das Fehlen und Fallen zum Lernen, nein, mir tut es um ihn leid, weil ich sehe, daß er das Kunststudium viel zu leicht nimmt und daß er laufen will, ehe er gehen gelernt hat. Aber so sind sie fast alle, diese Kunstbeflissenen!«

So urteilte Morelli über das anerkannte Haupt der Wiener Schule, über Franz Wickhoff, der zudem ein Anhänger seiner Methode war, keineswegs einer seiner Gegner wie Wilhelm von Bode oder Max J. Friedländer. Den Kunsthistoriker Moritz Thausing, den er in der Nervenheilanstalt in Rom besuchte, hielt Morelli für einen typischen Vertreter der deutschen Kunstgeschichte, als deren Hauptübel er die Selbstüberheblichkeit sah. Er schrieb: »Die Kunstgeschichte, wie sie heutzutage noch immer ohne ernste positive Studien an den Kunstwerken selbst getrieben wird, macht den Menschen leicht eitel und sehr empfindlich gegen Widerspruch, und unser unglücklicher Freund litt leider vielleicht mehr als mancher andere seiner Zeitgenossen an dieser Krankheit ... und diese Selbstüberhebung schlug bei ihm nach und nach in Wahnsinn aus. Ich fürchte, daß an eine vollkommene Heilung, bei seinem geschwächten Nervensystem, nicht zu denken sei. Wie schrecklich!«

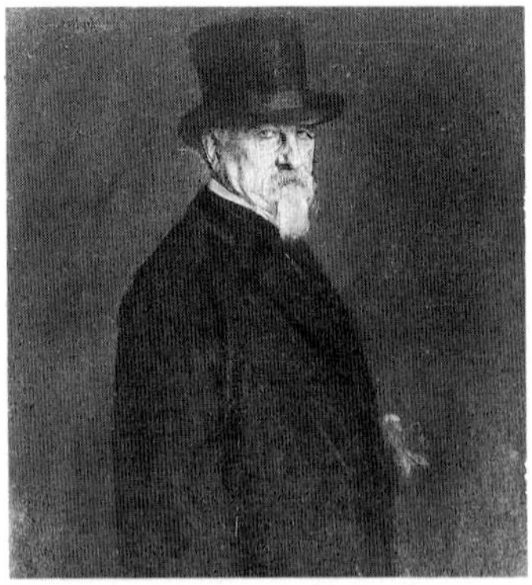

Giovanni Morelli

Wer war dieser Mann, der so selbstbewußt urteilte, der aus dem Porträt von Franz von Lenbach so souverän und kritisch blickt und dessen Methode Sigmund Freud später seiner Psychoanalyse verwandt erschien. Giovanni Morelli hat durch seine Anschauungen die Kunstgeschichtsschreibung des 19. Jahrhunderts entscheidend verändert, wenngleich dies in den seltensten Fällen anerkannt worden ist. Wo immer er auftrat, war er entweder gern gesehen oder aber gefürchtet. Es gab gegenüber diesem Manne keine Indifferenz. Von vielen Zeitgenossen wurde er als Außenseiter mißverstanden.

Daß er selbst nicht unwesentlich dazu beigetagen hat, läßt sich aus den Polemiken in vielen seiner Bücher schließen. Zudem trat er zunächst unter dem Pseudonym Iwan Lermolieff auf und gab vor, seine Bücher seien von einem Dr. Johannes Schwarze aus dem Russischen ins Deutsche übersetzt. Doch schrieb Morelli ein Deutsch, das – wie Julius von Schlosser meinte – »einem Großteil der heutigen Kunstschreiber sehr gut anstünde«.

Morelli war aber weder Russe, wie er vorgab, noch Italiener, wie sein Name glauben machen könnte. Er entstammte einer nach Italien verschlagenen südfranzösischen Hugenottenfamilie und wurde in Verona geboren. Nach dem Tode des Vaters erhielt er seine Erziehung in der Schweiz und studierte später in Erlangen und München Naturwissenschaften und Medizin. Er war mit Bonaventura Genelli befreundet, und Bettina von Arnim führte ihn in die Berliner Gesellschaft ein. Ein Jahr lang studierte er auch in Paris, wo er eine Monographie über die Saurier vorbereitete. Daneben besuchte er gern den Louvre und den Salon, wo er aber vorgeblich »... mehr auf die schönen Frauen, die da zugegen waren ... als auf die Bilder« geschaut haben will, wie es in einem Briefe heißt. Hier traf er auch den großen Kunstkenner Otto Mündler (1811-1870), von dem er entscheidend beeinflußt wurde.

Die naturwissenschaftliche Basis unterscheidet Morelli von den älteren deutschen Kunsthistorikern, die, wenn nicht von der Philosophie, von der Juristerei oder Theologie kamen. Doch stieß Morelli erst spät zur Kunstgeschichte. Zunächst beschäftigte ihn mehr die Politik. 1848 nahm er an der Spitze einer Freischar am Aufstand in Italien teil und schrieb politische Pamphlete. 1861 wurde er Abgeordneter im ersten frei gewählten italienischen Parlament, im Jahre 1873 Senator. Der in Deutschland aufgewachsene Mediziner und italienische Nationalist Giovanni Morelli wandte sich dann mehr und mehr der alten Kunst zu, für deren Beurteilung er eine neue Methode begründete.

Morelli hat sich keineswegs als Kunsthistoriker gefühlt. Studium und Erwerb von Bildern alter Meister gingen bei ihm Hand in Hand. Er war der Auffassung, daß der Erwerb von Kunstwerken für den Kenner von größtem Nutzen sei. Im Besitze Morellis gab es Werke von Mantegna, Solari, Cariani, Montagna und Lotto, die später in das Museum seiner Heimatstadt Bergamo gelangten. Nur auf Drängen seiner Freunde schrieb er nach dem Holbein-Streit von 1871 die Bücher, die seine Kennerschaft zeigen und seine Methode auch für andere anwendbar machten.

Wie sah nun diese Methode aus, die einen so großen Streit in der europäischen Kunstwelt hervorrufen konnte? Geben wir das Wort zunächst den Gegnern Morellis. Max J. Friedländer, einer der großen Kenner der Kunstgeschichte, sagte: »Giovanni Morelli, der vor etwa vierzig Jahren mit einigen Büchern über italienische Kunst hervortrat, wurde von vielen Leuten als der Begründer einer neuen Wissenschaft gefeiert. Er war ein begabter Kunstfreund, der mit scharfen Beobachtungen die Kenntnis der italienischen Malerei erheblich gefördert hat. Von der Berufskrankheit der Charlatanerie war er nicht frei. Er steigerte den Effekt und die Anziehungskraft seiner Urteile, indem er eine Methode verkündete, eine streng wissenschaftliche, naturwissenschaftliche. Das klang verlockend und erlösend. Die Methode bestand darin, daß Morelli meßbare Formen, die man auswendig lernen kann, als Merkmale dieses oder jenes Meisters heraushob. Weder Morelli noch einer seiner Nachfolger ist in einer Bildergalerie umhergegangen und hat nach der typischen Handform Fra Filippos gesucht, um auf diesem Wege die Bilder dieses Meisters aufzufinden. Nachträglich, wenn er ein Werk Fra Filippos irgendwo gefunden hatte, zeigte er triumphierend auf die Hände oder die Ohren. Nicht zur Ermittlung, nicht einmal zur Kontrolle, nicht um das Richtige zu finden, sondern nur um recht zu behalten, hat er seine Methode benutzt. Mit solcher gedanklichen Unsauberkeit ist das Niveau nicht gehoben worden. Morelli selbst sprang in ernsten Fällen von seiner Methode ab und suchte mit gefühlsmäßigen Appellationen zu überreden, etwa mit solchen Wendungen: es ist lächerlich, einem Meister von Leonardos Rang so etwas zuzutrauen. Durch Morellis Auftreten wurde eine Fehlerquelle zwar verdeckt, aber nicht ausgetrocknet.«

Auch Wilhelm von Bode nannte die Methode Morellis dürftig und völlig einseitig, wenngleich er trotzdem deren positive Züge sah: »In der Schärfe und Einseitigkeit, in welcher Lermolieff die Bilder daraufhin betrachtet und danach ihre Meister bestimmt, verrät sich der Mediziner von Fach. Als solcher ist der Verfasser besonders befähigt, die Formenanschauung jedes einzelnen Künstlers zu erkennen und sich die Äußerlichkeiten, seine Manier in der Wiedergabe der Formen (die ›faunartig zugespitzten Ohren‹, die ›ausgesprochene Daumenwurzel‹ usw.) zu merken. Doch in solcher Einseitigkeit kann diese Methode zu argen Verirrungen und Irrtümern führen: gar nicht selten sind in einem einzigen Bilde sämtliche Ohren ganz verschieden gebildet, oder Form und Haltung der Finger sehr mannigfaltig gestaltet. Eine Berechtigung oder eine gewisse Sicherheit erhält diese Betrachtungsweise, die von Zeit zu Zeit in jeder Wissenschaft aufzutauchen pflegt und durch geistvolle Verfechter sich vorübergehend eine gewisse Geltung zu verschaffen weiß, erst in Verbindung mit anderen Hilfsmitteln der Beobachtung. Wie Formenanschauung und -bildung bei jedem Meister bis zu einem gewissen Grade eine typische zu sein pflegt, so ist es auch die Farbengebung, so ist es der Ton der Färbung, ist es die Farbentechnik. Diese wollen also ebenso gut beobachtet sein und werden für die Bestimmung eines Meisters oft ebenso entscheidend sein wie seine Formengebung. Ein nicht unwesentliches Hilfsmittel ist auch die Diplomatik, das Studium der Inschriften auf den Bildern, insbesondere der Künstlerinschriften. Selbst so anscheinend nebensächliche Umstände, wie das Material der Bilder, haben mehr oder weniger Bedeutung. Erst in der Beobachtung aller dieser verschiedenartigen Eigentümlichkeiten jedes Künstlers liegt die richtige ›Experimentalmethode‹.«

Und weiter heißt es: »Wir werden daher auch dem alten Mediziner Lermolieff dankbar sein, wenn er seine besonderen Kenntnisse der menschlichen Formen bei seiner kritischen Betrachtung der alten Meister in erster Linie zugrunde gelegt hat; denn es ist ihm dadurch manches klar geworden, was einem anderen entgangen wäre. Aber als die allein seligmachende Methode darf er dieses eine Hilfsmittel zur Erkenntnis eines Künstlers doch nicht hinstellen.«

Schließlich kam Bode, wenn er in die Einzelheiten ging, doch zu einer Würdigung Lermolieffs: »Die Charakteristik bestimmter, mehr oder weniger einflußreicher Meister, ihre Entwicklung, ihr Malerwerk ist durch das kleine Buch weiter gefördert als durch manche bändereiche ›Geschichte‹ der italienischen Malerei. Und auch da, wo der Verfasser nach meiner Überzeugung fehlgeht, bringt er doch so viel Neues und trägt seine Gründe in so klarer Weise vor, daß die endgültige Entscheidung der betreffenden Fragen dadurch von ihm gefördert wird. Am glücklichsten erscheint mir Lermolieff, um nur einige Hauptmeister zu nennen, in seinen Exkursen über Palma Vecchio, Lorenzo Lotto, über die Jugendentwicklung Tizians und Correggios, über Pinturicchio, die ältesten Mailänder Maler, unter denen er dem Vicenzo Foppa wieder zu seiner richtigen Geltung als Altmeister der lombardischen Schule vor Leonardo verhilft. Auch Bestimmungen wie die der Venus in der Dresdner Galerie als ein Werk Giorgiones werden vermutlich bald unbestrittene Resultate des Buches sein.«

Wilhelm von Bode erkannte die Ebenbürtigkeit Morellis bei aller Gegnerschaft im Grunde an. In einem Brief an Jean Paul Richter vom 13. Dezember 1880 heißt es über Morellis Methode, daß sie »... in Deutschland vielfach nicht genügend anerkannt zu werden« scheine.

Es sieht so aus, als habe Morelli diese Achtung seines Gegners durchaus erwidert. Er rechtfertigte sich selbst gegen zahlreiche Angriffe: »Etliche meiner Gegner in Deutschland werfen mir vor, ich weiß nicht ob aus Einfalt oder aus Bosheit, ich behaupte, einen Meister allein schon an der Form der Hand, des Nagels, des Ohres oder der Zehen usw. erkennen und beurtheilen zu können. So naiv bin ich doch nicht. Was ich behaupte ist, daß die Formen überhaupt und die des Ohres und der Hand insbesondere uns dazu dienen, das Werk eines Meisters von dem seiner Nachahmer mit größerer Sicherheit zu unterscheiden und somit die Bestimmung des Totaleindrucks zu controlliren.«

Er wehrte sich dagegen, daß man seine Methode als »Eselsbrücke für Unbegabte« hinstellte, da er der Meinung war, daß sie nur ein wirklicher Kenner anwenden dürfe. Als Gründe führte er an: »Das Schwierigste ist eben dabei das, was uns das Leichteste zu sein dünkt – nämlich das Sehen. Unser Auge nicht nur, sondern mehr noch unser Kunstgefühl muß durch langes Nachdenken und Nachfühlen eine eindringliche Erziehung erhalten haben, bis es imstande ist, die einzelnen Formen jedesmal richtig zu sehen und zu würdigen, das heißt sie mit dem Guten in Harmonie zu bringen.«

Zweifellos war Morelli die Erkenntnis des Ganzen wichtig. Er klebte nicht nur an den Details, wie es seine Gegner und manchmal vielleicht auch seine Anhänger mißverstanden haben. Doch durch die Konzentration auf bestimmte Details, wie Ohren und Hände, suchte er nach Kriterien, durch die mit Sicherheit ermittelt werden konnte, von welcher Hand ein Gemälde geschaffen sei. An die Stelle der Intuition der führenden Kunsthistoriker seiner Zeit setzte Morelli die isolierte Analyse fragmentarischer Formen. Dieser Akzent auf das Detail war ein notwendiger Schritt zur Verwissenschaftlichung der Kunstgeschichte.

Am 20. März 1878 schrieb er aus Mailand an Jean Paul Richter in London selbst über seine Experimentiermethode, bei der es auf die Beobachtung der Formen ankam: »Mit bloßen Dokumenten tut man keinen Schritt vorwärts in der Kunstwissenschaft, ja, gewöhnlich geschieht dabei das Gegenteil, daß man nämlich durch eine dumme Interpretation und Nutzanwendung derselben die heilloseste Konfusion in der Kunstgeschichte hervorbringt. Und wieviele Beispiele derart, und von hochberühmten Kunsthistorikern, könnte ich Ihnen nicht anführen!

Nein, mein sehr verehrter Herr, glauben Sie meiner langjährigen Erfahrung: der einzige Weg der aus diesem Kunstchaos uns heraushelfen kann, und der mit der Zeit uns zur Kunstwissenschaft zu führen verspricht, der einzige Weg, meine ich, ist eben der des strengen Studiums der Form, wie ich das Vergnügen gehabt, Ihnen beispielsweise am sog. Bilde des Botticelli in der Dresdener Galerie nachzuweisen – so daß Sie in demselben von selbst den wahren Meister, den Jacopo da'Barbari erkennen mußten.«

Morelli war keineswegs so überheblich, seine Methode als eine Art Allheilmittel anzubieten. Er war sich bewußt, daß sie nur dazu dienen könne, das Werk eines Meisters von dem seiner Schüler und Nachahmer zu unterscheiden. Genau an diesem Punkt scheiterten die meisten anderen Kunsthistoriker seiner Zeit.

Morelli erkannte ferner in der Handzeichnung ein wichtiges methodisches Hilfsmittel. Er lernte sie als Dokument sehen und bewerten. Auch damit führte er eine neue Möglichkeit zur genaueren Analyse in die Kunstwissenschaft ein. Für die großen Kenner zu Beginn des 19. Jahrhunderts, selbst für Rumohr, hatte die Handzeichnung noch keine besondere Rolle gespielt.

Die besonderen Fähigkeiten Morellis lagen in seiner Kennerschaft. Seine Bücher sind daher im wesentlichen kritische Katalogwerke: *Die Galerien Roms*[8] und *Die Werke italienischer Meister in den Galerien von München, Dresden, Berlin.* 1881 erschien in der *Zeitschrift für bildende Kunst* der Beitrag *Perugino oder Raffael? – einige Worte der Abwehr*, 1882 im *Repertorium für Kunstwissenschaft Raffaels Jugendentwicklung – Worte der Verständigung gerichtet an Herrn Prof. Springer in Leipzig.* In der *Zeitschrift für bildende Kunst* kam 1887 der Aufsatz *Noch einmal das venezianische Skizzenbuch von Iwan Lermolieff* heraus. 1890 erschienen in Leipzig *Kunstkritische Studien über italienische Malerei, die Galerien Borghese und Doria Pamfili in Rom*, 1891 *Kunstkritische Studien über italienische Malerei, die Galerien zu München und Dresden.* In der *Kunstchronik, Wochenschrift für Kunst und Kunstgewerbe* erschienen von 1891 bis 1893 Beiträge über *Handzeichnungen italienischer Meister in photographischen Aufnahmen von Braun und Co. in Dornach.* Das Werk *Kunstkritische Studien über italienische Malereien – Die Galerie in Berlin* (Leipzig 1893) enthält ein von Gustavo Frizzoni verfaßtes Lebensbild Morellis. 1891 ist Giovanni Morelli in Mailand im Alter von 75 Jahren gestorben.

Der Amerikaner Bernard Berenson, der schon um 1890 Kontakt zu Morelli aufnahm und von diesem als junger Lermolieffianer bezeichnet wurde, sah schon bald die Grenzen der Methode Morellis und suchte nach umfassenderen Maßstäben. Er erkannte, daß es wichtig ist, neben dem Wie auch das Was eines Kunstwerkes angemessen zu bewerten.

Hier wird deutlich, daß eine neue Konzeption im Entstehen war, die über die Formbetrachtung hinaus auch den Inhalt eines organisch aufgefaßten künstlerischen Werkes in die Betrachtung einzubeziehen bemüht war. Morelli hat aber dessenungeachtet eine kunsthistorische Methode mitbegründet, die für die wissenschaftliche Beurteilung der Kunst grundlegend geblieben ist. Er setzte die Tradition Rumohrs fort und beeinflußte die Kunstgeschichte der Wiener Schule, die Formanalyse und die amerikanische Forschung. Arthur Kingsley Porter schrieb

1924: »Weiter habe ich das Gefühl, daß die Anwendung der Morelli-Methode einen Irrtum zu zerstören vermag, der in der Vergangenheit eine große Rolle gespielt hat. Man glaubte annehmen zu dürfen, daß das mittelalterliche Europa in eine Anzahl von Gebieten zerfiel, die jedem künstlerischen Einfluß von außen so gut wie unzugänglich waren ... Jetzt dagegen weiß man, daß kein einziges Gebiet des mittelalterlichen Europa mit wirklichem Verständnis erforscht werden kann, ohne ein detailliertes Wissen von dem, was in anderen Gebieten geschah.«

Im Zentrum der Methode Morellis stand immer das lebendige Werk der Kunst. In einem Brief vom 19. November 1877 schrieb er unmißverständlich an Jean Paul Richter: »Und will man in der Kunstwissenschaft wirklich zu einem Resultate kommen, so muß man dieselbe nicht in Dokumenten von Papier studieren, sondern in den Werken der Kunst selbst. Das kostet freilich viel Mühe, Zeit und Beharrlichkeit, aber man hat zuletzt doch die unendliche Genugtuung, sich auf festem Boden zu fühlen und seine Zeit und seinen Witz nicht umsonst gespendet zu haben. Ich will damit nicht sagen, daß die Dokumente zu verwerfen seien, nein, im Gegenteil, ich halte dieselben höchst schätzenswert, aber nur in Händen von Leuten, die ein Kunstwerk auch ohne Dokumente zu verstehen und zu deuten im Stande sind.«

Das geniale Teamwork

Das Werk der Kunstschriftsteller Joseph Crowe (1825-1896) und Giovanni Battista Cavalcaselle (1817-1897) war für die Beurteilung der italienischen und niederländischen Malerei wichtig und gleichzeitig symptomatisch für die Kunstgeschichte in der Mitte des 19. Jahrhunderts.[9] Wilhelm von Bode fand in seinem Erinnerungsband *Mein Leben* anerkennende Worte für die »... beiden um die Kunstgeschichte hochverdienten Männer«. Ja, er ging so weit zu sagen, daß jeder, der sich ernsthaft mit der Geschichte der italienischen Malerei befassen wolle, nicht an der Arbeit von Crowe und Cavalcaselle vorbeikommen könne. Und Giovanni Morelli meinte: »Sie wissen besser denn ich, wie hochgeschätzt sowohl in England wie in Deutschland die Werke von Crowe und Cavalcaselle sind – dieselben bilden ja, wovon ich mich auch neulich in Deutschland zu überzeugen die Gelegenheit hatte, eine Art Evangelium für die Kunstfreunde nicht nur, sondern auch für die Kunstgelehrten selbst.«

Dies war jedoch nicht von Anfang an so. Das abenteuerliche Leben der beiden Forscher zeigt, unter welchen Schwierigkeiten oft Werke der kunsthistorischen Forschung entstanden sind, nicht anders als die gleichzeitigen Kunstwerke. Verfolgen wir das Leben der beiden Männer, so fällt zunächst auf, daß auch bei ihnen nicht ein geregeltes Studium zu ihren Leistungen geführt hat, sondern daß sie in unmittelbarer Beziehung zur politischen und gesellschaftlichen Realität ihrer Zeit standen.

Giovanni Battista Cavalcaselle studierte an der Kunstakademie in Venedig, wurde aber wie so viele Kunsthistoriker seiner Generation in den Unruhen von 1848 auf die Seite der Revolutionäre gezogen. Bei der Befreiung Venetiens geriet er in österreichische Gefangenschaft und wurde zum Tode verurteilt. Es gelang ihm jedoch, zu entkommen. In Rom kämpfte er unter Mazzini weiter. Als die römische Republik zusammenbrach, floh er nach England. Dort beschäftigte er sich theoretisch und praktisch weiter mit der italienischen Malerei. Dazu brauchte er jedoch die Originale, und so kehrte er unter falschem Namen in sein Heimatland zurück, in dem er auf der Liste der Verbannten stand.

Cavalcaselle hat keine Mühe gescheut, um an die Bilder heranzukommen, die er sehen mußte. Er verließ sich niemals auf das Urteil anderer. Als er einmal Bilder in Spanien sehen wollte, bat er einen Kapitän um die Erlaubnis, die Reise in Gesellschaft des Schiffsjungen mitmachen zu dürfen. Unter diesen Bedingungen gelangte er tatsächlich nach Spanien.

1851 war Cavalcaselle zusammen mit den führenden Autoritäten Eastlake, Waagen und Passavant in Liverpool, um die dortige Galerie zu katalogisieren. Bald danach wurde er um ein Gutachten für die Londoner Nationalgalerie gebeten.

Zusammen mit dem damaligen Deputierten Giovanni Morelli wurde Cavalcaselle später von Italien aus aufgefordert, ein großes Inventarwerk über die Kunstwerke in den Marken und in Umbrien auszuarbeiten. Die beiden Forscher reisten zusammen von Ort zu Ort und begutachteten Bilder.

1864 wurde Cavalcaselle korrespondierendes Mitglied der Französischen Akademie, und schließlich bekam er aus Wien den Ruf, die Galerie des Belvedere neu zu ordnen. Der noch wenige Jahre zuvor von österreichischen Behörden zum Tode verurteilte Revolutionär wurde jetzt als international anerkannter Fachmann nach Wien berufen.

Cavalcaselle gehörte nicht zu denen, die mit dem Rüstzeug der Ästhetik und Philosophie ausgestattet sind. Er besaß eine relativ geringe Bildung und kam im wesentlichen vom Technischen her. Er war ein Maler, der sehen konnte. Vor Autoritäten hatte er, ganz im Gegensatz zu Giovanni Morelli, außerordentlichen Respekt, doch übertraf er in den meisten Fällen durch seine visuelle Erfahrung und sein Stilgefühl die Berühmtheiten der Kunstgeschichte seiner Zeit. Vor Originalen hat Cavalcaselle immer Selbstvertrauen bewiesen. Als man ihn einmal in einer Galerie führen wollte, sagte er: »Sappi, che io sono il Padre Eterno!«

Adolfo Venturi, der Cavalcaselle noch kurz vor dessen Tode kennengelernt hatte, sah einen zweiten Vasari in ihm und in seinem Werk eine Darstellung der gesamten Malerei in Italien, wie es sie seit Lanzi nicht mehr gegeben habe. Dabei erkannte er die Schwierigkeiten, mit denen Cavalcaselle zu kämpfen hatte: »Wenn man sich die Schwierigkeiten der Kunstforschung in jener Zeit vergegenwärtigt, in der die Photographie dem Gedächtnis des Forschers noch nicht helfend zur Seite stand, so muß uns Cavalcaselles Geschichte der italienischen Malerei geradezu als ein übermenschliches Werk erscheinen.«

Im Alter wurde es still um Cavalcaselle. 1867 war er noch zum Inspektor des Museo Nazionale in Florenz berufen worden, doch verhinderte die Zusammenarbeit mit Gremien und den ebenfalls für die Leitung der Galerie verantwortlichen Künstlern, die nichts von alter Malerei verstanden, eine fruchtbringende Tätigkeit. Er gab die Stellung bald wieder auf. Als Generalinspektor der schönen Künste ging er dann nach Rom, doch war er nicht in der Lage, so in den Verwaltungsapparat einzugreifen, daß er Änderungen hätte herbeiführen können. Er legte auch hier bald sein Amt nieder.

Schließlich widmete er sich ganz der Übersetzung der von Crowe in englischer Sprache niedergeschriebenen eigenen Werke. Venturi berichtete über den alten Cavalcaselle: »Grübelnd saß er vor seinen Zeichnungen und Notizen, übersetzte und mühte sich, Worte und Sätze zu finden, ohne je daran zu denken, daß seine Sammlungen von Notizen und Zeichnungen einen größeren Wert besitzen als seine Bücher, diese Blätter mit ihren Worten und Linien, die unmittelbaren Ergebnisse seiner Eindrücke und Forschungen, die die wertvollste Geschichte der italienischen Malerei bilden, die es gibt!«

Joseph Crowe, den Cavalcaselle 1847 in München kennenlernte, hatte ebenfalls eine längere Entwicklung hinter sich, ehe er als Kunsthistoriker hervortrat. Er hatte politische, wirtschaftliche und künstlerische Interessen, zeichnete und aquarellierte und war im Krimkrieg Balkankorrespondent und Kriegsberichterstatter für englische Zeitungen. Eine Zeitlang leitete er in Indien eine Kunstschule. Später wurde er englischer Konsul in Leipzig und sammelte dort um sein Haus einen geselligen Kreis, zu dem Gustav Freytag, Heinrich von Treitschke, Salomon Hirzel und R. Wachsmuth gehörten.

Auch in Düsseldorf war Joseph Crowe Generalkonsul Englands. Hier traf er mit Karl Woermann zusammen, der über ihn berichtete: »Ich darf aber auch nicht unerwähnt lassen, daß einer der bekanntesten und bedeutendsten englischen Kunstschriftsteller jener Tage, der als Großbritannischer Generalkonsul in Düsseldorf lebte, daß J. A. Crowe, der mit dem Italiener G. B. Cavalcaselle die berühmte große Geschichte der italienischen Malerei geschrieben hatte, zu den Freunden unseres Hauses gehörte.« Die äußere Erscheinung Crowes beschrieb Woermann so: »Crowe war eine auffallende, anziehende Erscheinung. Sein kastanienrotes Haar umrahmte, durch einen Vollbart von gleicher Farbe ergänzt, ausgeprägt englische, von einem liebenswürdigen und geistvollen Ausdruck beseelte Züge. Seine Gattin, die Tochter eines hohen preußischen Offiziers, tat, anmutig, lebhaft und schlagfertig, das ihre dazu, das Crowesche Haus in Düsseldorf zu einem geistigen Mittelpunkt zu machen.«

So gut es dem späteren Kunstforscher und Generalkonsul Joseph Crowe auch ging, zur Zeit der Entstehung der entscheidenden Hauptwerke in Zusammenarbeit mit Cavalcaselle standen sich die beiden Forscher schlecht. In seinen Lebenserinnerungen beschrieb Joseph Crowe die Bedingungen, unter denen diese später allgemein als grundlegend angesehenen kunsthistorischen Arbeiten geleistet werden mußten: »Unser Arbeitsraum, in dem sich nur ein runder Tisch und drei Stühle befanden, hatte höchstens 20 Fuß im Quadrat. Morgens frühstückten wir Thee und Brot, das Mittagessen war unsicher, ebenso das Abendbrot. Aufs Sorgfältigste hielten wir mit unseren Vorräthen Haus, kauften unseren Thee pfundweise bei Twining und sorgten dafür, daß er möglichst lange reichte. Wir hatten kein Feuer und hielten uns durch Decken warm. Zwei Kerzen mußten zur Beleuchtung genügen. An einem Tage im Frühjahr 1853 war selbst der Thee ausgegangen und auch das Morgenbrötchen fehlte. Tags vorher hatten wir mittags nichts zu essen gehabt und wurden infolge des Hungers früh munter. Um 6 oder 7 Uhr standen wir auf. Die Sonne schien hell, wir zogen uns an und gingen auf die Straße und von da in die Parks. In Kensington ruhten wir uns auf einer Bank aus und erfreuten uns an der schönen Luft, als ein zerlumptes Individuum auf uns zukam und bat, wir möchten uns seiner erbarmen, er hätte kein Frühstück gehabt. Ich sah Cavalcaselle an und lachte bei dem Gedanken geradeheraus, wer von uns dreien wohl am schlimmsten daran wäre. Doch an demselben Tage kam auch die Besserung.«

1856 erschien das erste gemeinsam verfaßte Werk, *The Early Netherlands Painters*. 1864 folgte der erste Band der großen *New History of Painting in Italy*. Aus den Männern, die noch kurz zuvor hungernd durch die Straßen Londons gewandert waren, wurden plötzlich europäische Autoritäten. Sie hatten durch genaue Kenntnis der Eigentümlichkeiten verschiedener Meister eine Methode erarbeitet, mit der die Urheber von Kunstwerken ermittelt werden konnten. Es ging ihnen nicht um theoretische Abstraktionen oder Stilbegriffe, sondern um die im Sinne exakter Wissenschaft grundlegende Kenntnis dessen, wordurch sich Kunstwerke auszeichnen, um das Spezifische ihrer Machart.

Eine deutsche Ausgabe der Geschichte der alten niederländischen Malerei erschien in der Bearbeitung von Anton Springer 1875 in Leipzig. In der Vorrede ging Springer auf das Werk von Crowe und Cavalcaselle ein und hob vor allem drei Eigenschaften des Buches hervor: »Die genaue Quellenforschung, die anschauliche Schilderung des Inhaltes der einzelnen Bilder, die sorgfältige Untersuchung der technischen Vorgänge.« Springer wies ferner darauf hin, daß die Verfasser die gesamte einschlägige Literatur voll ausschöpften und verwerteten. Er hat sich jedoch nicht auf die Übersetzung beschränkt, sondern Zufügungen gemacht und das Werk auf den letzten Stand der Forschung gebracht – es waren immerhin fast zwanzig Jahre seit dem ersten Erscheinen des Buches in England vergangen. Das letzte Kapitel, in dem die Auswirkungen der niederländischen Malerei auf Deutschland untersucht werden, steht beispielsweise ganz unter der Verantwortung Springers.

Trotz des flüssigen Erzählstils sind die Anmerkungen exakt und stichhaltig. Es kommt manchmal vor, daß eine Seite nur drei Zeilen Text enthält, während der übrige Teil von Anmerkungen ausgefüllt ist. Auch die Bildbeschreibungen haben ein beachtliches Niveau und zeugen von einer für die Zeit erstaunlichen Erkenntnis von Formqualitäten.

Bezeichnend für die Einstellung der Verfasser und für die Situation der noch immer von romantischen Vorstellungen geprägten Kunstgeschichtsschreibung in der Mitte des 19. Jahrhunderts ist die Tatsache, daß Crowe und Cavalcaselle in ihre 1864 erschienene Geschichte der italienischen Malerei Raffael, Tizian, Leonardo und Michelangelo nicht einbezogen. Der Akzent liegt klar auf der Vorbereitung der Klassik, die Vollender selbst wurden im Sinne Ruskins ausgelassen. Der Herausgeber der deutschen Ausgabe, Max Jordan, erhoffte sich zwar, wie er schrieb, »im Namen der Kunstgeschichte« eine Fortsetzung der Geschichte der italienischen Malerei, die jedoch nicht folgte. Das 1877 herausgegebene Buch über Tizian bringt einen Teil der späteren Entwicklung, ebenso wie das letzte gemeinsame Werk von Crowe und Cavalcaselle, *Raffael, sein Leben und seine Werke* (Leipzig 1883-1885). Die Fortsetzung sollte nachfolgenden Wissenschaftlern vorbehalten bleiben.

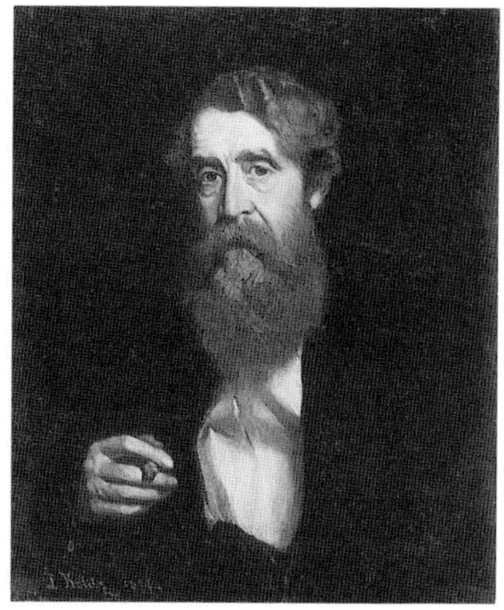
Joseph Crowe

Über den jeweiligen Anteil der beiden Forscher an den gemeinsamen Arbeiten ist von den Zeitgenossen viel gerätselt worden. In den von Crowe stammenden oder beeinflußten Darstellungen sieht es so aus, als sei der Anteil beider Forscher gleichwertig gewesen. Max Jordan, der Herausgeber der Lebenserinnerungen Crowes in deutscher Sprache, schrieb: »Gemeinhin wird angenommen, ihre Bücher seien so entstanden, daß der Italiener das Material, der Engländer die Formfassung geliefert hätte. Das ist Irrthum. Die beiden Freunde hatten jahrelang – in guten und in recht bösen Zeiten – miteinander gelebt und studirt, und es hatten sich so feste Grundanschauungen über die wichtigsten Dinge ihres Forschungsgebietes bei ihnen gebildet, daß sie sich aufs Wort verstanden. Das erzeugte die Möglichkeit einer fast lückenlosen Übereinstimmung, als es galt, die Ergebnisse festzustellen. Jedem gebührt der gleiche Anteil an dieser bewunderungswürdigen Leistung, wenn auch Crowe die gesamte

Redaktion des gemeinsam Erarbeiteten allein in die Hand genommen und dadurch die Einheit des Stiles gesichert hat, jene schmucklose Schlichtheit, die gerade auf einem Gebiete, das so viel Verführung mit sich bringt, doppelt erfreulich ist.«

Crowe selbst sagte: »Cavalcaselles hauptsächlichster Antheil an der Geschichte der niederländischen Maler bestand darin, die Ölgemälde auf Holz und Leinwand zu beurtheilen und meine Ansicht über dieselben zu bestätigen oder zu bestreiten.« So berichtete er auch von heftigen Diskussionen, bei denen schließlich einer nachgeben mußte.

Über die Spekulationen des Publikums heißt es: »In späteren Jahren schrieb ich andere Bücher Crowe und Cavalcaselle blieben unzertrennlich. Die Welt wollte hinter das Geheimnis unserer gemeinsamen Arbeit kommen. In Italien sagte man, daß Cavalcaselle eine Null wäre, in England priesen viele Cavalcaselle und belächelten die Unwissenheit Crowes. Schließlich mußte ich öffentlich gegenüber all' diesen Vermuthungen über den wahren Autor, die um uns herum laut wurden, Stellung nehmen, und in einer späteren Zeit erlaubte ich Cavalcaselle, seinen Namen als den ersten unter eine italienische Übersetzung der *Geschichte der italienischen Malerei* zu setzen, nur weil er mir erklärte, daß er andernfalls in seinem eigenen Vaterlande seine Stellung nicht behaupten könne.«

Crowe hatte es offenbar nötig, sich in ein gutes Licht zu setzen, daher schrieb er: »Cavalcaselle hatte zu meinem Kunsturtheil mehr Vertrauen als zu dem irgendeines anderen Zeitgenossen, und ich hegte dieselbe Ansicht über ihn. So paßten wir vorzüglich zu einem Compagniegeschäft, das auch niemals aufgelöst worden ist.«

Weniger beredt war Cavalcaselle in der Beurteilung der Anteile, ja in seinen Übersetzungen ins Italienische hielt er sich unmittelbar an die von Crowe hergestellte Textfassung. Es dürfte der Wirklichkeit nahekommen, daß es sich im wesentlichen um Forschungsergebnisse Cavalcaselles handelt, die er in zahlreichen Notizen niedergelegt hatte. Adolfo Venturi ging sogar so weit zu behaupten, daß Cavalcaselle die eigentliche Arbeit geleistet und Crowe nur den kulturgeschichtlichen Hintergrund skizziert habe: »Crowe dienten die historischen Abschweifungen nur dazu, den unzähligen Notizen Cavalcaselles einen Zusammenhang zu geben, und doch wäre ein einfacher Katalog ohne alle verbindenden Worte die beste und einfachste Publikation der Untersuchungen und Forschungen Cavalcaselles gewesen.« Noch Lionello Venturi glaubte, daß Cavalcaselle tiefer als jeder andere vor ihm in die Stile der alten Meister eingedrungen sei.

Die spätere Entwicklung der Kunstgeschichtsschreibung sollte sich stärker auf die Form konzentrieren und richtete sich daher, um dies so klar wie möglich zu demonstrieren, auf die klassische Kunst.

Kunsthistoriker und Revolutionär

Gottfried Kinkel (1815-1882), der Freund Jakob Burckhardts aus den romantischen Zeiten des Studiums am Rhein, ist eine faszinierende Erscheinung aus den Anfangsjahren der Kunstgeschichte. Er leistete seinen Beitrag, der entstehenden Wissenschaft methodische Grundlagen zu geben.[10] Kinkel wurde in Oberkassel bei Bonn als Sohn eines protestantischen Pfarrers geboren. Er studierte zunächst in Bonn, dann in Berlin Theologie. Er kehrte wieder nach Bonn zurück und ging 1837 nach Italien. 1839 wurde er Religionslehrer am Bonner Gymnasium und 1840 Hilfsprediger. 1842 erschien ein Band seiner Predigten. Zusammen mit Johanna Mockel, die er nach ihrer Scheidung 1843 heiratete, gründete er den Maikäferbund. Wegen des Übertritts der Frau zum Protestantismus hatte das Paar große Schwierigkeiten, so daß Kinkel sich schließlich vollkommen von der Theologie abwandte. Neben seinen Dichtungen beschäftigten ihn von da an im wesentlichen Kultur- und Kunstgeschichte. Bald erhielt er in diesen Fächern eine Professur an der Universität Bonn. Wilhelm Lübke äußerte sich später rückblikkend über die Faszination der Vorträge Kinkels: »Nichts war fesselnder als die Vorträge Kinkels. Lebhaft erinnere ich mich seiner Vorlesungen über die niederländische Malerei. Man wird heutzutage, nachdem die Forschung so riesige Fortschritte gemacht, alles Einzelne reicher anführen können; aber die geistvolle Schilderung von Land und Volk, die den tiefsten Grund der großen Entwicklung der niederländischen Kunst in farbenreichen Bildern darlegte, dürfte an Kraft des Eindrucks nicht zu überbieten sein.«

1845 erschien ein Band seiner kunsthistorischen Vorlesungen unter dem Titel *Geschichte der bildenden Künste bei den christlichen Völkern vom Anfange unserer Zeitrechnung bis auf die Gegenwart.* Es kam jedoch nur der erste Teil heraus, der die altchristliche Kunst enthält. Eine Berufung nach Berlin verscherzte sich Kinkel durch ein freisinniges Gedicht. 1848 stand Kinkel auf seiten der Revolutionäre, redigierte die Bonner Zeitung in ihrem Geiste und zog schließlich als Abgeordneter in die

Zweite Kammer ein, wo er sich für die äußerste Linke einsetzte. Da er an der Erstürmung des Zeughauses in Siegburg beteiligt war, mußte er fliehen. Er ging zunächst in die Pfalz und betätigte sich hier unter dem Namen Fenner von Fenneberg politisch weiter.

Auch hier setzte er seine Laufbahn durch politische Aktivität aufs Spiel. In Bonn hatte er versucht, eine demokratische Partei zu organisieren und in Kontakt mit dem Mittel- und dem Arbeiterstand zu kommen. Sein engster Verbündeter war in jener Zeit Carl Schurz. Bei Putschversuchen wurde Kinkel 1849 in Durlach festgenommen und sollte vom Kriegsgericht in Rastatt zu lebenslänglicher Festungshaft verurteilt werden. Der König von Preußen verwandelte die Festungsstrafe jedoch in eine Zuchthausstrafe. Dieses Urteil erregte in Deutschland und im Ausland großes Aufsehen und rief scharfe Kritik hervor. Im November 1850 gelang Kinkel mit Hilfe seiner Frau Johanna und des damaligen Studenten Carl Schurz die Flucht aus dem Spandauer Gefängnis. Er konnte nach England entkommen. 1851 ging er für kurze Zeit nach Amerika. 1853 übernahm er eine Professur an der Hochschule für Damen in Bedford Square in England.

In London gab es damals eine ganze Anzahl deutscher Emigranten, die in einem Schlüsselroman von Frau Kinkel einprägsam geschildert worden sind. Auch Malvida von Meysenbug berichtete in ihren *Memoiren einer Idealistin* über die Lehrtätigkeit Kinkels in London. Im Jahre 1858, in dem Kinkel seine Frau durch Selbstmord verlor, gründete er in London die deutsche Zeitung *Hermann.* 1861 erhielt er den Auftrag zu kunstgeschichtlichen Vorträgen im South Kensington Museum und im Kristallpalast. Er hat so entscheidend zur Einführung der Kunstgeschichte in England beigetragen.

1866 wurde Kinkel als Professor für Archäologie und Kunstgeschichte an das Eidgenössische Polytechnikum in Zürich berufen. Während seiner Lehrtätigkeit in Zürich erschien das Sammelwerk *Mosaik zur Kunstgeschichte* 1876 in Berlin. In diesem Werk hat Kinkel versucht, verschiedene kleinere Arbeiten in einen Zusammenhang zu bringen. In der Vorrede heißt es über seine Absichten: »Als ich zuerst in das Lehrfach der Kunstgeschichte eintrat und dasselbe an der Universität Bonn gründete, schien es mir zweckmäßig, ein Lehrbuch zu schreiben, welches, weniger registermäßig als Kugler, weniger philosophisch und ausführlich als Schnaase, durch allgemein verständliche Sprache und gefällige

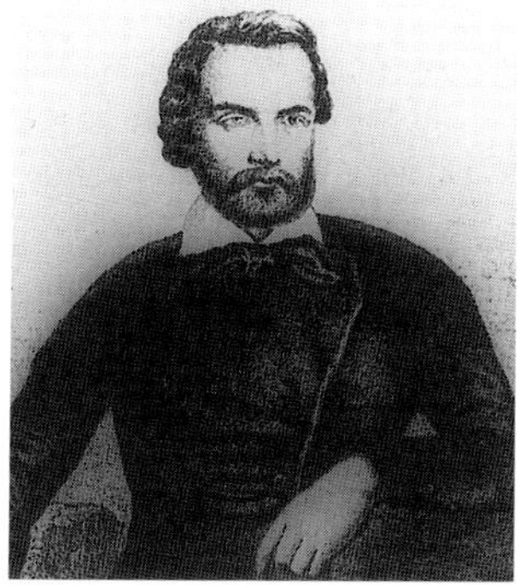

Gottfried Kinkel

Darstellung gebildete Deutsche auf historischem Wege zur Freude an der Kunst führen sollte.«

Wie sein Freund Jakob Burckhardt war Kinkel darauf bedacht, seine Erkenntnisse in die Breite wirken zu lassen, ja zu popularisieren. Sein Aufenthalt in England mag dazu wesentlich beigetragen haben. Später wurde er von der Volkshochschulbewegung als einer ihrer Begründer angesehen.

Im Sinne der Ikonographie des 19. Jahrhunderts waren auch Kinkels Forschungen in besonderem Maße auf den Inhalt des Kunstwerkes gerichtet. Er sagte: »Wenn man immer bloß meldet, wer gemalt hat und wie gemalt worden ist, so bleibt die Kunstgeschichte einseitig; ihr Zusammenhang mit dem Leben, ihr culturhistorischer Hintergrund kann nur dann aufgehellt werden, wenn wir auch zusehen, was gemalt worden ist, und zu welcher Zeit bestimmte neue Gegenstände in die Malerei eingedrungen sind.«

In diesem Zusammenhang ist vor allem der Aufsatz über *Die Brüsseler Rathausbilder des Rogier van der Weyden und deren Copien in den burgundischen Tapeten zu Bern* hervorzuheben. Hier ging Kinkel der neu entstehenden profanen Thematik des 15. Jahrhunderts nach. Andere Beiträge beschäftigen sich mit dem Farnesischen Stier, mit Sagen, die aus Kunstwerken entstanden, mit dem Mausoleum von Halikarnassos, mit Stonehenge und der Zeit seiner Erbauung, mit der Sophienkirche von Constantinopel und dem Kupferstecher Hollar, dessen Œuvre Kinkel zum ersten Male zusammengestellt hat.

Neben dieser Fülle von kunsthistorischen Themen standen aber immer wieder auch Dichtungen, die außerordentlichen Erfolg hatten. Seine epische Dichtung *Otto der Schütz* von 1846 war eine der am meisten populären Publikationen der Zeit und erreichte bis zum Jahre 1900 80 Neuauflagen. Die Mittelaltersehnsucht fand in diesem Werk ihre vollendete Ausprägung. Nach seiner Übersiedlung nach Zürich kam *Der Grobschmied von Antwerpen* heraus und später der Gedichtband *Tanagra*. Einen Band Erzählungen hatte er 1849 zusammen mit seiner Frau herausgegeben. 1882 starb Gottfried Kinkel in Zürich.

Der Wiederentdecker Rembrandts

Zahlreiche Kunsthistoriker in der Frühzeit des Faches waren oft auf Grund ihrer politischen Überzeugungen zur Emigration gezwungen, wie Cavalcaselle in Italien, Kinkel in Deutschland und Théophile Thoré in Frankreich. Auch der erste beruflich engagierte Kritiker aus Kennerschaft, Eduard Koloff, blieb nicht im Bereich der deutschen Kunstgeschichte seiner Zeit, sondern war im wesentlichen in Paris tätig.[11] In unmittelbarem Kontakt zu den Kunstschätzen im Louvre sowie mit zeitgenössischen Künstlern – insbesondere im Delacroix – formte sich Koloffs Entdeckung Rembrandts, die als seine große Tat gelten darf.

Koloff war in Paris im Kupferstichkabinett tätig, beschäftigte sich in der National-Bibliothek damit, den Zeichnerinnen der Pariser Modejournale alte Vorbilder herauszusuchen, und gelangte nie in eine leitende Stellung. Als ihm Wilhelm von Bode 1872/73 die Direktion des Berliner Kupferstichkabinetts anbot, lehnte er ab.

1840 erschien in Raumers historischem Taschenbuch der Aufsatz *Die Entwicklung der modernen Kunst aus der antiken bis zur Epoche der Renaissance*. Die Beiträge Koloffs gingen stets von der Betrachtung der Gegenwart aus. Koloff hat Kritiken über die Museen in Paris, über Ausstellungen und neue Bauten geschrieben, die in den Jahren von 1834 bis 1840 in der Zeitschrift *Kunstblatt* erschienen. Er schrieb sie unter dem Namen Ed. Collow.

Koloff wandte sich sowohl gegen die Antiken- wie gegen die Mittelaltersehnsucht. Er entlarvte die Konstruktion historischer Zäsuren als Irrtum. Er erkannte die Kontinuität der Entwicklung und die Bedeutung auch der zeitweise weniger geschätzten Epochen, die noch als Verfallszeiten gesehen wurden. Damit hat er in Ansätzen die Leistung von Alois Riegl vorweggenommen. Die Epochen-Unterteilungen sah er als Hilfsbegriffe, die die Wissenschaft an einen lebendigen Organismus anlegt: »Wenn man den lebendigen Organismus der Kunst auch in lauter kleine Stücke geschnitten und an jedes einzelne Stück eine Etikette geklebt hat, so ist man doch weit entfernt, ein gesundes untrügliches Urteil zu haben, wie geschickt und rein auch die Schnitte gemacht, wie glücklich auch die Abteilungen und Unterabteilungen benannt sein mögen. Wir glauben, man täte besser daran, ganz einfach zu sagen, wie die Dinge in der Kunst sich gestalten, die anspruchslose Beobachtung und Betrachtung würde immer noch viel anziehendes und lehrreiches darbieten. Denn es wäre doch gewiß kein langweiliges Schauspiel und keine fruchtlose Forschung, wenn man die unermeßliche Ineinanderwicklung der Kunst aller Völker und Jahrhunderte verfolgte und die allmähliche Durchdringung zweier sich gegenüberstehender Kunststile und Kunstprinzipien an denselben Schulen, Werken und Künstlern nachwiese«.[12]

Die Tatsache, daß Künstler die Entdeckungen der Kunsthistoriker vorbereiten, verdeutlicht das Verhältnis zwischen Delacroix und Koloff. 1831 hatte Delacroix erkannt: »Vielleicht wird man einmal entdecken, daß Rembrandt ein viel größerer Maler ist als Raphael. Ich schreibe da eine Gotteslästerung, über die allen Leuten von der Akademie die Haare zu Berge stehen werden.« In der Tat war diese Neuentdeckung Rembrandts eine Sensation, da dieser allgemein als ein Lokalmaler des 17. Jahrhunderts angesehen wurde. Der Auffassung Delacroix' schloß sich zwei Jahre später der Kunsthistoriker Eduard Koloff an. Er sagte über Rembrandt: »Nicht Form und Zeichnung, sondern Farbe und Beleuchtung waren ihm die Hauptsache.« Diese Charakterisierung trifft sowohl auf Rembrandt wie auch auf Delacroix zu. Koloff wandte sich gegen die lange vorherrschende Auffassung von der Minderwertigkeit Rembrandts: »Alles ist verdächtig, alles streitig, was man bisher von seinen Lebensumständen gefaselt und gefabelt hat. Wirklich zuverlässig, gewiß, wahr sind seine Werke; das ist, was von ihm übrig, und das ist noch seine Seele.«

So hat Koloff in Raumers Taschenbuch für das Jahr 1854 »Rembrandt nach neuen Aktenstücken und Gesichtspunkten geschildert«. Hier entstand ein erstes wissenschaftliches Bild der Kunst Rembrandts, eingefügt in die historische Entwicklung, hergeleitet aus den Vorgängern bis zu Lukas van Leyden, Pieter Lastman und Adam Elsheimer. Wesentlich ist dabei, daß die farbige Genialität der Kunst Rembrandts erkannt wurde. Koloff ordnete Rembrandt in die große Tradition der Koloristen von Tizian bis Rubens, Murillo und Velázquez ein.

Eduard Koloff war der Typ des mitten im Leben stehenden Menschen, der ein Sensorium für Dinge der Kunst hat und gleichzeitig die Fähigkeit, historische Zusammenhänge skizzenhaft darzustellen.

Thoré und Champfleury

Für die Kunstkritik der Jahrhundertmitte in Frankreich war auch Théophile Thoré (1807-1869) von Bedeutung, besonders durch seine revolutionäre erste Einschätzung von Millet und Courbet. Auch Thoré hatte, wie Koloff, die Fähigkeit, alte und moderne Kunst auf der gleichen Ebene zu sehen. Seine Grundlage waren die Forschungen zur niederländischen Kunst des 17. Jahrhunderts. Im Jahre 1866 publizierte er in der *Gazette des Beaux Arts* drei Beiträge über Vermeer van Delft. 1848 beteiligte er sich an der Revolution in Paris und mußte nach der Niederlage nach London sowie später nach der Schweiz emigrieren, wo er seine kunstkritischen Studien in den großen Museen fortführte. Als Manet im Jahre 1868 im Salon in Paris ausstellte, war es Thoré, der als einer der ersten und beeinflußt von den Argumenten von Charles Baudelaire dessen Bedeutung zu sehen in der Lage war.

Jules Champfleury (1821-1889) war einer der frühen Vorkämpfer für den Realismus. Er setzte sich für Gustave Courbet ein und propagiert in seiner Zeitschrift *Le Réalisme* (1856-1857) eine an die Massen gerichtete neue Kunst und Literatur. In den Jahren um 1850 setzte er sich bereits für die Neubewertung des Werkes von El Greco ein, das von den kunsthistorischen Fachkollegen unverstanden geblieben und erst von den Malern Delacroix und Millet wiederentdeckt worden war.

Eugène Fromentin

Der Maler Eugène Fromentin (1820-1876) gab der Kunstgeschichte aus seiner Praxis als Künstler wesentliche Impulse.[13] Mary Pittaluga hat in ihrem Aufsatz *Eugène Fromentin e le origine della critica d'arte* Fromentin geradezu als den Begründer der neueren Kunstkritik gesehen.

Fromentin wurde in La Rochelle geboren und sollte zunächst Jurist werden. Doch wandte er sich bald der Landschaftsmalerei zu, die er bei Louis Cabat studierte. Unter dem Einfluß des Orientmalers Marilhat spezialisierte er sich vor allem auf die nordafrikanische Landschaft. Die Bilder Fromentins sind sensible, künstlerisch jedoch kaum bedeutende Darstellungen von Wüstenlandschaften, an denen die Lichtwirkung in dünn aufgetragenen Farbflächen beeindrucken kann. Fromentin reiste viel und verfaßte über seine Reisen zahlreiche Bücher. Von 1842 bis 1846 besuchte er mehrmals Nordafrika, vor allem Algerien. Über seine Afrika-Reisen schrieb er später zwei Bücher: 1857 *Ein Sommer in der Sahara* und 1859 *Ein Jahr im Sahel.* Auch als Romanschriftsteller ist Fromentin hervorgetreten. 1863 veröffentlichte er den Roman *Dominique.* Im Jahre 1864 kam sein *Un programme de critique* heraus, in dem die Kunst seiner Zeit intensiv kritisiert wurde.

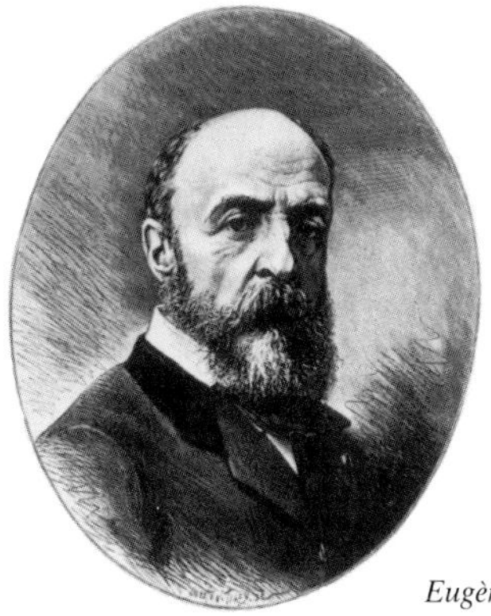

Eugène Fromentin

1875 machte Fromentin eine Reise durch Holland und Belgien, die ihm die Anregung zu seinem berühmten Buch *Les Maîtres d'autrefois* gab. Es erschien 1876. Kurz danach, am 27. August, starb Eugène Fromentin in Saint Maurice.

Fromentin erschloß der Kunstgeschichte einen neuen Bereich, die alte flämische und niederländische Malerei, deren Bedeutung bis dahin nur unzureichend eingeschätzt war. Nun wurde sie von einem mit den Augen des Malers sehenden Kunstreisenden ihrem Range entsprechend gewürdigt. Fromentin beurteilte die Werke auch von der Maltechnik her. Durch die Frische seiner Betrachtungsweise eröffnete er neue Perspektiven.

Seine Darstellung hat die Form eines Reiseberichts. Er sah die Kunst nicht allein, sondern sprach auch über Landschaft und Verkehr, Städte und Menschen. Die kulturgeschichtliche Einbettung der Kunst in einen größeren Zusammenhang macht den besonderen Reiz des Werkes aus. Fromentin, der selbst genau hinsah, führte Übertreibungen auf das rechte Maß zurück und beseitigte Mißverständnisse, die aus der allzu theoretischen Betrachtungsweise seiner Vorgänger erwachsen waren.

Die Darstellung enthält natürlich viel Allgemeines, der Gründerzeit Verhaftetes, das der populären Absicht zugute gehalten werden muß, in der das Buch geschrieben worden ist. Als Leitsatz für seine Arbeitsweise können die Worte gelten, die er über die Nachtwache niedergeschrieben hat. Er sah dieses Bild frei von Überschätzung und Mißverständnissen in seiner Bedeutung und sagte: »Wir müssen um jeden Preis die bequemen Wege verlassen, müssen in Gestrüpp wandeln und vom Handwerk sprechen.« Dabei glaubte er, der eigentliche Kunstforscher müsse Historiker, Philosoph und Maler in einer Person sein. Von sich selbst sagte er bescheiden, daß er mit den beiden Erstgenannten nichts gemein habe: »Malerei ist die Kunst, das Unsichtbare durch das Sichtbare auszudrücken; ihre Wege, mögen sie klein oder groß sein, sind voll von Problemen, die wir für uns auf ihre Wahrheiten hin prüfen können, die wir aber lieber als Geheimnisse im Dunkel lassen mögen. Ich will nur meine Überraschung, meine Freude, mein Erstaunen über einige Bilder beschreiben und nicht minder genau die Enttäuschungen, die sie mir verursacht haben. Und so werde ich nur die bedeutungslosen Eindrücke eines aufrichtigen Dilettanten voll Ehrlichkeit hier niederlegen.«

Diese Haltung ist durchaus der des jungen Jakob Burckhardt verwandt. Burckhardt schätzte Fromentin außerordentlich, war ebenfalls gegen jede Methode und bemühte sich, seine subjektiven Eindrükke mitzuteilen. Auch Fromentin erklärte: er habe weder irgendeine Methode, noch sei ein folgerechter Weg in seinen Studien zu finden. Er selbst wies auf Lücken hin, auf Bevorzugungen und Versäumnisse, sah jedoch zugleich den Wert seiner unmittelbaren Erkenntnisse. Die Fragen des Handwerks interessierten ihn mehr als Theorien und philosophische Erörterungen. Als Ausgangspunkt für eine wirklich realistische Kunstgeschichte können die Sätze gelten, die er an den Schluß der Einleitung zu seinem Buche setzte: »Jetzt soll meine Methode darin bestehen, alles zu vergessen, was schon über den Gegenstand gesagt worden ist; mein Ziel, Fragen aufzustellen, das Verlangen nach ihrer Durchforschung anzuregen und denjenigen, die imstande sind, uns einen ähnlichen Dienst zu erweisen, die Begierde nach ihrer Lösung einzuflößen.«

Das Lehrgebäude Springers

In Anton Springers (1825-1891) Werk kulminiert eine bestimmte Konzeption der kunstgeschichtlichen Entwicklung.[14] Die Wissenschaft von der Kunst suchte wieder auf den Boden der Tatsachen zu kommen und frei von romantischen Abschweifungen und Spekulationen die Richtigkeit behaupteter Dinge nachzuprüfen. In einem Nachwort zu dem großen Werk *Bilder aus der neueren Kunstgeschichte* unter der Überschrift »Kunstkenner und Kunsthistoriker« hat Anton Springer ausgeführt, was er unter Kunstgeschichte verstand: »Zwei Aufgaben hat die Kunstgeschichte vornehmlich zu lösen. Sie soll von den Trägern der künstlerischen Bewegung und Entwicklung ein lebendiges und anschauliches Bild entwerfen, welche Gedanken in der Phantasie der Künstler walteten, in welche Formen sie dieselben kleideten, welchen Gang sie während ihrer Wirksamkeit einschlugen und welchen Zielen sie nachstrebten, klarlegen. Neben dieser psychologischen Charakteristik hat die Kunstgeschichte auch die Luft, welche die Künstler und Kunstgeschlechter athmen, die Umgebung, in welcher sie sich bewegen, die Einflüsse, von welchen sie getroffen werden, das Erbe, welches sie verwalten und vermehren, zu schildern. Man nennt das den historischen, speziell den culturhistorischen Hintergrund zeichnen und hat in letzter Zeit unstreitig mit großem Eifer und sichtlicher Vorliebe die eigentliche Kunstgeschichte mit culturhistorischen Betrachtungen bereichert. Der Wille war gut, das Fleisch, d.h. das Wissen in vielen Fällen aber schwach. Die Verbindung der Kunstgeschichte mit der Culturgeschichte wird durchschnittlich so angebahnt, daß jedem größeren Zeitabschnitt eine Einleitung vorangeht, welche sich mehr oder weniger ausführlich über die allgemein herrschenden Zustände und Sitten, den Grad der intellektuellen und moralischen Bildung, das politische und gesellschaftliche Treiben ausspricht. Gegen die Abtrennung dieser Erwägungen, so geistvoll sie auch zuweilen sein mögen, von der kunstgeschichtlichen Erzählung treten mannigfache Bedenken auf, noch größere gegen das Zusammenfassen größerer Zeiträume in diesen Einleitungen.«

Springer polemisierte hier gegen die kunsthistorische Methode Carl Schnaases, der es verstanden hatte, seinen Kapiteln kulturhistorische Überblicke voranzustellen. Was setzte Anton Springer nun an die Stelle dieser kulturhistorischen Methode? Er wollte das einzelne Kunstwerk Bedingende genauer mit seinen Formen verknüpfen. Die Trennung von Kunstkenner und Kunsthistoriker sah Springer als das Übel der Zeit. Er wollte es durch die Vereinigung der Vorzüge beider überwinden. Die Kunstgeschichte mußte sich als objektive Wissenschaft erst durchsetzen, und Springer erkannte viele ihrer Mängel als Jugendkrankheiten. Er sprach von der kaum den Kinderschuhen entwachsenen Kunstgeschichte sowie davon, daß die überwiegende Zahl der Aufgaben noch einer Lösung harre. Er sah die Schwächen realistisch und sprach sie aus: »Die Stellung, welche der Kunstgeschichte in weiten Kreisen zugewiesen wird, erscheint auf die Dauer nicht haltbar. Das große Publikum hält sie für eine angenehm schmeckende, aber kraftlose Zuckerbäckerwaare. Die Künstler streiten ihr die Fähigkeit des selbständigen, zutreffenden Urtheiles ab, die Kunstkenner, die in ihrem eng begrenzten Kreise allerdings über die reicheren Kenntnisse gebieten, sehen sie über die Achsel an, die altzünftigen Wissenschaften, insbesondere die benachbarten historischen Disziplinen, dulden sie herablassend oder betrachten sie als einen wenig ebenbürtigen Eindringling. Es bleibt nur ein Ausweg übrig. Man muß Künstlern und Kunstkennern gegenüber den streng wissenschaftlichen Charakter der Kunstgeschichte vertheidigen, die Historiker aber dadurch, daß man ihnen in der Kunstgeschichte die eigene Methode, das eigene Fleisch und Blut vorhält, zur Anerkennung der Legitimität ihrer angeblichen Bastardschwester zwingen.«

Springer, der erst spät zu dieser Disziplin gestoßen war, kämpfte für ihre Legitimierung. Sein Sohn Jaro gab im Schlußkapitel zu den Lebenserinnerungen seines Vaters *Aus meinem Leben* das Fazit: »Von berufenerer Seite sind Springers kunsthistorische Schriften gewürdigt worden. Indes mag erwähnt werden, daß wohl kaum ein Kunsthistoriker unter so schwierigen äußeren Umständen geschrieben hat, als wie er. Denn eine nennenswerte Kunstsammlung stand ihm in Leipzig nicht zur Verfügung und mit Ausnahme einer einzigen 1882, aber mehr aus Gesundheitsrücksichten unternommenen italienischen Reise, hat ihm sein körperlicher Zustand keinerlei Studienreise gestattet, um die Erinnerung an das vor langen Zeiten Gesehene aufzufrischen.« Springer, der als Ordinarius in Leipzig den Beinamen »Eremita Lipsiensis« erhielt, hat in der Tat ein schweres Leben gehabt und die Wissenschaft von der Kunst kaum von der heiteren Seite erlebt.

Gustav Pauli war in Leipzig Schüler Springers und schrieb später in seinen Lebenserinnerungen: »Wie die meisten Kunsthistoriker seiner Generation hatte Anton Springer einen ungewöhnlichen Bildungsgang zurückgelegt. In ärmlichen Verhältnissen in Prag geboren, war ihm eine entbehrungsreiche Jugend zuteil geworden. Als Hauslehrer, dann als Journalist hatte er sich sein Brot verdient, und er war als demokratischer Politiker in die Wirren der österreichischen Zustände verstrickt worden, wovon sein Buch über die österreichische Geschichte der neuesten Zeit Zeugnis ablegt. Erst auf dem Umgwege über die Historie war er zur Kunstgeschichte gelangt, die er mit Recht als einen Zweig der Geschichtswissenschaft ansah.«

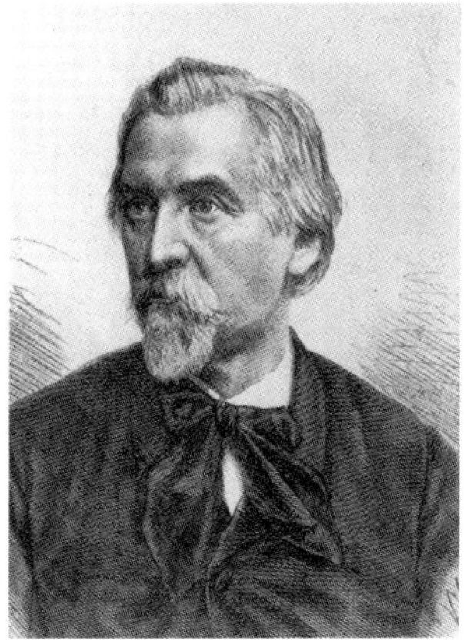

Anton Springer

Harry Graf Keßler, ebenfalls ein Schüler Springers, berichtete über seinen Lehrer: »Springer, der ein alter Demokrat und großdeutscher Feuerkopf war, hatte sich aus der Politik in die Kunstgeschichte zurückgezogen, aber sein Temperament in die Fachwissenschaft mitgebracht. Seine Vorträge waren Reden. Er behandelte uns wie ein Parlament. Er fühlte sich als Parteiführer und kämpfte leidenschaftlich gegen die feindliche Fraktion, als deren Oberhaupt er Herman Grimm in Berlin anprangerte: was dieser seinen Schülern und Leserinnen (er betonte Leserinnen) vortrage – dabei schmiß er Grimms ›Raphael‹ und ›Michelangelo‹ knallend aufs Katheder – sei ›Geschwätz‹, mißglückter historischer Roman, Kolportage. Genau das Gegenteil tue not: die Kunstgeschichte zu einer Wissenschaft zu erheben, die in Laboratorien Tatsachen ebenso einwandfrei registriere wie die Biologie oder Chemie. Gerade sie sei die einzige Geisteswissenschaft, die, mit Ausnahme vielleicht der experimentellen Psychologie, wirklich wissenschaftlich arbeiten könne; denn weder die politische Geschichte noch die der Literatur seien im wahren Sinne Wissenschaften. Dagegen die Kunstwissenschaft verfüge über Dokumente, die ebenso unanfechtbar seien wie Schädelformen oder Gesteinsarten, nämlich, die ›Handschriften‹ der Künstler und Kunstschulen. Wie keine zwei Eichen dieselben Blätter oder Äste trügen, so formten auch nie zwei Künstler oder Kunstschulen einen Ohrlappen, eine Gewandfalte genau gleich. Aus einem Kunstwerk diese einmaligen Formen herauszuziehen, die wie Fingerabdrükke seinen Urheber, den Ort und die Zeit seiner Entstehung anzeigten, sie zu Steckbriefen zusammenstellen, an ihrer Hand die Überlieferung nachprüfen, das war für ihn Ausgangspunkt und sichere

Grundlage der Kunstwissenschaft. Alles andere: die Einführung in die Kunst als solche, die Bewertung des einzelnen Kunstwerkes nach ästhetischen oder weltanschaulichen Gesichtspunkten, kam hinterher und lag außerhalb der Wissenschaft. Was er vortrug, war also weniger eine Einführung in die Kunst als eine Untersuchung ihres Formwandels, eine Morphologie der Kunst. Auf ein Bild von Dürer oder Rembrandt angewendet, erschien diese Methode im ersten Augenblick pedantisch, ja fast grotesk; in Wirklichkeit führte sie in den Kern jeder Kunst, denn sie zwang, die Aufmerksamkeit auf die Form zu konzentrieren und nicht an sogenannten ›Inhalten‹ kleben zu bleiben oder in luftigen philosophischen Phantasien zu schwelgen. Springer und seiner unbeirrbaren Einstellung auf die Form ist es hauptsächlich zu danken, daß die deutschen Kunstgelehrten, von denen die meisten seine Schüler waren, jahrzehntelang als die zuverlässigsten Experten galten und die deutschen Museumsdirektoren als die für jede echte Kunst Aufgeschlossensten. Leider starb er noch vor Abschluß meines Studiums. Sein Famulus Steinmann, der ihn wie einen Vater liebte, führte mich an den Sarg, in dem er mit schmerzlich verklärtem, aber zum ersten Mal friedlichem Gesicht lag: denn im Leben war er stets und überall ein Kämpfer: sein Auge blitzte, und seine Worte zündeten wie Flammen.«

Auch Gustav Freytag schrieb über Springer als Historiker und Journalist: »Er war einer unserer besten Universitätslehrer, er wurde für die Kunstgeschichte einer unserer gründlichsten Forscher, er war im Tagesverkehr und in seiner Erscheinung von ungewöhnlicher Anmut.« Springers äußere Erscheinung beschrieb er so: »Ein schlanker Mann, über Mittelgröße, ein edles vergeistigtes Antlitz und reiches dunkles Haupthaar, strahlende Augen mit schnell wechselndem Glanze, in Ausdruck und Geberde der Ausdruck einer holden Lebendigkeit des Geistes, welche reichlich den eigenen Inhalt auszugeben weiß, und mit schneller Empfindung der Seele des anderen entgegenkommt. Er war der beste Kamerad bei ernstem Gespräch und sorglosem Plaudern, immer von starker, sich fröhlich regender Lebenskraft, so fesselte er und so schloß er sich an.«

Gustav Freytag kannte Springer vor allem als Journalisten und Mitarbeiter vieler Zeitungen, denn ein wesentliches Pensum der Lebenstätigkeit Anton Springers bestand aus politischen und journalistischen Arbeiten. Es ist kein Zufall, daß es der Politiker Springer war, der, sich mehr und mehr auf die Kunstgeschichte konzentrierend, ähnlich wie Eitelberger in Österreich, dieser Wissenschaft ein strenges Gerüst zu geben suchte, einen Halt, eine Ordnung, ja ihre Legitimation.

Daneben hat Springer zahlreiche Aufgaben von erheblicher Brisanz übernommen und ausgeführt. So leitete er schon vor 1848 einen Pressefeldzug in Tübingen, der das Ministerium zur Rücknahme eines Verbotes von Theateraufführungen in der Stadt veranlassen sollte. Diese Aktion rief in Tübingen Skandale hervor. Wesentlich diffiziler war die Aufgabe, die Interessen Serbiens und weiterer Donauländer in Westeuropa zu vertreten. Springer wurde ständiger Agent des serbischen Ministers Garaschanin, der in Köln mit ihm zusammentraf und ihn über seine Aufgaben informierte. Springer berichtete darüber: »Mir fiel eine doppelte Aufgabe zu. Ich sollte in den angesehensten Zeitungen Frankreichs, Englands und Deutschlands alle Berichte, welche sich auf Serbien bezogen, aufsuchen, in Auszügen an Marinovich senden, in dringenden Fällen die vorkommenden Irrtümer gleich widerlegen. Dann aber fiel mir noch die wichtigere Aufgabe zu, auf Grund der empfangenen Instruktionen die öffentliche Meinung über die Zustände und die berechtigten Ansprüche Serbiens aufzuklären …« Ein Kunsthistoriker arbeitete als politischer Agent und erhielt für diese Tätigkeit ein ansehnliches Gehalt.

Mit einer weiteren diffizilen Aufgabe wurde der schreibgewandte politische Journalist Springer betraut, als durch eine Verordnung des Ministeriums Juden vom Großgrundbesitz ausgeschlossen werden sollten. Man übertrug Anton Springer die Leitung eines Pressefeldzuges gegen diese Regierungsanordnung. Auch hier erwies sich Springer als ein geschickter Verfechter von Interessen. Das Verbot wurde schließlich aufgehoben.

Ein weiteres Projekt, mit dem sich Anton Springer längere Zeit beschäftigte, war der Plan einer Eisenbahnlinie von Nürnberg nach Prag, für die eine Aktiengesellschaft gegründet werden sollte. Die Koordination der vielfältigen Vorbereitungen wurde in die Hände Anton Springers gelegt, der darüber schrieb: »Viele Wochen lang saß ich über den Detailplänen, Rechnungen und Tabellen, machte Anschläge über die Kosten des Grunderwerbes und des Baues, stellte Mutmaßungen an über den Frachtverkehr und erwog die Größe des Baukapitals sowie den möglichen Gewinn.« Der Ergebnis war eine 40 Bogen starke Denkschrift, die vom größten Prager Bankhaus Laemel, das sie in Auftrag gegeben hatte, entsprechend honoriert worden ist. Die Bahn wurde damals allerdings nicht gebaut.

Die Tätigkeit Springers in so vielen Bereichen wirft ein bezeichnendes Licht auch auf seine kunsthistorische Arbeit. Er suchte diese nicht nur nach innen methodisch streng zu disziplinieren, sondern auch nach außen auf alle anderen möglichen Bereiche auszudehnen. Er erhob schon früh dagegen Einspruch, die Ästhetik als bestimmende Disziplin der Kunstgeschichte zu sehen. Er war es auch, der auf sachliche und exakt nachprüfbare Argumente pochte und sagte: »Gemütsregungen schaffen keine Bauweise.« Dieser Satz widersprach völlig der romantischen Auffassung von der Gotik. Die Handzeichnung wurde von Springer in die Methodik des kunstgeschichtlichen Unterrichts einbezogen. Er hat die Ikonographie als Hilfswissenschaft der mittelalterlichen Kunstgeschichte entdeckt und schließlich vielleicht als erster auf das Nachleben der Antike im Mittelalter hingewiesen.

Auch die Literatur hat Springer zur Erhellung einzelner kunsthistorischer Fragen herangezogen. Doch schätzte er keineswegs die literarische Behandlung großer Meister, wie sie Herman Grimm praktizierte. Er, der selbst so überaus wenig an Kunstwerken gesehen hatte und eher von Deduktionen und Quellenuntersuchungen ausging, sagte über Herman Grimm: »Herr Herman Grimm, der die Kunstwerke mit dem Rücken zu betrachten pflegt ...« Als der Kunsthistoriker Knackfuß in Mode kam, fragte Springer eines Tages seine Studenten: »Kennen Sie den berühmten Kunsthistoriker Knackwurst? – Ich kenne ihn nicht.«

Die älteren Kunsthistoriker wie Schnaase, Waagen und Kugler hat Springer trotz sachlicher Kritik sehr geschätzt, obgleich Kugler ihn bei einem Besuch in Berlin mit »unbegreiflicher Grobheit« empfangen haben soll. »... er ließ mich stehen, gab mir deutliche Winke, daß er meine kunstgeschichtliche Thätigkeit für ganz überflüssig erachte, und schloß seine Rede, ohne daß ich eigentlich zu Wort kam, mit der Versicherung, seine Zeit sei sehr kostbar, er nehme selten Besuche an, erwidere sie niemals.«

Auch mit Jakob Burckhardt muß es starke Differenzen gegeben haben, wie es bei der totalen Verschiedenartigkeit der Methoden beider Forscher nicht anders zu erwarten ist. Als Gustav Pauli von Leipzig nach Basel kam und Jakob Burckhardt aufsuchte, fand er keine Gegenliebe. Burckhardt fragte ihn nur, woher er käme, und sagte dann: »So, so, von Springer kommen Sie? Ach, da werden Sie bei mir nicht mehr viel lernen.«

Die Arbeit des Kunsthistorikers Anton Springer begann mit seiner Dissertation über die Hegelsche Geschichtsanschauung, in der er versuchte, Hegel durch Hegel zu widerlegen. Springer wollte die Zusammengehörigkeit von Religion, Wissenschaft und Kunst deutlich machen. 1852 bis 1857 erschienen *Kunsthistorische Briefe*, 1854 der *Leitfaden der Baukunst des christlichen Mittelalters*, 1855 das *Handbuch der Kunstgeschichte*.

Am Beginn der Tätigkeit des Kunsthistorikers Springer stehen auch hier, wie vorher bei Kugler, Schnaase und Burckhardt, zusammenfassende Darstellungen ganzer Epochen, Bemühungen, durchaus noch im Sinne Hegels vom Ganzen her an die Kunst heranzugehen und dem einzelnen Kunstwerk von hier aus seinen Platz zuzuweisen. 1860 kamen *Ikonographische Studien* heraus und in den folgenden Jahren verschiedene Untersuchungen über die italienische und die deutsche Kunst der Renaissance.

1871 hielt Springer, der ehemals von der Polizei verfolgte Revolutionär, am 22. März als Sprecher Deutschlands in Bonn seine berühmte Rede *Unsere Friedensziele*. Aus ihr spricht grenzenloser Idealismus und die Hoffnung auf eine fruchtbare Entwicklung der deutschen Kultur. 1873 erhielt er einen Ruf an die neue Universität Straßburg. Die Einweihungsrede hielt er am 1. Mai 1872. Doch gab es erhebliche Schwierigkeiten, die ihm nicht ratsam erscheinen ließen, die Stellung anzunehmen. Er folgte daher einem Ruf nach Leipzig, wo er seit 1873 an der Universität lehrte und wo er 1891 starb. Zuvor hatte er seine Lebenserinnerungen geschrieben und ein Buch über Albrecht Dürer vollendet, das er einige Jahre früher wegen des Erscheinens von Thausings Dürer-Buch liegengelassen hatte.

Die große Zahl der Schüler Springers und der ehrenvolle Platz, den fortan die Kunstgeschichte an deutschen Universitäten einnahm, zeugen von der Wichtigkeit der Werke dieses Mannes. Er setzte sich beharrlich und mit Temperament mit der historischen Wissenschaft und der Tagesrealität auseinander, die beide der Kunstwissenschaft ihren Rang streitig zu machen suchten. Seine Arbeit ist grundlegend geworden. Die Kunstgeschichte hatte ein solides Fundament erhalten, auf dem sowohl die Formanalyse als auch die geistesgeschichtliche Methode aufbauen konnte.

Die Männer der Kunstwissenschaft jener Zeit standen mitten im Leben und nahmen an allen gesellschaftlichen und politischen, künstlerischen und technischen Revolutionen aktiv teil. Das Zeitbewußtsein fand in ihnen eine besondere schöpferische Ausprägung.

Der Beitrag der Dichter

Seit dem 18. Jahrhundert haben Dichter das Geschehen der Kunst mit Aufmerksamkeit verfolgt und nicht nur Anregungen von Kunstwerken aufgenommen, sondern sich auch deutend und analysierend mit ihnen auseinandergesetzt. Bereits früher hatten Dichter wie Dante, Petrarca, Boccaccio, Aretino, Fischart und Rabelais wichtige Beiträge für die Beurteilung von Kunstwerken beigetragen. Auf die Bedeutung Goethes für die Kunstgeschichte ist bereits ausführlich hingewiesen worden.

Das Wort spielte zudem im Zeitalter vor der Fotografie eine viel größere Rolle der Verständigung über Kunst als heute. Nicht selten haben gerade die Dichter durch die ihnen eigene Imagination Bereiche der bildenden Kunst gesehen, die allgemein noch unbeachtet waren. Allerdings sind so außergewöhnliche Persönlichkeiten wie Diderot, Goethe oder Baudelaire mehr als nur Randerscheinungen der Kunstgeschichte, durch sie wurde diese Wissenschaft vielmehr entscheidend geformt.

Von Dichtern wie Walpole und Scott, Heinse und Hugo war schon in anderem Zusammenhang die Rede. Doch ist weniger bekannt, daß Franz Christian Lerse, das mögliche Vorbild zu Goethes Götz, bereits zwischen 1777 und 1793 eine Beschreibung des Isenheimer Altars gegeben hat, dessen Qualität er erkannte, obgleich er überzeugt war, es handele sich um ein Werk Albrecht Dürers.

Heinrich von Kleist hat sich – wie nahezu alle Romantiker – mit der bildenden Kunst auseinandergesetzt und erhellende Analysen besonders der damals noch beschimpften Gemälde von Caspar David Friedrich durchgeführt. Über das Bild *Mönch am Meer* schrieb Kleist: »... da es in seiner Einförmigkeit und Uferlosigkeit nichts als den Rahmen zum Vordergrund hat, so ist es, wenn man es betrachtet, als wenn einem die Augenlider weggeschnitten wären.«[15]

Achim von Arnim, Ludwig Tieck, E.T.A. Hoffmann, die Brüder Schlegel, Stendhal, Byron, Chateaubriand, Coleridge, Wordsworth, Shelley, Keats, Eichendorff, Heine – sie alle haben sich intensiv mit Malerei, Skulptur und Architektur beschäftigt. Victor Hugo war von zentraler Bedeutung für die Neubewertung der mittelalterlichen Architektur, wie auch Joseph Eichendorf, der beispielsweise 1844 eine Denkschrift *Die Wiederherstellung des Schlosses der deutschen Ordensritter zu Marienburg* herausgab.[16] In seinen Dichtungen ist der Künstler die zentrale Gestalt.[17]

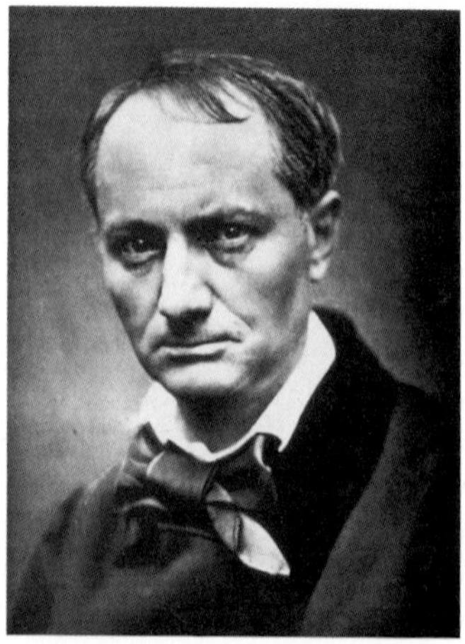

Charles Baudelaire

Charles Baudelaire (1821-1867) hat entscheidenden Anteil nicht nur an der Neubewertung der Kunst seiner Zeit, sondern auch an der des Barock gehabt.[18] Seine Kritiken der Salons haben mehr als die überraschenden Urteile eines Heinrich Heine auch der nachfolgenden kunsthistorischen Beurteilung standgehalten. Baudelaire vermochte mit faszinierender Hellsichtigkeit durch alle Vernebelungen des herrschenden Geschmacks hindurch die Kunst seiner Zeit und damit die Wirklichkeit seiner Zeit zu sehen. Es war bezeichnenderweise Baudelaire, der einer der ersten war, das Genie von Delacroix zu sehen sowie auch die kunsthistorische Bedeutung von Daumier, Manet, Doré, Guys und vielen anderen. Der italienische Dichter Vittorio Alfieri (1749-1803) hatte entscheidenden Anteil an der Neubewertung des künstlerischen Werkes von Michelangelo Buonarroti.[19]

Aber auch die Dichter der Mitte des 19. Jahrhunderts, die sich mehr oder minder der Wirklichkeit des Alltags zu nähern suchten, hatten Beziehungen zur Kunst: Balzac, Stifter, Möricke, Keller, C.F. Meyer, Platen, Fontane, Tolstoi und Zola. Prosper Mérimée war bahnbrechend für die Erhaltung und das Verständnis mittelalterlicher Kathedralen in Frankreich. Adalbert Stifter (1805-1868) entdeckte den Kefermarkter Altar als großes Kunstwerk. Er gab 1853 einen Beitrag über das Werk in Linz heraus und regte eine Restaurierung an, die er als Denkmalpfleger von Oberösterreich auch überwachte. In seinem Roman *Nachsommer* hat er den Altar noch einmal dichterisch vergegenwärtigt.[20]

In Emile Zola (1840-1902) erwuchs dem beginnenden Impressionismus ein beredter Verteidiger,

Octave Maus, J.K. Huysmans, E. Verhaeren, August Strindberg, Oscar Wilde und William Butler Yeats waren Mitstreiter für Symbolismus und Jugendstil. Huysmans nahm in seinem Buch *Geheimnisse der Gotik* die der formanalytischen Methode entgegengerichteten Bestrebungen der Ikonologie voraus. Guillaume Apollinaire, Fillipo Tomaso Marinetti, Gertrude Stein, Herwarth Walden, Alexander Benois und Carl Einstein kämpften für Kubismus und Expressionismus, und im Surrealismus haben nahezu alle beteiligten Dichter sich mit bildender Kunst beschäftigt oder auf sie eingewirkt. Es seien nur Breton, Tzara, Eluard, Aragon genannt.

Bis in die unmittelbare Gegenwart dauert dieser Kontakt, der über oberflächliche Berührungszonen hinausgeht, fort: Sartre, Genet, Beckett, Heißenbüttel schreiben über Malerei, Skulptur und Architektur. Einzelne Dichter gehen darüber hinaus zu optischen Realisationen über, die stärker noch als Mallarmé, Apollinaire und Scheerbart die Wirkungsgesetzlichkeiten der bildenden Kunst selbst in ihre Arbeit einbeziehen (Gomringer, Kolar, Mon). Aber auch der Blickwinkel zur Vergangenheit wird durch dieses neue Tun entscheidend verändert. Dichtung und Kunstgeschichte sind so in der Lage, einander fruchtbar zu ergänzen.

Kunstgeschichte der Gründerzeit

Die Zeit nach 1871 führte nicht nur im politischen und wirtschaftlichen Bereich zu einer als Blüte bezeichneten Erstarrung, sondern auch die Kunstgeschichte in die gefährliche Nähe der Pseudowissenschaft.[1] Die Beziehungen zwischen den schöpferischen bildenden Künstlern und den Wissenschaftlern waren so gut wie abgebrochen. Der Maler Ary Scheffer wurde hymnisch gefeiert und mit Rembrandt in Verbindung gebracht. Wilhelm von Kaulbach wurde in den lexikalischen Werken der Zeit höher geschätzt als Leonardo da Vinci. Symptomatisch war auch die Wertschätzung, die der 1848 geborene Maler Gabriel Max erfuhr, über den es im *Lexikon der bildenden Künste* aus dem Jahre 1883 von H. A. Müller heißt: »Ein kontemplativer Künstler, der melancholisch-poetische, an Tod und Verwesung erinnernde Gedanken für die Malerei verwertet und psychologisch vertieft. Sein Kolorit ist durchaus nicht glänzend, aber fein gedämpft und harmonisch durchgebildet. Unter seinen raffinierten, zum Teil sehr ergreifenden oder auch erschütternden Bildern sind zu nennen: *die Märtyrerin am Kreuz* (1865), *die Nonnen der Barmherzigen Schwestern*, *Allnächtlich im Traum*, *das enthauptete Gretchen*, *die scheintote Julie*, die in den Farben disharmonische *Löwenbraut* (nach Chamisso), *Ahasverus*, *Christus eine Tote erweckend*, der mit bewundernswürdiger Virtuosität gemalte *Christuskopf auf dem Schweißtuch der Veronika*, *die Kindermörderin*, *der Geistesgruß*, Suleika (1881), der höchst abenteuerlich dargestellte *Christus am Kreuz* und *Jeanne d'Arc auf dem Scheiterhaufen*. Er ist Professor an der Akademie in München.«

Im gleichen Lexikon wurde die Genremalerei im Sinne der herrschenden Mode mit einer großen Vergangenheit ausgestattet. In einem Atem werden die Brüder van Eyck, Pieter Breughel, Ostade, Brouwer, Velázquez, Watteau und – Kirner, Kurzbauer, Knauss, Vautier, Salentin, Meierheim, Defregger, Grützner, Schmid, Zimmermann und Meissonnier genannt.

Auch Raffael wurde damals außerordentlich geschätzt, wesentlich mehr als Leonardo, Dürer oder Michelangelo, in einer der Romantik verwandten Übersteigerung, die nichts mehr mit wissenschaftlicher Betrachtung zu tun hatte. Im *Lexikon der bildenden Künste* von H. A. Müller wurde Raffael als »der größte Maler aller Zeiten, auch Baumeister und Bildhauer …« geführt. Nach einer Darstellung seiner Entwicklung heißt es über seine Meisterschaft: »So erhaben und würdevoll, wie er in symbolischen und christlichen Darstellungen erscheint, so kühn und dramatisch bewegt, wie seine historischen Kompositionen sind, ebenso anmutsvoll seine Stoffe der antiken Mythen, ebenso meisterhaft seine Porträts, ebenso unerschöpflich an Milde und Lieblichkeit seine Madonnen und heiligen Familien. So schuf er in seinem kurzen Leben eine Fülle von Werken, die für alle Zeiten der Gegenstand der höchsten Liebe und Bewunderung bleiben werden.«

Herman Grimm und das romantische Erbe

Die außergewöhnliche Wertschätzung Raffaels ist sicher auf das Wirken eines Mannes zurückzuführen, dessen kunsthistorische Arbeiten, wenn auch auf einer anderen Ebene, von gleicher zeitsymptomatischer Bedeutung waren wie das erwähnte *Lexikon der bildenden Künste*. Herman Grimm (1828-1901) hat das Bewußtsein seiner Zeit wesentlich mitgeformt.[2] 1872 erschien die erste der vielen Auflagen seines Buches *Das Leben Raphaels*. Die ersten Sätze lauten: »Von Raphael werden die Menschen immer wissen wollen. Von dem jungen, schönen Maler, der alle anderen übertraf. Der früh sterben mußte. Dessen Tod ganz Rom betrauerte. Wenn die Werke Raphaels einmal verloren sind, sein Name wird eingenistet bleiben in das Gedächtnis der Menschen.«

Herman Grimm lebte aus der großen Tradition der Romantik und fühlte sich als unmittelbarer Nachfahre Goethes. Dieser Tradition wollte er dienen, diesem großen Geiste nacheifern. Gegen Angriffe, die sein Idol in irgendeiner Weise beeinträchtigten, nahm Herman Grimm außerordentlich gereizt Stellung. So verteidigte er 1867 Goethe gegen den Berliner Kunsthistoriker Waagen, der in der *Zeitschrift für bildende Kunst* Goethes Kunsturteil kritisiert hatte. Herman Grimm sagte dazu: »Goethe sah manches voraus; aber daß innerhalb der nächsten fünfzig Jahre nach seinem Tode von einem Manne, der in Deutschland, ja Europa eine Stellung einzunehmen weiß wie Geh. Waagen, ein Aufsatz geschrieben werden würde, wie der im dritten und vierten Heft der *Zeitschrift für bildende Kunst*, das hätte er doch wohl kaum für möglich gehalten.«

Waagen hatte in vorsichtigen Formulierungen darauf hingewiesen, daß Goethe keinen Sinn für Malerei gehabt, da er sich in Dresden nicht gleich auf die Hauptwerke konzentriert, sondern sekundäre Meister den großen vorgezogen habe. Grimm bemühte seine reiche Kenntnis des Goetheschen Werkes und konnte Waagen weitgehend widerlegen. Zur Kritik Waagens an den italienischen Eindrükken Goethes meinte Herman Grimm: »Über Goethes Studium der Werke Raphaels und Michelangelos in Rom hat Waagen kein Wort. Dagegen, daß er sich von Hackert angezogen fühlte und Angelika Kauffmann hochstellte, wird ausgebeutet, um seinen mangelnden Kunstsinn zu beweisen. Ein ebenso ungerechtes Verfahren, als etwa gegen Winckelmann geltend zu machen, daß er Mengs sogar über Raphael gestellt.« Grimm konnte Waagen Fehler und mangelhafte Information nachweisen und kam zu dem Schluß: »Jedenfalls scheint Geh. Waagen auf Leser gerechnet zu haben, denen Goethes Werke nicht unter die Augen kommen.«

Grimm liebte die Literatur und sah im Zentrum immer eine große Persönlichkeit im Sinne von Thomas Carlyle. Neben den ganz Großen in der Literatur, neben Homer, Dante, Shakespeare und Goethe, konnten nur wenige Künstler bestehen. So blieb er schließlich bei Raffael und Michelangelo.

Wie die Kunsthistoriker der Romantik und der Berliner Schule, war auch Herman Grimm nicht auf die Kunstgeschichte beschränkt. Er war ein produktiver Schriftsteller, schrieb Novellen, Essays und Dramen und setzte jene Tradition fort, die von seinem Vater Wilhelm und seinem Onkel Jakob Grimm begründet worden war.

Er selbst hat über seine Jugend berichtet: »Wer mit Männern ersten Ranges einmal verkehrt hat, bringt sie und den Maßstab, den sie verlangen, nicht wieder aus seiner Erinnerung.« Im Elternhause Herman Grimms waren die bedeutendsten Wissenschaftler und Künstler der Zeit aus und ein gegangen. Das blieb für ihn zeitlebens maßgebend, wie es sein Nachfolger auf dem Berliner Lehrstuhl für Kunstgeschichte, Heinrich Wölfflin, der eine so

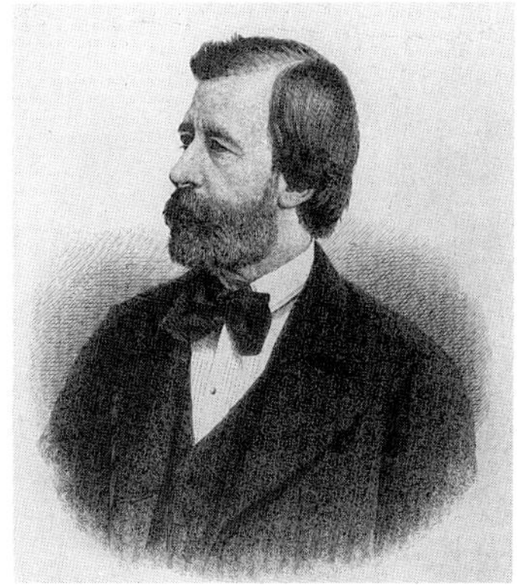

Herman Grimm

vollkommen andere Methode entwickelte, in anerkennenswerter Sachlichkeit formuliert hat: »Und dabei galten nur die ganz Großen. Erst wo die Silhouette einer außerordentlichen Persönlichkeit erschien, konnte er vollen Anteil nehmen. Überall ist er ausgegangen von den Heroen; nur was sich in dominierenden Individuen verkörperte, schien ihm wertvoll. Die Kleinen und Anonymen ließ er gern beiseite.«

Im Sinne der Romantik galt für Herman Grimm der Historiker nur dann, wenn er zugleich Künstler und durch seine Sprache in der Lage war, seine Ideen anderen zu vermitteln. Er meinte: »Wenn Sie ein Buch schreiben wollen, so müssen Sie überzeugt sein, daß eine Million von Lesern gespannt auf Sie wartet.«

Grimm fühlte sich als heimlicher Botschafter Weimars im neuen Reiche Bismarcks. Über die feierliche goethisierende Würde, die er in Berlin zur Schau trug, ist viel berichtet worden. Doch wurde auch sein Mangel an Sachkenntnis mit Erstaunen vermerkt. So hat Alfred Lichtwark, der in den achtziger Jahren als Schüler zu Herman Grimm an die Universität Berlin ging, darüber berichtet, wie die Sprache einmal auf die Radierungen Rembrandts gekommen sei und er zu seiner Überraschung habe feststellen müssen, daß sein Lehrer nichts von Rembrandt wußte. Lichtwark schrieb: »Ich bewog ihn, mit mir auf das Kupferstichkabinett zu gehen, und ich werde nie den Ausspruch vergessen, in den er seinen Eindruck zusammenfaßte: Sie haben recht, das müßte man eigentlich auch kennen.«

Die äußere Erscheinung Herman Grimms, der von 1872 bis zu seinem Tode im Jahre 1901 die Professur für Kunstgeschichte in Berlin innehatte, wurde von Wildenbruch wie folgt geschildert: »Dieser

Mann war alt, lang und hager. Er hatte einen weißen Vollbart, scharfe und bedeutende Züge, eine ziemlich große, gebogene Nase und sinnende, gedankenvolle Augen, die aber etwas düster blickten. Er trug den Oberleib etwas vornüber gebeugt und bewegte sich mit lässigem, beinahe etwas schleppendem Gang.«

Wenn die erste Phase der Kunstgeschichte als Künstlergeschichte begonnen hatte, so war Herman Grimm in seiner Arbeit auf einer neuen Stufe wieder bei der Künstlergeschichte angelangt. Künstler als einzelne bestimmten ihm das Geschehen, und folgerichtig beschäftigte er sich im wesentlichen mit der Biographie. »Die Kunstgeschichte hat das Ziel, das Leben der Männer ergründen zu helfen, welche sich der bildenden Kunst als Mittel bedienten, ihren Geist zu offenbaren. Die Gliederung der Kunstgeschichte ergibt sich danach von selbst. Die großen Meister sind als die Kernpunkte zu nehmen, um welche die Studien und die Sammlungen zu beginnen haben«, war seine Überzeugung. Die in der Zeit angelegte Heroisierung des großen Menschen, wie sie im Bismarck-Bild ihren markantesten Ausdruck fand, war sein Thema. Er selbst fühlte sich ebenfalls als große Persönlichkeit und legte seine geschichtliche Sicht wie folgt dar: »Von dem, was die Geschichte der Zeiten schuf, sind die selfmadegroßen Männer als das dauernd Wichtige übriggeblieben.«

Ein politisches Engagement etwa für die Sozialdemokratie oder die philosophischen Anschauungen der Milieutheorie mußten ihm zuwider sein. Er war ein Verehrer des herrschenden Systems. Die Massen und neue soziale Gegebenheiten spielten für ihn keine Rolle. Dessenungeachtet hat er sich für technische Errungenschaften außerordentlich interessiert. So empfand er das Diapositivverfahren als eine erfreuliche Bereicherung und benutzte als einer der ersten Diapositive als Demonstrationsmittel im kunsthistorischen Unterricht. Freilich zeigt auch dieser Zug, wie wenig wichtig ihm das einzelne Werk war, nicht viel mehr als ein Demonstrationsobjekt, das im wesentlichen dazu diente, über das Leben des Künstlers als Mensch etwas auszusagen.

Der Meister der Biographie

Wie Herman Grimm stand auch Carl Justi (1832-1912) als große Persönlichkeit in seiner Zeit, wehrte sich gegen die Entwicklung und sah die Kunst der Vergangenheit in bestimmten historischen Persönlichkeiten kulminieren.[3] Er legte daher seine Hauptaktivität wie sein Berliner Kollege auf die Biographie großer Männer.

In Marburg geboren, studierte Justi zunächst in Berlin Theologie, wechselte bald zur philosophischen Fakultät über und wurde 1859 mit einer Arbeit *Über die ästhetischen Elemente in der platonischen Philosophie* promoviert. Seine Neigungen richteten sich jedoch immer mehr auf die Kunst, und als er gleich nach der Promotion Privatdozent für Philosophie und Kunstgeschichte wurde, stieß er auf das Werk Winckelmanns, das ihn von diesem Augenblick an nicht mehr loslassen sollte. Mit unerhörter Akribie widmete er sich der Erforschung des Lebens und der Schriften Winckelmanns, und 1866 bis 1872 erschien in Leipzig das monumentale, dreibändige Werk über den ersten Kunsthistoriker, *Winckelmann und seine Zeitgenossen.*

Nach dem Erscheinen des ersten Bandes ging Justi im Jahre 1866 nach Italien, um an Ort und Stelle die italienische Zeit Winckelmanns zu erforschen. 1869 erhielt er einen Ruf als Ordinarius für Philosophie an die Universität Marburg, 1872 wurde er als Nachfolger Anton Springers auf den Bonner Lehrstuhl berufen.

Bei seinen außerordentlich sorgfältigen Winckelmann-Studien in Rom – Justi widmete den in seinen Bänden vorkommenden Zeitgenossen Winckelmanns jeweils fast wieder eine eigene Biographie – stieß er auch auf das Velázquez-Porträt von Innozenz X. im Palazzo Doria Pamfili. Er arbeitete sich in seiner umständlichen Art auch in Leben und Werk dieses Künstlers so grundlegend ein, daß ein riesiges Panorama der spanischen Kultur des 17. Jahrhunderts und der Kunst des Velázquez daraus entstand. *Diego Velázquez und sein Jahrhundert* wurde sein zweites großes Werk (1888), das für die Kunstgeschichte zu einem Standardwerk avancierte.

Wie Herman Grimm schätzte auch Justi in der geschichtlichen Entwicklung die außergewöhnlichen Menschen. Über Michelangelo, dem er sein drittes Hauptwerk widmete, hat er gesagt: »Außerordentliche Menschen sind in der Regel einsam, unverstanden und kaum nach Verständnis verlangend. Sie sind sich selbst genug, ohne Bedürfnis der Ergänzung; sie sind in sich ein Universum.«

In diesem Sinne hat Justi selbst als einsame heroische Persönlichkeit gelebt. Sein Ziel war immer nur, das Außergewöhnliche und Große darzustellen, von Entwicklungen hielt er nichts. Er wollte dieses Wort in den Künsten, den Staaten und Wissenschaften eliminieren und anderen Disziplinen wie der Embryologie vorbehalten, »... wo es zu Hause ...« sei. Auch die Milieutheorie Hippolyte Taines mußte seinem methodischen Wollen diametral entgegengesetzt sein, da er gerade dem außergewöhnlichen Menschen, dem Genie nachzugehen liebte, wie er es in seinen drei Hauptwerken über Winckelmann, Velázquez und Michelangelo, getan hat.

Im Grunde war Justi noch Spätromantiker, deutlicher Exponent der Gründerzeit in Deutschland und daher mit der offiziellen Kunst seiner Zeit verbunden, also gegen alles Moderne. Wie Jakob Burckhardt lebte er in einer eigenen Welt und suchte sich allem, was an neuerer Entwicklung an ihn herantrat, zu entziehen. Dennoch war gerade Carl Justi, vor allem durch seine Beschäftigung mit Velázquez, für die schöpferische Kunst seiner Zeit wichtig, da diese sich mehr und mehr der Kunst dieses großen Ahnherrn des Impressionismus zuwandte.

Wie stark Justi sich in seine Themen hineinzuversetzen vermochte, führt eine Anekdote ins Bewußtsein, die zu Komplikationen führte. Im dritten Band des Velázquez-Buches brachte Justi einen fingierten Brief, in dem Velázquez seine ersten Eindrücke von Rom bildhaft schildert. Ein Kollege Justis machte daraufhin die »Entdeckung«, daß dieser Brief gar nicht von Velázquez, sondern eine Fälschung Justis sei. Justi sah sich in der Zeitschrift *Kunstchronik* (1905/06) zu folgender Erklärung genötigt: »In meinem Velázquez hatte ich, bei Gelegenheit seiner ersten italienischen Reise, eine Schilderung des Eindrucks geben wollen, den die damalige römische Welt auf einen fremden, spanischen Künstler gemacht haben mußte. Und als ich dann für die für ein Kapitel ›Rom im Jahre 1631‹ gesammelten Daten überblickte, schien mir das daraus zu gestaltende Bild wie gemacht für die Fassung in Form eines Reisejournals. Der Nachgiebigkeit gegen diesen formalen Reiz verdankt die Episode im ersten Band, Seite 284ff. (2. Auflage, Seite 238ff.) ihre Entstehung ...

Natürlich ist es mir nicht im Traume je eingefallen, diesen Reisebrief meinen Lesern als ein neuerdings entdecktes und übersetztes Fragment aus der Feder des Velázquez aufhängen zu wollen, noch dachte ich, daß es aufmerksame Leser dafür halten würden. Was es damit für eine Bewandtnis habe, war ja klar zu ersehen aus dem Fehlen dieser Urkunde in der literarischen Quellenübersicht im Eingang meines Werkes, und aus der Abwesenheit eines Abdrucks des kostbaren Originals in der Kollek-

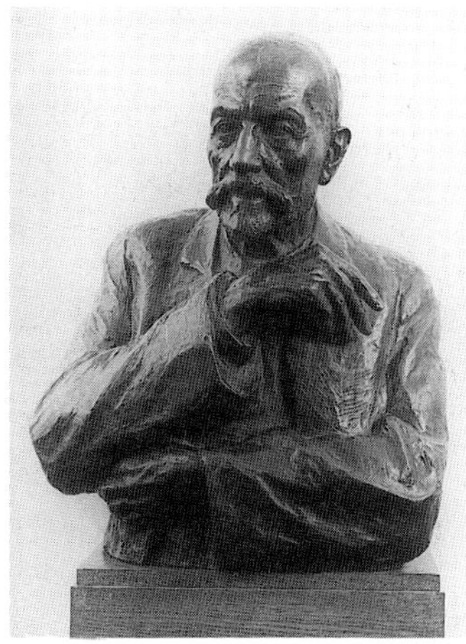

Carl Justi

tion der von mir gefundenen Dokumente an dessen Schlusse. Ein so kapitales Ineditum eines Mannes, von dem kaum mehr Schriftliches existiert als die paar Signaturen seiner Ölgemälde, urplötzlich, ohne jede Note, wie aus der vierten Dimension auftauchend, und im reinsten selbstgezogenen Hochdeutsch! – eine starke Zumutung an die Einfalt! ... Man hat hierorts keine Erkundigungen eingezogen über die Herkunft des Schatzes, dagegen bekam ich oft bei Gesprächen über mein Buch, wenn die Rede auf den Reisebrief kam, zu hören, wie bald man hinter der hispanischen Maske das Gesicht des wahren Autors erraten habe – nicht bloß mit allen kritischen Hunden gehetzte Gelehrte, auch ungelehrte Damen von Geist und Witz.

Ich will jedoch nicht verkennen: es gibt Leser, besonders solche, die das Buch, nicht in der Lage, es im Zusammenhang zu lesen, nur an der Hand des Registers etwa benutzen wollen. Und solche könnten doch momentan jenen Abschnitt ernst nehmen und in diesem Sinne gebrauchen. Dergleichen ist nun wirklich vorgekommen ...«

Trotz dieser Erklärungen kam »dergleichen« noch öfter vor, und so gab es stets neue Publikationen über diesen Punkt. Eine französische Veröffentlichung trug die Überschrift *Un faussaire boche.* Man beklagte in ihr, daß die bedeutendsten Vertreter der deutschen Kunstwissenschaft, die immer als so seriös gegolten habe, Fälscher seien. Der Verfasser des Artikels berichtete, er habe des öfteren über einen Gewährsmann an Justi geschrieben, um den Aufbewahrungsort des Originalbriefes zu erfahren, aber niemals eine Antwort erhalten. Erst nach der Ankündigung, er wolle Justi persönlich aufsuchen, sei ihm die Antwort zuteil geworden, dieser habe den Brief selbst verfaßt. Das war für das Fassungsvermögen des französischen Kollegen zu viel, und er sah sich zu seiner »enthüllenden« Publikation veranlaßt.

Justi leistete in seinen drei Hauptwerken Überragendes, doch traten in ihnen zugleich auch die Grenzen seiner Fähigkeiten zutage. In seinem Velázquez-Buch sah er in der Formenwelt El Grecos Entartungserscheinungen und zog von ihr aus Verbindungslinien zur neu entstehenden Kunst seiner Zeit: »Er ist in der Tat ein Prophet der Modernen.« Beides erschien ihm indiskutabel, und nicht zu Unrecht hat sich Kaiser Wilhelm II. in ungeschickten Attacken gegen die zeitgenössische Kunst hinter der Autorität Justis versteckt. Justi erklärte schlicht die Malerei El Grecos und die damals moderne Kunst für krankhaft: »Erst seit man Regel und Tradition förmlich perhorreszierte, und rücksichtslose Hingabe bevorzugter, wie beschränkter und roher Naturen an ephemere Anwandlungen als Heilsweg pries, und die Weisen den Leuten die Gefangennehmung des Auges unter den Gehorsam des Glaubens mit Ernst predigten, war der Boden für Reinkulturen psychophysischer Verirrungen und ihre Vervielfältigung durch Eitelkeit und Nachahmungstrieb hergestellt. Da fühlt sich die Kritik nicht mehr kompetent, und möchte dem Seelen- und Augenarzte die Deutung anheimstellen.« Begriffe wie Entartung und die Diffamierung der neueren Kunst sollten, vor allem im 20. Jahrhundert, eine verheerende Nachwirkung haben.

Von 1872 bis zu seinem Tode im Jahre 1912 lebte der Junggeselle Carl Justi zurückgezogen seiner Lehrtätigkeit in Bonn. Er war kein besonders guter Lehrer, und seine publizistischen Arbeiten lagen ihm mehr am Herzen als seine Studenten. Ja er suchte seine Schüler geradezu von den Übungen fernzuhalten, da er, ein schlechter Redner, an diesen Pflichten keinen Gefallen fand. Sein Tag war ausgefüllt mit der Lektüre der klassischen Literatur aller Länder, mit der der Philosophie von der Antike bis zum 19. Jahrhundert, und alles dies floß in seine exemplarischen kunsthistorischen Werke ein.

Sein Buch über Michelangelo, dessen zwei Bände 1900 und 1909 herauskamen, enthält die Quintessenz seines Wirkens, weil er hier Maßstäbe zur Erforschung eines genialen Künstlers entwickelt hat, ohne zu weit in jene Sphären eindringen zu wollen, deren Geheimnis mit unzureichenden Methoden nicht zu entschleiern ist. Justi hat immer wieder darauf hingewiesen, daß die kunsthistorische Ausbildung allein nicht zu großen Leistungen befähige: »Wer die Schule des Lebens und der Leidenschaft nicht durchgemacht hat, dem wird trotz grammatischer und historischer Gründlichkeit Shakespeare ein verschlossenes Buch bleiben.«

Der Wandel des Rembrandt-Bildes

Für die zweite Hälfte des 19. Jahrhunderts spielten, wie gesagt, die großen Persönlichkeiten im Sinne Carlyles eine entscheidende Rolle. Gegen das Ende des Jahrhunderts wurde die Gestalt Rembrandts zu einer Art Zeitsymbol, in dem sich bestimmte Gedanken der Epoche kristallisierten.[4]

In seiner eigenen Zeit wurde Rembrandt nur von wenigen verstanden und geschätzt. Es sei hier vor allem auf Constantin Huygens, Jansz. Orlers und Jeremias de Decker hingewiesen. Die darauffolgende Epoche der höfischen Kunstanschauung im Sinne Sandrarts war auf Grund ihres an Italien orientierten klassizistischen Ideals nicht in der Lage, die Wesenseigentümlichkeiten des Rembrandtschen Werkes zu sehen. Der Rembrandtschüler Samuel van Hoogstraten und Filippo Baldinucci beurteilten ihn trotz ihrer höfisch-klassizistischen Auffassung positiv. Roger de Piles widmete ihm 1609 eine kritische Würdigung. Er besaß 40 Radierungen und zwei Gemälde von Rembrandt.

Erst das 18. Jahrhundert kam zu einer neuen Sicht. Arnold Houbraken stellte Rembrandt als Koloristen über Rubens und van Dyck. Der Stürmer und Dränger Wilhelm Heinse, der Schweizer Heinrich Füssli und der Kunsthistoriker Goethe[5] begründeten die neue Ansicht über Rembrandt. Der Faustausgabe von 1790 war programmatisch der Stich von Johann Heinrich Lips nach Rembrandts Faustradierung vorangestellt.

Das Musée Napoléon eröffnete am 14. 10. 1807 eine Ausstellung mit 360 Werken von Rembrandt, und Toussaint-Bernard Emeric David (1755-1839) schrieb in dem Sammelwerk *Le Musée Français* über die Gemälde Rembrandts, den man erst jetzt »richtig kennen« lernen könne (zeitgenössische Kritik aus dem *Mercure de France*).

Eine weitere Stufe in der Bewertung Rembrandts ging von Frankreich aus, wo Maler, Dichter und Kunsthistoriker die Vergangenheit unter neuen Aspekten sahen. 1840 hatte Koloff in Raumers historischem Taschenbuch über *Die Entwicklung der modernen Kunst aus der antiken bis zur Epoche der Renaissance* geschrieben und dabei auf einige Notizen Delacroix' zurückgegriffen, der schon 1831 prophezeit hatte, daß man einmal entdecken werde, daß Rembrandt ein viel größerer Maler sei als Raffael. Der englische Maler John Constable sah Rembrandt als Bahnbrecher der Landschaftsmalerei und stellte ihn 1836 in eine Reihe mit Tizian, Poussin und Rubens.[6] Im Jahre 1831 schon hatte Victor Hugo Rembrandt in seinem Roman *Notre-Dame von Paris* mit Shakespeare verglichen.

Koloff fundamentierte diese neue Sicht 1853 in seinem Beitrag *Rembrandts Leben und Werke* kunsthistorisch. Er fand für die Kunst Rembrandts gemäße Kategorien der Beurteilung. Gleichzeitig studierte er die Rembrandt betreffenden Urkunden und wies alle Legenden zurück, die sich um Leben und Schaffen dieses Meisters gebildet hatten. 1853 erschien auch der Aufsatz über Rembrandt von Gustave Planche (1808-1857), in dem der Künstler als philosophischer Maler interpretiert wird.[7] Er habe zwar, meinte Planche, die traditionelle Noblesse vernachlässigt, dafür aber die Leidenschaft in den Mittelpunkt gestellt, die alle seine Gestalten und Geschehnisse bestimme.

Wenig später, 1857, bezeichnete Théophile Thoré (1807-1869) Rembrandt als den größten »Magiker unter den Malern«. Holländische Forscher wie Immerzeel, Scheltema und Rammelmann Elsevier untersuchten die Werke Rembrandts exakt und legten die Basis für die wissenschaftliche Rembrandtforschung.

Mehr von der Praxis her kam der Maler Eugène Fromentin in seinem Buch *Die alten Meister* zu seinem Rembrandt-Urteil. Fromentin hatte, wie schon erwähnt, im Jahre 1875 Holland und Belgien besucht und seine Reiseeindrücke in Form eines Tagebuches niedergeschrieben. Da er immer vom Gegenstand selbst ausging, ihn genau beschrieb, analysierte und sich der Überzeugung bewußt blieb, daß Malerei die Kunst ist, »... das Unsichtbare durch das Sichtbare auszudrücken«, sah er die sogenannte *Nachtwache* besonders kritisch. Er hielt die Reihe der Dargestellten für unähnliche, oberflächlich gesehene Porträts, die Kostüme für obenhin betrachtet, linkisch, steif und unbeholfen. Überhaupt fand er, daß über dem Ganzen eine »mühsame Phantasie« walte und daß die kleine leuchtende Gestalt der »... Puppe, Bettlerin oder Zigeunerin« uneinsichtig sei. Er charakterisierte ihre Erscheinung als hexenhaft.

Fromentin stellte sich gegen das Urteil seiner Zeit, das durch Legenden um Rembrandt geprägt war, und kam mit seinen ungewöhnlichen Argumenten zu neuen Ergebnissen. Gegenüber der außerordentlich kritisch gesehenen Nachtwache schätzte er die kleineren Bilder und die Porträts – vor allem das *Bildnis des Jan Six* – sowie die ernsten Bilder von großer Aussagekraft wie den *Barmherzigen Samariter* oder das *Emmaus*-Bild. In den *Staalmeesters* sah er die Krönung des Rembrandtschen Schaffens, eine für das 19. Jahrhundert außergewöhnliche Erkenntnis. In der Rembrandt-Forschung, die sich angesichts der Vielgestaltigkeit dieses Meisters immer wieder erheblich gewandelt hat, stellt das Buch Fromentins eine wichtige, um Objektivität bemühte Stufe der Erkenntnis dar.

Auch Anton Springer suchte in seinem Beitrag *Rembrandt und seine Genossen* die Darstellung objektiv zu halten und von den Legenden der vorhergehenden Zeit zu abstrahieren: »Nach Polizeiberichten schreibt man keine Geschichte.« Springer sah Rembrandt eingebunden in das kulturelle und künstlerische Leben seiner Zeit, als dessen Höhepunkt er ihm galt. In der Bedeutung erinnerte Rembrandt ihn an Shakespeare: »Die Helden des britischen Dichters im Stile Rembrandts ausgeführt, das wäre eine würdige, eine herrliche Aufgabe der Kunst. Und sie würde gelingen, denn wahlverwandt, wenn nicht ebenbürtig ist der holländische Meister seinem älteren Zeitgenossen.«

Ebenso wie Fromentin schätzte auch Jakob Burckhardt Rubens mehr als Rembrandt. In Rembrandt sah er im wesentlichen den Porträtmaler, ja teilweise griff er direkt auf die abschätzigen Urteile von Sandrart und Baldinucci zurück. Die Ablehnung Rembrandts ging Hand in Hand mit der Ablehnung des beginnenden Impressionismus.

Die offizielle Kunstkritik und Kunstgeschichte machte Rembrandt zur Legende. Burckhardt sprach von der ihn störenden »Rembrandt-Begeisterung« und warnte: »Man lasse sich nicht durch die ›Kenner‹ in den jetzt beliebten Rembrandt-Kultus« hineintreiben.

Die stetig anwachsende Wertschätzung Rembrandts fand ihre Übersteigerung in dem 1890 zuerst erschienenen Buch *Rembrandt als Erzieher* von Julius Langbehn (1851-1907).[8] Der Verfasser bezeichnete sich auf dem Titelblatt schlicht als Deutscher. Es ging Langbehn keineswegs um Rembrandt, sein Leben und Wirken, sondern er benutzte Rembrandt in höchst unzulässiger Weise als Vehikel für seine sehr anfechtbaren Reformtheorien. Die Terminologie blieb kunsthistorisch im allgemeinen und ging nicht über Begriffe wie Helldunkel hinaus.

Alle Züge Rembrandts dienten Langbehn nur als Vorwand für die Erziehungsgedanken, die er an sein Volk bringen wollte. Ja, oft verzichtete er ganz auf seinen Anlaß, den Maler Rembrandt als Erzieher des deutschen Volkes, und erging sich in kühnen Betrachtungen und Forderungen, verfocht nationalistische und chauvinistische Ideen, die handfeste Vorformen der späteren nationalsozialistischen »Kunstanschauung« waren. Er wollte wie ein Kind sein, und einer seiner Wahlsprüche, deren er viele hatte, war daher »Rein sein ist alles«. Langbehn trat später zum Katholizismus über, und sein Anhänger und Biograph, der Maler Momme Nissen, ging ins Kloster.[9]

Diese überaus wirksame Mischung aus Halbwissen und unkontrolliertem Enthusiasmus hat sicher viel dazu beigetragen, daß das Buch mehr als 40 Auflagen erlebte. Es entsprach genau dem »Geist« der Gründerzeit. Selbst ernstzunehmende Fachkunsthistoriker beschäftigten sich damit. Immerhin war Julius Langbehn mit Malern wie Wilhelm Leibl, Ernst Haider und Hans Thoma sowie mit Kunsthistorikern wie Cornelius Gurlitt und Woldemar von Seidlitz bekannt, die zudem zur Publizität seiner Ideen beitrugen. Seidlitz, der Generaldirektor der Dresdner Museen, beteiligte sich sogar finanziell an der Herausgabe des Buches.

Rembrandt wurde in Langbehns Buch als Waffe benutzt, mit der ein imaginäres Pseudoideal vom Deutschtum, von »deutscher Kunst«, gegen die Berliner Agitatoren der »Neupariser Kunsttendenzen« verteidigt werden sollte. Langbehn setzte sich schon für die nachmals wieder so hoch geschätzte »Kunst für das Volk« ein.

Einer der Jünger des »Rembrandtdeutschen«, Benedikt Momme Nissen, schrieb über diesen: »Wenn solch ein stammesstark nordischer und zugleich sehr fein besaiteter Geist wie Langbehn als vorsätzlicher Kämpfer gegen Verderbnis und Verlebtheit in die müde mitteleuropäische Großstadtkultur eintritt, so ist der tragische Konflikt unvermeidlich.«

Der Dilettant Julius Langbehn berührte alle Bereiche des deutschen politischen und kulturellen Lebens. Für alle Fakultäten, in Musik, Kunst, Politik und Mode – um was es sich auch immer handeln mochte – schien ihm Rembrandt als Vorbild nützlich. Dabei ist er niemals genau auf Rembrandts Charakter, geschweige denn auf eines seiner Bilder eingegangen. Die Universalität dieses Menschen, seines Werkes und seiner Entdeckungen, wurde in einem Buche an das Volk als bekannte Größe vorausgesetzt.

Fast das gesamte Vokabular der nationalsozialistischen Kunstpolitik ist bereits in diesem Buche aus dem Jahre 1890 zu finden. Es ist die Rede vom Geist der Scholle; Rembrandts Kunst wird als echt nordisch charakterisiert, innere Wärme, nationaler Geist und absolute Rassereinheit werden gefordert sowie eine wahrhaft volkstümliche Kunst. Es wird an das gesunde Volksempfinden appelliert und die Auffassung vertreten, das deutsche Geistesleben bedürfe einer festen und harten Hand, die es leite, und der Künstler habe zwischen Art und Entartung zu wählen.

Sicher hat dieses Buch, das immerhin im Namen der Kunst und der Kunstgeschichte – wenn auch scharf gegen beides polemisierend – geschrieben wurde, für den Blut-und-Boden-Kitsch des Dritten Reiches das Terrain vorbereitet.

Dem Künstler wurde geraten, sich bei Rembrandt und Shakespeare die Weihe zu holen, deutsche Lieder wurden gegen französische Liederlichkeit ausgespielt. Langbehn wünschte sich die moderne Wissenschaft »... in dem hellen frischen Herzenston« der griechischen vorgetragen, denn »... eine blonde Locke kann unter Umständen ganze Folianten umwerfen«. Auch war er, wie es nachmals in deutschen Geschichtsbüchern stand, davon überzeugt, daß das Blut der Deutschen »... ganz überwiegend der vergangenen geistigen Blüte Südeuropas« zugrunde liege, und daß eine »Ahnenprobe« wenn auch nicht auf rein deutsches Blut, so doch auf rein deutsche Gesinnung schließen lassen müsse.

Die Geschmacklosigkeit Langbehns ging so weit, daß er die Farbigkeit Rembrandts allen Ernstes mit den Farben Schwarz-Rot-Gold in Beziehung brachte: »Wenn die deutsche Erde im vaterländischen Kampfe von deutschem Blute feucht wird; und wenn ein deutscher Sonnenstrahl das Haupt des sterbenden Kriegers verklärt: dann glänzt es – schwarz-rot-gold!«

Das Buch hatte immense Folgen für die weitere Entwicklung in Deutschland. Über Rembrandt erfährt man außer einer Legion neuer Legenden aus ihm so gut wie nichts. Es bedurfte intensiver Anstrengungen von seiten der Kunstforschung, um die Fakten wieder ins richtige Lot zu bringen.

Schwierig hatten es beispielsweise Wilhelm von Bode mit seinem Werk *Rembrandt und seine Zeitgenossen* von 1906 und Carl Neumann (1860-1934) mit seinem Rembrandtbuch, dessen erste Auflage 1902 herauskam. Neumanns Buch gehört in die Reihe der großen biographischen Werke der Herman Grimm, Carl Justi, Moritz Thausing u. a. Neumann konzentrierte sich auf das Irrationale, das von dem »Rembrandt-Deutschen« pervertiert worden war,

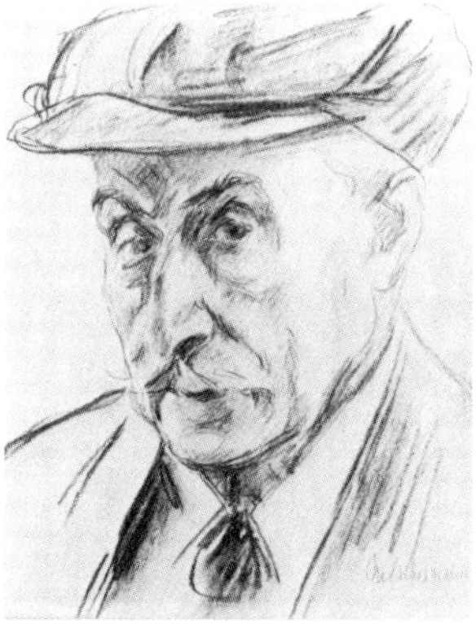

Max Liebermann

das auch der Systematiker Georg Simmel (1858-1918) in seinem 1916 erschienenen Rembrandt-Buch nicht zu erfassen vermochte.

Viel stärker als die Kunsthistoriker fühlten sich Künstler wie van Gogh, Gauguin und Liebermann zu Rembrandt hingezogen. Sie haben zur angemessenen Bewertung seines Werkes wesentlich beigetragen. Schon Goethe hatte Radierungen von Rembrandt als Vorlage benutzt. Courbet kopierte das Selbstbildnis Rembrandts in München und van Gogh die *Auferstehung des Lazarus* in Amsterdam. Die schöpferische Sicht der Künstler hat jeweils das Rembrandt-Bild der Kunstwissenschaft vorbereitet. Emile Verhaeren erkannte bereits 1904: »Vielleicht gehört es mit zum Geschick dieses größten und eigenartigsten aller Maler, daß er seine Rehabilitation nur der Kunst selber verdankt«.[10]

So schritt die Forschung von den Holländern Hofstede de Groot, Martin, Bredius, I.H. van Eeghem und Veth weiter bis zu Valentiner, Weisbach und Hamann. Eine Reihe von Persönlichkeiten, in die auch Jakob Burckhardt oder Theodor Hetzer gehören, brachte dem Werke Rembrandts ausgesprochene Abneigung entgegen. Eine neue Basis wurde in A.M. Hinds Rembrandt-Buch aus dem Jahre 1932, in den Forschungen von Otto Benesch, Kurt Bauch und Jan Bialostocki erarbeitet, in denen formanalytische und ikonologische Ergebnisse einander durchdringen. Durch Svetlana Alpers' Buch *Rembrandt's Enterprise* von 1988 wird auch diese Grundlage neu in Frage gestellt.

Muther und das erotische Genre

Ein typischer Repräsentant des Gründerdenkens war der Kunsthistoriker und Kritiker Richard Muther (1860-1909), der nach dem Vorbilde französischer Kunstschriftsteller einen schillernden, unpräzisen Stil in die Kunstkritik einführte, der Auswirkungen vor allem auf den Kunstjournalismus gehabt hat.[11] Im Alter von 21 Jahren hatte Muther 1881 bei Anton Springer in Leipzig über Anton Graff promoviert. 1884 erschien sein *Die deutsche Buchillustration der Gothik und Frührenaissance.*

Muthers *Geschichte der Malerei im 19. Jahrhundert*, die 1893/94 erschien, sowie seine späteren Arbeiten über *Die Geschichte der englischen Malerei* und *Die belgische Malerei im 19. Jahrhundert* sind Auseinandersetzungen mit der damals modernen Malerei – Muther wurde als Kenner und Propagandist der modernen Kunst seiner Zeit gesehen. 1895 an die Universität Breslau berufen, wurde Muther aber von vielen Fachkollegen abgelehnt. 1896 verfaßte er als Verteidigungsschrift gegen die Vorwürfe des Plagiats *Die Mutherhetze. Ein Beitrag zur Psychologie des Neides und der Verläumdung.* Als Muther in Breslau unterrichtete, hat Wilhelm Uhde bei ihm gehört. Er schrieb darüber: »... wenn er von der Vornehmheit des Velázquez sprach, hatte er, so, als brächen diese Worte zum ersten Male aus seinem Herzen, Tränen in den Augen.«[12] Und als Muther seinen ehemaligen Schüler in Paris besuchte, mußte dieser erkennen, daß sein Lehrer sich durch gröbste Fälschungen täuschen ließ.[13]

Vieles in den Werken Muthers geht über die Grenzen des guten Geschmacks hinaus, ja wirkt wie eine Selbstenthüllung. Es besteht der Verdacht, daß es Muther im wesentlichen darum ging, Erotika herauszustellen. Er konzentrierte sich in seinen Beschreibungen auf Entblößungen, Anzüglichkeiten und Perversitäten, die er im Ton der plüschigen Salonliteratur seiner Zeit schilderte.

Besonders in der Kunst des 18. Jahrhunderts und der zweiten Hälfte des 19. Jahrhunderts war Richard Muther daher in seinem Element. Er prägte

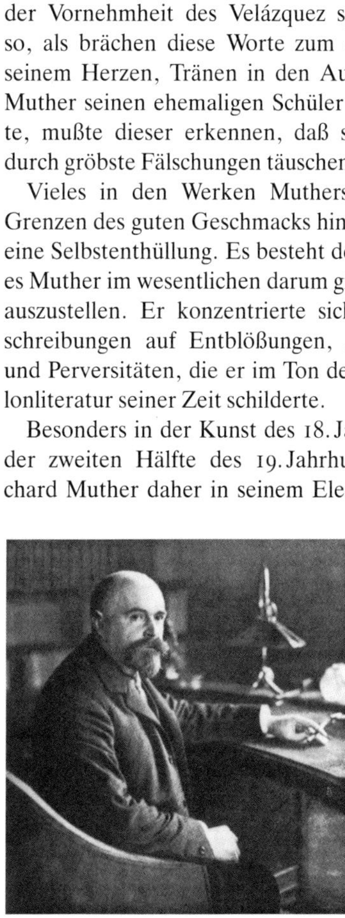

Richard Muther

den Begriff »Alteherrenkunst« und charakterisierte diese so: »Nie spielte die Nacktheit eine Rolle, nur die pikante Entblößung: ein Stück Schulter, ein elegantes Bein, das, in grauseidenen Strumpf gepreßt, aus dem Gewoge duftiger Spitzengarnituren auftaucht. Und der Begriff Alteherrenkunst erklärt, daß neben Marquisen und Lakaien, neben Modistinnen und Rapins auch halbwüchsige Kinder die Helden solcher Szenen sind – Kinder, die, auf dem Boden sich wälzend, noch kaum ahnen, daß ihr Balgen und Raufen die Ouvertüre eines ernsten Minnespiels ist.« Die Verschränkung von Religion, Sentimentalität und Erotik kehrt in fast allen Arbeiten Muthers wieder. Sie ist eines der Symptome der Gründerzeit, deren wertfreie Beurteilung noch immer nicht gelungen ist.

Henry Thode

Ein weiterer führender deutscher Kunsthistoriker der Gründerzeit war Henry Thode (1857-1920), der besonders als Universitätslehrer in Heidelberg eine große Nachfolge hatte. Er war zugleich Dichter und hegte schwärmerische Verehrung für Richard Wagner. In seinem Nachruf auf Henry Thode schrieb Emil Waldmann 1921: »Thode war vor zwanzig Jahren der populärste Kunsthistoriker in Deutschland, als ein Redner von ganz grossem Stile und von einer geradezu faszinierenden Wirkung.«

Thode studierte zunächst Jurisprudenz, ging dann zur Kunstgeschichte über und schloß seine Studien bei Moritz Thausing in Wien ab. Sein Hauptgebiet war die italienische Kunst, von der er in seinem 1885 erschienenen Buch *Franz von Assisi und die Anfänge der Kunst der Renaissance* einen Aspekt beleuchtete.[14]

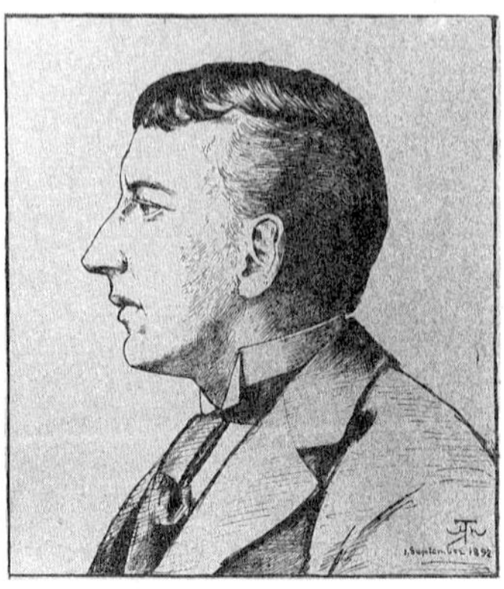

Henry Thode

Seit 1884 gab Thode zusammen mit Hugo von Tschudi das *Repertorium für Kunstwissenschaft*, eine der führenden kritischen Zeitschriften der Kunstgeschichte, heraus. 1889 wurde Thode auf Empfehlung Bodes Direktor des Städelschen Kunstinstitutes in Frankfurt am Main. Allein, in dieser Position konnte der mehr dem Theoretischen und Philosophischen zuneigende Gelehrte keine besonderen Leistungen vollbringen, und so legte er 1891 sein Amt nieder.

Der Wiener Kunsthistoriker Franz Wickhoff hat sich sarkastisch über das Faktenwissen seines Kollegen Thode geäußert. Als Thode das Kruzifix im Chor von Santo Spirito in Florenz Michelangelo zugewiesen hatte, schrieb Wickhoff in einer Rezension: »Der geehrte Leser verzieht den Mund, ›Henry Thode‹, sagt er, ›der privilegierte Entdecker, der die Welt seit langem mit falschen Dürers, Mantegnas, Correggios etc. überschwemmt? – Ja, derselbe. – Der einen ganzen Band mit Bildern Dürers herausgegeben, von denen jedes von anderer Hand ist, von Rheinländern, Vlämen, Italienern usw.? Alle malenden Nationen sind dabei vertreten, nur ein Spanier und ein Chinese fehlen bis jetzt noch. Der kennt ja nicht nur Dürer nicht, sondern auch alle die anderen Schulen müssen ihm fremd sein, aus denen er alle die falschen Bilder gefischt hat, darunter ist doch auch die italienische?‹ – Beruhige dich, strenger Leser, zuweilen findet auch ein blindes Huhn ein Körnchen, tritt nur ein in den Chor von Santo Spirito.« Diese Sätze vermitteln einen Eindruck von der ätzenden Schärfe, mit der noch um 1900 unter Kunsthistorikern diskutiert wurde. Zu allem Überfluß handelt es sich um ein Beispiel, bei dem Wickhoff der Zuschreibung Thodes seine Zustimmung nicht versagen konnte.

Durch seine Freundschaft mit dem Maler Hans Thoma kam Thode in Beziehung zu dessen Auffassung der neueren Kunst, die ihn alle von Frankreich kommenden impressionistischen Einflüsse ablehnen ließ.[15] Thodes Welt umfaßte Assisi, Bayreuth und die Malerei Thomas in einer Idealeinheit. Doch hatte er auch enge Beziehungen zur amerikanischen Tanzkünstlerin Isadora Duncan. In einer Vorlesung über moderne Kunst versuchte Thode Julius Meier-Graefes gerade erschienenes Buch *Der Fall Böcklin* zu widerlegen. Dabei wandte er sich scharf gegen den Impressionismus, der seiner Meinung nach »nur aus Geschäftsrücksichten von einer gewissen Berliner Clique in die Welt posaunt« werde. Als Max Liebermann einen temperamentvollen Angriff gegen ihn richtete, hüllte er sich in Schweigen.[16]

Henry Thode erhielt ehrenvolle Berufungen an die Universitäten Wien, Breslau und Berlin, die sich aber entweder zerschlugen oder von ihm abgelehnt wurden. Der Weltkrieg zerstörte nicht nur in materieller Hinsicht die Lebensarbeit Thodes, sondern auch seine geistigen Ideale. Er wurde nach Dänemark verschlagen, wo er 1920 in tiefer Depression starb.

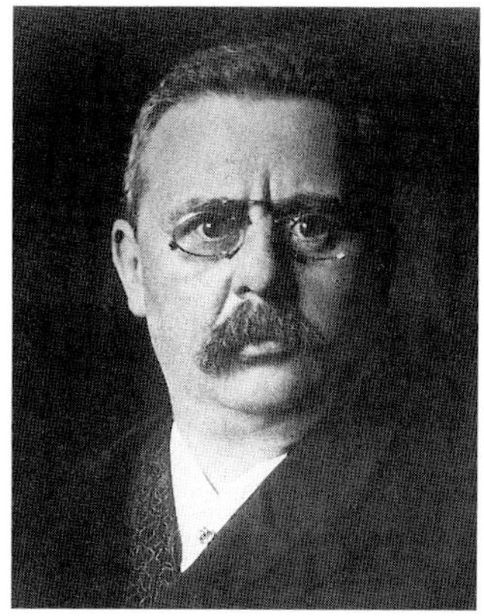

Cornelius Gurlitt

Die Wiederentdeckung des Barock

Da sich Winckelmann in seiner Frühschrift so polemisch, ja ausfallend gegen die Barockepoche gewandt hatte, setzte sich die beginnende Kunstgeschichte nur sehr langsam mit der Kunst dieser Zeit auseinander. Im ›Sturm und Drang‹ gab es zwar bei Wilhelm Heinse und Goethe – vor allem in Hinblick auf die Kunst des Rubens – Ansätze zu einer Beurteilung barocker Gestaltungen. Auch Rumohr nahm theoretisch schon vorweg, was Alois Riegl erst sehr viel später über die Gesamtbewertung von Stilen formulierte. Doch findet sich in seinem schriftstellerischen Werk noch keine Spur einer Beschäftigung mit der barocken Kunst selbst.

So galt bis weit in die zweite Hälfte des 19. Jahrhunderts hinein das Verdammungsurteil Winckelmanns über die schändliche Seuche, »welche das Gehirn der Gelehrten mit üblen Dünsten erfüllte und ihr Geblüt in eine fiebermäßige Wallung brachte, woraus denn Schwulst und ein mit Mühe geübter Witz ... entstand ...«.[17] Länger als vorher die Gotik wurde die Barockepoche der Verachtung preisgegeben, als gänzlicher Verfall interpretiert. Ihre Kunst schien einer wissenschaftlichen Würdigung nicht wert.

Der folgenschwere Einfluß der Werke Jakob Burckhardts, insbesondere des *Cicerone*, trug weiterhin zur Festigung dieser durch Winckelmann geprägten Auffassung bei. Diese wurde sozusagen zementiert. Burckhardt formulierte beispielsweise im *Cicerone*: »Man wird fragen: wie es nur einem Freund reiner Kunstgestaltungen zuzumuten sei, sich in diese ausgearteten Formen zu versenken, über welche die neuere Welt schon längst den Stab gebrochen? Und woher man nur bei der großen Menge des Guten in Italien Zeit und Stimmung nehmen sollte, um auch an diesen späten Steinmassen einige mögliche Vorzüge zu entdecken?«.[18] Daher verfiel Burckhardt vor den einzelnen Denkmälern, so sehr er sich generell um historische Objektivität bemüht haben mag, auch in subjektive Ablehnung, wobei er sich solcher Vokabeln wie »krankhaft, verwildert, verwerflich, verrufen« bediente. Es war ihm unverständlich, wie man etwa Bernini schätzen konnte: »Es bleibt ein Rätsel, wie Bernini zu Rom in der täglichen Gegenwart der schönsten Gewandstatuen des Altertums sich so verirrte.«

Später hat Burckhardt sich allerdings in bestimmten Einzelfragen von seiner früheren Auffassung distanziert. Im Jahre 1875 schrieb er beispielsweise an Alioth: »Mein Respekt vor dem Barocco nimmt stündlich zu, und ich bin geneigt, ihn für das eigentliche Ende und Hauptresultat der lebendigen Architektur zu halten.«

Die Architektur wurde sozusagen die erste Brükke zum Verständnis des Barock. Adolph Menzel hat in der zeichnerischen Aufnahme barocker Denkmäler bahnbrechend gewirkt. Nur ein Künstler wie Rubens vermochte sich durch alle Zeiten der Wertschätzung großer Gelehrter zu erfreuen. Das Werk Carl Justis über Velázquez (1888) hat weiterhin dazu beigetragen, die Persönlichkeit des Barock-Künstlers herauszuarbeiten.

Für die offizielle Architektur des späten 19. Jahrhunderts wurde die Barockarchitektur zum erklärten Vorbild. Mit Ausnahme der Kirchenbauten glich man öffentliche Gebäude wie Theater, Opernhäuser und Regierungspaläste gern barocken Gestaltungen an. Und ein Architekt gab dann auch den entscheidenden Anstoß zur Umbewertung der Barockkunst: Cornelius Gurlitt (1850-1938). In einem Altersrückblick schrieb dieser, daß er sich mehr als Architekt denn als Kunsthistoriker gefühlt habe. In seiner Selbstdarstellung in dem von Johannes Jahn herausgegebenen Sammelband *Die Kunstwissenschaft der Gegenwart in Selbstdarstellungen* heißt es: »Ja, den Grundzug meines Schaffens beherrscht eine eigenartige Furcht: Nur ja nicht Fachgelehrter zu werden!«[19]

Dennoch war Gurlitt Kunsthistoriker, er absolvierte ein kunsthistorisches Studium, hörte bei Friedrich Theodor Vischer und Wilhelm Lübke und promovierte 1889 bei Anton Springer in Leipzig, nachdem er sich schon vorher mit Barockarchitektur beschäftigt hatte. Gurlitt war durch die Dresdner Bauten auf diese Epoche aufmerksam geworden. Er erkannte bald, daß man sich mit der Konzeption dieses Stils allgemeiner auseinandersetzen müsse. Er besuchte Prag und Berlin und wurde schließlich von Alwin Schultz gebeten, die Fortsetzung der Kuglerschen Kunstgeschichte für die Barockperiode zu übernehmen.

1883 hatte Gurlitt schon zwei Hefte unter dem Titel *Das Barock- und Rokokoornament Deutschlands* herausgegeben, in denen er sich im wesentlichen mit dem barocken Kunstgewerbe auseinandersetzte. In der Einleitung schrieb er in Apologie seines Unternehmens: »Vor wenigen Jahren noch hätte es einer entschuldigenden Begründung bedurft, wenn man ein groß angelegtes Werk über jenen Stil herauszugeben gewagt hätte, den man damals unter dem Namen ›Zopf‹ der allgemeinen Verachtung preisgeben zu müssen glaubte.«

Zur Vorbereitung seines großen Werkes über den Barockstil ging Gurlitt schließlich nach Italien, um die Ursprünge kennenzulernen. Hier wurde er verlacht, da er an »Verfallsformen« interessiert war, im Lande der großen Werke der Renaissance. Gurlitts Kollege A. Bayersdorfer hat ihn einmal höhnisch gefragt: »Haben Sie schon etwas von einem gewissen Brunelleschi gehört?« Und Gurlitt antwortete ihm: »Ja, er ist Architekt, soll aber schon verstorben sein!«[20] Als Gurlitt für seine Arbeit einen beschäftigungslosen Architekturzeichner gefunden hatte, weigerte sich selbst dieser, das »Zeugs« zu zeichnen, das Gurlitt ihm in Auftrag gab.

Wie Gurlitt seine Lage empfand, schilderte er so: »Und so zog ich denn durch die Welt mit einem schwer beschreibbaren Hochgefühl: Mir war, als sei ich ein unendlich Reicher, der einzige, der die Schönheit so vieler verachteter Bauten erkennt, der also in ihrem geistigen Alleinbesitz ist.« Selbst sein alter Lehrer Wilhelm Lübke sagte bei einem Besuch, den Plan zwar billigend, warnend zu ihm, er möge achtgeben, daß er durch das Betrachten von so viel verrücktem Zeug nicht selber verrückt werde.

Gurlitt erschloß mit seinen drei großen Bänden über die Kunst des Barock einen vollkommen neuen Bereich. Zwar schienen auch ihm die Bauten von Borromini noch ohne »innere Würde«. Alois Riegl[21] kritisierte das Fehlen eines Zusammenhanges sowie einer Definition des Wesens des Barockstils. Doch wurden Gurlitts Werke zu einem großen Erfolg und der Barock zum Modestil, der sich in der Architektur jener Zeit auswirkte.

Gleichzeitig mit der ersten zusammenfassenden Darstellung der Barockarchitektur von Cornelius Gurlitt (1887-1889) erschien das Buch *Renaissance und Barock* des vierundzwanzigjährigen Kunsthistorikers Heinrich Wölfflin, in dem dieser in der Nachfolge Jakob Burckhardts mit der grundlegend neuen Methode der Formanalyse an die Epochen Renaissance und Barock heranging.

Durch Gurlitt, Wölfflin und Alois Riegl, der 1894/95 eine Vorlesung über die Kunst des Barockzeitalters hielt, war der Weg bereitet für die neue Bewertung einer ganzen Epoche. Riegl ging zugleich auch schon auf die Quellen der Barockkunst ein und untersuchte die Schriften von Giovanni Baglione, Giovanni Pietro Bellori, Giovanni Battista Passeri und vor allem von Filippo Baldinucci, dessen Vita des Giovanni Lorenzo Bernini er übersetzt und mit Kommentaren versehen hat. Das Buch erschien 1912 in Wien aus dem Nachlaß Riegls. 1908 war, ebenfalls aus dem Nachlaß, schon das Werk *Die Entstehung der Barockkunst in Rom* herausgebracht worden.

Entscheidend für die begriffliche Präzisierung wurde das Werk *Barock und Rokoko* von August Schmarsow, das 1897 erschien. Schmarsow ging über seine Vorgänger hinaus, da er neben der Architektur verstärkt auch Plastik und Malerei in die Betrachtung einbezog. Blieb Wölfflin, wie vor ihm Jakob Burckhardt, immer deutlich bei seiner Vorliebe für die italienische Renaissance, so hat Schmarsow diese Begrenzung überwunden. Er war zu einer sachlichen Beurteilung beider Stilphänomene fähig.

Die Barockforschung entwickelte sich im Anschluß an diese bahnbrechenden Werke stetig. Man beschäftigte sich nicht nur mit Einzelphasen und einzelnen Künstlerpersönlichkeiten, sondern bemühte sich, nicht gerade zum Vorteil der methodischen Klarheit, auch darum, das Barocke in allen möglichen Kunststilen aller möglichen Zeiten nachzuweisen. Es wurde vom antiken Barock, vom spätgotischen Barock usw. gesprochen.

Die weiteren Stufen der Barockforschung sind durch die Arbeiten von Brinckmann, Weisbach, Voss, Muñoz, Longhi, Fiocco und Marangoni, Pevsner, Frey und Wittkower bezeichnet, die neue Phänomene entdeckt und vor allen Dingen eine präzisere Epochenabgrenzung erreicht haben. Galt doch in den Anfängen der Barockforschung das Werk Michelangelos, ja das Spätwerk Bramantes als Barock (Wölfflin). Die Barockforschung bedarf auch heute noch entscheidender Impulse, damit diese Epoche in allen ihren geographischen Verästelungen und zeitlichen Phasen sowie in ihrem noch kaum zu übersehenden Reichtum wissenschaftlich erschlossen werden kann.

Georg Dehio

Georg Dehio (1850-1932) hatte wie Muther, Thode, Gurlitt und Wölfflin eine zentrale Funktion in der Kunstgeschichte in Deutschland um 1900 inne.[22] 1850 in Reval geboren, war er zunächst Professor in Königsberg, dann von 1892 bis 1914 Professor in Straßburg. In seinen Forschungen hat er sich im wesentlichen auf die deutsche Kunst konzentriert und einmal geschrieben: »Mein wahrer Held ist das deutsche Volk. Ich gebe deutsche Geschichte im Spiegel der Kunst in diesem Selbstbekenntnis des deutschen Innenlebens.«

Robert Hedicke schrieb in einer Anmerkung seiner *Methodenlehre der Kunstgeschichte* (Straßburg 1924): »Gemäß seiner geistigen Abkunft hat sich Dehio stets als Historiker, nicht als Ästhetiker gefühlt. Über ästhetische, methodische und Gestaltungsfragen hat er vermieden, sich zu äußern. Als Historiker kannte er den Unterschied von Historiker, Kunsthistoriker, Kulturhistoriker, Geisteshistoriker nicht, er war Historiker, er besaß seine eigne, im Verkehr mit dem gesamten Denkmälerschatz des Abendlandes erworbene Ästhetik, die ihn ohne ausgesprochene Systematik in eigner Klarheit und innerer Wärme leitete. So hielt er seine eigne kunsthistorische Darstellungsweise von fremden Einflüssen, mögen sie nun Hegel oder Ranke oder Dilthey oder Wickhoff oder Wölfflin oder Riegl geheißen haben, frei, um die eigne Seele seiner kunsthistorischen Gestaltung zu wahren. So war Dehio kein Geisteshistoriker im besonderen, sondern schlicht Historiker. An Weite des historischen Horizonts, an Interesse für alle allgemeinen und besonderen historischen Probleme und an Tiefe ihrer Erfassung, sowie ihrer Gestaltung für sich selbst, dürfte ihn keiner seiner Zeitgenossen, sicher kein Kunsthistoriker, übertroffen haben.«

Dehios Hauptwerk ist neben seinen großen Darstellungen *Kirchliche Baukunst des Abendlandes* (zusammen mit G. von Bezold) und *Geschichte der deutschen Kunst* die Inventarisation der deutschen Denkmäler, der ein großer Teil seiner Lebensarbeit gewidmet war. Dehio, der selbst Maler war, ging erst nach einer Italienfahrt im Jahre 1876 von der Geschichte zur Kunstgeschichte über, die seiner Arbeit großen Gewinn brachte.

Dehios von der deutschen Architektur ausgehende strenge Begriffsbildung hat erzieherisch gewirkt. Er wandte sich gegen die »Kälte kunstgeschichtlicher Begriffe im luftleeren Raum, die auch dem Nichtberufenen erlernbar erscheinen«. Seine Handbücher und Inventare, seine Arbeiten zur Denkmalpflege und die Beiträge zu Kongressen und Tagungen haben mitgewirkt, der Kunst ihren Platz als Dokument einer national verstandenen Kultur zu erwerben.

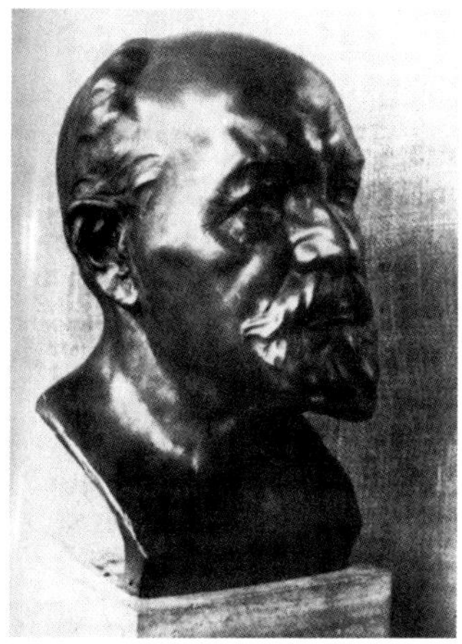

Georg Dehio

Das Museum um 1900

In fast allen Bereichen erwies sich die Zeit nach 1871 als Gründerepoche, insbesondere auch in dem des Museumswesens. Die Museen erhielten in diesen Jahrzehnten ihre entscheidende Gestalt. Ohne Übertreibung kann man daher sagen, daß sich ein wesentlicher Teil der Kunstgeschichte in der zweiten Hälfte des 19. Jahrhunderts im Museum abspielte, daß hier Forschung und Lehre in gleicher Weise nebeneinander standen, wie an der Universität. Dies gilt vor allen Dingen für Berlin, wo der »Bismarck des Museums«, Wilhelm von Bode (1845-1929), wirkte, für Hamburg mit Justus Brinckmann (1843-1915) und Alfred Lichtwark (1852-1914), für Dresden mit Woldemar von Seidlitz (1850-1922) und Karl Woermann (1844-1933). Sie alle waren Schlüsselfiguren des deutschen Kunstlebens und haben durch ihre Forschungen das Gesamtbild der Kunstgeschichte wesentlich mitbestimmt.

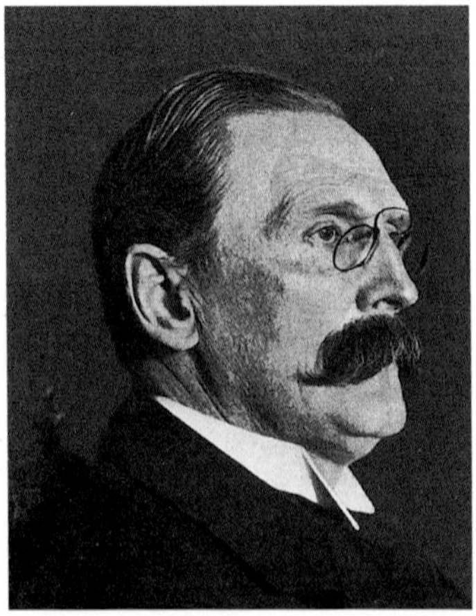

Wilhelm von Bode

Die zentrale Gestalt unter den deutschen Museumsdirektoren der Zeit war zweifellos Wilhelm von Bode, der von der Jura zur Kunstgeschichte kam und Prinzipien seiner Ursprungsdisziplin in die Kunstgeschichte übernahm, so daß man bei der Bestimmung eines Bildes etwa vom Indizienbeweis sprach.[23] Bode kam vom reinen Kennertum zur Kunst. Er hat bei Steffeck gezeichnet, in Kupferstichkabinetten und auf Reisen studiert. Durch Waagen und Baron von Liphart war er mit dem Erbe Rumohrs vertaut. Als Student hat er sich mit der Frage an Waagen gewandt, ob er nicht die Juristerei durch die Kunstgeschichte ersetzen solle. Waagen antwortete darauf: »Das sei ganz hoffnungslos, sei er – Waagen – doch der einzige Fachmann in der Verwaltung einer deutschen Gemäldegalerie.« Bode blieb geistig an eine Konzeption gebunden, die deutlich der Gründerzeit verhaftet war, die im Sinne des Kaisers den Parlamentarismus als eine Art Dekadenz und später das Werk des Bildhauers Josef Thorak als Höhepunkt zeitgenössischer Kunst sah.

Doch hat Wilhelm von Bode durch seinen ans Diktatorische grenzenden Charakter die Stellung des Museums in der Öffentlichkeit gefestigt. Karl Scheffler schrieb anläßlich des siebzigsten Geburtstages über Bode: »Bevor er kam, wurden die Museen entweder bürokratisch verwaltet, oder es stand an leitender Stelle ein Hofmaler im Nebenamt. Bode erst hat endgültig aus den königlichen Kunstkammern und fürstlichen Sammlungen einen Volksbesitz großer Art gemacht und gezeigt, was Museen als Staatsinstitute für eine Bedeutung erlangen können.« In direktem Kontakt zum Kunsthandel und zu Mäzenen in Berlin vermochte Bode einen immensen Einfluß auf das Kunstsammeln überhaupt auszuüben.

Dem Persönlichkeitsbewußtsein Bodes haben seine Fähigkeiten und Kenntnisse nicht im Wege gestanden. In seinen Erinnerungen *Mein Leben* kommt sein Selbstbewußtsein unmißverständlich zum Ausdruck, und auch seine Kollegen, wie etwa Gustav Glück, apostrophierten ihn geradezu als Helden: »Und als ein Held muß in der Tat der Mann gelten, der mehr als ein halbes Jahrhundert im Dienst der Allgemeinheit steht und achtzig Jahre alt geworden ist, ungebeugt von den ungeheuren Mühen einer kaum übersehbaren Tätigkeit, deren Grundzug ein Gemeinsinn ist, für den die Worte Uneigennützigkeit, Selbstlosigkeit, Aufopferung fast zu gering erscheinen, unbeirrt von den lästigen Hindernissen und Hemmungen, die jedem großzügigen Unternehmen von der knöchernen Büreaukratie bereitet werden, welche über Monarchien und Republiken heute gleichmäßig herrscht, unbeirrt auch von den oft höchst leichtfertigen Angriffen, die in Zeitschriften und Zeitungen von ahnungslosen Laien, von bissigen Skribenten, ja selbst von engeren Fachkollegen gegen ihn gerichtet werden, der Großes schaffen will und schafft, ungebeugt endlich von der Last des Alters, das bei den meisten Menschen eine Schwächung, selbst eine Vernichtung aller Tatkraft mit sich bringt.«[24]

Im Sinne Carlyles verkörperte Wilhelm von Bode die große Persönlichkeit, wie sie die Werke der Herman Grimm, Carl Justi, Henry Thode und Moritz Thausing in der Vergangenheit suchten, mitten in der Wirklichkeit. Werner Weisbach (1873-1953) kennzeichnete ihn sogar als »... eine Gewaltnatur, die ohne jeden Skrupel ihre Ziele verfolgte«.

Demzufolge war seine Leistung groß: Er richtete die Berliner Museen neu ein, setzte seine Kenntnisse für Ankäufe auch in anderen Museen ein und vermehrte durch wertvolle eigene Schenkungen die Sammlungen der ihm unterstellten Museen. Ferner förderte er zahlreiche Privatsammlungen in verschiedenen Ländern, schrieb über den mit ihm befreundeten Maler Max Liebermann, setzte durch, daß Bruno Paul, der angefeindete Simplizissimus-Zeichner, Direktor des Kunstgewerbemuseums wurde, und brachte große Publikationen heraus, die teilweise vollkommen neue Bereiche für die Kunstforschung erschlossen: Deutsche Plastik, Italienische Bildhauer der Renaissance, Denkmäler der Renaissanceskulptur Toskanas, Florentinische Bildhauer der Renaissance, Rembrandt und seine Zeitgenossen, Italienische Bronzestatuetten, Botticelli,

Studien über Leonardo da Vinci, Die Kunst der italienischen Renaissance sowie zahlreiche Aufsätze, darunter auch *Eine neue deutsche Kunst in Sicht?*[25]

In diesem letztgenannten Aufsatz heißt es bereits ganz im Sinne der später von den Nationalsozialisten vertretenen Anschauungen: »Wir sind auch in der bildenden Kunst wie in der gesamten Kunst noch mitten im Verfall, und der Verfall wird weitergehen, wie der Weltkampf weitergeht und seine furchtbaren Folgen erst allmählich zeitigen wird. Im Expressionismus, Futurismus, usw. ist uns überhaupt keine neue Kunst oder gar ein neues Spiel geboten: der Verfall des Impressionismus hat allmählich hinübergeführt zum Expressionismus; der Kubismus hat mit Kunst überhaupt nichts zu tun, und die ›Ismen‹, die ihre Klecksereien mit Schwefelholzbüchschen, Resten alter Gebisse, Zahnbürsten und dergleichen verschönten, sind eine ewige Schmach für die ›herrliche Kunst‹ unserer freien Zeit!« Für Bode war das Werk Josef Thoraks die Überwindung aller dieser »Entartungserscheinungen« und das Ideal einer neuen Kunst.

In der von den Zeitgenossen verklärten Epoche der Gründer wurde materiell vieles aufgebaut, was für die Folgezeit grundlegend blieb, zugleich aber auch der Zwiespalt zwischen Vernunft und Gefühl, Schein und Sein so erweitert, daß in den Fragen der Kunstideologie eine direkte Brücke von den Jahren der Gründerzeit zu den Diktaturen des 20. Jahrhunderts führt.

Der Dresdner Holbeinstreit

Die Madonna des Bürgermeistes Meyer

Die Bemühungen der kunsthistorischen Forschung haben sich zu bestimmten Zeiten auf einzelne Kunstwerke konzentriert, so daß an der wechselvollen Geschichte ihrer Beurteilung der jeweilige Stand der Wissenschaft abgelesen werden kann. Ein solches Werk ist beispielsweise die *Madonna des Bürgermeisters Meyer* von Hans Holbein dem Jüngeren, von der je ein Exemplar in Dresden und in Darmstadt existiert.[1] Das Darmstädter Bild ist das 1526 entstandene Originalwerk von Holbein, das andere eine Kopie von der Hand des Malers Bartholomäus Sarburgh aus dem 17. Jahrhundert.

Anfang September 1871 veranstaltete man auf dem Holbein-Kongreß in Dresden eine Diskussion, die die vorher geübte, im wesentlichen aus literarischen Quellen schöpfende Methode der Kunstbetrachtung ad absurdum führte. Durch einen spektakulären Gemäldevergleich wurde eine neue Position der Wissenschaft erarbeitet.

In der Frühzeit der Kunstgeschichte waren Fehlzuschreibungen durchaus die Regel. So wurde beispielsweise die *schlafende Venus* von Giorgione in Dresden lange Zeit für ein Werk aus der Schule des Meisters gehalten, zeitweilig auch als Kopie nach Tizian von Sassoferato geführt. Erst Giovanni Morelli erklärte, das Bild sei eines der Hauptwerke Giorgiones. Das *Bildnis des Morett* von Holbein, ebenfalls in der Dresdner Galerie, galt lange als Leonardo da Vinci. Erst Rumohr schrieb das Werk dem Leonardo ab und Hans Holbein zu.

Die Holbein-Ausstellung im Jahre 1871 erhielt ihre einmalige Bedeutung dadurch, daß hier zum ersten Male im Sinne der experimentellen Methode eine Situation herbeigeführt wurde, die zur Klärung eines in Frage stehenden Tatbestandes führen sollte und führte. Es waren unter dem Namen Hans Holbeins des Jüngeren 46 Gemälde zusammengebracht worden, von denen nach eingehender Untersuchung nicht weniger als 32 dem Meister abgeschrieben werden mußten. Man verglich natürlich in erster Linie die beiden Bilder der *Madonna des Bürgermeisters Meyer* miteinander, das in der Zeit berühmtere Exemplar in Dresden und das 1822 neu aufgetauchte Darmstädter Bild. Es entspann sich eine lebhafte Diskussion, an der auch die Bevölkerung der Stadt Anteil nahm.

Vor den Werken kamen die versammelten Experten einmütig zu dem Resultat, daß das Darmstädter Bild das Originalwerk von der Hand des Hans Holbein sei. Wie stark diese Entscheidung die Gemüter bewegte, geht etwa aus dem 1873 erschienenen Nachruf auf den Museumsdirektor von Weimar, Albert von Zahn, hervor, in dem es hieß: »Und wer anders als Zahn war der eigentliche Vater jenes Holbeintages! Es war dies sozusagen seine Heldentat, wenn er auch später vor den eigenen Erfolgen schier erschrak und von der Ziehung der letzten Consequenzen abmahnen wollte. Es soll ihm das Herz abgedrückt haben, daß er zuerst auf dem Wege der Forschung, dann auf dem der öffentlichen Nebeneinanderstellung, die Dresdner Galerie um ihr berühmtestes Kleinod deutscher Kunst gebracht hat. Wenn dem so ist, so macht das seinem Herzen und seinem sächsischen Lokalpatriotismus alle Ehre. Ungleich größer erscheint jedoch das Verdienst, welches sich Zahn mit jenem ehrenwerten Gefühle dadurch erworben hat, daß er einen Abgrund von Irrtümern, der wie kein anderer dem Fortschreiten unserer Erkenntnis altdeutscher Malerei im Wege lag, kühn überbrücken half.«

Worum drehte es sich bei diesem heute kaum noch erwähnten, jedoch für den Stand der Kunstwissenschaft im 19. Jahrhundert symptomatischen Streit? 1516 war der ein Jahr zuvor nach Basel gekommene Hans Holbein mit dem Bürgermeister der Stadt, Jakob Meyer, bekannt geworden. Holbein hat für diesen zwei Bilder gemalt, das Bildnis des Bürgermeisters selbst und das Pendant seiner Ehefrau Dorothea, geb. Kannegießer. Die durch eine italienische Architekturkulisse zueinander komponierten Bildnisse stellen das Ehepaar auf dem Höhepunkt der Laufbahn Meyers dar. Der 1482 geborene Jakob Meyer wurde 1516 nach großen Verdiensten um seine Heimatstadt Bürgermeister von Basel. Doch war ihm das Glück nicht hold. 1521 wurde er seines Amtes enthoben und für ein Jahr ins

Gefängnis geworfen, da man ihm finanzielle Verfehlungen in seinem Beruf als Geldwechsler nachweisen konnte.

In einer Zeit starker politischer und religiöser Unruhen gab Jakob Meyer 1526 Hans Holbein den Auftrag, ein Votivbild für die Hauskapelle seines Weiherschlößchens Großen-Gundeldingen zu malen. Er wünschte, zusammen mit seiner ganzen Familie sowie mit seiner verstorbenen ersten Frau in anbetender Stellung zu Füßen der Madonna in voller Größe dargestellt zu werden. Die Bestellung des Bildes entsprach einem Gelöbnis, das er für die Gesundung seines erkrankten jüngsten Sohnes abgelegt hatte.

Das Original

Holbein entledigte sich des Auftrages mit seiner zu voller Reife gelangten Kunst und malte 1526 die *Schutzmantelmadonna des Bürgermeisters Meyer*, eine der letzten Ausprägungen dieses mittelalterlichen Motivs, die sich heute im Darmstädter Schloß befindet. Als er zwei Jahre später von London noch einmal nach Basel zurückkehrte, nahm er einige Veränderungen an dem Bilde vor. Der zweiten Frau des Bürgermeisters nahm er die den Auftraggeber störende Kinnbinde ab, und der im Vordergrund rechts knienden weißgekleideten Tochter, die ursprünglich mit lang herabfallendem Haar dargestellt war, steckte er die Haare, entsprechend dem neuen Stand des inzwischen verlobten Mädchens, auf. Jakob Meyer ließ dieses Werk ganz im Sinne des alten Glaubens sozusagen als Manifestation seiner traditionellen Einstellung von einem der berühmtesten Meister seiner Zeit malen.

1532 ging Holbein endgültig nach London, die Stadt Basel in einer Woge religiösen Aufruhrs hinter sich lassend, der die meisten im alten Glauben entstandenen Kunstwerke zum Opfer fielen. Die Holbein-Madonna blieb zunächst im Besitz der Familie Meyer, wurde 1606 an Johann Lucas Iselin verkauft – der Preis betrug 100 Goldkronen –, von diesem an den französischen Kunsthändler Le Blond weitergegeben (1633) und 1638 schließlich an den Kunstfreund Lössert, Buchhändler in Amsterdam, weiterverkauft.

Die Kopie Sarburghs

Doch hatte Le Blond, den großen Wert des Bildes wohl erkennend, in den Jahren zwischen 1633 und 1638 von dem Maler Bartholomäus Sarburgh eine Kopie anfertigen lassen, die er an Maria von Medici, ebenfalls unter dem Namen Holbein, verkaufte. So befanden sich seit dem 17. Jahrhundert zwei Bilder des gleichen Namens in europäischen Sammlungen, was einige Jahrhunderte später zu erheblichen Mißverständnissen, aber auch zur Klärung führen sollte.

Joachim von Sandrart, der das Original in Amsterdam noch gesehen hatte, beschrieb es als »... eine stehende Maria auf einer Tafel gemahlt mit dem Kindlein auf dem Arm, unter der ein Teppich, worauf etliche vor ihr knien, die nach dem Leben kontrafätet seyn ...« Das Bild gelangte im Verlauf seiner abenteuerlichen Geschichte in den Besitz der Amsterdamer Familie Cromhout, wechselte 1709 auf einer Versteigerung nochmals den Besitzer und kam erst 1822 in Paris wieder ans Tageslicht.

Inzwischen hatte das zweite Exemplar, die Kopie Sarburghs, ebenfalls einen abenteuerlichen Weg hinter sich gebracht. Es war aus dem Besitz der Maria von Medici nach Venedig gelangt, wo es im Palazzo Delphino von Francesco Algarotti entdeckt und für August II. von Sachsen erworben wurde, und zwar als das aus den Schriften bekannte Original Holbeins. So gelangte die nach dem Original Holbeins angefertigte Kopie Sarburghs in die Dresdner Kunstsammlungen, wo sie bis weit ins 19. Jahrhundert hinein als nationales Heiligtum gefeiert und der Sixtinischen Madonna von Raffael als ebenbürtig gegenübergestellt wurde.

Bis zu diesem Zeitpunkt hatte niemand an der Echtheit des Werkes gezweifelt. Erst als die Kunde von einem zweiten Exemplar, das 1822 von dem Pariser Kunsthändler Delahaute an Prinz Wilhelm von Preußen verkauft wurde, nach Deutschland drang, kam es zu einem Gelehrtenstreit, da man sich nicht darüber einigen konnte, wie sich die beiden Bilder zueinander verhielten. Von dem Originalwerk Holbeins, das damals in Berlin bereits von Hirt (1830), Kugler (1845) und Waagen (1853) begutachtet wurde, ging die von Ludwig Tieck erfundene Deutung aus, der Maler habe die beiden Kinder vertauscht, also das kranke Söhnchen des Bürgermeisters auf dem Arm der Madonna und das Jesuskind vorn in der Reihe der Stifter dargestellt. Ohne von dem Gelöbnis des Auftraggebers zu wissen, hat hier die romantische Phantasie geahnt, was der Wirklichkeit nahezukommen scheint, wenngleich die heute noch verbreitete Deutung (vertreten u. a. von Günther Grundmann), der Maler habe die Kinder ausgetauscht, nicht mit Sicherheit belegt werden kann.

Die Konfrontation

1851 gelangte das Bild Holbeins von Berlin nach Darmstadt. Immer wieder wurden seitdem Betrachtungen über das Verhältnis der beiden Exemplare zueinander angestellt, so daß die Kunstgeschichte an einem Beispielfall demonstrieren konnte, wie es um ihre Methode bestellt war. Immer wieder reisten Kunsthistoriker nach Dresden und Darmstadt und verglichen die beiden Bilder aus der Erinnerung miteinander. Als der hessische Großherzog schließlich 1869 einwilligte, seine Darmstädter Madonna in München auszustellen, wurde der Wunsch geäußert, auf der für das Jahr 1871 geplanten Holbein-Ausstellung in Dresden die beiden fraglichen Bilder einander gegenüberzustellen.

Am 16. August 1871 konnte Prinz Georg von Sachsen die Ausstellung in Dresden eröffnen, auf der sowohl das Exemplar aus Dresden als auch das aus Darmstadt zu sehen war. Im Zusammenhang mit der Ausstellung wurde ein Kongreß veranstaltet, der im wesentlichen der Diskussion um die beiden Madonnen dienen sollte. Am 5. September 1871 wurde als Ergebnis dieses Kongresses ein Kommuniqué herausgegeben, das von führenden Kunsthistorikern unterzeichnet war und der Überzeugung Ausdruck gab, daß die Darmstädter Madonna das Originalwerk Holbeins sei. Es lautete:

»Die Unterzeichneten sind übereingekommen, als ihre Überzeugung auszusprechen:

1. Das Darmstädter Exemplar der Holbeinschen Madonna ist das unzweifelhaft echte Originalbild von Hans Holbein des Jüngeren Hand.
2. Im Kopf der Madonna, des Kindes und des Bürgermeisters Meyer auf diesem Bild sind nicht unerhebliche spätere Retouchen wahrzunehmen, durch welche der ursprüngliche Zustand in den genannten Teilen getrübt ist.
3. Dagegen ist das Dresdner Exemplar der Holbeinschen Madonna eine freie Copie des Darmstädter Bildes, welches nirgends die Hand Holbein's des Jüngeren erkennen läßt.

A. Woltmann, M. Thausing, C. von Lützow, A. Bayersdorfer, F. Lippmann, W. Lübke, B. Meyer, K. Woermann, G. Malsz, W. Bode.«

Eine gleichzeitig in Dresden veranstaltete Publikumsabstimmung ergab allerdings genau das Gegenteil, da die Bevölkerung, durch lokale Interessen befangen und durch die berühmtesten Künstler der Zeit (L. Richter, Schnorr von Carolsfeld und Friedrich Preller) unterstützt, sich nicht an die Vorstellung gewöhnen konnte, das so lange verehrte Werk sei lediglich eine Kopie, zudem nicht einmal von Holbeins Hand. Eine Gegenerklärung vom September 1871 hatte folgenden Wortlaut: »Wir erkennen in dem Dresdner Exemplar der Maria mit der Familie Meyer von Hans Holbein d. J. trotz einer geringeren Vollendung in den Nebensachen, eine Wiederholung von der Hand des Meisters. Denn nur dieser war im Stande, so freie Veränderungen, und zwar so große Verbesserungen in den Hauptsachen zu geben, wie namentlich in der ganzen Raumeintheilung des Bildes und insbesondere in der Proportion der Figuren. Vor allem aber konnte nur der Meister eine solche Erhöhung der Idealität in Gestalt und Gebärde der Figur in Schönheit und Ausdruck des Kopfes der Maria erreichen, welche weit über das im Darmstädter Exemplar Gegebene hinausgeht, und das Dresdner Bild in der That zu einem Gipfelpunkt deutscher Kunst erhebt, wofür es mit Recht von jeher gegolten hat ...«

So wie die Argumente dieser Erklärung zeitverhaftet waren und vergessen sind, so auch die Namen der meisten Unterzeichner.

Die Diskussion und die weiteren Akten wurden im Jahre 1871 von Gustav Theodor Fechner in einer Schrift *Über die Echtheitsfrage der Holbein'schen Madonna* herausgegeben. Fechner glaubte sich in seiner Einleitung noch entschuldigen zu müssen, daß einer so nebensächlichen Frage eine so große Publikation gewidmet werde, doch wurde von ihm die Frage gleich ins Exemplarische gewendet, wenngleich noch durch nationale Gesichtspunkte verbrämt: »Es ist ein Hauptwerk, wenn nicht das Hauptwerk der deutschen Malkunst, zugleich ein Lieblingsbild der deutschen Nation, um dessen Echtheit es sich handelt und streitet.«

Fechner verhehlte in keiner Weise, daß er selbst das Dresdner Bild für das Original Holbeins hielt, auf jeden Fall aber für früher entstanden als das Darmstädter Exemplar. Er sah in seiner Schrift zu Recht den Holbein-Streit als Testfall für den Stand des Kunsturteils in seiner Zeit, ohne zu ahnen, daß er sich selbst damit das Urteil sprach. Ganz im Sinne der Verliererpartei, der Nicht-Kenner, der literarischen Kunstbetrachter, war er immer wieder bestrebt, von der Echtheitsfrage ab- und auf eine Deutungs- bzw. Schönheitsfrage hinzulenken.

Das Urteil im Holbein-Streit und seine Vorgeschichte haben den Beweis erbracht, daß die Kunstgeschichte sich von einer sentimental-literarischen, aus fremden Quellen gespeisten, also kunstfremden Betrachtungsweise zu einer auf das Einzelwerk gerichteten Methode wirklicher Kennerschaft entwik-

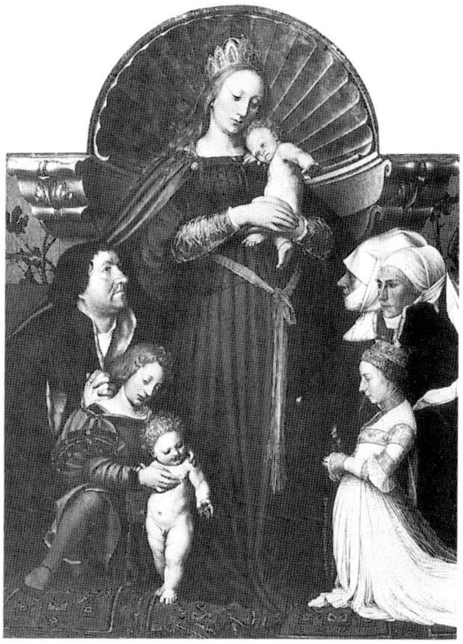

Hans Holbein d. J.,
Madonna des Bürgermeisters Meyer

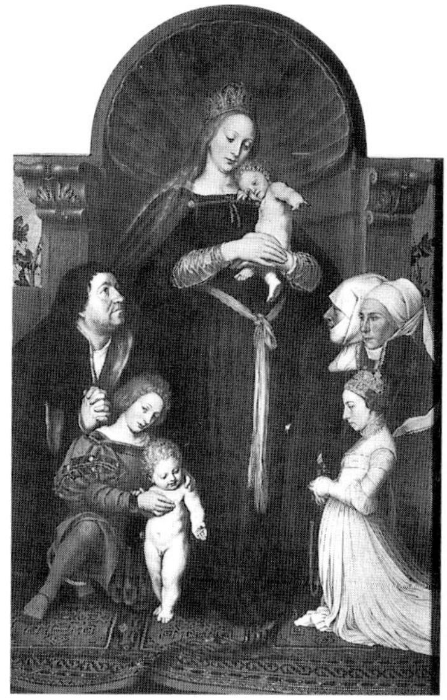

Bartholomäus Sarburgh,
Madonna des Bürgermeisters Meyer

kelt hatte. Diese war in den vorhergehenden Jahrzehnten durch die Gilde der Kenner vorbereitet worden.

Um 1830 hatte sich Professor Hirt für den Kompromiß ausgesprochen und seinen Standpunkt so bezeichnet: »Beide Gemälde sind so vortrefflich, daß es schwer sein möchte, einem vor dem andern den Vorzug zu geben, und eines also für die Kopie des anderen zu halten. Nur an eine Replik von demselben Meister läßt sich denken; welches beider Gemälde aber die Kopie des anderen sei, möchte auch für den Erfahrensten eine schwere Aufgabe sein.« Hirt war noch nicht in der Lage, als Kenner Stellung zu nehmen. Ihm fehlten die Werkzeuge einer auf das einzelne Kunstwerk gerichteten Betrachtungsweise.

Diese »schwere Aufgabe« war nur mit der neuen praktischen Methode der Kenner zu lösen und nicht mit einer von literarischen Grundgegebenheiten ausgehenden romantischen Kritik. So bestätigten denn auch die Urteile der in die Diskussion hineingezogenen Forscher die neue Entwicklung. Franz Kugler meldete schon 1844 die ersten Bedenken an der Echtheit des Dresdner Exemplares an. In dem Kopf der Madonna sah er einen Anklang an die moderne Gefühlsweise: »... ich möchte sagen, etwas der weiblichen Auffassungsweise verwandtes ... was bei einem so energisch schaffenden Meister wie Holbein, fast befremdlich erscheinen dürfte.« Auch beunruhigten ihn im Inkarnat jene grünlichen Halbtöne, die seiner Meinung nach sonst bei Holbein nicht zu finden sind. Alle diese Bedenken kamen ihm vor dem Darmstädter Bild nicht: »Das Berliner Bild erscheint im vollen Grade als ein Ganzes aus einem Gusse.«

In seiner 1852 erschienenen *Geschichte der Kunst* empfand Hans Joachim Förster jedoch das Dresdner Bild wie aus einem Gusse, doch billigte er auch dem Darmstädter Exemplar einige Qualitäten zu. Wie vor ihm Hirt wußte auch Förster sich nicht zu entscheiden, die methodische Unsicherheit kam in seiner Stellungnahme deutlich zum Ausdruck.

Der Berliner Galeriedirektor Gustav Friedrich Waagen schloß sich der Meinung Kuglers an und schrieb über das Darmstädter Bild: »Es ist in der Behandlung für Holbein noch charakteristischer in dem breiteren und markigeren Vortrage und sicher das erste der beiden, das ursprünglich sich gewiß in einer Kirche zu Basel befunden hat.« Doch hielt er damals auch das Dresdner Exemplar noch für ein Werk Holbeins.

Der Dresdner Galeriedirektor Julius Hübner nahm scharf gegen Kugler Stellung: »Bei aller Hochachtung vor dem berühmten Kunsthistoriker jedoch, können wir seine Gründe für die Behauptung nicht ausreichend finden.« Hübner schrieb im Katalog seiner Galerie eindeutig pro domo, erkannte aber auch das Darmstädter Bild als ein Werk Holbeins an. Später räumte er sogar ein, daß das Darmstädter Exemplar früher entstanden sei, doch meinte er, man dürfe trotzdem in diesem früheren nicht auch das bessere Bild sehen.

Albert von Zahn kam nach einem genauen Vergleich 1865 zu dem Resultat: »... daß das Darmstädter Exemplar ein Originalbild von Holbein und daß es vor dem Dresdner Bilde entstanden ist.« Auch er hielt aber an der Auffassung fest, das Bild in Dresden stamme ebenfalls von Holbein.

Der Sieg der Kenner

War durch die Kenner Kugler und Waagen zunächst einmal die Echtheit des Darmstädter Bildes anerkannt worden, so ging es im weiteren darum, nachzuweisen, daß das Dresdner Exemplar kein Holbein ist. Wenngleich sich auch der Ordinarius für Kunstgeschichte in Karlsruhe Alfred Woltmann (1841-1880), der in seiner Zeit als einer der besten Holbein-Kenner galt, noch für einen Kompromiß aussprach, indem er sich zwar Kugler und Waagen anschloß, aber auch das Dresdner Bild ein Werk Holbeins erklärte, war die Wahrheit nicht mehr aufzuhalten.

Unterstützung erhielten die deutschen Kenner durch Experten-Kollegen im Ausland. Nicholas Ralph Wornum, der Inspektor der Nationalgalerie in London, nannte in seiner 1867 erschienenen Schrift *Some Account of the Life and Works of Hans Holbein* das gefeierte Werk in Dresden zum ersten Male eine minderwertige Kopie. Im selben Jahre hat auch Otto Mündler (1811-1870) Zweifel an der Echtheit dieses Bildes geäußert, er schrieb in seinen Katalog der Dresdner Galerie die Stichworte: »Der Ausführung nach könnte man das ganze für eine Copie halten; das Fleisch ohne allen Schmelz.« Der in Florenz lebende Privatgelehrte Karl von Liphart kam nach vorher geäußerter gegenteiliger Ansicht nach einem zweiten Besuch zu der Überzeugung, daß das Darmstädter Bild das Original sei.

Der aus der romantischen Tradition kommende Gelehrte Herman Grimm schrieb jedoch: »Wie man das Dresdner Gemälde jemandem anderes als Holbein zuschreiben könne, ist mir unbegreiflich. Ich war in Darmstadt letzten Herbst dreimal, stundenlang vor dem dortigen Werk. Ich hatte eine Photographie der Dresdner Madonna in der Hand, um Linie auf Linie zu vergleichen. Linie auf Linie läßt sich in den einzelnen Umrissen wie in der Gruppierung ein Fortschritt zum Höheren, sagen wir Idealeren erkennen, der nur vom Meister selbst getan werden konnte.«

Herman Grimm brachte die Seele Holbeins in die Debatte und sprach sich noch einmal nachdrücklich für das schon so tief in das nationale Empfinden eingedrungene Bild in Dresden aus. Doch suchte er zwei Hände im Bilde nachzuweisen, die Hand des Meisters an den Köpfen und der knienden Figur rechts sowie die Hand eines Gehilfen für das übrige Bild.[2] Wie Grimm bemühte sich auch Carl Schnaase[3] durch die Unterscheidung von Meister und Schüler – vom Schüler sollte der Teppich und der Schmuck der weiblichen Figur stammen – das Dresdner Bild als Werk Holbeins zu retten.

Gottfried Kinkel, damals Professor in Zürich, schloß sich im gleichen Jahre, 1869, dem Urteil Wornums an und rückte als erster den Zeitpunkt der Entstehung des Dresdner Bildes schon sehr viel weiter von Holbein ab.

Im Kunstjargon der Zeit lebte jedoch die alte Meinung fort. Theodor Grosse äußerte beispielsweise 1869, daß das Dresdner Bild schöner erscheine und die Figuren besser proportioniert seien. Doch erwies sich auf die Dauer die Unhaltbarkeit einer nicht von der Methode der Kenner geprägten Kunstgeschichte. Noch vor der Konfrontation der beiden Bilder schrieb der damals als Generalkonsul in Leipzig lebende Joseph Archer Crowe in der Zeitschrift *Grenzboten*: »Daß wir in dem hier ausgestellten Darmstädter Bild ein Original haben, welches geraume Zeit vor dem Dresdner entstanden ist, darf jetzt nicht als kontrovers gelten. Die Fragen, über welche noch beträchtliche Meinungsverschiedenheiten obwalten, sind 1. ob das Bild von Darmstadt in Zeichnung, Anordnung und Typen dem Gegenstück in Dresden überlegen ist und 2. ob das Dresdner Bild eine Replik von Holbeins eigener Hand oder von einem seiner Schüler oder endlich gar eine spätere Kopie sei?«

Entgegen den meist von lokalen Interessen ausgehenden Dresdner Stimmen äußerte Crowe sehr entschieden, daß er die Qualität des Darmstädter Bildes für weitaus höher halte. Die Kenner konnten auf Fragen der Qualität und Originalität eingehen, während die der Romantik verhafteten Forscher an einer ungenauen Vorstellung von Schönheit festhielten. Es ist daher verständlich, daß Crowe der Konfrontation in Ruhe entgegensah, da er überzeugt sein durfte, daß sie ihm recht geben würde. Er als Kenner wies auch auf den ausschlaggebenden Punkt hin: »Der Punkt, welcher die aufmerksamste Erwägung erheischt, ist die Technik. Je nach dem Urteil, das hierüber gewonnen wird, steht und fällt die Behauptung, wonach Holbein der Meister beider Gemälde sein soll.« Crowe hatte nachgewiesen, daß das Bindemittel der Farbe beim Dresdner Bild eine Urheberschaft Holbeins ausschließe.

1870 kam auch Bruno Meyer aus Berlin, der später in einer amerikanischen Zeitschrift als Nachfahre des Basler Bürgermeisters Meyer bezeichnet wurde, schon zu seiner das Ergebnis der Konfrontation vorwegnehmenden Entscheidung: »Kommt die Konfrontation der beiden Madonnen, die für diesen Herbst beabsichtigt war, wie zu hoffen steht, im laufenden Jahre in Dresden zustande, so wird die Dresdner ›Holbeinsche‹ Madonna in der Kunstgeschichte von da an nur noch als das interessante Denkmal eines langen Irrtums fortleben.«

Genau zu diesem Ergebnis kam dann auch die Kommission in ihrer bereits zitierten Echtheitserklärung für das Darmstädter Bild vom 5. September 1871. Der Dresdner Galeriedirektor Karl Woermann zog in seiner großen *Geschichte der Kunst* in Band 4 auf Seite 499 die Konsequenz und damit den Schlußstrich unter eines der spannendsten Kapitel der deutschen Kunstgeschichtsschreibung: »Die berühmte Madonna des Bürgermeisters Meyer (1525) in Darmstadt, Tafel 57, als deren Original vor den Ausführungen Zahns, Woltmanns, Bayersdorfers und des Verfassers dieses Buches die schöne, etwas veränderte Kopie in Dresden gefeiert wurde, ist längst allein als Holbeins echtes Bild erkannt worden. Die Dresdner Nachbildung ist nach Ernst Majors Darlegung wahrscheinlich um 1636 in Amsterdam für die französische Königin Maria Medici von deren Hofmaler Bartholomäus Sarburgh ausgeführt worden.«

Noch heute ist eine Gegenüberstellung der beiden Bilder sowie ein Vergleich mit der Kopie von Mauritius Steinla aus dem Jahre 1841 nach dem Werke in Dresden aufschlußreich. Im Sinne der Wölfflinschen Grundbegriffe sprechen sich das 16. und das 17. Jahrhundert in ihrer zeitgebundenen Eigentümlichkeit aus, deutlich zu erkennen an den Variationen des Verhältnisses von Figur und Raum sowie an der Veränderung der Blickrichtung des älteren Sohnes, der auf der Kopie bereits aus dem Bilde herausblickt, während er auf der Kopie der Kopie fast den Betrachter anzublicken scheint. Die systematische Methode Wölfflins entstand erst ein halbes Jahrhundert später, doch geht sie auf die Forschungen der Kenner zurück, die im 19. Jahrhundert entscheidende Vorarbeiten für sie leisteten.

Der Holbein-Streit zeigte, daß die Kunstgeschichte jetzt in der Lage war, zu objektiv gültigen Ergebnissen zu kommen, ja diese durch Experimente zu erhärten, an Hand kritischer Kennerschaft zu schlüssigen Resultaten zu führen. Albert von Zahn konnte in seinem Resümee schreiben: »Nach dem Studium der Holbein-Ausstellung ... ist wohl Allen, welche die dort gebotene Gelegenheit nach Kräften benutzt haben, ein neues Licht über den Meister aufgegangen, das selbstverständlich nicht nur auf den dortigen vierzehn ächten Bildern allein ..., sondern auf einem neuen kritischen Maßstab für die Gesamtheit seiner Bilder beruht.« Er schloß: »Vielleicht noch niemals hat in gleicher Weise wie bei der Holbein-Ausstellung sich der Vortheil gemeinsamer Prüfung, gemeinsamer wissenschaftlicher Beobachtung gezeigt«.[4]

Die Zeit der intuitiv ermittelten Ergebnisse im Sinne der romantischen Kunstbetrachtung sowie der allein aus quellenkritischen Funden gewonnenen Erkenntnisse war damit vorüber. Die Kunstgeschichte hatte den Beweis ihrer Mündigkeit erbracht und überzeugend demonstriert, daß bei einer exakten wissenschaftlichen Untersuchungsmethode schlüssige Ergebnisse erzielt werden konnten.

Die Kunstanschauung des Impressionismus

Die Künstler des Impressionismus entdeckten durch die Farbe neue Freiheiten und führten neue Inhalte in die Kunst ein. Die entsprechende Kunstgeschichtsschreibung stand in unmittelbarem Kontakt zu diesen Bestrebungen und kam dazu, auch in der Kunst vergangener Epochen neue Akzente zu setzen. Der Wiener Kunsthistoriker Franz Wickhoff beschäftigte sich intensiv mit dem Impressionismus sowie mit verwandten Stilformen in der Kunst der Vergangenheit: mit der römischen Kunst und mit Spätformen vergangener Epochen, die vorher kaum als kunstgeschichtswürdig betrachtet worden waren.

Der Kunsthistoriker Richard Hamann (1879-1961) schrieb eine umfassende, in der Sache viel zu weit greifende »Skizze« unter dem Titel *Der Impressionismus in Leben und Kunst*,[1] in der er ebenfalls von der Beurteilung der Kunst seiner eigenen Zeit zu verwandten Bestrebungen in vergangenen Zeiten geführt wurde. Auch bezog er das Alterswerk von Rembrandt, Beethoven und Goethe mit ein. Ja, schließlich kam er dazu, den Impressionismus als Endphase aller Stilepochen zu begreifen. Aus der zeitgenössischen Kunst entwickelte Hamann – wie vorher Wickhoff – Kriterien, die ihn zu einer besseren Erkenntnis etwa der hellenistischen Kunst, der römischen Kaiserzeit oder des Rokoko führten. Hamann untersuchte ferner im Sinne der grenzüberschreitenden Bestrebungen seiner Zeit auch in der Vergangenheit zugleich Malerei und Musik, Dichtung und Philosophie.

Die offizielle Auffassung vertrat im Gegensatz dazu Henry Thode, der den Impressionismus als unkünstlerisch, ja unsittlich und vom Ausland übernommen ansah. Er bezeichnete die neue Kunst als »Kabarettkunst« und durfte damit des Beifalls im allgemeinen deutschen Publikum sicher sein. In Frankreich hatte hingegen Théodore Duret schon 1878 sein *Histoire des peintres impressionistes* herausgegeben.

Die Brüder Goncourt

In Frankreich verband sich mit der neuen Haltung eine verstärkte Rückbesinnung auf das 18. Jahrhundert. Die Brüder Goncourt, Edmond (1822-1896) und Jules (1830-1870), traten als Schriftsteller, Maler, Grafiker und Kunsthistoriker hervor.[2] Es sei hier besonders auf das große Werk *L'art du 18ième siècle* (1856-1865) verwiesen, das 1906 in drei Bänden vollständig herauskam. Auch die *Etudes d'art* sowie die verschiedenen Berichte über die Salons von den fünfziger Jahren an zeigen die Bedeutung der Goncourts für die Kunstgeschichte im 19. Jahrhundert. Vor allem haben die Brüder auf die japanische Kunst hingewiesen, 1891 erschien das Buch über Utamaro, 1896 das über Hokusai.

In dem großen Werk *Die Kunst des 18. Jahrhunderts* feierte sowohl die das Kulturgeschichtliche einbeziehende Darstellungsweise als auch der von skizzenhafter Sensibilität bestimmte Stil der Brüder Triumphe. Die Brüder Goncourt konzentrierten sich in diesem Werk auf nur wenige Künstler, in denen wie in Kristallisationspunkten das Jahrhundert zusammengefaßt erscheint, auf Watteau, Chardin, Boucher, La Tour, Greuze und die Saint-Aubins. Die Bedeutung lag jedoch keineswegs nur in der lebendigen Darstellungskunst, sondern die Verfasser hatten in umfangreicher Arbeit alte Quellen studiert, Briefe ausgewertet und alles sachlich belegt, so daß ihr Werk Eingang in die Kunstgeschichte fand.

Walter Pater und die Renaissance

Auch Walter Pater (1839-1894) war wie die Brüder Goncourt nicht eigentlich Kunsthistoriker, sondern im wesentlichen Dichter und Schriftsteller.[3] Durch Ruskins *Modern Painters* kam er zur Kunst und wurde einer der einflußreichsten Geschmacksbildner in der angelsächsischen Welt. Nach seinen Studien in England und Deutschland wurde ein Aufenthalt in Italien für ihn besonders wichtig (1865), durch den seine Begeisterung für die italienische Renaissance geweckt wurde. Durchaus in Fortsetzung der Studien Ruskins, der sich ja im wesentlichen mit der Kunst vor der Renaissance beschäftigt hatte, entdeckte Pater die Großen, Botticelli, Leonardo, Michelangelo, die er in seinem ersten

Buch, *Studies in the History of the Renaissance* (1873), zusammenfaßte.

Vorher waren einige Essays in verschiedenen Zeitschriften erschienen, vor allen Dingen der berühmte über Winckelmann in der *Westminster Review* von 1866. Mit seinem Werk über die Renaissance, das zahlreiche Auflagen erlebte und zu einem der meistgelesenen Kunstbücher der angelsächsischen Welt wurde, beeinflußte Pater vor allem Oscar Wilde, der dieses Werk sein »goldenes Buch« nannte, Arthur Symons, William Butler Yeats und Bernard Berenson.

Ein weiteres Hauptwerk war das Buch *Marius, the Epicurean*, ein philosophischer Roman, mit dem Pater seit 1878 beschäftigt war und den er im wesentlichen 1882 in Rom niederschrieb. Das Buch erschien 1885 in zwei Bänden. Der amerikanische Kunsthistoriker Bernard Berenson hat es als seinen Führer zum Kunstleben bezeichnet. Doch wirkten nicht nur die Veröffentlichungen Walter Paters auf seine Zeitgenossen, vor allem auf die jüngere Generation, sondern sein ganzes, durch Kultur bestimmtes Lebensgefühl.

Ganz im Gegensatz zu Jakob Burckhardt, mit dem er das Sachgebiet teilte (Burckhardts *Geschichte der Renaissance* war 1864 erschienen), und in Übereinstimmung mit den Brüdern Jules und Edmond Goncourt hatte Pater eine lebendige Beziehung zur Kunst seiner eigenen Zeit. Die französischen Impressionisten wurden erst durch sein Wirken in England eingeführt. In seiner Kunstanschauung waren Leben und Welt nicht mehr von der ästhetischen Sphäre, von der Kunst getrennt, wie es in seinem Werk *Imaginäre Porträts*, vor allem in dem Watteau betreffenden Teil *Ein Fürst unter den Hofmalern* in so reizvoller und lebendiger Weise zum Ausdruck kommt. Pater vergegenwärtigt die Atmosphäre einer Zeit, das Vorübergehende, nicht die Fakten und meßbaren Daten. Wolfgang Iser charakterisierte dies mit den Worten: »Die Phantasie überfremdet den gegebenen Gegenstand, um ihn über sein faktisches Sosein hinaus zu erweitern. In diesem Vorgang bezeugt sich die impressionistische ›Sehform‹, die sich dem Gegenstand nähert, um ihn zu verwandeln.«[4]

Einzelne Passagen Walter Paters, etwa über die Malerei von Tizian, Tintoretto oder Rubens, sind geprägt durch seine Erfahrung der neuen Lichtmalerei der Impressionisten: »Diese wichtigen malerischen Werte müssen vor allem den Sinn erfreuen, so unmittelbar und echt wie ein Stück venezianisches Glas; ... Im Grunde hat ein bedeutendes Bild für uns keine bestimmtere Aussage als das zufällige und momentane Spiel des Sonnenlichts oder des Schattens auf einer Wand oder auf dem Fußboden.«

Pater ist oft angegriffen worden, er habe die Kunst um der Kunst willen propagiert, viel zu wenig technisches Wissen und kunsthistorisches Unterscheidungsvermögen gehabt. Doch darf seine Theorie nicht unterschätzt werden, die entscheidend mit dazu beigetragen hat, das Formbewußtsein des 20. Jahrhunderts vorzubereiten.

Walter Pater hat sich auch über die Aufgaben des Kritikers Gedanken gemacht und gesagt: »Der Kunstkritiker betrachtet daher alle Gegenstände, mit denen er zu tun hat, alle Kunstwerke sowie die reinen Formen der Natur und des menschlichen Lebens, als Mächte oder Kräfte, die angenehme Gefühle hervorrufen, jedes auf mehr oder weniger spezielle und einmalige Weise ... und die Funktion des Kunstkritikers ist, die Eigenschaft, durch die ein Bild, eine Landschaft, eine echte Persönlichkeit im Leben oder in einem Buch diesen besonderen Eindruck von Schönheit oder Entzücken hervorruft, zu charakterisieren, zu analysieren und von seinen Zusammenhängen zu befreien, darzulegen, welchen Ursprungs dieser Eindruck ist und unter welchen Umständen er erfahren wird. Sein Ziel ist erreicht, wenn er diese Eigenschaft herausgelöst und festgehalten hat, so wie ein Chemiker für sich und andere natürliche Elemente feststellt ... Wichtig ist daher nicht, daß der Kritiker eine genaue abstrakte Definition der Schönheit für den Verstand besitzt, sondern eine gewisse Art des Gestimmtseins, die Fähigkeit, durch die Gegenwart eines schönen Gegenstandes tief bewegt zu werden.«

Synthese aus Ästhetik und Kunstgeschichte

Wilhelm Waetzoldt hat Robert Vischer einmal den »glänzendsten Impressionisten der Kunsthistoriographie« genannt, und in der Tat war Robert Vischer (1847-1933), der Sohn Friedrich Theodor Vischers, entscheidend für die Neufundierung der Kunstgeschichte als Wissenschaft.[5] Er wurde schon früh durch seinen berühmten Vater beeinflußt sowie durch seinen väterlichen Freund Eduard Möricke. Seine Paten waren Ludwig Uhland und D.F. Strauss. Er wuchs in einer geistigen Tradition auf, die nicht ohne Einfluß auf sein späteres Schaffen blieb.

1872 promovierte der junge Gelehrte in Tübingen mit der Arbeit *Über das optische Formgefühl*, die 1873 in Stuttgart erschien. Das Werk ist im Untertitel »Ein Beitrag zur Ästhetik« benannt. Robert Vischer ging hier von der damals berühmten Ästhetik seines Vaters aus und in einigen Punkten schon entscheidend darüber hinaus. So kam er zu einer sorgfältigen Analyse des Sehens und Schauens sowie zum Begriff der Einfühlung, ja zu einer ganzen Skala von Vorstellungen der Apperzeption wie Anfühlung, Nachfühlung, Zufühlung. Er suchte Wege zum Verständnis der Begriffe, die einen Zugang zum Künstlerischen ermöglichen. In einzelnen Punkten erreichte er bereits Antizipationen von Begriffspaaren, wie Wölfflin sie später gebrauchen sollte. Vischer unterschied zwischen einem zeichnerischen und einem plastisch-malerischen Verhalten, einem Kontrastpaar, das später in Wölfflins *Kunstgeschichtlichen Grundbegriffen* in veränderter Form wieder aufgegriffen wurde.

Bereits hier wird deutlich, daß vom Ausgangspunkt der Ästhetik her, einer philosophischen Disziplin also, der Weg zum konkreten Kunstwerk gesucht wurde. Ganz auf den Untersuchungen von Wilhelm Wundt basierend, versuchte Vischer schon in seiner Dissertation ästhetische, psychologische und kunsthistorische Untersuchungsmethoden zu koordinieren.

Robert Vischer hat sich nie in die Grenzen einer Disziplin einbinden lassen. Hermann Glockner sagte einmal, daß Vischer für die neuere Ästhetik richtungweisend gewesen sei. Seine Bedeutung für die kunstgeschichtliche Forschung ist bis heute kaum gewürdigt. Von seinen Zeitgenossen wurde er nicht verstanden. Seine Aufsätze *Der ästhetische Akt und die reine Form*[6] oder *Über ästhetische Naturbetrachtung*[7] wurden hart kritisiert. Robert Vischer war nicht wie sein Vater ein Ästhetiker, der Ästhetiker bleiben wollte, sondern tendierte immer zur Praxis.

Der äußere Lebensweg Robert Vischers verlief in überschaubaren Bahnen. Von 1875 bis 1879 war er Scriptor an der Wiener Akademie, 1880 wurde er Privatdozent an der Universität München, 1882 erhielt er ein Extraordinariat an der Universität Breslau und kam 1885 als Professor an die Technische Hochschule Aachen. 1892 wurde er schließlich als Ordinarius an die Universität Göttingen berufen, wo er bis 1911 unterrichtete.

Der von seinen Zeitgenossen nicht immer ernst genommene Gelehrte hat doch eine große Zahl jüngerer Kunsthistoriker geformt. Werner Weisbach berichtet über seine Begegnung mit Robert Vischer: »Seine vierschrötige Gestalt mit dem schweren Gang hatte etwas Behäbiges; der große Kopf mit dem spitz zulaufenden krausen Bart machte einen imposanten Eindruck. Anfangs war es nicht leicht, mit ihm in Fühlung zu kommen, denn, verschlossen und mißtrauisch, tastete er sich erst langsam an sein Gegenüber heran. War er aber einmal aufgetaut, so spendete er mit beredtem und kernigem Wort aus der Fülle eines reichen Geistes. Eigenwillig, ja eigenbrötlerisch, verlangte er, daß die Menschen ihm und seinen Anschauungen Rechnung trugen, während er selbst nicht gern Zugeständnisse machte. Süddeutscher mit Leib und Seele, betrachtete er von vornherein alles Norddeutsche mit einer gewissen Geringschätzung. Es war somit eine Ironie des Schicksals, daß ihm die neu begründete ordentliche Professur für Kunstgeschichte in Göttingen übertragen wurde, und er ließ das Mißbehagen über diese Schicksalsfügung zuweilen seine Umgebung fühlen. Daß er sich in der von den Musen nicht begünstigten, von Gelehrsamkeit triefenden und in Gelehrsamkeit aufgehenden typisch preußischen Universitätsstadt wie in der Verbannung vorkam, daraus machte er kein Hehl ... Bei seinem ausgesprochenen Unabhängigkeitsbedürfnis war ihm das Zünftig-Professorale ebenso wie das Preußisch-Militaristische, das in manchen Exemplaren ja zu einer schönen Vereinigung gedieh, im tiefsten zuwider. Von pedantisch verknöchertem, kleinlichkeitskrämerischem Fachwissen fühlte er sich abgestoßen und neigte, namentlich künstlerischen Erscheinungen gegenüber, zu jenem im edelsten Sinne Dilettantischen, zu dem sich Jakob Burckhardt bekannte. Mit seiner Abneigung bedachte er – auch darin Burckhardt ähnlich – das ganze Bismarcksche Preußen und was aus Deutschland unter Wilhelm II. geworden war. Er sah in dem hier herrschenden Geist, seinem Materialismus und seiner protzigen Überheblichkeit einen die deutsche Kultur immer mehr anfressenden Schädling und sonderte sich bewußt davon ab. So brachte er es nicht einmal über sich, Berlin zu besuchen und sich mit den durch ungeheures Wachstum vermehrten und neugeordneten Sammlungen bekanntzumachen. Mit der Geschäftigkeit von Bodes Kunst- und Sammelbetrieb wollte er nichts zu schaffen haben. Den Kennern und den Wortführern einer genetischen Historie konnte er es nicht vergessen, daß sie seine Schriften so arg zerzaust hatten, und blieb ihnen gram. All das mußte der, welcher sich Vischer näherte, in Betracht ziehen, manche Vorurteile und Ausfälle gegen ihm unerfreuliche Menschen und Dinge in Kauf nehmen.«

Seine Absichten machte Robert Vischer vor allem in seiner kleinen Schrift *Kunstgeschichte und Humanismus, Beiträge zur Klärung* deutlich. Bereits im

Vorwort spricht er von der falschen Scheidewand zwischen Kunstgeschichte und Ästhetik, die er niederzureißen suche. Im Sinne Vischers sollte der Kunsthistoriker ein Ganzes umfassen: »Ich strebe zu zeigen, daß der Kunsthistoriker, weit entfernt, zu meinen, sein ganzes Geschäft bestehe in Aufstapelung gesicherten Stoffes, vielmehr nicht nur mit gut geschulten Begriffen aus der Ästhetik, sondern als ganzer, warmer Mensch, mit Auge, Gefühl, Phantasie, mit seiner Seele bei der Arbeit sein soll.«

Vischer äußerte sich gelegentlich sehr temperamentvoll gegen seine Kritiker, die ihm das Recht absprechen wollten, Ästhetik und Kunstgeschichte als Einheit zu sehen. Er wollte die Ästhetik »nicht eiskalt, nicht blechern, nicht ledern, nicht todt behandelt wissen«. Er wollte sie mit Leben füllen und so dazu beitragen, Kunstgeschichte wieder von größeren Zusammenhängen her zu betreiben. Er sprach mit Justi vom Typus des deutschen Universitätsphilisters. Den Gegnern der von ihm propagierten Kunstwissenschaft hielt er vor: »Erst nach der Mitte unseres Jahrhunderts begann einigen jüngeren Streblingen jener böse blaurothe Truthahnklunker über die Nase herabzuwachsen, begann jenes Kollern wider alles, was bei Mutter Philosophie in die Kost gegangen ist.«

Für Robert Vischer war die Kunst ihrem Wesen nach ideal, jeder Naturalismus war ihm im Unterschied zum Realismus ein Abirren. Daher forderte er, daß die Kunstgeschichte ihrem Gegenstande entsprechen müsse: »Weil nun aber alle wahre Kunst ideal ist, so versündigt sich die Kunstgeschichte an ihrem Gegenstand, wenn sie an sich selbst nur materiell, äußerlich, unideal sein will, sie entfremdet sich dem Wesen ihres Stoffes, sie wird unwissenschaftlich.«

Übertrieben erscheint heute die von Robert Vischer immer wieder vorgebrachte diffamierende Polemik gegen die reine Materialforschung: »Für wen nichts mehr interessant ist als Daten und Dinge, Pergament, Pinsel und Farbentopf, der wird ein Affe der Kalendermacher, Steinmetzen und Anstreicher, der Chronisten und Traktatschreiber des Mittelalters. Wenn sich die Kunstgeschichte selber köpft, dann ist es auch kein Wunder, daß man sie nicht achtet; wenn sie dem Wesen ihres Gegenstandes zum Hohne sich ausschließlich auf Katalogisiren, Datenbestimmen, Urkundenjagd, Notizenhäufung, Technologie beschränkt, dann soll sie sich auch nicht über den cynischen Spott ungebildeter Künstler aufhalten, welche die Kunstgeschichte als eine Art geistiges Handwerk und armseliges Schreibergeschäft ausgeben; dann hat der allein ein Recht zu reden, der selber malen, formen, bauen kann, dann mag sich der Kunsthändler seines Silberblickes rühmen, den der Prophet die Werke der Meister kennen und schätzen gelehrt hat; dann freilich ist jedes warme Wort ein Zeugnis der Ignoranz; dann gähnt Leerheit und flattern Phrasen, wo wahre Erkenntniss beginnen sollte.«

Robert Vischer plädierte für die innere Einheit der kunsthistorischen Forschung, die nach verschiedenen Seiten ausstrahlen und verschiedenartige Methoden benutzen müsse. 1886 erschien das Werk *Studien zur Kunstgeschichte*, in dem sich auch der Aufsatz *Zur Kritik mittelalterlicher Kunst* befindet, worin sich Vischer bereits programmatisch im Sinne des Impressionismus gegen den Begriff Verfallszeiten wandte. Vischer versuchte hier, die spätbyzantinische Malerei neu zu bewerten. Ebenso hat er sich mit der Spätgotik und dem Barock beschäftigt, genau mit jenen Epochen also, die in seiner Zeit noch nicht geschätzt wurden. Er wies in vielen Punkten bereits auf Alois Riegl und die Wiener Schule voraus.

Die besondere Vorliebe von Robert Vischer galt der Malerei des Peter Paul Rubens. In dieser Begeisterung berührte er sich mit Wilhelm Heinse und Jakob Burckhardt, die ebenfalls vom Sinnlichen ausgehende Betrachter der Rubensschen Kunst waren. Der Untertitel des 1904 erschienenen Rubens-Buches von Vischer lautet: »Ein Büchlein für unzünftige Kunstfreunde«. Im Vorwort heißt es: »Was hier verhandelt wird, ist eine Laien-Angelegenheit. Das gilt aber nicht nur von den Leuten, an die mein Wort gerichtet ist, sondern zugleich von mir, denn ich befinde mich unter den Laien schon insofern, als ich kein Maler bin und manches von Rubens noch nicht gesehen habe.«

Die Betrachtung Vischers ging folgerichtig vom Menschen Rubens aus und verstieg sich schließlich zu den Sätzen: »Wer fühlt hier nicht das rassige Temperament? Es wiehert, es bäumt sich in diesen Bildern! Seine Kunst wirkt wie ein erfrischender Ritt!« Besonders dieser letzte Satz ist häufig benutzt worden, um die impressionistische Methode der Kunstgeschichtsschreibung zu kennzeichnen. Vischer versetzte sich in seinen Künstler und schrieb so, als gäbe er die Empfindungen von Rubens selbst wieder. Dadurch ist der Stil frisch, lebhaft, vital, und wirkliche Bescheidenheit durchdringt sich mit verstehendem Können. Das Buch verrät erhebliche Kenntnisse, doch läßt es sie nicht aufdringlich und für Laien abstoßend hervortreten. Es ist lesbar und wirkte über den engen Kreis der Fachgenossen hinaus.

Etwa gleichzeitig entstand auch das Rubens-Buch von Jakob Burckhardt. Bei Burckhardt wie bei Vischer hatte der Kunstliebhaber den Kunstwissenschaftler besiegt. So kamen im Sinne des Impressionismus Farbe, Vitalität und neues sinnliches Leben in die Kunstgeschichtsschreibung.

Vischer ging nicht zufällig ausführlich auf die Farben, die Technik und ihre Wirkung auf den Betrachter ein. Die Kunst jener Tage, die die reine Farbe wiederentdeckt hatte, entsprach hier einer Kunstgeschichtsschreibung, die die Farbe neu sehen lernte, ja eigentlich erstmalig bewußt in die Beurteilung einbezog. Vischer kam in seiner impressionistischen Darstellungsweise auch hier zu einer hymnischen Übersteigerung, wenn er den Kolorismus in den Bildern von Rubens kennzeichnet: »Sein Kolorit schimmert wie Milch und Blut, das ist der Grundgehalt in dem reichen Konzert seiner Farben. Es scheint wie der Anblick von badenden Kindern gesundesten und rundesten Schlags erdichtet zu sein.«

Robert Vischer hat wesentlich dazu beigetragen, der Kunstgeschichte neues Leben zu geben, sie sowohl mit der Ästhetik als auch mit der Tagesrealität in Einklang zu bringen. Seine Begriffsbildungen wirkten auf die Methode, die man als Kunstgeschichte ohne Namen bezeichnet hat, auf Wölfflin und die Wiener Schule. Seine die Farbe einbeziehenden Untersuchungen wurden für die moderne Kunstwissenschaft wichtig.

Gegenwart als Maßstab

Nicht selten in der Kunstgeschichtsschreibung waren es Künstler oder Schriftsteller, die die Leistungen der Kunsthistoriker vorbereiteten. Einer der Hauptzeugen für diese These war Charles Baudelaire. Doch bewies auch der Maler Camille Pissarro erstaunliche historische Einsichten. Er schrieb am 17. Februar 1884 an seinen Sohn über Daumier:

»Lieber Sohn,

damit Du Dir darüber klar wirst, was ich ›schaffen‹ nenne, habe ich Dir die Lithographien Daumiers geschickt. Du hast sie erhalten; aber es will mir scheinen, als ob sie Dich nicht sehr berührt hätten, denn Du sagst mir kein Sterbenswörtchen darüber. Und doch sind es ›Wunder‹ in jeder Hinsicht. Ich persönlich vermag sie nicht anzuschauen, ohne eine hohe Vorstellung von diesem Künstler zu gewinnen. Beachte aber gut folgendes: wenn sie ›vollendet‹ sind, so sind sie dies vor allem, weil sie so wundervoll ›konstruiert‹ sind. Das Einfügen der Arme, Beine und Füße ist so vortrefflich wie bei den größten Meistern ...«

Pissarro erkannte in Daumier den großen Künstler, der zu seiner Zeit von den Kunsthistorikern noch nicht geschätzt wurde. Erst nach den grundlegenden Arbeiten von Julius Meier-Graefe begann man langsam die Bedeutung Daumiers richtig zu sehen. Die Kunstgeschichte wurde gegen das Ende des 19. Jahrhunderts entscheidend durch das Urteil von Julius Meier-Graefe (1867-1935) bestimmt.[8] Von der Realität der zeitgenössischen Kunst ausgehend, kam er zu neuen Perspektiven auch für die Kunst der Vergangenheit.

Julius Meier-Graefe, dessen Familie aus Westfalen stammte, wurde im Banat geboren, wo sein Vater im Staatsdienst tätig war. 1888 ging er zum Studium nach München, absolvierte 1889 ein Semester in Zürich und kam noch im gleichen Jahre zu weiterem Studium nach Lüttich. 1889 war er auch zum ersten Male in Paris. Aus dieser Zeit stammen seine ersten Dichtungen. 1890 ging er nach Berlin, studierte hier an der Universität bei Herman Grimm Kunstgeschichte und hörte auch bei Georg Simmel, Heinrich von Treitschke und Adolf Wagner. 1890 erschien seine erste Novelle, *Ein Abend bei Laura*, 1893 folgte im Fischer Verlag der Roman *Nach Norden*. In Berlin schloß er Freundschaft mit Bierbaum, Dehmel, Przybyszewski, Strindberg und Munch. Das Werk des damals umstrittenen Malers Edvard Munch wurde das Thema der ersten kunstkritischen Arbeit Meier-Graefes.

1894 erfolgte die Gründung des *Pan*, jener Zeitschrift, in der neben dem Namen Meier-Graefes noch die des Barons von Bodenhausen, Graf Keßlers und Wilhelm von Bodes standen. Wilhelm von Bode, dem der junge Kunstschriftsteller suspekt war, berichtete gereizt über einen Besuch Meier-Graefes und charakterisierte ihn so: »Die eigentlichen Macher glaubten mich wegen meiner Beziehungen zu den meisten zahlungsfähigen Sammlern und Kunstgönnern Berlins bei der Gründung nicht entbehren zu können. Julius Meier-Graefe, der sich für die Redaktion der Kunstabteilung bestimmt hatte, sollte mich bearbeiten. Er suchte mich wiederholt auf und redete in seiner exzentrischen, anmaßenden Weise so eindringlich in mich hinein, daß ich nur sehr ungern meine Unterstützung zusagte, obgleich mir der Gedanke einer neuen, groß angelegten Kunstzeitschrift sehr willkommen war.«

Schon nach einiger Zeit schied Meier-Graefe aus der Redaktion des *Pan* wieder aus und siedelte 1895

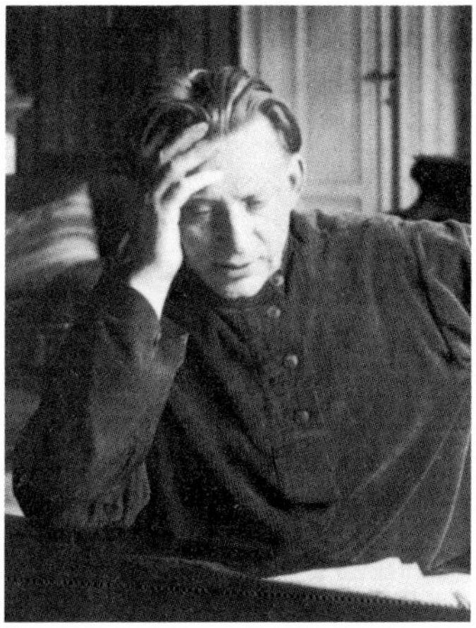

Julius Meier-Graefe

nach Paris über. Hier gründete er mit Henry van de Velde die *Maison moderne.* Aus dieser Zeit datiert auch die erste Kunstpublikation Meier-Graefes über Edvard Munch. Daneben schrieb er Romane: 1895 *Fürst Lichtenarm* und *Der Prinz.* 1896 wurde die Zeitschrift *Dekorative Kunst* gegründet und erschien ein Buch über Felix Valotton. 1897/98 kam das Buch *Manet und der Impressionismus* heraus.

In Paris begann Meier-Graefe mit seiner großen Entwicklungsgeschichte der modernen Kunst, die 1903 abgeschlossen war und eine neue Bewertung der französischen Malerei des 19. Jahrhunderts einleitete. Delacroix, Manet, Monet, Cézanne und van Gogh stellte er in den Entwicklungszusammenhang der Kunstgeschichte.

Die weiteren Bücher Meier-Graefes bewegten sich im Umkreis dessen, was er in der *Entwicklungsgeschichte der modernen Kunst* umrissen hatte. 1911 kam sein Buch über Renoir, 1912 das über Manet, 1913 das über Delacroix und 1914 die Neuauflage der *Entwicklungsgeschichte ...* heraus. 1918 erschien *Cézanne und sein Kreis*, 1920 *Degas*, 1922 *Vincent*, und 1924 wurden seine Essays unter dem Titel *Die doppelte Kurve* zusammengefaßt.

Julius Meier-Graefe hatte seine Funktion als die des Vermittlers zwischen dem Künstler und der Gesellschaft erkannt. Er war einer jener großen Entdecker im Universum der Kunst, die eine neue Sphäre eroberten. Im wesentlichen hat er sich um die französische Kunst des 19. Jahrhunderts verdient gemacht. Doch lassen seine grundlegenden Arbeiten über Hans von Marées keinen Zweifel daran, daß er auch die deutsche Entwicklung überblickte. In Deutschland wurde er jedoch dem Zeitstil entsprechend meist als nationaler Verräter angeprangert, der nur das Französische schätze und das Deutsche verunglimpfe. Emil Nolde hat ihn den Feind deutscher Kunst genannt. In späteren Jahren war Meier-Graefe allerdings nicht in der Lage, neue Tendenzen in der Entwicklung zu erkennen. Rousseau, Picasso und Klee blieben ihm fremd. Wilhelm Uhde brachte es auf die Formel: »Er steht und fällt mit seiner Epoche, aber diese ist ohne ihn nicht denkbar.«[9]

In dem 1905 erschienenen Buch *Der Fall Böcklin und die Lehre von den Einheiten* versuchte Meier-Graefe den deutschen Kunstphilistern, die sich gerade dazu durchgerungen hatten, in den anfangs heftig umkämpften Bildern Böcklins Ausprägungen der modernen Kunst zu sehen, klar zu machen, daß sie einer Täuschung zum Opfer gefallen seien. Er erklärte Böcklins Wirkung damit, daß dieser in einer Zeit, in der die wirkliche Malerei die breite Öffentlichkeit kaltließ, etwas gegeben habe: »... über das man sinnen konnte und das den Adepten anhielt, sich nicht albernen Kunstproblemen, sondern einer allmenschlichen Idee hinzugeben. Die Idee bildete Kette. Früher war es so gewesen. Die Madonna hatte nicht zu diesem oder jenem Künstler, nicht zu Kunstgelehrten, Händlern, Börsianern, sondern zu Gott geführt. Konnte man nicht wieder so zusammenkommen, wenn nicht in Gott, so in einem in Schönheit und Wahrheit und vor allem von der allzu trutzigen Urkraft getragenen Gefilde? Wenn man wollte, hatte man eine deutsche Kunst. Das Auge rollte, und die Busen wogten.«

Wie wenig Meier-Graefe in seiner zeitbedingten Ablehnung Böcklins verstanden wurde, zeigt eine amüsante Anekdote, die er selbst berichtet hat: »Es war in Hamburg. Vor dem Rednerpult, auf dem ich donnerte, saß in der ersten Reihe zwischen Lichtwark und Richard Dehmel eine alte Patrizierin in schneeweißem Haar mit sehr lebendigen Zügen und ließ kein Auge von mir. An gewissen Stellen, wo ich besonders tief schürfte, um auf die letzten Giftquellen zu kommen, glaubte ich, eine leise zustimmende Neigung der vornehmen Gestalt wahrzunehmen. Das Publikum am Schluß war gedrückt und suchte den Ausgang. Nur die alte Dame trat gemessenen Schrittes auf mich zu, sah mir ins Auge und sagte: ›Sie haben mir aus der Seele gesprochen. Auch mir geht er über alles!‹«

In Deutschland vermochte man nicht, Meier-Graefe auf seinem Feldzug gegen Böcklin zu folgen. In seiner Konzentration auf die neue französische Malerei hatte Meier-Graefe prinzipiell etwas gegen Böcklin: »Die Böcklins sind auf ausgefallene Librettos angewiesen, weil sonst in ihren Bildern nichts vorgehen würde. Sie malen das Fremde so fremd wie möglich, halten sich eine ergötzliche Maske vor und machen Muh. Die Fiktion wird materialisiert. Wenn sie eine Schlacht malen, lähmen sie den Betrachter mit Entsetzen, und vor ihren apokalyptischen Reitern kann einem schlecht werden.« Meier-Graefes Einstellung zu Böcklin war ein historischer Irrtum, doch entsprang sie im wesentlichen dem Unbehagen an den falschen Motiven, aus denen seine Zeitgenossen Böcklin zum Modemaler machten.

Julius Meier-Graefe hat sich selbst nicht als Kunsthistoriker empfunden, doch ist das für seine Beurteilung unwesentlich. Auch heute unterscheidet man noch vielfach zwischen Meier-Graefe und den Fachkunsthistorikern. Doch hat Meier-Graefe die Kunst seiner Zeit, wenn auch mit gewissen Begrenzungen, richtig gesehen und beurteilt und zudem die Tradition der französischen Malerei des 19. Jahrhunderts aufgezeigt. Benno Reifenberg schrieb in seinem Nachruf auf Meier-Graefe: »Man kann ohne Übertreibung sagen, daß die Franzosen selber erst an der Wirkung jener Skala, die Meier-Graefe aufgestellt hat, die Ordnung ihrer eigenen Künstler erkannt haben. Ein Deutscher verhalf ihnen dazu, den eigenen europäischen Beitrag wahrzunehmen.«

Das große Verdienst dieses Mannes war, daß er das Vorhandene schöpferisch konstatierte, Tatbestände zurechtrückte und die Perspektiven des 19. Jahrhunderts überwand. Er sagte einmal: »Man muß Poussin anbeten, um Paris lieben zu können.« Vergangenheit und lebendige Gegenwart waren ihm eine untrennbare Einheit.

Die impressionistische Kunstgeschichte und die impressionistische Kunstkritik äußerten sich in der Begeisterung, in der Bejahung einer neu hinzugewonnenen Region. Gerhart Hauptmann sah Meier-Graefe daher in den Widmungen zum sechzigsten Geburtstag in diesem Sinne: »Meier-Graefe ist eine solche Künstlernatur, weshalb er auch wesentlich ein Bejahender ist und im Bejahen stärker als im Verneinen. Wo er bejaht, überzeugt er immer. Wo er verneint, durchaus nicht unbedingt.« Hugo von Hofmannsthal sprach an der gleichen Stelle von der Höhe einer intuitiven Analyse, »... die dem bloßen Kunsthistoriker nie erreichbar ist«.

Der Bremer Museumsdirektor Emil Waldmann umschrieb den Einfluß, den Meier-Graefe auf die nachfolgende Generation ausübte und erwähnte die Punkte, die für diese entscheidend wurden: »Eine Ästhetik, die von einem modernen Bilde ausging, von einem Bilde von Manet, das noch keiner von uns gesehen hatte, und an diesem Bilde die ganze französische Kunstgeschichte nach rückwärts aufrollte, so daß plötzlich nicht nur Delacroix und Fragonard und Rubens lebendige Maler wurden, sondern Tintoretto, Velázquez und Greco gleich auch noch mit. Das war die Kunstgeschichte, die wir brauchten und in der wir alle gelernt haben.«

Die Wiener Schule der Kunstgeschichte

Wie Florenz für die Kunstgeschichtsschreibung des 16., Rom für die des 17. und 18. Jahrhunderts und Berlin für die beginnende wissenschaftliche Kunstgeschichte in der ersten Hälfte des 19. Jahrhunderts, so wurde Wien gegen Ende des vergangenen Jahrhunderts das Zentrum einer bestimmten Phase der kunstgeschichtlichen Entwicklung, deren Auswirkungen bis in die Gegenwart reichen. Die Stadt von Sigmund Freud, Karl Kraus und Adolf Loos, die Stadt einer großen barocken Vergangenheit und eines stets kritischen Gegenwartsbewußtseins erwies sich für die Neuformung dieser Wissenschaft als geeigneter Boden. Das Gefühl für geschichtliche Genauigkeit verband sich bei den Wiener Kunsthistorikern mit dem Bemühen um ein unmittelbares Verhältnis zum Original, so daß als die entscheidende Tat der Vertreter der Wiener Schule die erneute Verknüpfung der beiden Komponenten des Wortes Kunstgeschichte, des spezifisch Künstlerischen mit dem spezifisch Geschichtlichen angesehen werden darf. Hinzu kamen eine enge Beziehung zur Denkmalpflege sowie das Bestreben, die Horizonte über die Grenzen der Kunstgeschichte hinaus zu öffnen.

Die Auswirkungen der Wiener Schule sind noch heute – vor allem in England und Amerika – zu spüren. Zahlreiche Kunsthistoriker im Lande und außerhalb Österreichs haben ihre Grundausbildung in Wien erhalten. Forscher wie Berliner, Sobotka, Saxl, Kris, Fröhlich-Bum, Kaufmann, Sedlmayr, Pächt, Tolnay, Hahnloser, Kurz, Gombrich und viele andere entstammen ihrer Herkunft nach der Wiener Schule.

Über die Geschichte dieser Schule ist häufig geschrieben worden, und fast alle Beteiligten haben ihren Entwicklungsgang aus individueller Sicht dargestellt.[1] Am wichtigsten sind wohl die Ausführungen von Julius von Schlosser, Dagobert Frey und Werner Hofmann. Es gibt sehr unterschiedliche Auffassungen über das Wesen der Wiener Schule, denn auch an Zwistigkeiten bis zu persönlichen Beleidigungen ist diese Geschichte reich.

Julius von Schlosser hat in seiner Schrift *Die Wiener Schule der Kunstgeschichte – Rückblick auf ein Säkulum deutscher Gelehrtenarbeit in Österreich* die Entwicklung der Wiener Schule mit den Periodisierungen der Kunstgeschichte umschrieben. Er sprach von der Vorgeschichte, von Ahnherren, vom Mittelalter, von der Renaissance und vom Barock der Wiener Schule und ließ die Ausläufer im Ungewissen.

Vorgeschichte

Im Unterschied zu Dagobert Frey ging Julius von Schlosser sehr weit in die Vorgeschichte der Wiener Schule zurück. Er sah als eigentlichen Begründer G. A. von Heider (1819-1897) an, der von Hause aus, wie die gleichzeitigen deutschen Kunsthistoriker, Jurist war, dann aber Beamter im Unterrichtsministerium wurde und in dieser Stellung entscheidende Anregungen geben konnte. Er ist darin durchaus mit Franz Kugler zu vergleichen, dessen Generation er auch angehörte. Während in der Arbeit Kuglers der revolutionäre Beginn gleich zu einem Höhepunkt der Forschung führte, sollte die Wiener Schule ihren Höhepunkt erst Jahrzehnte später erleben. Heider hat sich wie Kugler neben seiner Beamtentätigkeit mit kunst- und architekturhistorischen Arbeiten beschäftigt. 1855 gab er ein Buch über die Kirche in Schöngrabern bei Wien heraus.

Wie bei der Berliner kunstgeschichtlichen Schule und den gleichzeitigen französischen Kunsthistorikern ging es Heider zunächst um eine sachbezogene Erschließung der eigenen Vergangenheit. Da zahlreiche alte Denkmäler erneuerungsbedürftig waren, konzentrierte sich das Interesse immer mehr auch auf ihre geistige Aneignung. Die Belebung der kunsthistorischen Betrachtung entsprang also einem praktischen Bedürfnis. Die Entwicklung verlief hier ähnlich wie bei den verschiedenen Ansatzpunkten der Kunstgeschichtsschreibung des 19. Jahrhunderts. Seit 1856 gab von Heider die *Mitteilungen samt Jahrbuch der k. k. Zentralkommission zur Erforschung und Erhaltung der Kunst- und historischen Denkmale* heraus. Diese wurden zum Zentralorgan der mitteleuropäischen Kunstgeschichtsschreibung, da nicht nur österreichische Forscher, sondern auch Carl Schnaase, Wilhelm Lübke und Anton Springer an ihr mitwirkten.

Der Ahnherr

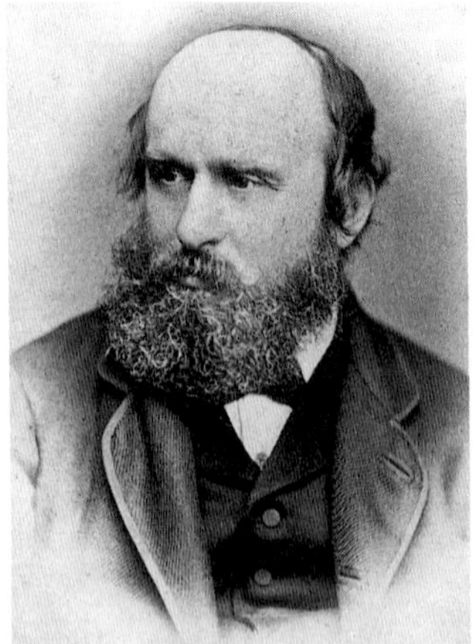

Rudolf von Eitelberger

Julius von Schlosser bezeichnete Rudolf von Eitelberger (1817-1885) als den Ahnherrn der Wiener Schule.[2] Auch der in Olmütz geborene Eitelberger studierte zunächst Jura. Er wechselte dann zur lateinischen Philologie über und hielt 1839/40 in diesem Fache Vorlesungen. Entscheidend wurde für ihn die Begegnung mit Joseph Daniel Böhm, dessen Sammlung später den Grundstock für das Österreichische Museum bilden sollte.

Eitelberger war bereits 1846 mit einer großen, historisch gerichteten Ausstellung alter Kunstwerke hervorgetreten, die in Wien Aufsehen erregte. 1847 erhielt er in Wien eine Dozentur für Theorie und Geschichte der Kunst. Doch brachten die Ereignisse des Jahres 1848, an denen er als Redakteur der Wiener Zeitung aktiv teilnahm, Veränderungen mit sich. Eitelberger übertrug den revolutionären Elan auf den Kunstunterricht und polemisierte gegen die in Wien herrschende Lehrmethode des Akademiedirektors Ferdinand Waldmüller. 1848 erschien seine Schrift *Die Reform des Kunstunterrichts und Professor Waldmüllers Lehrmethode.* Eitelberger sprach sich keineswegs gegen Waldmüller als Künstler aus, sondern richtete seine Angriffe ausschließlich gegen dessen Lehrmethode, die eine fast mechanische Wiedergabe der Natur anstrebte. Wenig später bekam Eitelberger Gelegenheit, an der Kunstakademie Vorlesungen über die Geschichte der bildenden Künste zu halten. Seine Antrittsvorlesung, die er im Jahre 1850 hielt, trug den Titel: *Die Bildungsanstalten für Künstler und ihre historische Entwicklung.*

Eitelbergers Bestrebungen gingen aber noch weiter. Mit seinem organisatorischen und praktischen Talent strebte er eine Reform des kunstgeschichtlichen Unterrichts selbst an. Sein Förderer in der Regierung war der Minister Leo Thun, der wesentlichen Einfluß auf die kulturellen Bestrebungen in Österreich nahm. Ein erstes Gesuch des Ministers an den Kaiser, Eitelberger eine Professur einzurichten, wurde im Jahre 1851 ohne Angabe von Gründen abgelehnt. Thun verschaffte seinem Schützling daraufhin ein Reisestipendium für Italien und versuchte dann ein zweites Mal, Kaiser Franz Joseph zu einer ordentlichen Professur für Kunstgeschichte in Wien zu überreden. Mit diesem Gesuch hatte der Minister schließlich Erfolg, und so traf den Stipendiaten, der sich nicht nur in Italien, sondern auch in Frankreich und England umsah, in London die Nachricht, er sei als außerordentlicher Professor der Kunstgeschichte und Kunstarchäologie an die Wiener Universität berufen worden.

Die erste Ablehnung des Kandidaten Eitelberger ging sicher auf dessen Tätigkeit als Redakteur der Wiener Zeitung im Jahre 1848 zurück. Der Minister muß aber verstanden haben, des Kaisers Bedenken zu zerstreuen. In Wien gab es in jenen Jahren keinen geeigneteren Mann, der die Kunstgeschichte als Wissenschaft an der Universität hätte vertreten können. Eitelberger hatte Thun schon vorher präzise Vorschläge für seine Amtsführung unterbreitet. Wien hatte damit nach Berlin (1844 für Waagen) die zweite, ausschließlich der Kunstgeschichte gewidmete Lehrkanzel in der Universitätsgeschichte überhaupt.

Als Eitelberger mit seinen Vorlesungen begann, bemühte er sich gleichzeitig, diesen eine optische Grundlage zu geben. So legte er eine Anschauungssammlung an, die Demonstrationsobjekte für die Vorlesungen bereithielt. Daneben schrieb er weiterhin als Journalist. Er stellte seinen geschliffenen Stil in den Dienst der politischen und der wissenschaftlichen Tätigkeit. Durch Beratung des Ministers Thun vermochte er ferner über den Fachbereich der Kunstgeschichte hinauszuwirken. So gelang es ihm beispielsweise, führende Wissenschaftler in anderen Disziplinen durch Gutachten an die Wiener Universität zu ziehen. Von bedeutendem Einfluß auf die junge Universitätsdisziplin war das seit 1854 bestehende »Österreichische Institut für Geschichtsforschung«, das vor allem für die Ikonographie wichtig wurde.

Die entscheidende Leistung Eitelbergers war die Gründung des Österreichischen Museums für Kunst und Industrie. Am 24.5.1864 fand im Ballhaus der Hofburg die Eröffnung statt, 1871 war das eigene Haus fertig. Ohne die Energie Eitelbergers wäre es dazu nicht gekommen. Eitelberger hatte 1862 die Weltausstellung in London besucht. Dort kam ihm angesichts der ausgebreiteten Objekte und des neugegründeten Victoria and Albert Museums die Idee, auch in Wien ein Kunstgewerbemuseum einzurichten. So erhielt Wien das erste Kunstgewerbemuseum auf dem Kontinent. Eitelberger hat dieses Museum bis zu seinem Tode geleitet. Die von ihm herausgegebene Zeitschrift *Mitteilungen des Österreichischen Museums* verband die Forschung mit dem neuen Museum, und durch seine regelmäßigen Donnerstagsvorlesungen wurden die Ziele der Museumsarbeit in weite Kreise getragen.

Eitelberger hat in der Wiener Schule die Tradition begründet, Museum und Universität als zusammengehörende Bereiche zu betrachten. Um abstraktem Gerede zu entgehen, waren Vorlesungen und Seminare immer mit direkter Anschauung der Objekte in den Sammlungen und Museen verbunden. Thausing und Wickhoff haben diese Tradition später übernommen, und Julius von Schlosser hat sie bis in die Endphase der Wiener Schule beibehalten. Nicht ohne Stolz konnte Eitelberger im Alter sagen: »Fast alle, die heutigen Tags auf diesem Gebiete in Österreich wirken, sind meine Schüler gewesen, und auch diejenigen, welche es nicht waren, werden kaum bestreiten, wie freudig und neidlos ich bemüht war, jedes kunsthistorische Streben, das der Beachtung wert schien, zu fördern.«

Wie berechtigt der Stolz Eitelbergers war, zeigt die Tatsache, daß auch viele deutsche Kunsthistoriker wie Robert Vischer, Justus Brinckmann, Hugo von Tschudi und Hubert Janitschek in Wien durch ihn ihre Formung erhielten.

Das publizistische Ergebnis der Verbindung von Universität und Museum war das monumentale *Jahrbuch der kunsthistorischen Sammlungen des allerhöchsten Kaiserhauses*. Seit 1871 hat Eitelberger auch die *Quellenschriften für Kunstgeschichte und Kunsttechnik des Mittelalters und der Renaissance* herausgegeben. Er hat also auch jenen Zweig der Wiener Schule begründet, der auf die Geschichte der Kunstgeschichtsschreibung selbst gerichtet war. Julius von Schlosser hat sich später besonders auf diesen Bereich der Arbeit Eitelbergers konzentriert.

Auch die Kunsttopographie erhielt durch Eitelberger ihre Grundlage mit der 1858 bis 1860 in Stuttgart zusammen mit von Heider herausgegebenen zweibändigen Veröffentlichung *Mittelalterliche Kunstdenkmäler des österreichischen Kaiserstaates*. Dies war die erste große kunsttopographische Arbeit im deutschen Sprachraum.

Moritz Thausing und der ›Senatore‹

Neben Eitelberger arbeitete der fast zwei Jahrzehnte jüngere Moritz Thausing (1835-1884), mit dem, nach Julius von Schlosser, das Mittelalter der Wiener Schule begann.[3] Thausing hatte seine Studien in Prag begonnen und kam dann nach Wien, um Germanistik zu studieren. Durch Heider und Eitelberger kam er zur Kunstgeschichte und wurde in diesem Fach Professor am Österreichischen Institut für Geschichtsforschung. 1875 erschien Thausings für die damalige Zeit grundlegende Dürer-Monographie, die zu einem großen Erfolg wurde, vor allem auch in England und Frankreich. Unmittelbar darauf wurde Thausing zum Direktor der Albertina ernannt, an der er schon seit 1864 arbeitete. An dieser für die Entwicklung des Museumswesens so entscheidenden Sammlung, die auf Handzeichnungen und Druckgrafik spezialisiert ist, genoß Thausing, wie Anton Springer in seinem Nachruf auf den Kollegen formuliert hat: »... die Freuden eines Kunstsammlers, ohne die Leiden eines solchen zu erfahren.« In der Albertina traf Thausing eines Tages mit dem italienischen Senator Giovanni Morelli zusammen. Dieses »Ereignis« wurde nach den Worten Julius von Schlossers »... für die weitere Entwicklung der sich formenden Wiener Schule von größter Bedeutung ...«.

Morelli fand über die Wiener Schule der Kunstgeschichte Eingang in die Wissenschaft, die er revolutionierte. Thausing schrieb damals in der *Zeitschrift für bildende Kunst* über Morellis Methode und wies

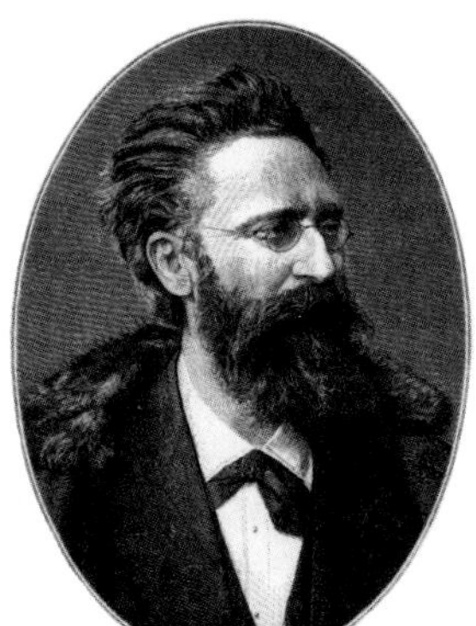

Moritz Thausing

seine Schüler auf das Vorbild des Italieners hin. Julius von Schlosser schwärmte noch 1934 von seiner Begegnung mit Morelli. Wickhoff hatte ihn und seine Kollegen mit dem »Senatore« bekannt gemacht und sie »... dadurch mit Erinnerungen beglückt, die zu den schönsten« ihres »Lebens zählten«.

Moritz Thausing litt vor seinem Tode an einem schweren Nervenleiden. Einige Zeit verbrachte er in einer Nervenheilanstalt in Rom, wo ihn Morelli noch einmal besucht hat (1884). Im gleichen Jahre starb er, vermutlich durch Selbstmord.

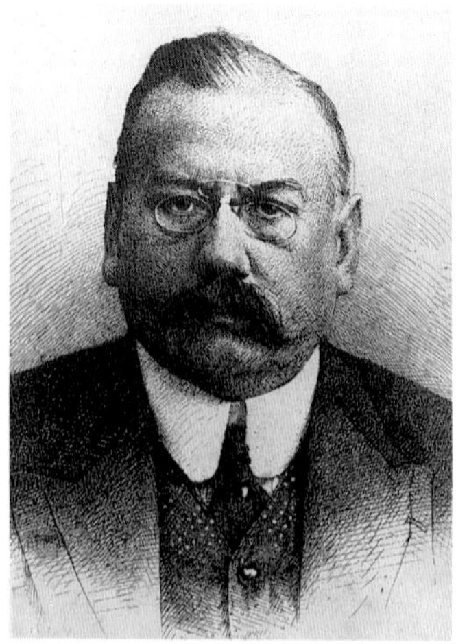

Franz Wickhoff

Das Renaissance-Zeitalter

Allgemein wird Franz Wickhoff (1853-1909) als der eigentliche Begründer der Wiener Schule gesehen.[4] In der Darstellung seines Schülers Julius von Schlosser begann mit ihm jedoch das »Renaissance-Zeitalter der Wiener Schule«. Wickhoff wurde von seinen Zeitgenossen als eine überragende, umfassende und große Persönlichkeit geschildert. Er war Schüler von Eitelberger und Thausing und konzentrierte sich schon früh auf das Kunstgewerbe sowie auf unterbewertete Epochen, die man als Verfallszeiten zu charakterisieren pflegte. Ein weiterer Lehrer Wickhoffs war Theodor von Sickel (1826-1908).

Trotz seiner Universalität bevorzugte er die Renaissance und in Verbindung damit, wie es naheliegt, die Antike. Schon Thausing hatte sich besonders auf die Renaissance in Italien und Deutschland konzentriert, wie seine Forschungen über Dürer und Raffael belegen. Wickhoff verstärkte diese Tendenz und nahm um so mehr den Einfluß des Italieners Morelli auf, als auch dieser im wesentlichen auf die Malerei der italienischen Renaissance gerichtet war.

Wickhoff hat die Methode Morellis nicht nur angewandt und durch seine Publikationen in die Wissenschaft eingeführt, sondern auch den Unterricht von dieser Methode her erneuert. Wenngleich Morelli Wickhoff durchaus nicht unkritisch sah, war dieser ihm doch der am nächsten stehende Kunsthistoriker. Er schrieb über ihn an Jean Paul Richter (7.5.1885): »Ich muß gestehen, daß mir kein Berufsgenosse in Deutschland so sympathisch ist, wie Wickhoff. Man kann prächtig mit ihm zusammen studieren. Er hat einen feinen Blick, solide Kenntnisse und dann läßt er doch auch mit sich reden, wenn seine Ansichten einem schrullenhaft vorkommen.«

Wickhoff wurde der Apostel des italienischen Senators, der von anderer Seite in Deutschland, vor allem von den Berliner Museumsfachleuten Wilhelm von Bode und Max J. Friedländer, heftig angegriffen wurde. Darüber hinaus hatte Wickhoff eine unmittelbare Beziehung zur Kunst seiner Zeit. Besonders beschäftigten ihn der Impressionismus und das Werk Gustav Klimts sowie die neue Ingenieur-Architektur. Er war ganz im Gegensatz zur offiziellen Zeitanschauung in der Lage, die künstlerischen Werte der technischen Bauweise zu erkennen: »Wir können die Beobachtung machen, daß viele geschmähte Dinge, die von der modernen Industrie geschaffen sind, als Bahnhofshallen, große Brücken, gewaltige Eisenkonstruktionen im modernen Sinne einen viel mächtigeren Eindruck machen, als die eigentlichen Architekturen. – Der neue Stil, nach dem man in der Architektur immer sucht, ist schon gefunden, und es wäre besser, wenn man alles von Ingenieuren und nicht von Architekten bauen ließe.« Durch die zeitgenössische Kunst fand er bestimmende Züge auch in der Kunst der Vergangenheit, etwa in der römischen, die so lange gegenüber der griechischen als nicht kunstgeschichtswürdig angesehen worden war.

Die *Wiener Genesis* von 1895, sein erstes großes Hauptwerk, ist eine auf ein bestimmtes Thema begrenzte Forscherarbeit, die der Verfasser zu einer ersten Geschichte der römischen Kunst auszuweiten verstand. Hier ist es Wickhoff gelungen, von seiner Renaissance-Begeisterung aus auch die entsprechenden Formen der Antike zu sehen und besonders die Spätphasen dieser Entwicklung neu zu bewerten. Hatte man vor Wickhoff die spätrömische Zeit als Verfall gesehen, so trat Wickhoff als erster dieser Meinung entgegen, da er als ihre Ursache den

Fortschrittsglauben des 19. Jahrhunderts erkannte: »Die Schulmeister möchten uns gar zu gerne glauben machen, Literatur und Kunst entwickelten sich in geraden Linien, erst einer lobenswert aufsteigenden, dann in einer abfallenden, die sehr zu tadeln sei, damit sie sich selber auf den Gipfel der Pyramide träumen können, wo sie gütig, sei es dem Sophokles, sei es dem Phidias die wohlverdienten Siegeskränze reichen.«[5]

Wickhoff war weiterhin in der Lage, über den Gesichtskreis der europäischen oder abendländischen Kultur hinauszusehen. 1898 hat er in der Festschrift des von ihm verehrten M. Büdinger einen Beitrag unter dem Titel *Über die historische Einheitlichkeit der gesamten Kunstentwicklung* geschrieben. Im Jahre 1900 vermochte Wickhoff die neue Problematik der kommenden Kunstgeschichte, die weit über die so lange bestehenden Traditionsgrenzen hinauswies, vorauszusehen. In der Zeitschrift *Die Jugend*[6] schrieb er in einem Aufsatz über Kunst und Kunsthandwerk: »Die ostasiatische Kunst, wie wir jetzt durch Forschungen hervorragender Gelehrter wissen, hatte sich ursprünglich geradeso wie die abendländische durch Anregungen der griechischen Kunst entwickelt. Im fünften und vierten Jahrhundert v. Chr. und wohl auch noch in der römischen Kaiserzeit waren griechische Muster über Indien in den Fernen Osten gewandert, dann war der Zusammenhang unterbrochen worden und die Kunstgeschichte hatte sich erst in China, dann in Japan selbständig weiterentwickelt. Mit Staunen sahen die Künstler, die in London und Paris an der Spitze der modernen Bewegung standen, in der zweiten Hälfte unseres Jahrhunderts, daß vieles, was sie anstrebten, die Japaner schon geleistet hatten, daß die Japaner, ein Volk von so feinem Kunstsinne wie nur immer die alten Griechen, der europäischen Kunstbewegung vorausgeeilt waren und sich die Fähigkeit durch alle Zeiten gewahrt hatten, ihre Schmuckformen direkt aus der Natur zu holen.«

Wie die Künstler des Jugendstils, die Anregungen aus dem Fernen Osten empfingen, hatte auch ein Kunsthistoriker verstanden, daß die Kunstgeschichtsschreibung diesen neuen Phänomenen Rechnung tragen müsse. Die Kunstgeschichte selbst weitete den Horizont und zeigte die universale Thematik und eine künstlerische Realität auf, die nun alle Länder der Erde umfaßte. Franz Wickhoff war gerade in dieser Hinsicht ein Bahnbrecher. In der seit 1903 von ihm herausgegebenen Zeitschrift *Kunstgeschichtliche Anzeigen* nahm Wickhoff Stellung zu den Publikationen seiner Zeit in Kritiken, die, wie P. Kirchner noch 1948 schrieb, »in ihrer Klarheit und Frische noch heute Geltung haben, in der Prägnanz des Ausdrucks selten erreicht wurden und in der Schärfe der Verurteilung wie in der achtungsvollen Anerkennung des wirklich Gekonnten Vorbild für jede Art wissenschaftlicher Kritik bilden dürfen«.[7]

Der Junggeselle Franz Wickhoff hat ein ausgefülltes Forscherleben geführt. Er besaß eine universale Bildung, hatte sich eine große Bibliothek angelegt und fing in seiner späteren Zeit auch an zu malen, wie Julius von Schlosser zu berichten wußte, sogar mit guten Ergebnissen. Auch mit Dichtungen hat Wickhoff sich beschäftigt. So hat er etwa Goethes *Pandora* vollendet, eine dichterische Bemühung, die in Wien damals Anerkennung fand.

Der Begriff des ›Kunstwollens‹

Auch Alois Riegl (1858-1905) wurde von Historikern der Kunstgeschichtsschreibung als Begründer der Wiener Schule hingestellt, obgleich diese in jener Zeit bereits eine lange Geschichte hatte.[8] Dennoch hat diese Bezeichnung eine gewisse Berechtigung insofern, als Alois Riegl dieser Schule entscheidende neue Impulse gab, durch die sie ihre internationale Auswirkung erhielt.

Alois Riegl studierte, wie vorher Eitelberger, zunächst Jura, dann Philosophie und Universalgeschichte und später erst Kunstgeschichte. Seit 1883 arbeitete er am Wiener Institut für österreichische Geschichtsforschung. 1886 wurde er Volontär am Österreichischen Museum für Kunst und Industrie, und von 1887 bis 1897 war er dort Leiter der Abteilung für Textile Kunst, in der Stellung also, die vorher Franz Wickhoff innegehabt hatte.

War Franz Wickhoff im wesentlichen Humanist, wie Jakob Burckhardt mit einer universalen Bildung ausgestattet, so war Riegl Intellektueller. Mit dem Werk Riegls kam jener Zug zur Abstraktion in die Kunstgeschichte, der im 20. Jahrhundert folgenreich werden sollte. Durch Riegl wurde das geistige Prinzip neu fundiert, das Carl Schnaase andeutungsweise in seiner großen »Geschichte der bildenden Künste« vorweggenommen hatte. Von Alois Riegl wurde es nun in seine Rechte gesetzt.

So war Riegls Werk Teil des universalen Neuaufbruchs um 1900, dem in Frankreich Henri Bergson, in Italien Benedetto Croce und in Österreich Christian von Ehrenfels angehörten. In einem Aufsatz über das Thema *Randglossen zu einer Stelle Montaignes* hat Julius von Schlosser Riegl als Gegenpol

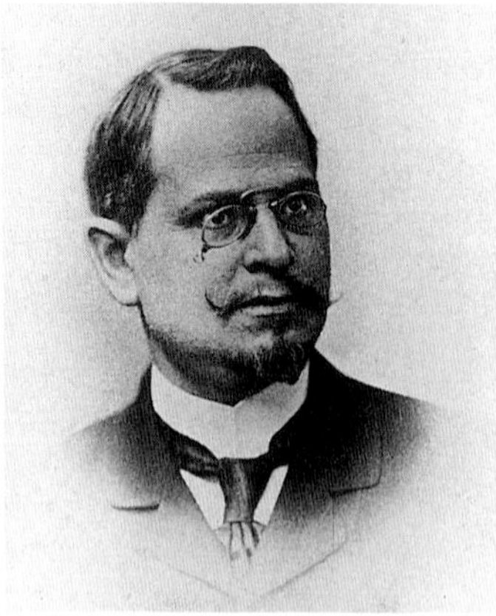

Alois Riegl

zu Gottfried Semper einprägsam charakterisiert: »Riegls eigene Anschauungen sind das gerade Gegenteil jener naturalistischen Theoreme, da er sich mit größerer Folgerichtigkeit auf das subjektiv Gegebene zurückzieht. Sein Standpunkt hat, wenn man so sagen darf, vitalistischen Charakter, er geht von einem uns innewohnenden Formtrieb aus, einem ›Etwas im Menschen, das uns am Formschönen Gefallen finden läßt und die geometrischen Linienkombinationen frei und selbständig erschaffen hat, ohne erst ein materielles Zwischenglied einzuschieben‹.«

Sah Semper das Kunstwerk als ein Produkt aus Gebrauchszweck, Rohstoff und Technik, so setzte Riegl dagegen seine Sicht des Kunstwerkes als »Resultat eines bestimmten und zweckbewußten Kunstwollens, das sich im Kampfe mit Gebrauchszweck, Rohstoff und Technik durchsetzt«. Und er fügte hinzu: »Diesen drei letzteren Faktoren käme darnach nicht mehr jene positiv schöpferische Rolle zu, die ihnen jene materialistische Theorie zugedacht hatte, sondern eine hemmende, negative: sie bilden gleichsam den Reibungskoeffizienten innerhalb des Gesamtproduktes.«

Alois Riegl hat die von Dvořák überlieferte, zunächst seltsam klingende Äußerung getan, »... der beste Kunsthistoriker sei für ihn im Grunde der, der keinen persönlichen Geschmack habe.« Dieser Ausspruch scheint alles, was in der kunstgeschichtlichen Praxis so lange im Mittelpunkt stand, ad absurdum zu führen. Galten doch der persönliche Geschmack und die Subjektivität des Urteils – so meisterhaft manifestiert in der Größe Jakob Burckhardts – als Grundlage der kunsthistorischen Praxis.

Doch darf Riegl nicht oberflächlich gesehen werden. Es war keineswegs so, als habe er Wertkategorien nicht gelten lassen wollen, doch drehte es sich für ihn um über das Individuum hinausgehende objektive Kriterien. Er wollte Gesetzlichkeiten und zwar Entwicklungsgesetzlichkeiten aufzeigen, und dabei nun nicht mehr vor ganzen Komplexen halt machen, wie vor dem »finsteren Mittelalter«, den »Verfallsformen« der Spätantike oder vor dem Barock. »Riegls großes Verdienst besteht nun aber gerade darin, uns die Künste der Spätantike erschlossen zu haben, die nur deshalb vernachlässigt und schief angesehen waren, weil sie einem unhistorisch verallgemeinerten Schönheitsideal eben nicht entsprachen«, sagte August Schmarsow dazu. Riegl führte neue Begriffe ein, mit denen es ihm gelingen sollte, die Stilhaltungen verschiedener Zeitalter miteinander zu vergleichen und Gesetzlichkeiten herauszuarbeiten, die sich objektiv beurteilen lassen.

Aus der Beschäftigung mit orientalischen Teppichen entstand 1893 Riegls Buch *Stilfragen*, in dem er bereits mit seinem Begriff Kunstwollen jene überindividuelle Basis entwickelte, aus der ein geistiges Prinzip als das Wollen der Zeit herauskristallisiert werden konnte.[9] Diese ist für die Entwicklung des 20. Jahrhunderts fruchtbar geworden. Ganz im Gegensatz zum ersten oberflächlichen Anschein ist das Kunstwollen nichts mit dem subjektiven Willen des einzelnen Verbundenes, sondern im Gegenteil ein der Zeit gemäßes überindividuelles Wollen. Riegl kam in seinem auf die Form konzentrierten Bemühen zu dem Ergebnis, daß ein übergeordnetes Wollen die Menschen in verschiedenen Zeiten und Regionen zur künstlerischen Produktion bringe und daß jeweils neben den hohen Künsten das Kunstgewerbe als gleichberechtigter Ausdruck stehe. Im Sinne der Maximen des Jugendstils übertrug hier ein Kunsthistoriker die Struktur des künstlerischen Schaffens seiner eigenen Zeit auf die Geschichte, er stellte »... die seelische Dynamik in den Mittelpunkt allen Kunstschaffens und aller Kunstbetrachtung« (Hans Tietze).

Es drehte sich für Riegl um eine neue Relation zwischen dem einzelnen und dem ganzen. Er selbst war der festen Überzeugung, eine kunsthistorische Methode gefunden zu haben, mit der man hinter die Oberfläche der Erscheinungen zu dringen imstande sei. Hans Sedlmayr hat bereits darauf hingewiesen, daß es ein Mißverständnis ist, anzunehmen, man könne nach dem Arbeitsverfahren Riegls nicht mehr zwischen guten und schlechten Kunstwerken unterscheiden. Riegl hat lediglich genau erkannt und begründet, daß es zwischen verschiedenen Stilarten keine qualitativen Unterschiede geben kann.

Das alte Schema von den Verfallszeiten oder Verfallsstilen war damit überwunden.

Sedlmayr sieht die Bedeutung Riegls aber noch grundsätzlicher: »Außer den glänzenden Arbeiten zur empirischen vergleichenden Kunstwissenschaft und Kunstgeschichte, die in einer neuen Theorie der Stile und der Stilgeschichte gipfeln, umfaßt es die – für seine Zeit – ganz neuen theoretischen Disziplinen einer Typenlehre der wesensmöglichen Richtungen des Kunstwollens und einer historischen Kinematik der Kunst zumindest in Ansätzen.« Hinzu kommen nach Sedlmayr eine Soziologie der Kunst und eine originelle Ästhetik. Sedlmayr ist der Überzeugung, im Werke Riegls handele es sich um den weitaus großzügigsten Plan für ein System der Kunstwissenschaften, der bis zu seiner Zeit, d.h. bis zum Jahre 1928, ausgearbeitet worden war.

1895 war Alois Riegl bereits Extraordinarius an der Wiener Universität, und 1897 erhielt er die ordentliche Professur. Er verließ daraufhin das Museum, was er sehr bedauerte, und verstärkte immer mehr den in ihm bereits angelegten Zug zum Abstrakten und Psychologischen. In den Jahren 1897/1898 schrieb Riegl seine *Historische Grammatik der bildenden Künste*, die jedoch erst 1966 erschien. In diesem Buch suchte Riegl nach einer grundlegenden Klärung seines kunsthistorischen Systems. Das Ergebnis war eine Theorie der Kunstgeschichte, die zudem Geschichte, Naturphilosophie, Ästhetik und Kulturmorphologie einschloß. Der erste Satz des Buches kann als typisch für den Stil und für die Persönlichkeit von Alois Riegl gelten: »Die menschliche Hand bildet ihre Werke aus toter Materie genau nach den gleichen Formgesetzen, nach denen die Natur die ihrigen formt.«

1901 erschien der erste Band von *Spätrömische Kunstindustrie*, in dem Riegl sich immer stärker dem Phänomen Barock zuwandte. Durch Grundbegriffe wie haptisch und optisch schuf er sich Werkzeuge, um diese lange Zeit unterbewertete Epoche der europäischen Kunst neu zu sehen und beurteilen zu können: »... ich habe daher diese Eigenschaften der Dinge die *taktischen* (tastbaren, von tangere) oder besser die *haptischen* genannt im Gegensatz zu den *optischen* (sichtbaren) wie Farbe und Licht.«

Diese Begriffssystematik Riegls hat weitreichende Folgen gehabt und war sicher nicht unbeteiligt an der Ausbildung der Schmarsowschen und Wölfflinschen Grundbegriffe. Dennoch wurde diese Systematik dem lebendigen Kunstwerk nicht immer gerecht. Ernst Heidrich hat dies in seiner Kritik an Riegl zukunftweisend hervorgehoben.

»Wie ein Komet entschwindend« hat Riegl in Wien gewirkt. Es blieben ihm nur zehn Jahre Lehrtätigkeit, denn 1905 starb er plötzlich im Alter von 47 Jahren. Noch 1902 hatte er in einer Rezension des Buches von Cornelius Gurlitt *Geschichte der Kunst* unter dem Titel *Eine neue Kunstgeschichte* die Gesamtentwicklung andeutungsweise unter neuen Aspekten zu überblicken versucht. Riegl gab die Geschichte der Kunstgeschichte hier in einem Bilde wieder. Er kennzeichnete sie als ein Gebäude, das auf vier Pfeilern ruht. Wie der Kuppelbau von St. Peter in Rom sei auch die Kunstgeschichte als wissenschaftliche Disziplin fest auf vier tragfähige Pfeiler gegründet. Als ersten Pfeiler sah er die von Winckelmann, der weit über seine Vorgänger hinausgegangen sei, neu gesehene Antike. Er sagte darüber: »Was Winckelmann zum ersten Kunsthistoriker gemacht hat, ist sein ausgesprochenes Streben nach Fixierung und Heraushebung des Gemeinsamen, das er in sämtlichen von ihm untersuchten antiken Kunstwerken vorhanden fand. Nicht die Existenz des einzelnen Kunstwerkes um seiner selbst willen hat ihn interessiert, sondern die Existenz eben jenes Gemeinsamen, das alle einzelnen Werke untereinander verknüpfte und zu einem höheren, wenn auch nur begrifflichen Ganzen vereinigte.« Diese Auffassung hatte schon Jakob Burckhardt vertreten, als er im *Cicerone* bei der Behandlung des Triester Doms auf den Mann zu sprechen kam, »... welchem die Kunstgeschichte vor allen anderen den Schlüssel zur vergleichenden Betrachtung, ja ihr Dasein verdankt«.

Der von Winckelmann geschaffene Stilbegriff der klassischen Kunst ist nach Riegl der erste Pfeiler der Kunstgeschichte. »Den zweiten Hauptpfeiler sollte die italienische Renaissance bilden; ihm war jedoch die Inangriffnahme des dritten, mittelalterlichen, durch die Romantiker teilweise schon vorangegangen.« Den vierten Pfeiler sah Riegl schließlich in den sogenannten malerischen Kunststilen, und damit ging er zur Besprechung des Gurlittschen Werkes über.

Man könnte heute, Riegl korrigierend, den vierten Pfeiler mit seinem eigenen wissenschaftlichen Werk identifizieren, wenngleich offensichtlich geworden ist, daß inzwischen auf diesen vier Pfeilern eine Wissenschaft aufgebaut hat, die noch vieler anderer Bauteile bedurfte, um die Universalität ihrer heutigen Möglichkeiten zu erreichen.

Riegl ging es darum, die Gesamtentwicklung der Kunstgeschichte zu verstehen. Dazu brauchte er neue Werkzeuge: »Was ist das Eine im Wandel, und wodurch ist sein scheinbarer Wandel bedingt? Das ist die moderne Frage der Kunstgeschichte; sie bedeutet nichts geringeres, als daß man sich nun anschickt, an die Aufführung der krönenden Kuppel zu schreiten.«

So sah Alois Riegl das Ziel sowohl seiner Bemühungen als auch der Kunstgeschichte als Wissenschaft. Durch seinen plötzlichen Tod ist vieles unvollendet geblieben. Die meisten Werke Riegls sind erst aus dem Nachlaß bekannt geworden. Riegl hat auf die ihm folgende Generation von Kunsthistorikern wie ein Prophet gewirkt. Der unübersehbare Einfluß, den er auf die Kunstgeschichtsschreibung in Amerika, England, Deutschland und Italien noch immer ausübt, zeigt, in welchem Maße die Wiener Schule, vor allem durch ihren bedeutendsten Vertreter Alois Riegl, die Entwicklung der Kunstgeschichtsschreibung zu lenken vermochte.

Die Erschließung neuer Bereiche

Alois Riegl ist vier Jahre vor Franz Wickhoff, dem älteren Kollegen, gestorben. Als auch Franz Wickhoff 1909 starb, schien die Wiener Schule der Kunstgeschichte in eine Krise zu geraten. Nach langen Verhandlungen und harten Auseinandersetzungen um den in Graz wirkenden Kandidaten einer Minderheit Josef Strzygowski (1862-1941), wurde schließlich der tschechische Kunsthistoriker Max Dvořák (1874-1921) Nachfolger Wickhoffs. Doch hatten die Komplikationen zu einer Kompromißbereitschaft geführt, und ein zweiter Lehrstuhl wurde für Josef Strzygowski eingerichtet. Im Jahre 1909 traten also gleichzeitig zwei Lehrstuhlinhaber für Kunstgeschichte in Wien ihre Stellung an, Max Dvořák und Josef Strzygowski. Beide entwickelten ihren Stoff nach entgegengesetzten Methoden, die Terminologien waren vollkommen voneinander verschieden. Sie hatten miteinander auch persönlich keinen Kontakt, da die Auseinandersetzung bis in kleinliche Polemik ging.

Die orthodoxen Historiker der Wiener Schule scheiden Josef Strzygowski bei der Behandlung ihres Stoffes aus, und in der Tat könnte die isolierte Stellung, die der Inhaber des sogenannten ersten Lehrstuhles einnahm, gegenüber der des Inhabers des zweiten Lehrstuhles, der die bisherige Tradition an der Wiener Universität fortsetzte, diese Auffassung rechtfertigen. Julius von Schlosser lehnte daher kategorisch ab, Josef Strzygowski in sein Werk über die Wiener Schule der Kunstgeschichte einzubeziehen. Dagobert Frey hingegen, ein jüngerer Schüler Max Dvořáks, der ebenso wie Julius von Schlosser die absurde Situation in Wien direkt miterlebt hatte, war toleranter und versuchte in seinen Erinnerungen auch einer Persönlichkeit wie Josef Strzygowski gerecht zu werden.

Dagobert Frey hat berichtet, welche Folgen die Trennung in zwei Lehrkanzeln, deren Inhaber sich feindselig gegenüberstanden, für die Studenten hatte, die sich für einen der beiden Lehrer entscheiden mußten. Bei beiden zugleich zu hören, war unmöglich. Doch erkannte Dagobert Frey, der Schüler Dvořáks, die entscheidende Tat Strzygowskis, die Ausweitung des Horizontes sowohl auf die Kunst des Orients als auch später auf die Nordeuropas an, wenngleich sich Strzygowski seiner Meinung nach in Einzelheiten oft geirrt hatte. Er hielt ihn dennoch für einen der ersten, die eine vergleichende Kunstwissenschaft angestrebt haben.

In der Tat war Josef Strzygowski eine sehr eigenwillige und markante Erscheinung innerhalb der Kunstgeschichtsschreibung, da er so gut wie alle Schranken durchbrochen hat, die sich die Wissenschaft bis zu seiner Zeit gesetzt hatte.[10] Menschlich muß er gelegentlich recht schwierig gewesen sein, da ihm selbst von seinen engeren Mitarbeitern immer wieder nachgesagt wurde, er nehme zu impulsiv Stellung.

Strzygowski wurde in Kunzendorf in der Tschechoslowakei geboren und ging nach dem Schulbesuch zunächst in die Textilfabrik seines Vaters. 1882 entschloß er sich zu studieren, ging nach Wien und hörte bei Thausing und Eitelberger. Später arbeitete er bei Herman Grimm in Berlin und bei Wilhelm Heinrich Riehl, Moritz Carrière und Heinrich von Brunn in München.

Nach der Promotion 1885 zog es Strzygowski sofort in den Süden und Südosten. Er ging nach Griechenland, in die Türkei, nach Armenien und Rußland. Seine »explosive Arbeitsenergie«, die schon von seinen Mitarbeitern als legendär gerühmt wurde, fand hier ein so gut wie unbearbeitetes Betätigungsfeld, das er in kurzer Zeit für die Wissenschaft erschloß. Strzygowski sah die Kunst des Orients, Armeniens, Persiens, Rußlands mit neuen Augen und setzte sie zu der bekannten abendländischen Entwicklung in Beziehung. Es mag sein, daß die von seinen Gegnern immer wieder hervorgehobene Ungenauigkeit bei Quellenstudien an dem Tempo seiner Arbeitsweise lag, doch wird die Erschließung einer vorher für die Forschung unbekannten Materie von solchen Ausmaßen immer Fehler im Gefolge haben.

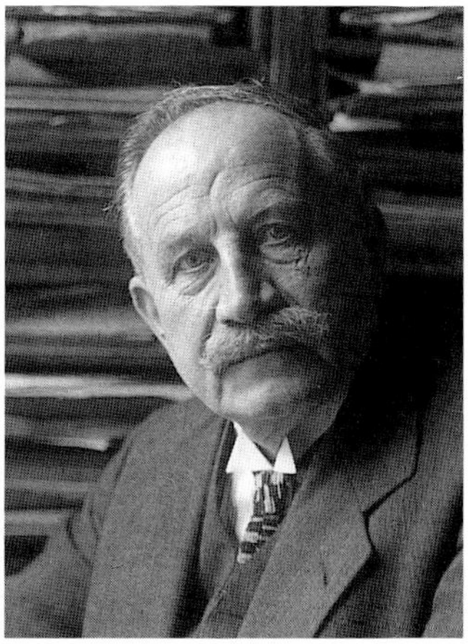

Josef Strzygowski

Doch hatte Strzygowski auch Gegner einer mehr prinzipiellen Art: der Amerikaner Bernard Berenson hat in seiner ausschließlichen Vorliebe für das Mittelmeerische und für Italien die Resultate Strzygowskis als verheerend beklagt und gegen diesen »Attila der Kunstgeschichte« noch 1941 Stellung genommen. Strzygowski sei, so sagte er, »... während der letzten dreißig Jahre seines Lebens gegen alles, was Mittelmeerkultur bedeutet, von einem ähnlich bitteren Haß erfüllt« gewesen, »... wie jener Hunnenbarbar, den seine christlichen Zeitgenossen die ›Gottesgeißel‹ nannten.« Doch Strzygowski sah es von einer anderen Perspektive. 1924 klagte er – sicher zu verallgemeinernd – die Humanisten und die auf die Klassische Welt begrenzten Kollegen als Kulturimperialisten an: »Es gibt Historiker, die glauben, wie die Klassischen Philologen für Hellas und Rom, so sich für Westeuropa eine überhistorische Stellungnahme, eine ›Herrenmeinung‹ gestatten zu dürfen, wohl weil Europa sich Machtmittel schuf, die Welt zu unterjochen.«

In einer objektiven Betrachtungsweise wird klar, daß es Strzygowski um eine generelle geographische Ausweitung der Horizonte ging, wie sie schon Wickhoff gefordert hatte, und um eine an Burckhardt und Justi anknüpfende Kulturwissenschaft. 1913 umriß Strzygowski die Ziele seines neuen Wiener Instituts wie folgt: »Das Kunsthistorische Institut der Wiener Universität stellt, soweit es Neugründung ist, einen Typus von Forschungsinstitut dar, wie er bisher nicht bestanden hat, von der Zeit aber immer dringender gefordert wird. Es hält zwar an der philologisch-historischen Grundlage fest, betrachtet diese jedoch lediglich als notwendige Voraussetzung für die zeitliche Anordnung des zunächst einmal nach Gebietsgruppen aufgeteilten Materials. Für Europa wird diese sichtende Vorarbeit jeder Historiker leisten können; dazu genügen seine Hilfswissenschaften. Sie versagen, sobald das verhältnismäßig kleine Gebiet der lateinischen Welt verlassen wird. Dann hilft noch eine Strecke die Archäologie weiter. Zunächst an den Küsten des Mittelmeeres die klassische, in den Hinterländern die orientalische. Je weiter man aber nach Osten geht, desto mehr versagt das Interesse der philologisch-historisch geschulten Forscher, sie verfallen den Denkmälern der bildenden Kunst gegenüber allmählich in Ratlosigkeit ...«

Ein Triumph war für Strzygowski, daß er 1907 den siebenten Internationalen kunsthistorischen Kongreß in Darmstadt vorbereiten und leiten konnte. Er regte auf diesem Kongreß eine grundlegende internationale Zusammenarbeit an, bei der sich Forscher in Teams bestimmten, gemeinsam als wichtig erkannten Aufgabenstellungen zuwenden sollten. Doch kam dieses gigantische Unternehmen einer Zusammenarbeit von Forschern aus verschiedenen Ländern in der Konzentration auf gemeinsam ausgewählte Stoffbereiche nicht zu Resultaten. Als Teillösung erschien 1910 das in Zusammenarbeit mit Max von Berchem und Gertrud L. Bell entstandene Werk *Amida, Beiträge zur Kunst des Mittelalters von Nordmesopotamien, Hellas und dem Abendlande.*

1907 nahm Strzygowski Stellung zur neuen Situation der ihn umgebenden Kunst und legte sein Buch *Die bildende Kunst der Gegenwart* mit dem Untertitel »Ein Büchlein für Jedermann« vor. Er setzte sich darin nicht nur entschieden für Künstler seiner Zeit ein und umgriff nicht nur, von der Architektur herkommend, die Künste Plastik, Malerei und Kunstgewerbe, sondern stellte die Leistungen seiner Zeit auch in den großen Zusammenhang der Tradition und verglich sie mit persischen, japanischen und ägyptischen Kunstwerken der Vergangenheit, die dem elementaren Verlangen seiner eigenen Zeit so sehr entgegenkamen. Er beließ es aber nicht bei einer sachlichen Darstellung der Kunst selbst, sondern fragte zugleich nach der Erziehung und gab im Anhang unter dem Titel *Kunststreit, Reichstag und Liebermann* noch einen polemischen Beitrag, in dem er dem preußischen König unangenehme Wahrheiten sagte, nicht ohne dem Impressionismus Liebermanns kritische Äußerungen zu widmen. Das Werk schließt mit der Feststellung, daß »Fürst und Kunst nie in ihrem Lebensgefühl so weit auseinander« gewesen seien, »wie jetzt in Deutschland.«

Trotz erheblicher privater Schwierigkeiten, die sicher nicht dazu angetan waren, Strzygowskis Verträglichkeit zu erhöhen, fand er immer mehr Anerkennung. 1908 wurde seine erste Ehe geschieden, und er zog mit seinen 6 Kindern, von denen das jüngste erst ein Jahr alt war, nach Wien. Seine mit Explosivstoff geladene Antrittsvorlesung ging ein auf *Die Kunstgeschichte an der Wiener Universität.*

Der erste Weltkrieg unterbrach die Arbeitsenergie Strzygowskis für eine Weile. Nach 1918 gewann er immer mehr internationalen Ruf. Hatte er zu Anfang seine Forschungen im wesentlichen auf den Orient konzentriert, so kam nun die Kunst Nordeuropas als von ihm neu entdeckter Komplex hinzu, der ihn allerdings nicht nur in die gefährliche Nähe nationaler Vorurteile brachte, sondern später auch zum Antisemitismus führte.

1922 wurde Strzygowski zu einer Vortragsreise durch die Vereinigten Staaten eingeladen. Es kennzeichnet seine Arbeitsweise, daß er unterwegs seiner Sekretärin, Frau Dr. Weibel, ein neues Buch diktierte, das 1923 unter dem Titel *Die Krisis der Geisteswissenschaften* in Wien herauskam und ein noch heute für die Wissenschaftsgeschichte wesentliches Werk ist.

Das Buch, das den Untertitel »Ein grundsätzlicher Rahmenversuch« trägt, ist dem indischen Dichter Rabindranath Tagore und den fachmännischen Beobachtern in Harvard und Princeton dankbar zugeeignet. Es schließt mit der programmatischen Forderung nach einem Forschungsinstitut für bildende Kunst, das von einer internationalen Gesellschaft für vergleichende Kunstforschung getragen werden sollte. Diese Forderung ergänzte die Vorstellungen, die zur Gründung des Kunsthistorischen Instituts in Wien geführt hatten.

1913 hatte Strzygowski für die Arbeit an diesem Institut drei Grundsätze aufgestellt, die selbst heute nur sehr selten befolgt werden: »1. es richtet den Blick, von Europa ausgehend, auf Asien und im Prinzip auf das ganze der künstlerischen Erscheinungen des Erdkreises, 2. es betrachtet die Forschung auf dem Gebiete der bildenden Kunst als einen Teil der Kulturgeschichte und 3. es stellte die Systematik als verbindendes Glied zwischen das historische gesichtete Material, die Grenzwissenschaften und das ganze der Kulturforschung ...«

Dieser Wunsch war eine der Lieblingsideen Strzygowskis. Sein ungewöhnlicher Plan zielte darauf ab, Akademien, Fakultäten und Ämtern die Kunstforschung zu nehmen, da er gegen alle Bürokratie war und die reine Sachforschung von Fachleuten koordiniert wissen wollte. Die Vorstellungen Strzygowskis berühren sich überraschend mit späteren amerikanischen Bemühungen, die dazu geführt haben, die Forschung durch die Gelehrten selbst und nicht durch Bürokraten zu organisieren.

Josef Strzygowski war bereits eine legendäre Figur, als er sich im Alter immer mehr von der eigentlichen Forschung zurückzog. Er hat das Bild der Wiener Schule der Kunstgeschichte, auch durch seine Polemiken und die Polarität zur anderen Lehrkanzel, erheblich erweitert und Perspektiven aufgezeigt, die auf die internationale Ausweitung der Kunstwissenschaft vorausverwiesen.

Kunstgeschichte als Geistesgeschichte

Der Widerpart Strzygowskis im Streit der Wiener Forscher war der Kollege und Landsmann Max Dvořák (1874-1921).[11] Wenngleich jünger als Julius von Schlosser, erhielt er mit der Stimme Schlossers den Lehrstuhl Wickhoffs, den er bis 1921 mit glänzender internationaler Reputation innehatte. Wie Josef Strzygowski war auch Dvořák im Privatleben vom Unglück verfolgt. Auch bei ihm spielte durch den Tod seiner Schwester und seiner Frau die private Problematik eine Rolle.

Wickhoff meinte einmal: »... es ist im Grunde schade, daß Dvořák statt Kunsthistoriker nicht Kulturhistoriker geworden ist.« Er wollte damit sicher eine der wesentlichen Wendungen in der Entwicklung der modernen Kultur andeuten. Man war nicht mehr darauf aus, einzelne Bereiche säuberlich voneinander abzugrenzen, sondern wollte sie unter zusammenfassenden Gesichtspunkten als Einheit sehen. Dvořák selbst hat dies als die seiner Meinung nach dringendsten methodischen Erfordernisse der Erziehung zur kunsthistorischen Forschung angesehen und 1914 sehr abstrakt, aber präzise formuliert: »Die Durchdringung aller Untersuchungen durch den strengen zur klaren Erkenntnis der Mittel, die zur Feststellung des historischen Sachverhaltes führen können, entwickelten Kritizismus der übrigen historischen Wissenschaften und die Ausbildung einer eigenen in ihren Aufgaben und Beweisen prägnant begrenzten und exakten stilgeschichtlichen Methode auf historischer Grundlage, nicht nur als des notwendigen Korrektivs aller kritischen Untersuchungen, sondern auch als der Voraussetzung aller kunstgeschichtlichen Forschungen, die über die kritische Zusammenstellung und Ordnung der Denkmäler hinausgehen.«

Dennoch war Dvořák der Meinung, daß man die

Geschichte – wie die Poesie – im eigentlichen Sinne nicht lehren könne. Doch wollte er die Kunstgeschichte in klarer Erkenntnis ihrer Grenzen und im Verantwortungsgefühl vor der Wahrheit: »... zu dem höchsten erreichbaren Grade der historischen objektiven Beweiskraft« erheben.

1904 kam das Frühwerk *Das Rätsel der Kunst der Brüder van Eyck* heraus, in dem Dvořák die Tradition Wickhoffs fortsetzte und die Methode des Italieners Morelli in äußerster Verfeinerung anwandte.

Dvořák stand innerhalb des allgemeinen Trends seiner Zeit. So hat er sich, dessen Arbeit als Synthese aus den Bestrebungen Wickhoffs und Riegls gekennzeichnet worden ist, mit jenen Krisenzeiten in der kunstgeschichtlichen Entwicklung beschäftigt, die ihm im Sinne der neuen Zeitproblematik aktuell erschienen: mit dem Manierismus, mit Künstlerindividualitäten wie El Greco, Tintoretto, Breughel oder Goya sowie mit den Übergangsphasen vom Mittelalter zur Renaissance.

Dvořáks Hauptwerk ist das Buch *Idealismus und Naturalismus in der gotischen Malerei und Plastik.* Hans Tietze schrieb darüber: »... in genialer Intuition hat Dvořák seine neue Erkenntnis nicht nur auf ein Gebiet angewendet, auf dem ihre Fruchtbarkeit sogleich am schlagendsten zutage treten konnte, er hat ihr die hinreichende und zwingende Fassung gegeben, die dieses Buch zu einem Markstein in der Geschichte unserer Wissenschaft und zu einem leuchtenden Mal für seinen uns so früh entrissenen Verfasser macht.«

Max Dvořák hat sich in erster Linie mit Zeitepochen und Einzelproblemen befaßt, deren Kennzeichen die Krise oder der Übergang war und an ihnen seine geisteswissenschaftliche Methode demonstriert. Entsprach die Bedeutung Strzygowskis der der gegenstandslosen Malerei seit 1910, so war Dvořák die wissenschaftliche Parallele zur expressionistischen Kunst.

Dvořák wurde als einer der geistigen Väter des Expressionismus bezeichnet und, ohne daß er sich in die zeitgenössischen Kunstbestrebungen eingemischt hätte, häufig als Kronzeuge genannt. Das ging im wesentlichen auf ein Buch zurück, das seine Schüler unter dem Titel *Kunstgeschichte als Geistesgeschichte*[12] aus dem Nachlaß herausbrachten. Sie gaben damit der Revolution des geistigen Lebens zu Beginn des 20. Jahrhunderts nachhaltig Ausdruck.

Ein Schüler Max Dvořáks, Dagobert Frey, hat in einem Aufsatz *Max Dvořáks Stellung in der Kunstgeschichte*[13] sehr einprägsam über die Methode seines Lehrers geschrieben: »Gibt die Geistigkeit der

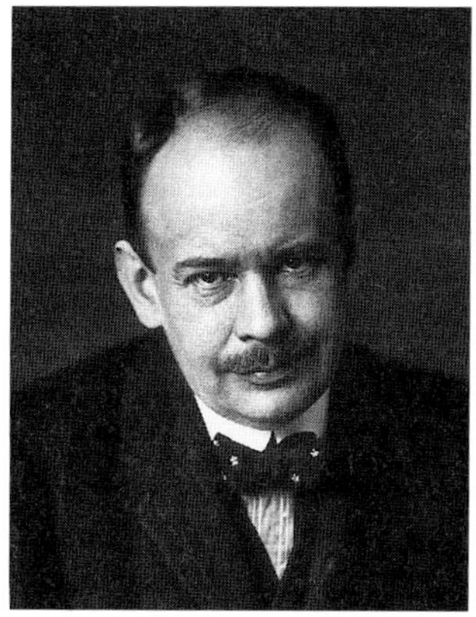

Max Dvořák

Gegenwart gleichsam den beseelenden Atem für die Wiederbelebung der Vergangenheit, so bedeutet rückwirkend die geschichtliche Erkenntnis für die geistige Entwicklung der Gegenwart selbst eine Steigerung und Differenzierung ihrer Wesenheit. Dieser Lebenswert der Geschichte steht aber nicht in dem einfachen Verhältnisse der Vorbildlichkeit, nicht in der Monumentalisierung und Heroisierung der Geschichte, wie sie Nietzsche gefordert hat, sondern in einem weit komplizierteren psychischen Prozeß. Aus der Affinität geistiger Typen ergibt sich eine innige Einfühlung, die gleichsam verwandte Töne aus dem Unterbewußtsein zum Mittönen bringt, die aber durch Schwebungen und Interferenzerscheinungen die subtilsten Schwingungsdifferenzen fühlbar macht ...«

Unter diesen Gesichtspunkten kann Dvořák durchaus in die expressionistische Kunstgeschichtsschreibung eingefügt werden. Auf jeden Fall hat er sie entscheidend mitgeformt. Für ihn konnten Gedankengänge des Geschichtlichen zur Prophetie werden, und nicht zufällig hat er eine besondere Beziehung zu Oskar Kokoschka gehabt, dessen Grafikmappe er 1921 seine letzte Schrift widmete.

Am Beispiel Monets und Kokoschkas gelang Dvořák darin eine Charakterisierung des Impressionismus und des Expressionismus und zwar nicht eingegrenzt auf die formale Behandlung. Er bezog auch die total verwandelte Ikonographie ein. Dvořák ging mit der Zeit und beeinflußte sie durch sein Tun. Monet und Kokoschka boten ihm den Anlaß, den Wandel der Zeit zu charakterisieren: »Eine Welt trennt beide ... eine Umwälzung in der Auffassung der Kunst, wie sie größer kaum gedacht werden kann. Nicht um die Kunst allein handelt es sich dabei, sondern um die ganze Weltanschauung.« Dvořák hat sich mit besonderer Intensität auf das

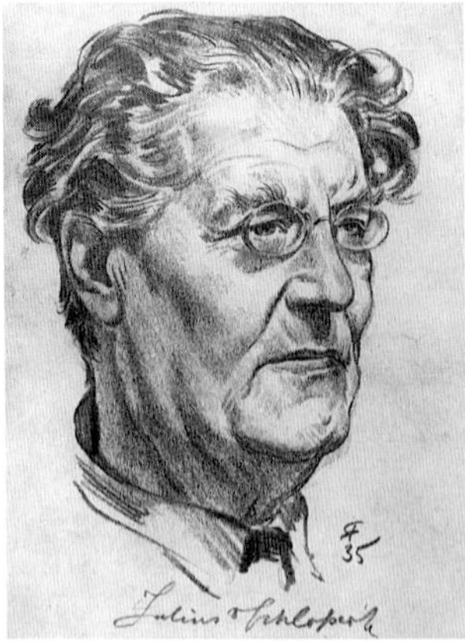

Julius von Schlosser

einzelne Kunstwerk konzentriert. Otto Benesch charakterisierte es so: »Sein Verhältnis zum Kunstwerk war naiv, aber naiv in jenem höchsten Sinne, der allein wahre Erkenntnis verbürgt: eine völlig voraussetzungslose, staunende Bewunderung und Hingabe.«[14]

Das Werk Dvořáks gibt die Erschütterung der Zeit, den Ersten Weltkrieg und das allgemeine Chaos danach, in gewandelter Form wieder. Die Realität der Ereignisse hatte auch die Anschauungen von der Geschichte geprägt. Es ist kein Zufall, daß in der Phase der Wiener Schule der Kunstgeschichte, in die der Erste Weltkrieg fiel, nicht nur die Disziplin in zwei Lehrkanzeln gespalten war, sondern daß Spaltungen und Widersprüche in allen Verästelungen fortwirken konnten. So kam Dvořák vor seinem Tode folgerichtig von der pragmatisch-genetischen Geschichtsauffassung zu einer das Unberechenbare und die Rätsel einbeziehenden Geschichtsphilosophie.

Julius von Schlosser

Als Max Dvořák 1921 starb – kurz vor seinem Tode war noch ein Ruf der Universität Köln an ihn ergangen – stellte sich das Problem der Fortführung dieser so traditionsreichen Lehrkanzel von neuem. Vor allen Dingen wollte man dem gegnerischen Lager, dem Lehrstuhl Strzygowskis, die Stirn bieten.

So war es an Julius von Schlosser (1866-1938), Dvořáks Nachfolge anzutreten, an ihm, der vor mehr als einem Jahrzehnt Dvořák zugeredet hatte, statt seiner die Professur anzunehmen.[15] Es konnte schließlich, wie Julius von Schlosser es ausgedrückt hat, eine »Scheidung von Tisch und Bett auf dem Wege eines gütlichen Übereinkommens« erreicht werden. So war ein relativ reibungsloser Ablauf der Lehrtätigkeit gesichert.

Julius von Schlosser, der sich praktisch mit den Objekten selbst zu beschäftigen liebte und wenig von Vorlesungen hielt, war Halbitaliener. Von früh auf hatte er also eine enge Beziehung zu Italien. Dagobert Frey hat berichtet, daß es Schlosser für das Studium der Kunstgeschichte unumgänglich erschien, die italienische Sprache zu beherrschen. Wer diese Bedingung nicht erfüllte, konnte bei ihm nicht Kunstgeschichte studieren.

Bei Julius von Schlosser verbanden sich wieder, wie vorher bei Wickhoff und Riegl, Theorie und Praxis zu einer untrennbaren Einheit. Schlosser war Direktor der Abteilung für Plastik und Kunstgewerbe am Museum in Wien und hielt die meisten Übungen vor Originalen ab.

Entscheidend wurde für sein Leben die Freundschaft mit dem italienischen Philosophen Benedetto Croce, dessen Werke er aus dem Italienischen ins Deutsche übertragen hat und dessen Kunstanschauungen in seinem Werke eine Fortsetzung fanden. Auch Croces Werk spiegelte jenen Übergang zu einer neuen Weltbetrachtung, die nicht mehr von materialistischen und mechanistischen Gegebenheiten ausging, sondern von einem neuen geistigen Impuls.

Julius von Schlossers grundlegende Tat war die Erneuerung der Quellenkunde zur Kunstgeschichte, die sich in den Untersuchungen kristallisierte, die schließlich das Buch *Die Kunstliteratur*[16] hervorbrachten. Hier faßte Julius von Schlosser alle vorhergehenden Bemühungen in diesem Bereich zusammen und durchdrang das gesamte Material in noch heute unübertroffener Weise.

Neben Julius von Schlosser ist auf Hans Tietze (1880-1954) als bedeutende Persönlichkeit der Wiener Schule der Kunstgeschichte zu verweisen. Als Schüler von Franz Wickhoff leistete er, zusammen mit seiner Frau Erika Tietze-Conrat, Grundlegendes für die Erforschung der Malerei in der Renaissance. Tietzes Buch *Die Methode der Kunstgeschichte* von 1913 war eine Analyse der Kunstgeschichte der Zeit.

Als die von Otto Pächt (1902-1988) herausgegebenen *Kunstwissenschaftlichen Forschungen* erschienen, prägte Meyer Schapiro in einer umfangreichen Rezension[17] den Begriff »The New Viennese School«. Gleichzeitig aber ging er kritisch auf die die Methode der Kunstgeschichte betreffenden Prinzipien ein, wie sie Hans Sedlmayr, Otto Pächt, Michael W. Alpatow und Emil Kaufmann hier formuliert hatten. Meyer Schapiro wandte sich besonders gegen den Aufsatz Sedlmayrs *Zu einer strengen Kunstwissenschaft*, in dem eine Trennung von Tatsachenerforschung und Formendeutung versucht wird. Mit Recht schreibt Meyer Schapiro: »In Wirklichkeit besteht – so weit es die wissenschaftliche Methode betrifft – nur ein geringer Unterschied zwischen den besten Arbeiten der sogenannten ersten und zweiten Kunstwissenschaft.«[18]

Hans Sedlmayr (1896-1984) war Nachfolger Schlossers auf dem Wiener Lehrstuhl für Kunstgeschichte von 1936 bis 1945. Er richtete seine Haupttätigkeit auf die Barockarchitektur. Daneben unternahm er den Versuch, die Gestaltpsychologie als Hilfsinstrument in die Kunstgeschichte einzuführen. Auf frühere eigene Forschungen aufbauend wurde sein Buch *Die Entstehung der Kathedrale* von 1950 die Keimzelle von inhaltsorientierten Interpretationen, die seine späten Arbeiten bestimmen sollten. Seine methodologischen Untersuchungen spiegelten jedoch, besonders nach seiner Übersiedlung nach Deutschland und Konversion, vorgefaßte religiöse Grundanschauungen wider, durch die sie in eine gereizte Polemik gegen die Kultur des 20. Jahrhunderts ausarteten. Emil Kaufmann behauptete in seinem Hauptwerk *Architecture in the Age of Reason* von 1955, daß Sedlmayrs früheres erfolgreiches Buch *Verlust der Mitte* auf einem Mißverständnis seiner eigenen Ergebnisse gegründet war.

Der Geist der Wiener Schule hat sich heute über viele Länder ausgebreitet. Ihre Fortsetzung in Wien kann durch das Werk von Otto Benesch (1896-1964), Otto Pächt (1902-1988) und Karl Maria Swoboda (1889-1977) gekennzeichnet werden. Ernst H. Gombrich, langjähriger Leiter des Warburg-Instituts in London, entstammt ihrer Tradition und hat verstanden, diese mit der Ikonologie der Warburg-Schule zu verbinden. Ernst Kris (1900-1957) hat versucht, die Psychoanalyse als Hilfsmittel für die Kunstgeschichte heranzuziehen. Emil Kaufmann (1891-1953) hat revolutionäre Tendenzen der Architektur erforscht und sie zusammenfassend in dem erst nach seinem Tode erschienenen Buch *Architecture in the Age of Reason* niedergelegt. Sein frühes Buch *Von Ledoux bis Le Corbusier* von 1933 war ein fruchtbarer Versuch, das 18. Jahrhundert mit dem 20. Jahrhundert zu verknüpfen. Der russische Kunsthistoriker Michael W. Alpatow (1902-1986) weiß sich ebenso im Einflußbereich der Wiener Schule wie zahlreiche italienische Forscher. Der Schweizer Hans R. Hahnloser setzte sich mit den Grundlagen der mittelalterlichen Architekturpraxis auseinander, Karl von Tolnay mit dem Werk Michelangelos und Fröhlich-Bum mit dem Manierismus Parmeggianinos. Sie alle arbeiten mit dem Rüstzeug, das sie in der Wiener Schule der Kunstgeschichte mitbekommen haben.

Wie Florenz und Rom, Berlin und Basel hat Wien in der Kunstwissenschaft eine historische Rolle gespielt und seine Tradition an neue Kristallisationszentren weitergegeben. Das Erbe wird heute vor allem in Princeton, New York und London verwaltet, wo das Bewußtsein für die Impulse lebendig geblieben ist, die für die Kunstgeschichte von Wien ausgegangen sind. So wie in Kunst, Literatur und Musik des 20. Jahrhunderts eine bestimmte Konzeption sich von Wien aus über viele Länder verbreitet hat, ging auch die in Wien zuerst erarbeitete Methode der Kunstgeschichte in viele Länder der Erde und ist wesentlich für die Situation der zeitgenössischen Kunstgeschichte.

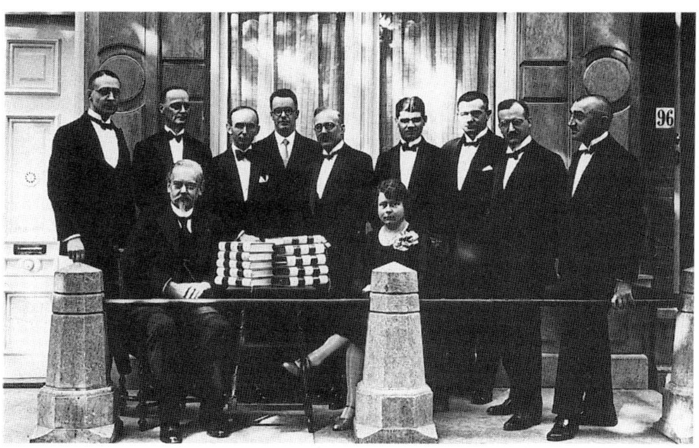

Gruppenbild mit Cornelius Hofstede de Groot (links sitzend) und seinen Schülern

Die Entdeckung der Form

Kunst als Wirklichkeitserkenntnis

Im Gegensatz zur vorwiegend materialistisch bestimmten Kunstanschauung der Mitte des 19. Jahrhunderts und zu den verschiedenen Formen, mit denen man in Erarbeitung einer Methode Schritt für Schritt an das Forschungsobjekt heranging, tauchten gegen Ende des Jahrhunderts Tendenzen auf, die von einem vollkommen neuen Blickpunkt ausgingen. Im Rückgriff auf Goethe, Schelling und Hölderlin sowie auf Immanuel Kant konzentrierte man sich auf die Form als den Schlüssel zum besseren Verständnis des Kunstwerkes.

Schon Johann Wolfgang von Goethe hatte die Form nicht als etwas dem Kunstwerk von außen Zugefügtes angesehen, sondern als das sichtbar gemachte Lebendige. Die auf die Form gerichtete Methode Giovanni Morellis war ebenfalls eine von objektiven Kriterien ausgehende Aneignung des Kunstwerkes. Auch bei Jakob Burckhardt und Robert Vischer lassen sich vergleichbare Ansatzpunkte für eine auf das Formale gerichtete Kunstanschauung finden, die dann im Werk von Conrad Fiedler (1841-1895) programmatisch formuliert wurden.[1] Erst in jüngster Zeit wird die Leistung Fiedlers entdeckt. Herbert Read und Roberto Salvini haben ihn geradezu an den Anfang einer neuen Epoche der Kunstphilosophie gestellt und seine Bedeutung für die Kunstanschauung des 20. Jahrhunderts als bahnbrechend bezeichnet.

Fiedlers Zugang zur Kunst bestand zunächst in einem Engagement als Mäzen. Er war ein Freund Hans von Marées' und Adolf von Hildebrands. Es gelang ihm, vom Schaffensprozeß des Künstlers ausgehend, zu einer neuen Beurteilung des künstlerischen Tuns überhaupt zu kommen, das er als eine Auseinandersetzung mit der Wirklichkeit definierte und nicht mehr als eine illusionistische Wirklichkeitswiedergabe.

Conrad Fiedler hatte zunächst Jura studiert, seine Interessen gingen aber über die juristische Praxis hinaus. Entscheidend wurde für ihn die Begegnung mit dem Maler Hans von Marées, dessen Bedeutung er, ohne zunächst Bilder des Malers gesehen zu haben, erkannte, und für den er zeit seines Lebens eingetreten ist. Allein die Persönlichkeit Marées' hatte ihn überzeugt: »Er schien beseelt von dem felsenfesten Vertrauen auf die eigene Sache ... so stark war die Kraft seiner Persönlichkeit, daß diese Überzeugung, die man an ihm wahrnahm, zu einer Macht wurde über seine Umgebung. Wer an den seltenen Mann herantrat, der wurde von dieser Macht erfaßt, noch ohne von seinen Leistungen etwas gesehen zu haben.«

Hans von Marées (1837-1887) hat sich auch theoretisch mit der Kunst auseinandergesetzt. Er ging von der Sichtbarkeit der Wirklichkeit aus, die bestimmten Gesetzen unterliege. »Sehen lernen ist alles«, war daher einer seiner Leitsätze, dem von Alexander von Villers aus dem Jahre 1868 vergleichbar: »Sehen ist nicht sehen, sehen ist erkennen.«

Hans von Marées suchte die Beziehungen des Menschen überhaupt und des Künstlers im besonderen zur Natur in ihrer Gesetzlichkeit zu begreifen und so zu einer Versachlichung des künstlerischen Prozesses beizutragen. Für ihn stand fest, daß es sich bei der künstlerischen Tätigkeit um einen Erkenntnisprozeß handelt.

Mit diesen Gedanken kam Conrad Fiedler durch vertiefende Gespräche mit Hans von Marées und dem Bildhauer Adolf von Hildebrand (1847-1921) zu seiner grundlegend neuen Kunstanschauung. In seinen Schriften *Über die Beurteilung von Werken der bildenden Kunst* (1876), *Bemerkungen über Wesen und Geschichte der Baukunst* (1878) sowie *Über den Ursprung der künstlerischen Tätigkeit* (1887) formte sich seine Anschauung, die die Ästhetik generell aus dem Bereich der Erforschung des spezifisch Künstlerischen herauslöste:

»Nicht aus der Ästhetik darf der Begriff des Schönen verbannt werden; denn diesen Begriff zu ergründen ist die eigentliche Aufgabe der Ästhetik: wohl aber muß die Ästhetik aus dem Bereich der Kunstbetrachtungen verbannt werden; denn beide haben nichts miteinander zu tun.« Diese Erkenntnis scheint angesichts so vieler Mißverständnisse bis in unsere Zeit hinein wenig bekannt geworden zu sein.

Fiedler stellte die Kunst als etwas Eigenes, speziell zu Behandelndes dar: »Das Kunstwerk muß an die Stelle der Natur treten, erst dann werden wir aufhören, die Kunst durch die Natur sehen zu wollen; wir werden uns vielmehr der Kunst unterwerfen, damit sie uns die Natur sehen lehre.« Fiedlers neue Anschauung hat eine generelle Wende ein Denken eingeleitet, in deren Folge sowohl die neue Kunst als auch die Kunstgeschichte des 20. Jahrhunderts gesehen werden darf. Herbert Read nannte sie noch im Jahr 1953 »eine einigermaßen revolutionäre Theorie.«

1874 wurde Conrad Fiedler die Leitung des Berliner Kupferstichkabinetts angeboten, doch lehnte er ab. Er wollte sich nicht in die Laufbahn des Fachkunsthistorikers, vor allem nicht in die des Museumsmannes drängen lassen. Er brauchte den unmittelbaren Kontakt zu Künstlern: »Je weiter ich in der Ruhe des florentiner Aufenthalts in dem wesentlichen Verständnis alles künstlerischen Schaffens vordrang, desto unwichtiger und unberechtigter mußten mir alle die Beschäftigungen mit den Kunstwerken vorkommen, die den Inhalt solcher Stellungen (wie der eines Museumsleiters) bilden. All dies Treiben, welches die Kunst nur ganz äußerlich zum Gegenstande hat, steht in schneidendem Widerspruch zu dem, wonach ich strebe, und was ich im Laufe dieses Winters allerdings bis zu einem gewissen Punkte erreichte.«

Für Fiedler war die Kunst ein Unendliches und jedes Kunstwerk nur ein »... bruchstückartiger Ausdruck für etwas, was sich in seiner Gesamtheit nicht ausdrücken läßt.« Diese Auffassung ruft die Kunstanschauung Dürers und Goethes in Erinnerung. Wie Goethe vermochte Fiedler das Prinzip zu sehen und zu formulieren: »Es kann lange gemalt, gemeißelt, gedichtet, musiziert werden, ohne daß von Kunst im eigentlichen Sinne die Rede sein kann; das wird von den Handbüchern der Kunstgeschichte immer übersehen, wie sich dieselben überhaupt damit begnügen, die Kunst historisch von allen ihren Nebenseiten zu betrachten, glaubend, damit die Kunst erschöpft zu haben, während eine Geschichte der Kunst im eigentlichen Sinne, d.h. eine Geschichte der durch die Kunst vermittelten, offenbarten Erkenntnis noch zu schreiben ist.«

Auch Fiedlers Sprache erinnert an die Goethes, dem er in vielen Punkten, etwa in der Beschäftigung mit dem künstlerischen Schaffensprozeß, durchaus verwandt war. Fiedler hat dies selbst mehrfach ausgesprochen: »Lehrreich ist das Beispiel Goethes, der sein Leben hindurch nicht abließ, nach jenem

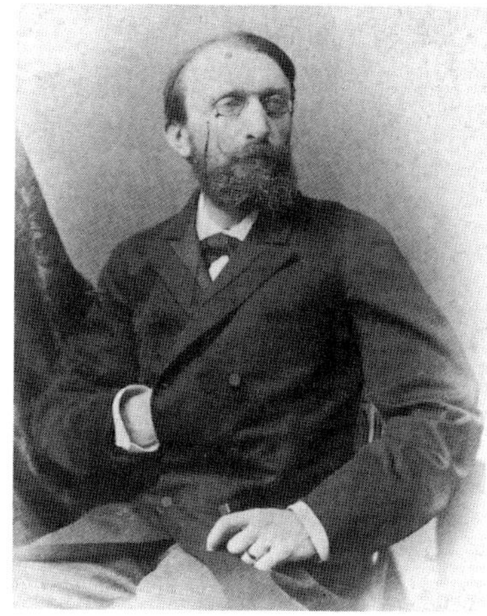

Conrad Fiedler

inneren Wesen des künstlerischen Schaffens zu suchen, zugleich aber vor jedem Kunstwerk, das ihm entgegentrat, mit erneuter Bescheidenheit nach jenem eindringenden Verständnis suchte, von dem er wohl wußte, daß er es durch keine Theorie so gleichsam im Ganzen erhalten könnte.«

Fiedler fügte in deutlicher Kritik an der Kunstgeschichtsschreibung seiner Zeit hinzu, man müsse für das Verhältnis zum Kunstwerk eine neue Form finden: »Bezeichnend dagegen ist es, daß moderne Kunsthistoriker von einem Zweifel, ob sie denn das einzelne Kunstwerk auch wirklich verstehen, nichts merken lassen; sie gehen eigentlich davon aus, daß bei ihnen dieses Verständnis vorausgesetzt werden müßte, gleichsam selbstverständlich sei; diese Sicherheit gewöhnt sich dann auch das Publikum an, und das ist die verderblichste Folge der neuen Richtung; sie macht vertraut mit den Kunstwerken und täuscht darüber, daß die Kunstwerke bei dieser Vertrautheit ganz unverstanden bleiben. Eine wesentliche Aufgabe eines Versuchs, einen neuen Standpunkt der Kunst gegenüber zu gewinnen, besteht darin, jene Sicherheit, die eine wesentliche Folge der historischen Richtung ist, zu zerstören und dem einzelnen in seiner Annäherung an die Kunst zugleich mit dem Maßstabe des Urteils doch jene Zaghaftigkeit wiederzugeben, die allein zu innerer Vertrautheit führen und aus der allein ein produktives Verhältnis zur Kunst entspringen kann.«

Die Leistung Fiedlers war die endgültige Überwindung des Historismus und des Subjektivismus in der Kunstbetrachtung. Die berühmten Kenner wie Morelli, Nicholas Ralph Wornum, Otto Mündler, Crowe und Cavalcaselle hatten mit ihrer realistischen Methode schon zwischen Original und Nachahmung zu unterscheiden vermocht; Fiedler gab neue Möglichkeiten der Erkenntnis der spezifisch künstlerischen Qualitäten.

Geradezu genial war seine Einsicht: »Es sind immer nur einzelne, die die Kunst gleichsam von vorn anfangen, die nicht in die Welt der Kunst eintreten, sondern die Welt der Kunst erschaffen; diese sind die Künstler im eigentlichen Sinne des Wortes; sie dürfen nicht nur als etwa hervorragende Erscheinungen in die Geschichte der Kunst eingeordnet werden; der Unterschied zwischen ihnen und jenen anderen ist ein fundamentaler. Nicht auf einem Mehr oder Minder beruht der Abstand der großen Meister von den anderen, sondern auf einer wesentlichen Verschiedenheit des Ausgangspunktes.«

Fiedler sah die Folgerungen seiner Erkenntnisse für die Kunstgeschichte: »Von diesem Gesichtspunkt aus betrachtet, würde die Kunstgeschichte in sehr anderer Gestalt als der herkömmlichen erscheinen. Man würde erkennen, daß die großen Erscheinungen trotz ihrer Verschiedenheiten unter sich verwandt sind, weil sie von einem gemeinsamen Ursprung direkt abstammen; es würde sich zeigen, daß die eigentlichen Verschiedenheiten, die man in jenen repräsentativen Erscheinungen sich gipfeln sah, sich vielmehr da ausbilden, wo die Kunstübung, von ihrem eigentlichen tiefsten Ursprung weit entfernt, den verschiedensten Impulsen folgend, sich in die verschiedensten Richtungen, ja auf die verschiedensten Abwege verirrt. Man würde begreifen, daß durch jene wenigen immer das Richtige in der Kunst getroffen werden muß, daß aber diejenigen, die meinen, auf dem richtigen Wege, den andere gefunden haben, fortgehen zu können, ganz unvermeidlich in Trivialität oder Verkehrtheit geraten. Auch was man so gute Tradition nennt, kann immerhin noch erfreulicher sein, als gänzliche Verirrung, aber es steht dieser letzteren immer noch näher, als der wahren Kunst ...«

Wenngleich viele dieser Erkenntnisse in neuerer Zeit in Frage gestellt werden können, hat Fiedler dennoch eine Grundlage für die objektive Kunstbetrachtung geschaffen, das spezifisch Künstlerische zum Forschungsgegenstand erhoben.

Das System Schmarsows

Wie Conrad Fiedler vor ihm und Benedetto Croce zur gleichen Zeit bemühte sich auch der Kunsthistoriker August Schmarsow (1853-1936) um eine Erkenntnis des Wesens der Kunst und um die Lösung von den vorherrschenden Begriffen der Gründerzeit auf der Grundlage der Form.[2] Seine verschiedenen Arbeiten führten zu einer Wesensbestimmung und Definition der kunsthistorischen Terminologie. Darüber hinaus kam er zur Erkenntnis von Gestaltzusammenhängen in der Kunst.

Schon als Schüler hatte Schmarsow den Wunsch, bei Jakob Burckhardt in Basel zu studieren, doch wurden seine Lehrer und Förderer Rudolf Rahn, Anton Springer und Carl Justi. Schmarsow wollte nicht nur zu einer Systematik der Künste gelangen, sondern diese auch mit dem zeitgenössischen Lebensgefühl in Einklang bringen. In seinen Leipziger Vorträgen über Kunst und Erziehung, die 1903 unter dem Titel *Unser Verhältnis zu den bildenden Künsten* erschienen, sagte er dem Zeitalter der Naturwissenschaften ab und forderte eine vollkommen neue Begründung des Künstlerischen durch die Pflege eines neuen Körpergefühls: »Deshalb erwarten wir das Erwachen des künstlerischen Sinnes viel eher auf den Tummelplätzen unserer Jugend und von den körperlichen Übungen bei jung und alt. Nicht unsere Schulzimmer, sondern unsere Badeanstalten, nicht unsere Hörsäle, sondern unser Fechtboden, selbst nicht die Zeichenstunde, sondern die Erholungspausen auf dem Hof, draußen auf grünem Rasen oder glänzender Eisbahn, beim ausgelassenen Spiel unter freiem Himmel sind die wichtigsten Stätten der ästhetischen Erziehung.« Er prangerte die Unnatur »unserer sogenannten Sittlichkeit« an.

Schmarsow sah seine wissenschaftliche Arbeit in Zusammenhang mit der seiner Kollegen Alois Riegl und Franz Wickhoff, was diese nicht hinderte, ihn heftig abzulehnen. Sein Hauptwerk *Grundbegriffe der Kunstwissenschaft* ist eine kritische Auseinandersetzung mit der Wiener Schule. Doch fühlte sich Franz Wickhoff von dem jüngeren Kollegen vollkommen mißverstanden. Wickhoffs Urteil über Schmarsow lautete: »Es ist ein Schaden für die ganze Wissenschaft, daß an einer Universität wie Leipzig, wo ein so reges historisches Leben ist, der kunstgeschichtliche Lehrstuhl von einem Manne besetzt ist, der von historischer Forschung keine Ahnung hat, nichts von den Grundproblemen der Geschichte versteht.« Zwei grundsätzlich verschiedene Methoden trafen hier aufeinander, die eine im Prinzip den großen historischen Entwicklungszügen gewidmet, die andere auf formale Analyse sowie auf eine Systematik der Kunst gerichtet.

In seiner 1891 erschienenen Schrift *Die Kunstgeschichte an unseren Hochschulen* präzisierte August Schmarsow seine Vorstellungen von der Kunstgeschichte als Wissenschaft. Er forderte bereits damals Kunstgeschichte für alle Fakultäten, ja eine generelle ästhetische Erziehung des Volkes. Schmarsow schien es nicht ausreichend, daß die Kunstgeschichte an Universitäten gelehrt wird, er wollte daneben auch sehen und zeichnen lehren, Anschauungsunterricht erteilen. Sicher zu recht glaubte er, wie später Siegfried Giedion, daß auch der Naturforscher, der Mediziner und die Angehörigen anderer Fakultäten an einer Steigerung des Anschauungsvermögens interessiert sein müßten.

August Schmarsow, der zunächst in Göttingen und später in Leipzig unterrichtete, hatte eine große Schülerzahl. Er gab Seminare in Florenz über Masaccio und italienische Skulptur, wo unter seinen Schülern auch Aby Warburg und Ernst J. Friedländer waren. Werner Weisbach (1873-1953), ebenfalls ein Schüler Schmarsows, schrieb über ihn: »Äußerlich war er korrekt, sehr zurückhaltend, mit den Allüren eines mecklenburgischen Geheimen Hofrats, den er als Titel führte. Niemals ließ er eine Aufwallung seinem gepanzerten Gemüt entweichen. Die Vorlesung über Kunsttheorie, mit der er sich einführte, war allerdings nicht glücklich gewählt. Wenn er mit mathematischen Formeln den verschiedenen Künsten zu Leibe ging, multiplizierte, subtrahierte und Wurzel zog, so wollte Renard und mir das gar nicht in den Sinn. Positivist und Rationalist von reinstem Wasser, benutzte er seinen Verstand, um mit trockener Breite alles durchzufädeln. Wohler als bei den theoretischen Unterweisungen wurde uns, wenn er an Denkmälern stilkritische Erläuterungen gab und historische Zusammenhänge darlegte. Aber daß er tieferen künstlerischen Gefühls ermangelte, konnte man bald spüren. Ich war durch das, was ich in München zu hören bekommen hatte, was ich mir von Robert Vischer, Burckhardt, Justi und Wölfflin aneignete, doch zu sehr auf eine andere geistige Richtung gewiesen, als daß ich mich mit seinem Unterricht befreunden konnte. Er hatte etwas von dem gelehrt-pedantischen und rechthaberischen kunsthistorischen Professor, wie ihn satirisch veranlagte Künstler zu schildern liebten.« Weisbach schrieb allerdings aus der Sicht eines Schülers, der mit Schmarsow erhebliche Schwierigkeiten hatte.

Ganz anders urteilte etwa Oscar Wulff, der von der Lehrtätigkeit Schmarsows geradezu fasziniert war: »Schmarsow eröffnete seine Lehrtätigkeit mit einer Einführung in die theoretischen Grundlagen der Kunstwissenschaft. Die Wirkung, welche dieses erste Kolleg auf die meisten seiner des philosophischen Denkens entwöhnten und von der neuen psychologischen Ästhetik noch unberührten Zuhörer

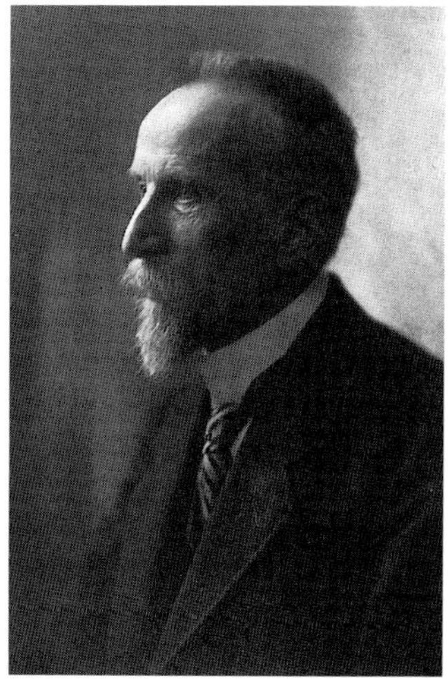

August Schmarsow

ausübte, steht mir noch in lebendiger Erinnerung. Sie rief den Eindruck völliger Ratlosigkeit hervor, nachdem schon die öffentliche Antrittsvorlesung über ›Das Wesen der architektonischen Schöpfung‹ ... mit mehr Befremden als Verständnis aufgenommen worden war. Im weiteren Verlauf steigerte sich der fast allseitige Widerspruch zu kaum bemäntelter Ablehnung aller theoretischen Belehrung.«

Die Arbeit Schmarsows kulminierte in seinem großen Werk *Grundbegriffe der Kunstwissenschaft*, das 1905 in Leipzig und Berlin herauskam. Anhand des Übergangs vom Altertum zum Mittelalter wird darin versucht, zu einer Begriffsabklärung und Begriffssystematik zu kommen, wenngleich sich das Werk im wesentlichen zu einer Auseinandersetzung mit den grundlegenden Arbeiten Alois Riegls entwickelte. In der Einleitung schon betonte August Schmarsow die Relativität der kunsthistorischen Grundbegriffe, die sich jeweils nach der künstlerischen Realität richten müßten: »Die Grundbegriffe der Kunstwissenschaft sind immer abhängig von den herrschenden Vorstellungen über das Wesen der Kunst und der Natur des künstlerischen Schaffens. Wenn die letzteren sich verschieben, ergibt sich auch bald das Bedürfnis, die ersteren einer Berichtigung zu unterwerfen.«

Die dem Materialismus entstammende Kunstwissenschaft befand sich nach Meinung August Schmarsows zu jener Zeit in einem Übergangsstadium, so daß er eine Verständigung ohne Klärung der Begriffe überhaupt nicht für möglich hielt. Er hatte erkannt, daß nur unter jeweils mit der Kunst der eigenen Zeit verbundenen Aspekten Kunstwissenschaft möglich ist.

So hat er sich folgerichtig der modernen Kunst und vor allem auch der Kunsterziehung gewidmet. Seine universalen Bemühungen, die sich auf die Pantomime, die Literatur und die Musik richteten, entsprachen dem Verlangen der Zeit, wie es auch der Jugendstil spiegelt. Im Sinne der Kunst seiner eigenen Zeit konnte Schmarsow vom Organismus unserer Kunstwelt, vom Organismus des einzelnen Werkes sprechen und sich scharf gegen die Rekapitulation vergangener Stilformen wenden: »Wie unglaublich verworren und einseitig sind die Begriffe von Heimatlichem und Volkstümlichem, von germanischem oder deutschem Wesen, die uns eingeimpft werden von Jugend auf – eben heute, nach 1870, mehr denn je zuvor, selbst in den Freiheitskriegen. Wie kurzsichtig verfahren selbst unsere Wanderprediger für Kunst und Erziehung, wenn sie immer wieder zur Nachahmung einer verflossenen Formensprache raten, d.h. zur Lehre Winckelmanns zurückkehren.«

Dessen ungeachtet war Schmarsow in der Lage, die Vorzüge etwa der Lehre Gottfried Sempers zu erkennen. Er verteidigte sie gegen Sempers Anhänger: »Die ganze Rotte von Anhängern dieser Dogmen, die Gottfried Sempers Namen für einen so namenlosen Blödsinn mißbraucht hat, muß zur Strafe auf seinen Namen eingeschworen werden, zuvor aber ihren Katechismus lernen, wie seine Lehre wirklich lautet.« Doch war er Semper gegenüber nicht unkritisch. Er erkannte im Gegensatz zu diesem unter Einbeziehung der neuen Forschungen des bedeutenden Völkerkundlers Leo Frobenius (1873 bis 1938) die Bambushütten der afrikanischen Völker als Werke der Architektur an.

Das Arbeitsgebiet Schmarsows umfaßte Relief, Malerei und Plastik, die italienische Kunst im Zeitalter Dantes, die altchristliche Architektur sowie Barock und Rokoko in neuer Sicht, ferner griechische und ägyptische Werke, ja Kunstäußerungen der sogenannten primitiven Völker. Es zeigte die neue, über die begrenzte Auffassung der auf die Renaissance gerichteten Betrachtungsweise weit hinausgehende Breite der Kunstwissenschaft. Oscar Wulff konnte seinen Lehrer August Schmarsow 1933 als den »Nestor unter den lebenden Kunstforschern« feiern, der nicht nur die Kunstgeschichte wieder mit der Kunstphilosophie und Ästhetik vereint, sondern auch zu einer streng wissenschaftlichen Systematik bahnbrechende Vorarbeiten geleistet und in seiner Lehrtätigkeit die lange vorhandene Spaltung zwischen Forschung und Lehre aufgehoben habe.

August Schmarsow hat in entscheidender Weise die deutsche Kunstwissenschaft des 20. Jahrhunderts beeinflußt, wie allein schon die Methodik der zehn Jahre nach den Schmarsowschen Grundbegriffen von Heinrich Wölfflin publizierten *Kunstgeschichtlichen Grundbegriffe* verdeutlicht. Ernst H. Gombrich hat im *Atlantis Buch der Kunst* in seinem Artikel *Kunstwissenschaft* den Mangel an Gegenstandsnähe bei Schmarsow im Vergleich zu Wölfflin beklagt. Mit weitem Horizont und großer Universalität hat August Schmarsow dennoch die Kunstgeschichte zu einer neuen Grundlegung geführt. Paul Frankl stellte schon 1914 Schmarsow neben Wölfflin und berief sich auch in seinem 1938 erschienenen, groß angelegten Werk *System der Kunstwissenschaft* auf ihn.

Intuition

Der Philosoph Benedetto Croce (1866-1952) hat auch die Kunstgeschichte beeinflußt und entscheidende Spuren seines Denkens in ihr hinterlassen.[3] Er stand am Wendepunkt von einer rationalen Geschichtsauffassung zu einer neuen Konzeption, die auch das Irrationale einzubeziehen suchte. Das Kunstwerk war ihm eine Schöpfung aus Intuition, und von diesem Begriff her suchte er das Spezifische des Künstlerischen zu verstehen.

Croce arbeitete nicht isoliert von der Tagesrealität. 1866, im Geburtsjahrzehnt der Künstler des Jugendstils geboren, hat er sich zeit seines Lebens unmittelbar in die politischen Tageskämpfe eingeschaltet und den Typ des weltfremden Philosophen verächtlich gemacht. Er war Präsident der liberalen Partei Italiens und 1920 Minister im Kabinett von Giolitti. Als der Faschismus in Italien an die Macht gekommen war, übte Croce seine vorher schon geäußerte, immer unnachgiebiger werdende öffentliche Kritik an diesem Regime im Lande selbst weiter. Unter der Herrschaft Mussolinis erschienen wichtige Bücher Croces: 1935 *Die Dichtung* und 1938 *Geschichte als Gedanke und Tat.* Croces Ruhm war so weitreichend, daß die italienische Regierung kürzlich sein Bildnis für die 40-Lira-Briefmarke verwendete.

Croce nahm in seiner Philosophie und vor allem in seiner *Ästhetik*, die 1900 zum ersten Male erschien, einen betont antihistorischen Standpunkt ein. Dabei kam seine neue Haltung dem Kunstwerk gegenüber unmißverständlich zum Ausdruck. Croce ging bis zum äußersten Extrem. Er stellte Kunstwissenschaft und Kunstgeschichte generell in Frage.

Den materialistischen und mechanistischen Vorstellungen des 19. Jahrhunderts setzte er seine Lehre von der Intuition entgegen, und die Intuition war ihm unteilbar. So wie er eine Einteilung der Künste in einzelne Gattungen nicht anerkennen wollte – er sprach vom Lessingschen Irrtum – sah er in allen Erscheinungsformen der Kunst als das wichtigste den Entstehungsprozeß an, der sich der Beurteilung entziehe.

Kunst war für ihn ein lebendiges Ganzes, und alle Unterteilungen in Fächer, Gattungen und Untergattungen, wie sie bei Kunsthistorikern so beliebt sind, erschienen ihm unberechtigt. Er sprach von »scholastischen Unterteilungen des Unteilbaren«. 1911 wies er bereits mit Nachdruck auf Conrad Fiedler und die Theorie der reinen Sichtbarkeit hin, die Betrachten und Hervorbringen zu einer Einheit gemacht habe. Croce erkannte deutlich: »Dieser Begriff der Kunst ist die unumgängliche Bedingung, wenn man die Geschichte der Kunst verstehen und erzählen will, um die sich so viele fruchtlos bemühten, weil sie sie mit der Geschichte der Ideen, der Gefühle, der praktischen Bedürfnisse, der Biographie oder Psychologie der Künstler usw. verwechseln.«[4]

Croce war ein Fanatiker der Form: »Der ästhetische Akt ist ... Form und nichts anderes als Form.« Der damals durchaus noch üblichen Begriffsspaltung in Inhalt und Form hielt er entgegen, daß erst die Beziehung vom Inhalt zur Form und umgekehrt das Kunstwerk ausmache. Isoliert seien beide gar nichts. Das Kunstwerk mußte dementsprechend für ihn einen inselhaften Charakter haben. Die außerformalen Elemente waren ihm durchaus interessant, berührten aber seiner Meinung nach den Kunstcharakter überhaupt nicht.

Die Kunstgeschichte war ihm daher eine unzulässige Bemühung. Er war der festen Überzeugung und gab dieser unmißverständlich Ausdruck, daß es geschichtliche Zusammenhänge nicht gäbe: »Die Kunst heißt Intuition, und die Intuition heißt Individualität, und die Individualität wiederholt sich nicht.«

Dessen ungeachtet hat Croce sich mit der Kunstgeschichte beschäftigt. Sie war ihm jedoch eine Wissenschaft, die erst noch entstehen, erst noch in seinem Sinne reformiert werden müßte. Vorschläge für eine solche Reform publizierte er 1917 unter dem Titel *Die Reform der Kunst- und Literaturgeschichte.* Er vertrat die Meinung, daß nur die Kunstwerke selbst, allenfalls noch die Künstler charakterisiert werden könnten, auf keinen Fall aber Epochen oder gar die gesamten Entwicklungslinien der Geschichte der Kunst. Eine seiner berühmten Erkenntnisse war, daß man Giotto nicht aus dem Trecento, sondern das Trecento aus dem Werk Giottos verstehen lernen müsse.

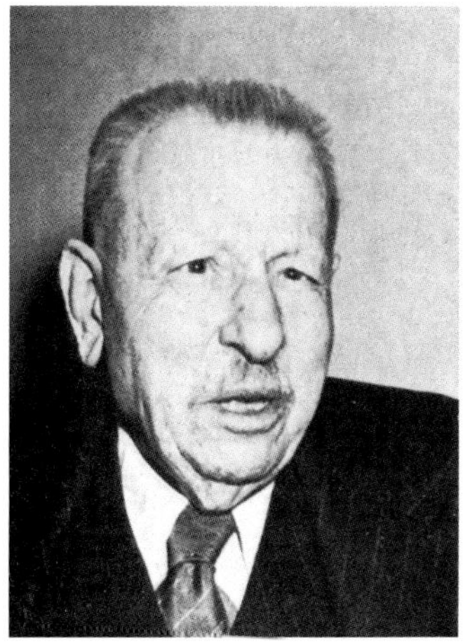

Benedetto Croce

Croce wandte sich also nicht gegen die Kunstgeschichte überhaupt, sondern gegen die damals praktizierte Methode der Kunstgeschichte, in der man sich gerade erst darauf eingestellt hatte, in Zusammenhängen zu denken. Für Croce war nur das einzelne, das lebendige Kunstwerk wichtig, in das einzudringen man versuchen müsse, um festzustellen, ob es überhaupt ein Kunstwerk sei.

Die Grenzen der Kunstanschauung des Philosophen Benedetto Croce lagen in seiner extremen Beschränkung auf das Klassische. Für ihn existierten die Formen der nicht-klassischen Kunstgeschichte gar nicht: kein Mittelalter, kein Manierismus, kein Barock. Auch die zeitgenössischen Bestrebungen der Kunst blieben ihm fremd: »In der Abstraktion geht der dialektische Zusammenhang zwischen Inhalt und Form verloren, und schließlich hat man nicht mehr die Kunst in der Hand, sondern nur diesen oder jenen Teil ihrer abstrakten Materie.«

Berühmt wurde die Auseinandersetzung Croces mit dem Werk Wölfflins. Croce warf Wölfflin vor, er komme zu Abstraktionen, die nicht der Wirklichkeit entsprächen und nannte ihn einen »Stilerforscher und Erzähler der Fabel von den Linien und den Farben«. Wölfflins »innere Geschichte« war für ihn »Pseudo-Geschichte«. Linien und Farben waren für Croce nur in Verbindung mit dem einzelnen Kunstwerk real. Die neue Betrachtungsweise, die in den Arbeiten Wölfflins zum Durchbruch kam und die man mit der gleichzeitig neu entstehenden gegenstandslosen Kunst in Beziehung setzen darf, mußte dem Konzept Croces in den entscheidenden Punkten widersprechen.

Darüber hinaus hatte Croce keine Beziehung zur Architektur, von der Burckhardt und Wölfflin ausgingen. So kam Joseph Gantner, der diese wissenschaftliche Auseinandersetzung untersucht hat, und die Verdienste des einen gegen die des anderen abzuwägen verstand, zu dem Schluß, Wölfflin sei der Neuerer, der sozusagen in Analogie zur zeitgenössischen Kunst eine Kunstgeschichte ausgearbeitet habe, mit der er die Vergangenheit in abstrakten Begriffssystemen neu zu sehen vermochte.

Wölfflins ›Grundbegriffe‹

Heinrich Wölfflin (1864-1945) steht in einer Tradition, die mit Marées, Fiedler und Hildebrand begann und die in der Konzentration auf die formale Beschaffenheit des Kunstwerks zu einer begrifflichen Systematik führte. Es ist erstaunlich, daß so gegensätzliche Denker wie Croce und Wölfflin sich programmatisch mit Conrad Fiedler identifizieren konnten und sein Werk als vorbildlich ansahen.[5] Im Sinne der veränderten Entwicklung in der Kunst wurden von Wölfflin zur Kennzeichnung und Erhellung künstlerischer Zusammenhänge abstrakte Schemata angewandt. Wie sein Lehrer Jakob Burckhardt hielt sich Wölfflin im wesentlichen an die Epoche der italienischen Renaissance. Später entwickelte er seine Begriffssystematik an einer Konfrontation der Renaissance mit dem Barock.

Der in Winterthur im Kanton Zürich geborene Heinrich Wölfflin promovierte mit *Prolegomena zu einer Psychologie der Architektur.* Im Jahre 1888 folgte sein Werk *Renaissance und Barock,* in dem er in Fortsetzung der Methode seines Lehrers Jakob Burckhardt zu einer neuen Betrachtungsweise kam. Er nahm ferner Einflüsse durch die Einfühlungspsychologie Theodor Lipps' auf, um den Wandel der Stile psychologisch deuten zu können. Schon hier stand für Wölfflin der Stilbegriff im Mittelpunkt, und die Erkenntnis und Deutung des Wandels der Stile sah er als eine Hauptaufgabe des Faches Kunstgeschichte an.

1893 wurde er auf Grund dieser Schrift als Nachfolger Jakob Burckhardts auf den Lehrstuhl für Kunstgeschichte in Basel berufen. Zeit seines Lebens hat Wölfflin sich mit Burckhardt auseinandergesetzt, als dessen legitimen Nachfolger er sich empfand. In zahlreichen Gesprächen zwischen 1893 und Burckhardts Todesjahr 1897 hat Wölfflin mit seinem Lehrer grundsätzliche Fragen erörtern können. Später hat er sich auch in Vorträgen und Berichten über Burckhardt geäußert. Das 1899 erschienene Buch *Die klassische Kunst* ist dem Andenken Jakob Burckhardts gewidmet.

Mit Recht glaubte Wölfflin im Werk Burckhardts Vorformen einer systematischen Kunstgeschichte zu finden, deren Fortsetzung und Vollendung er als seine eigene Aufgabe ansah. 1930 hielt er in Berlin seine Akademierede über *Jacob Burckhardt und die systematische Kunstgeschichte,* in der er in drei Punkten den Burckhardtschen Begriff einer systematischen Kunstgeschichte zu fassen suchte: 1. in der Kunst nach Aufgaben, 2. in der Unmittelbarkeit des Erlebens der Kunst und 3. in einer in Ansätzen vorhandenen, auf die Form konzentrierten Entwicklungsgeschichte der Kunst.

1901 wurde Heinrich Wölfflin auf den Lehrstuhl in Berlin als Nachfolger von Herman Grimm berufen. In den Berliner Jahren erschienen die bekannten Bücher *Die Kunst Albrecht Dürers* (1905) und schließlich *Kunstgeschichtliche Grundbegriffe* (1915). In dem letzten zog er die Summe seiner Anschauungen und zeigte eine neue Stufe systemgeschichtlicher Kunstgeschichte auf.

Dieses Buch wurde vor allem diskutiert, und Wölfflin sah sich in mehreren Fällen genötigt, in eigener Sache Stellung zu nehmen. So hat er sich über die Formentwicklung geäußert und einen Aufsatz *Zur Rechtfertigung meiner kunstgeschichtlichen Grundbegriffe* verfaßt (1920). Darin verteidigte er seine großenteils abgelehnte, neue Konzeption: »Das rote Tuch, das die Gemüter erregt, ist zunächst der Begriff ›Kunstgeschichte ohne Namen‹. Ich weiß nicht, woher mir das Wort zugeflogen ist: Es lag in der Luft. Das bezeichnet aber jedenfalls deutlich die Absicht, etwas zur Darstellung zu bringen, das *unter* dem Individuellen liegt. Hier setzt nun der Widerspruch laut ein: ›Das Wertvolle ist doch die Persönlichkeit in der Kunstgeschichte; die Ausschaltung des Subjekts bedeutet eine trostlose Verarmung; anstelle der Geschichte tritt ein blutloses Schema usw.‹ Nun, plumper hätte man mich nicht mißverstehen können. Was sollen denn diese Beteuerungen, wo kein Mensch die Tatsache vom Wert des Individuums bezweifelt! Was ich gebe, ist doch nicht eine neue Kunstgeschichte, die sich an Stelle der alten setzen will; es ist doch nur ein Versuch, die Sache einmal von einer anderen Seite her anzufassen, um für die Geschichtsschreibung Richtlinien zu finden, die eine gewisse Sicherheit des Urteils verbürgen. Ob der Versuch gelungen ist oder nicht, steht hier außer Frage. Ich verteidige nur das Ziel, das für jeden eine Bedeutung haben muß, der mit der Feststellung der äußeren Tatsachen die Aufgabe der Kunstgeschichte nicht für erledigt hält.«[6]

Wölfflin erklärte in seiner Verteidigung die Grundbegriffe für Hilfskonstruktionen, die nur zu einer genaueren Erkenntnis des lebendigen künstlerischen Zusammenhanges führen sollen. Ironisch meinte er: »Wenn man glaubt, mich darauf aufmerksam machen zu müssen, daß in der deutschen Kunstgeschichte zum Beispiel keine so klaren Entwicklungslinien vorkämen, sondern die Geschichte in vielfachem auf und ab, vor- und rückwärts sich bewege, so danke ich für die freundliche Absicht der Belehrung, aber die Tatsache war mir schon bekannt und sie tut hier nichts zur Sache.«

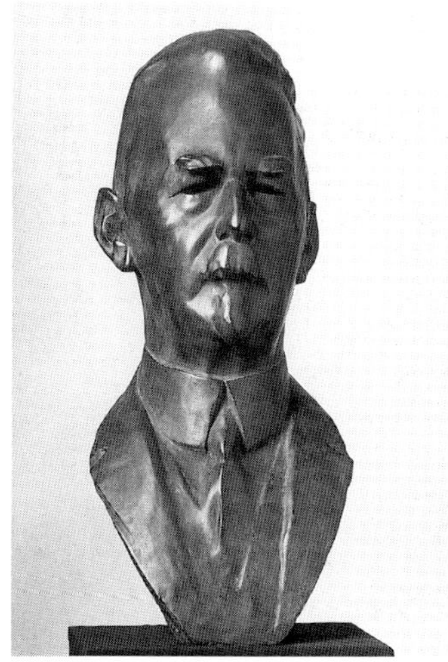

Heinrich Wölfflin

Das jetzt in 13. Auflage vorliegende Hauptwerk Heinrich Wölfflins sucht in der Tat neue Gesetzlichkeiten der Betrachtung historisch-künstlerischer Fakten aufzuschließen. Im Anschluß an vorher aufgestellte Begriffssysteme von Adolf von Hildebrand und Alois Riegl und in Auseinandersetzung mit dem Werk von August Schmarsow, gliederte Wölfflin sein Buch, das im wesentlichen wieder die Kunst der Renaissance der des Barock konfrontiert, nach Begriffspaaren. Er setzte das Lineare und das Malerische gegeneinander, die Fläche und die Tiefe, die geschlossene und die offene Form, Vielheit und Einheit sowie Klarheit und Unklarheit. Im Sinne des Untertitels »Das Problem der Stilentwicklung in der neueren Kunst« suchte Wölfflin mit diesen Begriffen die Unterschiede zwischen Barock und Renaissance zu kennzeichnen.

Ungeachtet seines abstrakt erscheinenden Schemas, war Wölfflins Arbeit immer auf das einzelne Kunstwerk gerichtet und ging vom Schaffensprozeß des Künstlers aus. Er hat selbst gezeichnet, wenngleich es nicht zu seinen Leistungen zählte, Neuzuschreibungen zu machen oder Denkmäler zu erschließen. Ludwig Baldass hat dies deutlich gemacht: »Was Wölfflin der Kunstgeschichtsschreibung gegeben hat, und woran sie nicht mehr vorbeigehen kann, ist erstens die Erkenntnis, daß es in letzter Hinsicht immer auf das einzelne Kunstwerk ankommt, daß also dessen Interpretation die erste und auch immer wieder die letzte Aufgabe des Kunsthistorikers zu sein hat, und zweitens darüber hinausgehend die Forderung, daß der Kunstgeschichtsschreiber stets eingedenk sein muß, daß er sich nicht mit irgendeiner geistigen Disziplin, einem Nebenfach der allgemeinen Geschichte oder zum Teil der Geisteswissenschaften, sondern mit der Geschichte der Kunst beschäftigt und damit die Verpflichtung übernimmt, die Erklärung zu versuchen, mit welchen künstlerischen Mitteln die erreichte Wirkung erzielt worden ist.«

In großzügiger Konzentration hat Wölfflin alles ihm unwesentlich Erscheinende beiseite gelassen, sich mit einem relativ kleinen Stoffgebiet befaßt und hier immer das Methodische in den Mittelpunkt gestellt. Es gibt bei Wölfflin keine geistesgeschichtlichen Exkurse oder Zusammenfassungen ganzer Epochen. Es drehte sich für ihn vielmehr um die stilkritische Kennzeichnung der Epochen sowie um eine genauere Erkenntnis entwicklungsgeschichtlicher Zusammenhänge.

Eine der radikalsten Kritiken übte Wölfflins Landsmann Georg Schmidt, als er in einer allgemeinen lobenden Stellungnahme nach dem Tode Wölfflins schrieb: »We cannot help realizing how failure to think historically made it possible for Wölfflin to stick to the Renaissance as thesis and the Baroque as antithesis once we are aware that though, for example, the contrast between Raphael and Rubens can be expressed as a contrast between a ›linear‹ and a ›painterly‹ approach, yet Raphael on the one hand is ›painterly‹ in relation to Masaccio and Rubens on the other is ›linear‹ in relation to Tiepolo. Going further back, Giotto is ›linear‹ in relation to Masaccio; and going forwards the Impressionists are ›painterly‹ in relation to Tiepolo. However, going back beyond Giotto to the Romanesque, and coming forwards from Impressionism to modern art, Wölfflin's *Fundamentals* lose even their purely relative meaning.« Georg Schmidt gelangte zu dem Ergebnis: »Wölfflin's categories are as useless to describe all pre-classical art before it became naturalistic, as they are to describe all past-classical art after it ceased to be naturalistic. Yet, largely on account of Cézanne, these are the very periods which concern the art historian of the post-Wölfflin era.«

Wöfflin sah sich als Formalisten unter den Kunsthistorikern seiner Zeit und schrieb in der Einleitung zu seinem Band *Gedanken zur Kunstgeschichte*: »Ich nehme den Titel als Ehrentitel an, sofern er besagen will, daß ich in der Analyse der anschaulichen Form immer die erste Aufgabe des Kunsthistorikers gesehen habe.« Mit den Werkzeugen der Formanalyse ist es Wölfflin gelungen, dem einzelnen Kunstwerk auch in der Interpretation nahezukommen, wenngleich Adolph Goldschmidt zum 60. Geburtstag Wölfflins bemerkte: »... wie denn überhaupt die Licht- und Schattenseiten seiner Lehre darin offenbar werden, daß nur wirklich Begabte imstande sind, sie selbständig anzuwenden und zu entwickeln, sehr viele aber sich der Schlagworte bemächtigen, um hinter ihnen hochklingende, aber nichtssagende Phrasen zu häufen.«

Ein Schüler Wölfflins, Wilhelm Waetzoldt, erklärte hingegen: »In den Wölfflinschen Hörsälen weht die Luft der Ateliers.« Über die Methode seines Lehrers berichtend, fügte er hinzu: »Alles kunstgeschichtliche Verhalten hebt mit dem Sehen an und findet im Beschreiben sein natürliches Ziel. Das Sehen ist die Voraussetzung für das Beschreiben, das Beschreiben die Kontrolle des Sehens. Beide Funktionen, die elementarsten und zugleich die kompliziertesten, sind Teilvorgänge der wissenschaftlichen ›Erklärung‹ eines Kunstwerkes.«

Auch von anderen Schülern wurde die Persönlichkeit Wölfflins als Hochschullehrer einprägsam beschrieben. Theodor Hetzer sagte über ihn: »Auch wer Wölfflin nur wenige Male gehört und gesehen hat, dem ist der Eindruck seiner markanten Persönlichkeit unvergeßlich: die hohe Gestalt, das sparsame, abgewogene, abgemessene Wort, inspiriert vom Kunstwerk, das es zu verdeutlichen gilt. Jede über ein Semester sich hinziehende Vorlesung war ein genau überlegtes und eingeteiltes Ganzes, jede einzelne Stunde wiederum in sich selbst geschlossen; nie wieder ist mir bei einem Dozenten ein solches Meistern des Stoffes begegnet. Form ist diesem Manne ein Bedürfnis, bewußt hat er sie gepflegt und sich darum bemüht. Er hielt Publika über das Beschreiben von Kunstwerken, stellte gute und schlechte Beispiele einander gegenüber, nicht selten sprach er im Seminar davon, wieviele Male er den Text seiner Bücher umgeschrieben habe, bis sie ihre endgültige Form gefunden hatten, wies warnend auf die ›Bücherleichen‹ hin, mit denen die Bibliotheken angefüllt seien.«

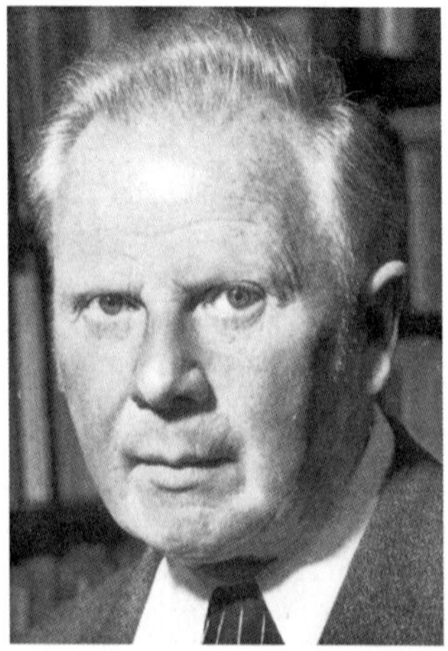

Kurt Gerstenberg

Im persönlichen Umgang war Wölfflin sehr verschlossen. Max Dessoir schrieb in seinen Lebenserinnerungen: »Man konnte stundenlang an dieser Mauer entlang gehen, ohne einen Zugang zu finden.« Sein Schüler Kurt Gerstenberg sah diese Verschlossenheit auch in den Schriftzügen: »Eigentlich kapselte er sich ununterbrochen von der Mitwelt ab, was gut aus seiner Schrift zu ersehen ist: lauter einzeln hingesetzte Buchstaben und Buchstabenpaare, kein verbindliches Ineinanderübergehen.« Doch berichtete Gerstenberg auch vom Humor des Alemannen in Berlin und daß er 1913 auf einem Fest als Araberscheich im weißen Burnus aufgetreten sei. Auf einem Faschingsfest hatte sich Wölfflin einmal von Ricarda Huch zum Verbrüderungs-Du hinreißen lassen. Als er am nächsten Morgen wieder mit der Dichterin zusammentraf, begrüßte diese ihn: »Lieber Heinrich, wie geht es dir?« Wölfflin soll sie daraufhin groß angesehen und knapp und trocken gesagt haben: »Wollen wir nicht lieber wieder zum vertrauten Sie zurückkehren?«

1912 nahm Wölfflin einen Ruf nach München an und hat dort bis 1924 unterrichtet. Wie in Berlin lehrte er auch in München 12 Jahre lang und zog sich dann in die Schweiz zurück. Bis 1934 hat er noch an der Universität Zürich unterrichtet, sich jedoch von Kollegen und Studenten isoliert gehalten. Seine letzte Vorlesung hielt er an seinem 70. Geburtstag, am 21.6.1934. Er sagte darin, daß es sein Bestreben sein werde, der Überschätzung seiner

Person entgegenzuwirken, er sei kein »großer Kunsthistoriker«. Vielleicht spricht aus dieser Äußerung Resignation, vielleicht aber auch der uneingestandene Wunsch, als Künstler hervorzutreten.

1934 zog sich Wölfflin auf seinen Familienbesitz Waldhof bei Winterthur zurück. Mehrfach spielte er mit dem Gedanken, eine Reise nach Indien zu machen »um neue Maßstäbe für die Beurteilung europäischer Kunst zu gewinnen«. Als Kurt Gerstenberg ihn fragte, ob er nicht die großen Sammlungen in Amerika sehen wolle, antwortete Wölfflin: »Was soll ich in Amerika? Das ist doch nur ein potenziertes Europa. Indien und Japan aber sind ein Wunder, wo man neue Vorstellungen sammeln kann und neue Begriffe bilden.«

Wenngleich Wölfflins *Kunstgeschichtliche Grundbegriffe* und seine Methode, die Stilentwicklung zu beurteilen, von Männern wie Benedetto Croce vollkommen abgelehnt wurde und Kollegen wie Panofsky, Wulff, Dehio u. a. erhebliche Einschränkungen machten, wirkte seine Tat doch nicht nur in der Kunstgeschichte selbst, sondern über die Grenzen dieser Wissenschaft hinaus. Die Methodik der Literaturgeschichte (Fritz Strich), der Archäologie und der Musikwissenschaft richtete sich unter Berufung auf Wölfflin nach ähnlichen Begriffssystemen. Im Hinblick auf eine Kontinuität der Methode kann Wölfflins Einfluß deutlich in Kunsthistorikern wie Paul Frankl, Hans Jantzen, Ernst Heidrich, Wilhelm Worringer, Johnny Roosval, Nikolaus Pevsner, Siegfried Giedion, Henry-Russell Hitchcock, Josef Gantner, Kurt Gerstenberg und Gotthard Jedlicka erkannt werden.

Wölfflins Leistung stellt einen entscheidenden Vorstoß zur wissenschaftlichen Disziplinierung und zu einer über das Individuelle hinausgehenden Ordnungsgesetzlichkeit in der Kunstgeschichte dar, die jedoch auch zur Einseitigkeit führte und die das Gegenteil der Methode seines Vorgängers auf dem Berliner Lehrstuhl, Herman Grimm, war. Sein Nachfolger in Berlin, Adolph Goldschmidt, Aby Warburg in Hamburg und Wilhelm Vöge in Freiburg entwickelten neue Methoden. Die Lehre Wölfflins bedurfte der Ergänzung durch die in seiner Berliner Lehrtätigkeit noch aufkommende Ikonologie eines Aby Warburg und die Denkmälerforschung von Goldschmidt und Vöge. Die neue Kunst selbst hatte zudem Wege eingeschlagen, die mit der Methode Wölfflins nicht mehr zu fassen waren. Auch die vorgeschichtliche Forschung hatte Entdeckungen gemacht, zu deren Beurteilung neue Werkzeuge erarbeitet werden mußten.

›Significant Form‹

Eine weitere Ausprägung der auf die Form konzentrierten Betrachtung vergangener und zeitgenössischer Kunst ist das Werk des Engländers Roger Fry (1866-1934), der sowohl als Naturwissenschaftler und Maler, als auch als Kunsthistoriker hervorgetreten ist.[7] Er studierte in England, Frankreich und Italien Malerei und war in seiner Kunstanschauung unter dem Einfluß von Bernard Berenson zunächst ganz auf die italienische Renaissance gerichtet. 1904 hielt er sich in Deutschland auf und traf mit Wilhelm von Bode und Georg Gronau zusammen.

Seit dem Beginn der neunziger Jahre hielt Fry Vorträge über italienische Kunst und publizierte 1899 als Frucht seiner Bemühungen ein Buch über Giovanni Bellini, das den Einfluß von Bernard Berenson zeigte. 1904 übernahm er die Leitung des Metropolitan Museums in New York unter dem Patronat von Pierpont Morgan. In den folgenden Jahren war er – teilweise zusammen mit Pierpont Morgan – in Italien unterwegs, um Meisterwerke für das Metropolitan Museum zu erwerben. In diesen Jahren entdeckte er auch die Malerei Cézannes, dessen *Selbstbildnis* er im Jahre 1925 kopierte. 1910 organisierte er die erste Ausstellung nachimpressionistischer Künstler in London, in der Werke von Cézanne, Gauguin, van Gogh, Picasso, Signac, Derain, Friesz und Matisse enthalten waren. Die Ausstellung endete mit einem Skandal. Seine Stellung als Direktor des Metropolitan Museums kündigte er wegen Schwierigkeiten mit Pierpont Morgan im Jahre 1910.

1919 kam sein Buch *Vision and Design* heraus, 1926 *Transformations* und 1927 *Flemish Art*. 1933 wurde er Professor in Cambridge. Sein Einführungsvortrag hatte zum Thema *Art History as an*

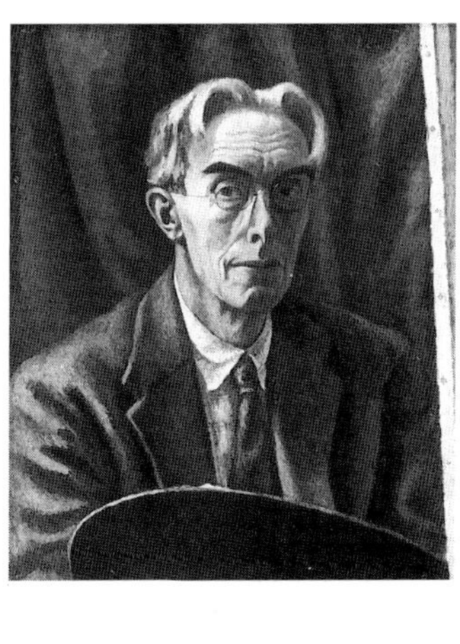

Roger Fry

Academic Subject. Seine übrigen Vorträge in Cambridge wurden nach seinem Tode im Jahre 1939 von Kenneth Clark unter dem Titel *Last Lectures* herausgegeben.

Roger Fry hat das ästhetische Bewußtsein der angelsächsischen Welt in seiner Zeit mitgeformt. Im Mittelpunkt stand für ihn immer die Idee, daß nur die Form in der Kunst wirke und daß man sich bemühen müsse, sie zu erkennen. In Fortsetzung der Tradition Ruskins hat er immer wieder versucht, die künstlerische Realität in das Leben selbst einzufügen, sich jedoch wie Burckhardt oder Wölfflin auf jene Komponente der Kunst konzentriert, die im Sinne des Klassischen als besonders formbetont angesehen wird. Er sagte: »Ich hielt die Form des Kunstwerks für seine wesentlichste Qualität, glaubte aber, diese Form sei das unmittelbare Ergebnis des Ergreifens einer Empfindung von wirklichem Leben durch den Künstler ... Ich faßte die Form und die Empfindung, die sie vermittelt, als etwas im ästhetischen Ganzen unauflöslich miteinander Verknüpftes auf.«

Qualität war für Roger Fry zu einem wichtigen Kriterium geworden, wie es auch in einem Empfehlungsschreiben Salomon Reinachs für Fry deutlich ausgesprochen wurde. Konsequenterweise wurde für Roger Fry auch die Grenze zwischen Kunst und Kunstgewerbe irrelevant und eine neue Grundlage besonders für des Verständnis außereuropäischer Kunst gelegt. Fry war in der Lage, griechische Skulptur – zum Entsetzen seiner französischen Kollegen – und afrikanische Skulptur miteinander zu vergleichen.

Clive Bell (1881-1964) führte die Tradition Roger Frys, mit dem er seit 1910 befreundet war, weiter.[8] Zusammen mit Fry traf er die Auswahl für die Nachimpressionisten-Ausstellung in London 1910. Durch Gertrude Stein kam er mit Picasso in Kontakt, mit dem er zeit seines Lebens befreundet blieb. Bell war in starkem Maße durch die ›Bloomsbury‹-Gruppe von Künstlern und Schriftstellern beeinflußt, zu denen u.a. Leonard und Virginia Woolf, deren Schwester Vanessa er heiratete, Lytton Strachey und der Philosoph G.E. Moore zählten.

1914 kam Bells Buch *Kunst* heraus, in dem er seine Theorie des Kunstschaffens formulierte und zu dem entscheidenden Begriff von den ›significant forms‹ kam, den bedeutsamen Formen. Er fragte: »Welche Eigenschaft ist allen Dingen zugehörig, die auf unser ästhetisches Gefühl wirken? Welches ist die gemeinsame Eigenschaft an der Hagia Sophia und den Fenstern in Chartres, einer mexikanischen Skulptur, einer persischen Schale, chinesischen Teppichen, Giottos Fresken in Padua und den Meisterwerken eines Poussin, Piero della Francesca und Cézanne? Nur eine Antwort scheint mir möglich – bedeutsame Form.«

Für Clive Bell trat die formale Gegebenheit des einzelnen Kunstwerkes in den Mittelpunkt. Das spezifisch Künstlerische interessierte ihn, nicht die zusammenhängende Entwicklungsgeschichte des Künstlerischen, die das einzelne Werk möglicherweise nur als eine Art Indiz oder Symptom für die jeweilige Epoche oder für übergeordnete Systeme ansieht. Gelegentlich ging er soweit, das Inhaltliche im Kunstwerk gänzlich zu ignorieren: »The representional element in a work of art may be or may not be harmful: always it is irrelevant. For, to appreciate a work of art we need bring with us nothing form life, no knowledge of its ideas and affairs, no familiarity with its emotions. Art transports us from the world of man's activity to a world of aesthetic exaltation ...« Verständlicherweise wurde diese gänzlich auf die Form konzentrierte Anschauungsweise bald scharf kritisiert und besonders von der neuen Symbolforschung der Ikonologie angegriffen. Doch die Wirkung Bells blieb, besonders in England und Amerika, stark.

In unmittelbarem Kontakt zu den nachimpressionistischen Künstlern in Paris und nicht nur zu den Bildhauern und Malern, sondern auch zu Igor Strawinsky und Erik Satie, entwickelte er eine das Qualitative in den Mittelpunkt stellende Kunstanschauung, die für die englische Kultur des 20. Jahrhunderts zusammen mit den Werken von Roger Fry grundlegend wurde.

Das Leben der Formen

Im Werk des französischen Kunsthistorikers Henri Focillon (1881-1943) fand die Formanschauung bzw. Formkonzentration einen Höhepunkt. In diesem Sinne kann er mit Benedetto Croce in Italien, Heinrich Wölfflin in Deutschland und Roger Fry und Clive Bell in England verglichen werden.[9] Henri Focillon unterrichtete an der Sorbonne, an der Yale Universität in New Haven und war Museumsdirektor in Lyon. Er wurde bestimmend in den Kulturorganisationen des Völkerbundes. Im Gegensatz zur traditionellen französischen Auffassung der ikonographischen Forschung (Mâle) stellte Henri Focillon von Anfang an die formale Seite in den Mittelpunkt, wie es in seinem 1934 erschienenen Buch

Vie des Formes zum Ausdruck kam. René Huyghe sagte über die Konzeption Focillons: »Im Verlauf seiner Studien wunderte sich Focillon immer wieder über die Tatsache, daß sich die Kunst, insofern sie eben Kunst ist, nicht durch geschichtliche Bezüge erklären läßt, da sie weder das Spiegelbild noch ein Ausfluß der Geschichte ist.«

Mit dieser auf das Spezifische der Kunst gerichteten Auffassung kam Focillon zu seiner apodiktischen Feststellung: »Das Kunstwerk existiert nur, insofern es Form ist.« Focillon beschäftigte sich mit der Kunst von ihrer formalen Beschaffenheit her. Er studierte die Formen und ihre Beziehungen zueinander sowie zu dem, was sie sagen wollen und zu ihrem Material. Selbst Fragen der Ikonographie werden von Focillon unter formal-bestimmte Kategorien gesehen. In *Vie des Formes* schrieb er: »Man kann Ikonographie in verschiedener Weise betrachten, einerseits als die Variation von Formen im Hinblick zur gleichen Bedeutung, oder andererseits als die Variation von Bedeutungen im Hinblick auf die gleiche Form.«

Wenngleich Focillon den großen Zusammenhang des Universums der Kunst überblickte, hat auch er sich im wesentlichen mit solchen Formen befaßt, die seinem Wesen besonders gemäß waren. Sein erstes Buch schrieb er über Benvenuto Cellini.[10] Ferner beschäftigte er sich mit dem Werk von Piero della Francesca, Raffael, Piranesi, Callot, Dürer, Rembrandt, Tiepolo und Hokusai sowie mit der buddhistischen Kunst. Alles floß auf der Basis des Lebens der Formen in einer umfassenden qualitativen Anschauungseinheit zusammen. Er überblickte die Kulturen des Westens und des Ostens in Gegenwart und Vergangenheit, und René Huyghe schrieb: »Nie setzte er sich jedoch der Gefahr der Zersplitterung aus, ist die Synthese doch das natürliche Ziel seiner Forschung.«[11]

Wie Wölfflin ging auch Focillon vom Denken des Künstlers, vom Schaffensprozeß aus. Er sagte von sich: »Denken wie ein Künstler – das ist die Leitidee unserer Forschungsarbeit.« Sein kleines Buch *Lob der Hand*[12] gibt das Resultat einer lebenslangen Erfahrung: »Der Geist bildet die Hand, die Hand bildet den Geist«.[13]

Seine blendende Sprache, die ihn gelegentlich seinen Fachkollegen verdächtig machte, stellt Focillons Werk in die Tradition der französischen Kunstkritik und Kunstgeschichte. Einer seiner Schüler, Charles Sterling, behauptete: »Mit einzigartigem Glanz hat Focillon eines der hohen Ziele der französischen Kunstkritik erreicht; er stellte sich einem Fromentin, einem Baudelaire, einem Courajod zur Seite.« René Huyghe fügte die Namen Louis Gillet und Emile Mâle hinzu und umriß damit die große Tradition französischer Kunstgeschichte, deren Ergebnisse Focillon zur Synthese brachte. Duncan Phillips sah in ihm einen großen schöpferischen Künstler, einen Künstler, der Wort, Intuition, Logik und Konstruktion des französischen Kritizismus in sich vereinigte.

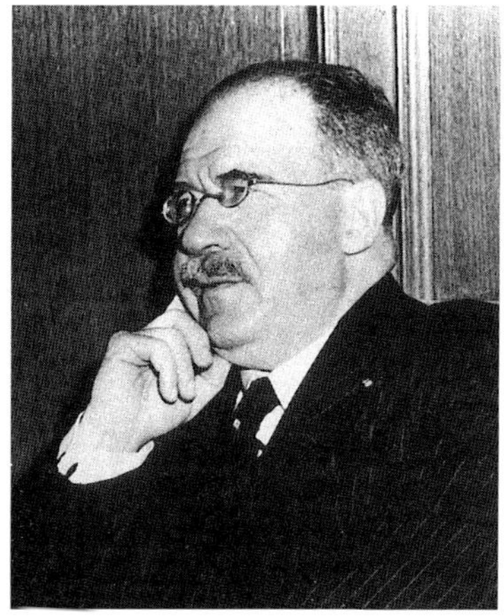

Henri Focillon

In den Jahren des Zweiten Weltkriegs war Focillon als Gast-Professor an der Yale-Universität in New Haven von starkem Einfluß auf amerikanische Kunsthistoriker. Zu seinen Schülern in Amerika zählten George Kubler, G.H. Hamilton und Caroll Meeks.

Theodor Hetzer

Theodor Hetzer (1890-1946) setzte auf deutscher Seite die Tradition der mit Conrad Fiedler begonnenen, auf die formale Seite des Kunstwerks gerichteten Forschung fort.[14] Hetzer wurde 1890 in Charkow in Rußland von deutschen Eltern geboren. Nach dem Tode des Vaters siedelte er mit der Mutter nach der Schweiz und später nach Freiburg über. Er studierte zunächst bei Vöge in Freiburg, ab 1910 in München und in Berlin bei Wölfflin, Goldschmidt, Hildebrand, Heidrich und Weisbach, vor allem bei Rintelen, dem er 1914/15 nach Basel folgte und bei dem er auch promovierte. 1934 wurde er Ordinarius in Leipzig, war aber seit 1941 häufig krank. Hetzer starb 1946 in Überlingen am Bodensee.

Wie von einigen zeitgenössischen Künstlern kann man auch von dem Kunsthistoriker Theodor Hetzer

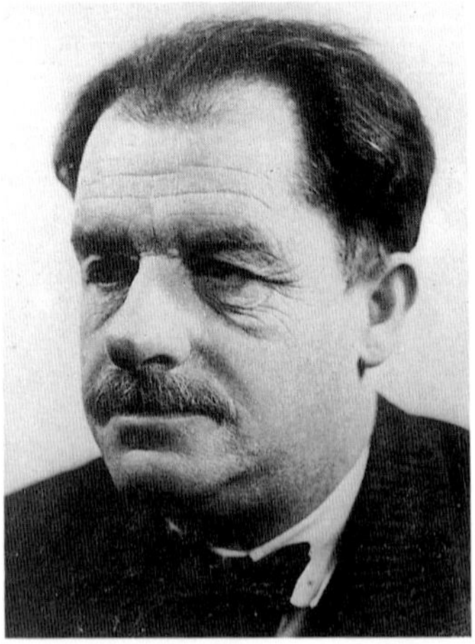

Theodor Hetzer

sagen, er habe sich immer wieder mit dem zentralen Problem der Form auseinandergesetzt und dieses nur an dafür besonders geeigneten Werken demonstriert. Mit dem Werk Hetzers läßt sich eine bestimmte Tradition umreißen. Sie geht von Giotto über Raffael, Dürer, Tizian, Poussin und Goya bis zu Cézanne, mit dem er sich in seinen letzten Lebensjahren noch intensiv auseinandergesetzt hat, wie Notizen aus dem Nachlaß erkennen lassen.

Hetzer fühlte sich nicht als »Attribuzzler«, wie Jakob Burckhardt die ausschließlich auf das Detail gerichteten Kunsthistoriker bezeichnet hatte. Im Vorwort zu seinem Buch *Dürers Bildhoheit* schrieb er 1939 ausdrücklich: »Ich habe keine Zeichnungen entdeckt, an der Chronologie nichts geändert, die ›Melancholie‹ nicht neu interpretiert ... Das Phänomen, das ich darzustellen suche, hat sich mir allmählich aus der Freude am Anschauen Dürerscher Bilder erschlossen.«

Von seinem Lehrer Rintelen auf die Gestalt Giottos hingewiesen, ging Hetzer von diesem Künstler aus, um die Kunst der nächsten fünf Jahrhunderte zu erforschen und zwar im Sinne der Kunst seiner Zeit. Im Tizian-Buch heißt es: »Über das Verhältnis von Raum und Fläche ins klare zu kommen, ist meiner Ansicht nach eine der dringendsten Aufgaben der Kunstgeschichte. Die auch heute noch weit verbreitete Auffassung, daß seit dem Aufkommen der Perspektive im 15. Jahrhundert der Raum die Fläche abgelöst habe, ist ein Irrtum, der zu einer grundsätzlich falschen Vorstellung über das Wesen und die Entwicklung der neueren Malerei geführt hat.«

Für die Beurteilung der Kunst seit Giotto hat Hetzer seine eigene Begriffssystematik erarbeitet. Über die Unterschiede zwischen den von ihm neu geschaffenen Begriffen Bildfigur und Bildmotiv sagte er: »Neben dem Bildmotiv aber mag man noch unterscheiden die Bildfigur. Sie ist dem Bildmotiv nahe verwandt, aber nicht mit ihm identisch. Während das Bildmotiv eine Vereinigung von Formen und Bildteilen in Bezug auf die Bildgrenze bedeutet und für den Gesamteindruck bestimmend ist, ist die Bildfigur partiell.«

Besondere Bedeutung maß Theodor Hetzer ganz im Gegensatz zu seinen Vorgängern der Farbe bei. Hier liegt seine persönliche Leistung. Sein Buch über Tizian ist als eine Geschichte des europäischen Kolorits bezeichnet worden. 1934 sagte Hetzer in einer Vorlesung: »Farben zu beschreiben ist schwer, ja eigentlich ein Unding. Man kann die Farbe so wenig beschreiben wie die Töne der Musik. Und der Sprachschatz reicht in keiner Weise dazu aus, und selbst, wenn man die Terminologie schaffen wollte, so wäre doch wenig damit gewonnen ...«

Doch meinte Hetzer durchaus, daß man dem Problem zu Leibe rücken müsse: »Es hat also keinen Zweck, wenn ich anfange, auf einem Bilde Tizians die Farben jeder Figur und jedes Baumes nacheinander aufzuzählen und mich dabei um möglichst genaue Beschreibung abmühe, aber es hat Zweck, wenn ich sage: zu einer bestimmten Zeit liebt Tizian reine, starke, ungebrochene Töne, starke Kontraste und einen entsinnlichten Farbkörper, der mit einem idealen Stil der Formen und Bewegungen harmoniert, in einer anderen Zeit legt er Wert auf Nuancen, Abwandlungen, Farbverwandtschaft, sinnlich reizende Farbmaterie, und in derselben Zeit tritt die ideale Bewegung, das Fortreißende zurück gegenüber einer ruhigen formalen Vortragsweise, die mich bei dem einzelnen verweilen und es genießen läßt.«

Hetzer war sich über die Beziehungen der Kunstgeschichte als Wissenschaft zur lebendigen Kunst selbst im klaren. Er sah, daß Cézanne seine Zeit zu den Quellen der Kunst zurückgeführt hat, und in diesem Sinne kam er zu ähnlichen Ergebnissen wie ein anderer Vöge-Schüler, der mit Hetzer befreundete Kurt Badt. Hetzer sah aber auch, daß die Kunstgeschichte eines Jakob Burckhardt und Herman Grimm mehr für das Fortleben Raffaels verantwortlich ist, »... als die Versuche, sich in seiner Form auszudrücken.«

Als Fazit der Forschungen Hetzers darf man einige Notizen aus dem Nachlaß betrachten: »Jedes große Kunstwerk hat seine eigene Ordnung, nach der die Teile ein Ganzes bilden. Diese Ordnung ruht im

Genie, in der spezifischen gestaltenden Begabung des Künstlers, sie ist das eigentlich Künstlerische.

Sie verwirklicht sich in einem Material – Wort, Ton, Farbe, Linie, Papier, Bronze usw. – und respektiert das Wesen und die Wünsche dieses Materials. Sie verwirklicht sich an einem Gegenstand. Mit dem Wesen dieses Gegenstandes geht der Künstler je nach Temperament – Klassiker, Romantiker, Realist usw. – verschieden um, aber die Größe des Kunstwerks, die Qualität kann in jedem Temperament erreicht werden (Raffael, Rembrandt, Dürer, Velázquez). Nicht Prinzipien, Theorien, Normen sind für die Größe maßgebend, sondern allein der Grad künstlerischer Einheit. Es gibt normative und nicht normative Künstler, verschiedene Arten der Wirkung und Schule …«

Ein großer Bogen spannt sich von Fiedler bis Hetzer in der Entwicklung der Kunstgeschichte, deren zentrales Anliegen das Studium der Form war. Im Sinne der von Heinrich Wölfflin geprägten »Kunstgeschichte ohne Namen« standen Kräfte und Bewegungen, Begriffe und Tendenzen im Mittelpunkt. Zugleich wurde den Kunsthistorikern bewußt, daß diese Vorstellungen in unmittelbarem Zusammenhang mit der zeitgenössischen Kunst standen. Heinrich Wölfflin brachte diese Erkenntnis 1914 auf die Formel: »Kunst und Kunstgeschichte laufen parallel.«

Kunstgeschichte um 1900

Der Beitrag Frankreichs

Im Unterschied zur Entwicklung der Kunstgeschichte in Deutschland, in der Schweiz und in Österreich, hat sich die ebenso bedeutsame Kunstgeschichte in Frankreich auf bestimmte Bereiche der Forschung konzentriert: auf die mittelalterliche Architektur und bildende Kunst – Archéologie im französischen Sprachgebrauch – sowie auf die französische Tradition des 15., 16. und 17. Jahrhunderts. Als Werner Weisbach Frankreich besuchte und die Kunstgeschichte des Landes mit der Deutschlands verglich, kam er zu dem Ergebnis, daß auch in Frankreich eine Polarität von den auf das Einzelwerk gerichteten Kennern und den in Zusammenhängen denkenden Kulturhistorikern bestand: »Molinier und Müntz konnten als Vertreter zweier für die französische Kunstwissenschaft bezeichnenden Betrachtungsweisen gelten. Legte die eine Nachdruck auf Stilkritik und Kennerschaft, so stützte sich die andere auf archivalische Forschung und auf eine historisch-genetische Methode (ohne daß sich da natürlich eine strenge Trennung vornehmen ließe), während eine von geisteswissenschaftlichen, philosophischen und formal-ästhetischen Grundlagen getragene Anschauungs- und Darstellungsweise, wie sie in Ländern deutscher Zunge durch Jacob Burckhardt, Carl Justi, Robert Vischer, Heinrich Wölfflin, Conrad Fiedler, Alois Riegl und andere gepflegt wurde, dort nicht zu finden war.«

Weisbach kam zu dem Schluß, daß die französische Kunstwissenschaft jener Zeit für seine eigenen Bestrebungen nichts zu bieten hatte und konzentrierte sich daher mehr auf die Schriften der Kunstkritiker, die wie die Brüder Goncourt, Fromentin und Baudelaire gerade in Frankreich entscheidende Einsichten in das Geschichtliche der Kunst vermittelt hatten.

Doch ist die Kunstgeschichte als Wissenschaft in Frankreich alt. Sie geht wie in Deutschland auf den Beginn des 19. Jahrhunderts zurück, auf die großen Leistungen von Seroux d'Agincourt, Alexandre Lenoir und Vivant Denon. Erheblichen Einfluß hatte die 1821 in Paris gegründete Ecole des chartes, die Geschichte und Kunstgeschichte zu verbinden suchte und der auch ein Lehrstuhl angegliedert war. Das 1854 gegründete Institut für Österreichische Geschichtsforschung stand wie viele andere Forschungsinstitute in Europa unter französischem Einfluß.

Die französische Kunstgeschichte fand ihre Fortsetzung in Charles Graf von Lasteyrie-Dusaillant (1800-1879). Unter Louis Philippe beaufsichtigte er den Straßen- und Brückenbau. Daneben erforschte der Graf die Techniken der Glasmalerei und der Goldschmiedekunst. Arcisse de Caumont (1801-1872) beschäftigte sich mit der Baukunst des Mittelalters und sprach bereits vom »romanischen Stil«. 1836 erschien sein *Cours d'Antiquité Monumentales* (6 Bände). Die Forscher Cahier und Martin gaben 1841 ein Werk über die Glasgemälde in Bourges heraus. Adolphe-Napoléon Didron (1806-1867) konzentrierte seine Untersuchungen auf christliche Ikonographie und schrieb *Iconographie chrétienne – Histoire de Dieu* (1843) und *Manuel d'iconographie chrétienne, grecque et latine* (1843), bahnbrechende Leistungen in diesem Bereich.

Henri Delaborde (1811-1899) war als Maler Schüler von Delaroche, richtete sein Augenmerk jedoch bald ganz auf die Kunstgeschichte. 1855 wurde er Konservator des Kupferstichkabinetts der Nationalbibliothek in Paris. Unter seinen Werken sind die zweibändigen *Etudes sur les beaux-arts en France et en Italie* (1864) sowie seine Bücher über *Ingres* (1870) und *Marc Antoine Raimondi* (1887) hervorzuheben. Auch Jules Etienne Quicherat (1814-1882) kam aus der Praxis und hat sich als Professor an der Ecole des chartes besondere Verdienste um die Wiedererweckung der französischen Tradition erworben. René Huyghe hat die Leistung Quicherats und der Ecole des chartes als Pflanzstätte bedeutender Gelehrter charakterisiert: »Nun erhielt das Kunstwerk seine ›Personalien‹ und seinen beschreibenden ›Steckbrief‹; durch seine Datierung fand es einen Platz in der Zeit, durch die Zugehörigkeit zu einer Schule wurde es im Raum festgelegt; indem man die wirkenden Einflüsse feststellte, wurde es in die große Entwicklungslinie der künstlerischen Schöpfungen einbezogen.«[1]

Mit Louis Courajod (1841-1896) erreichte die

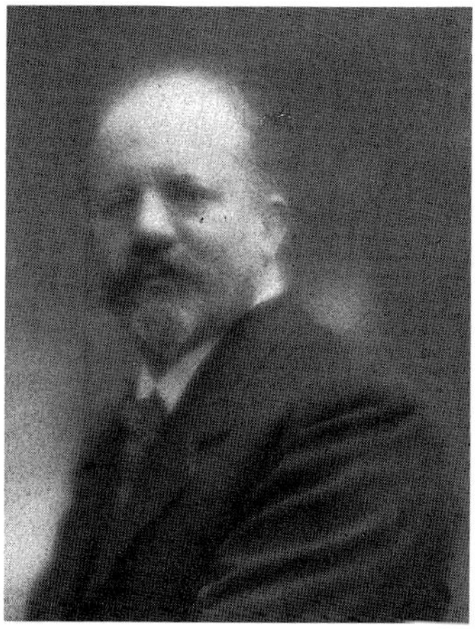
André Michel

französische Kunstgeschichte in der Mitte der zweiten Hälfte des 19. Jahrhunderts einen Höhepunkt.[2] Courajod befaßte sich nicht nur mit alten Kunstwerken, sondern auch mit der französischen Kunst des 17. und 18. Jahrhunderts. So hat er für den französischen Bildhauer Jean Warin den Œuvre-Katalog zusammengestellt[3] und ein dreibändiges Werk Alexandre Lenoir gewidmet, dem Schöpfer des für die französische Tradition so bedeutsamen Musée des monuments français in Paris. Parallel zu den Forschungen Carl Justis in Deutschland richtete Louis Courajod in Frankreich sein Interesse auf die Anfänge der Kunstgeschichte in seinem Lande.

Im Werk von Eugène Müntz (1845-1902) erlebte die französische Kunstgeschichte ihre »Renaissance-Periode«. Kulturgeschichtliche Zusammenhänge standen im Vordergrund. Müntz gab große Panoramen, etwa über die Kunst am päpstlichen Hofe oder über die Kultur der Renaissance. Wie Jakob Burckhardt in der deutschsprachigen Kunstgeschichte, zeichnete Müntz in der französischen ein dem großen Schweizer Gelehrten in vielen Punkten widersprechendes Bild der Kultur der Renaissance, das für die französische Situation bestimmend wurde. 1885 kam sein Buch über Donatello, 1891 seine Arbeit über Verrocchio, 1900 ein Buch über Raffael und 1902 eines über Leonardo da Vinci heraus. An dieser Folge kann man die persönliche Entwicklung von Müntz und zugleich seine Begrenzung ablesen. Darüber hinaus war Müntz wie Courajod auch wissenschaftsgeschichtlich interessiert. Er hat sich eingehend mit den Sammlungen der Medici sowie mit dem Paolo-Giovio-Museum in Como beschäftigt.

André Michel (1853-1925) war ein Schüler Courajods und Hippolyte Taines.[4] Seit 1896 arbeitete er als Konservator am Louvre und gab in seiner *Histoire de l'art* von 1905 bis 1929 eine große Zusammenfassung der Kunstgeschichte in 17 Bänden heraus. Nach dem Tode Michels wurde das Werk von Paul Vitry weitergeführt. Noch heute gehört es zu den Grundpfeilern der französischen Kunstgeschichte.

Den Höhepunkt der französischen Entwicklung bezeichnet das Werk von Emile Mâle (1862-1954), der eine neue Sicht der französischen Tradition erschloß.[5] Frankreich verdankt ihm vor allem neue Erkenntnisse für seine religiöse Kunst. Emile Mâle, der auch für die Methode der Kunstgeschichte Bahnbrechendes geleistet hat, wirkte als Lehrer an der Sorbonne – seit 1912 war er dort Professor – auf die junge Generation und erreichte eine ikonographische Genauigkeit der Denkmälerkenntnis, die eines der besonderen Kennzeichen der französischen Kunstgeschichte geblieben ist. Sein großes Werk *L'art religieux du XIIIe siècle en France* (1898) wurde auch in England (London 1902) und Deutschland (Straßburg 1907) berühmt. Es gibt eine grundlegende Untersuchung der Stoffe in der mittelalterlichen Kunst sowie des Beitrages der geistlichen Auftraggeber, die die Programme der großen Zyklen konzipiert haben.

Während des Ersten Weltkrieges löste Emile Mâle einen Streit zwischen deutschen und französischen Fachkollegen aus, als er sich dazu hinreißen ließ, in einer durch den Krieg bedingten Polemik die deutsche Baukunst des Mittelalters als nicht eigenständig zu diffamieren.[6]

Emile Mâle gehört zu den Vorbereitern einer kunsthistorischen Methode, die vor allem in den letzten Jahrzehnten eine große Anhängerschaft gefunden hat, der Ikonologie. Seine aus exakter

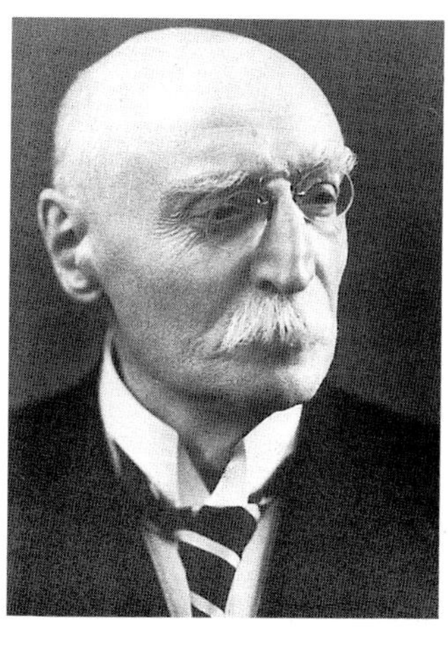
Emile Mâle

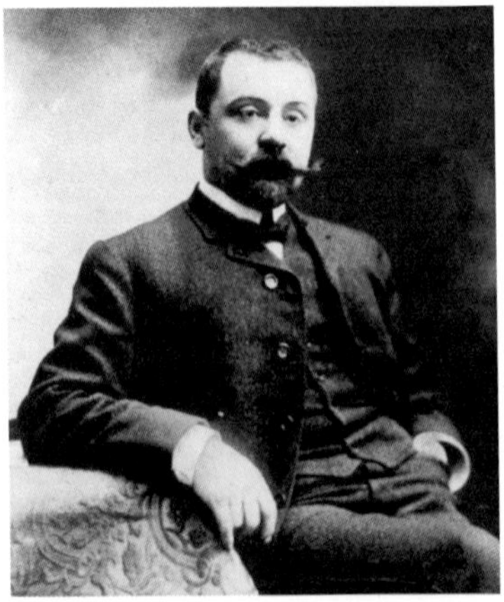

Elie Faure

Kenntnis der mittelalterlichen Kunst entwickelte Symbolforschung ist einer der wichtigsten Beiträge Frankreichs zur Kunstgeschichte überhaupt.

Durch Elie Faure (1873-1937) wurde die Verbindung zwischen Vergangenheit und Gegenwart hergestellt, da sich dieser Gelehrte mit der gleichen Intensität sowohl den alten Kulturen aller Erdteile wie auch der Kunst des 20. Jahrhunderts zuwandte.[7] Die Qualität des einzelnen Werkes – mochte es von einem anonymen indischen Künstler, einem berühmten chinesischen Maler, von Velázquez, Goya oder Cézanne sein – stand für ihn im Mittelpunkt. Auf die Entwicklung der neueren Kunstgeschichte in Frankreich, besonders auf die Arbeiten von André Malraux und René Huyghe, hat Elie Faure stark gewirkt. Faure war in starkem Maße von Henri Bergson beeinflußt und ging weit über die Grenzen des Wissenschaftsbereichs der Kunstgeschichte hinaus. In der Dreyfus-Affäre nahm er im Sinne Zolas für den Angeklagten Partei. Er setzte sich für die Gründung von Arbeiteruniversitäten ein und lehrte an einer der neugegründeten Institutionen in den Jahren 1905 bis 1909. Als im Jahre 1909 der erste Band seiner *Geschichte der Kunst* erschien, wurde es ein internationaler Erfolg.

Einen weiteren Impuls erhielt die französische Kunstgeschichte durch Salomon Reinach (1858-1932), der sich – Mâle vergleichbar – mit mythischen, kultischen und religiösen Symbolen beschäftigte und vor allem die Vorgeschichte neu ins Blickfeld rückte. 1905 bis 1912 kam sein fünfbändiges Werk *Mythes, cultes et religions* heraus. Reinach hat sich aber auch mit der griechischen und der römischen Kunst sowie in einem zusammenfassenden Überblick unter dem Titel *Apollo – Histoire générale des arts plastiques* (Paris 1904) mit der Gesamtentwicklung der Kunst befaßt. In dem in viele Sprachen übersetzten Buch gab Reinach eine Darstellung der Weltentwicklung von den Ursprüngen der Kunst bis zu den künstlerischen Äußerungen seiner eigenen Zeit, zum Jugendstil und den Formen einer Neubesinnung der Kunst im Werk von Rodin und Meunier. Die Einwirkungen aus Japan erkannte er in ihrer Bedeutung sowie die Herkunft des Jugendstils aus England und von den Lehren Ruskins.

Reinach suchte Perspektiven für die Kunst des 20. Jahrhunderts aufzuzeigen und sah deutlich die im Sinne der technischen Entdeckungen und des neuen Lebensgefühls notwendig gewordenen Wandlungen: »Welcher Künstler, und wäre er auch begabt wie ein van Eyck, wollte heute noch mit der lichtempfindlichen Platte in Wettstreit treten? Was wir vor allem von der Kunst verlangen, ist das, was die Photographie, selbst die polychrome, nicht geben kann, die suggestive Schönheit der Formen und der Bewegungen, die leuchtende Kraft oder das geheimnisvolle Dunkel der Farbe, mit einem Wort, im Bereiche der Kunst den Ersatz dafür, was die Poesie in der Literatur ist.«[8]

Bereits 1904 vermochte Reinach die Kunst des 20. Jahrhunderts visionär vorauszuahnen: »Ich bin davon überzeugt, daß die Kunst des 20. Jahrhunderts gleichzeitig ebenso idealistisch und poetisch wie volkstümlich sein wird; sie wird die ewige Sehnsucht des einzelnen, der ganzen Menschheit befriedigen mit dem, was dem alltäglichen Leben fehlt und es verschönert, mit dem wahren Luxus, den unsere Gefühle erheischen, und den kein Fortschritt rein materieller Natur ersetzen kann.«

In seiner Schrift *L'art et la magie* (1903) bewertete Salomon Reinach die nicht-materiellen Kräfte im Kunstwerk neu, indem er schrieb: »Es würde eine große Übertreibung sein, vorzugeben, daß Magie die einzige Quelle der Kunst sei und den Anteil abzuleugnen, den Nachahmungsinstinkt oder Ausschmückung spielt, oder der Drang, Gedanken auszudrücken. Aber es scheint, daß der Hauptantrieb der Kunst im ›Age du Renne‹ mit der Entwicklung der Magie verbunden war.« Allerdings war diese Wende in der Anschauungsweise des Künstlerischen bereits im späten 19. Jahrhundert von Paul Gauguin eingeleitet worden.

Reinach war Direktor des Musée des antiquités national in St.-Germain-en-Laye. Er war vorwiegend Archäologe und Prähistoriker. Zusammen mit der des Höhlenforschers Henri Breuil (1877-1961) stand Reinachs Auffassung der Kunst in Einklang

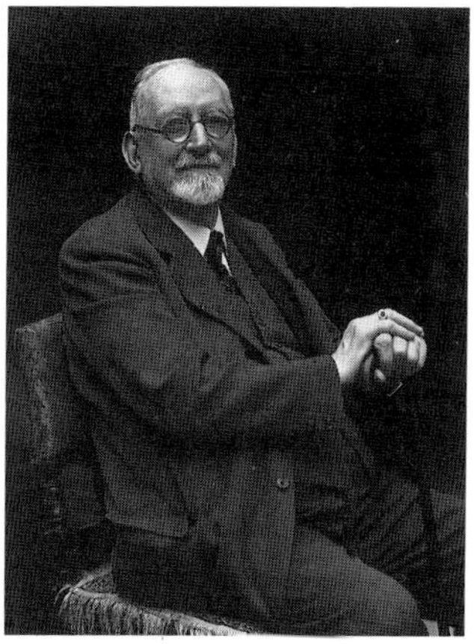

Adolfo Venturi

mit der Kunst seiner eigenen Zeit, die zu neuen Quellen des Ursprünglichen, des Elementaren und des Magischen zurückzufinden bemüht war. Reinach und Breuil können in diesem Sinne mit dem im Prinzip auf die Erkenntnis des Inhaltes gerichteten großen Forscher Emile Mâle zusammen gesehen werden. Wichtige neue Erkenntnisse wurden in Frankreich auch für die Erforschung afrikanischer Kulturen erarbeitet, u.a. durch Marcel Griaule (1898-1956) und Claude Lévi-Strauss (geb. 1908). Während Griaule sich im wesentlichen auf die Kunst der Dogon konzentrierte, entwickelte Levi-Strauss neue Konzepte für die Beurteilung afrikanischer Kultur.

Die weitere Entwicklung der Kunstgeschichte in Frankreich wurde bestimmt durch Camille Enlart, René Huyghe, Paul Vitry, Louis Hautecœur, Marcel Aubert, Louis Grodecki, Charles Sterling, André Grabar, Pierre Francastel, Jean Seznec, Jean Adhémar, Louis Gillet, Jurgis Baltrusaitis und André Chastel.

Venturi und Ricci

Die italienische Kunstgeschichtsschreibung war im 19. Jahrhundert vor allem bestimmt durch die Kenner wie Morelli und Cavalcaselle, die eine unmittelbare Beschäftigung mit dem einzelnen Kunstwerk anregten und nachfolgenden Generationen die Werkzeuge lieferten, um zwischen Original und Fälschung unterscheiden zu können. An diese Tradition knüpften auch Adolfo Venturi (1856-1941) und Corrado Ricci (1858-1934) an.

Venturi war ein Schüler von Cavalcaselle.[9] Er gab nach dessen Tode in der *Zeitschrift für bildende Kunst* (Jg. 1898) den ersten Lebensabriß des großen italienischen Forschers. Der in Modena geborene Adolfo Venturi hat sich mit der Tradition seines Forschungsgebietes auseinandergesetzt und nicht so sehr die Systematik und das Begriffliche als vielmehr die Wirkung des einzelnen Werkes in den Mittelpunkt gestellt. So hat er 1883 über die Galerie in Modena geschrieben, 1885 über die Geschichte der Sammlungen Rudolfs II. in Prag und 1896 über Gentile da Fabriano und Pisanello.

1901 erschien der erste Band seines monumentalen Werkes *Storia del arte Italiana.* Bis auf 25 Bände ist diese Geschichte angewachsen, der letzte erschien ein Jahr vor dem Tode des Verfassers im Jahre 1940. Es handelt sich um die umfangreichste geschichtliche Darstellung, die jemals der Kunst eines Landes gewidmet wurde.

Von 1888 bis 1898 war Adolfo Venturi Hauptinspektor der Künste in Rom. Neben seiner Tätigkeit als Professor für Kunstgeschichte an der römischen Universität und seiner monumentalen Geschichte der italienischen Kunst, die Venturi zu einer Schlüsselgestalt der italienischen Kunstgeschichte machte, hat er sich auch immer wieder mit Einzelproblemen beschäftigt, so 1920 mit Raffael, 1925 mit Francesco di Giorgio Martini, 1926 mit Correggio, 1928 mit Giovanni Pisano. Man darf das Lebenswerk Venturis als eine schöpferische Zusammenfassung aller Forschungsergebnisse über die italienische Kunst verstehen. Der rumänische Kunsthistoriker Virgil Vatanasiu erinnerte sich, daß Venturi, gefragt, warum er sich so ausschließlich der italienischen Kunst gewidmet habe, geantwortet habe, daß Italienische Kunst eine so große Komplexität habe, daß im Vergleich die Kunst aller anderen Länder für ihn von geringerem Interesse sei.

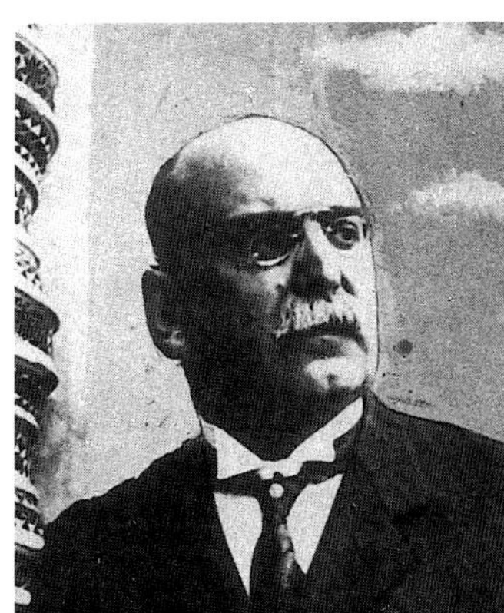

Corrado Ricci

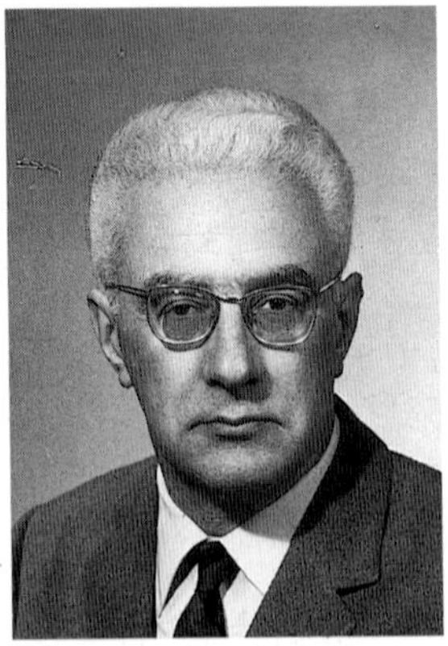

Rodolfo Pallucchini

Auch Corrado Ricci war ein wichtiger Repräsentant der Schule der Kenner. Ricci hatte viele Jahre die Position des Direktors der Brera, leitete dann die Florentiner Museen und wurde schließlich Generaldirektor der Altertümer und schönen Künste in Rom. Seine *Geschichte der Kunst in Norditalien* ist zu einem Standardwerk geworden. Auch die übrigen Publikationen Riccis, über Barockarchitektur und -skulptur, über Albertis Tempio Malatestiano und über Correggio, weisen ihn als einen der besten Kenner dieser Materie aus. Doch blieb Corrado Ricci wie Adolfo Venturi im wesentlichen auf die Kunst seines Heimatlandes beschränkt. Es ist hier noch eine letzte Nachwirkung der auf lokale Interessen gerichteten Künstler- und Kunstgeschichte zu spüren, die seinerzeit von Vasari ihren Ausgang genommen hatte. Auch Corrado Ricci ging von der Voraussetzung aus, daß »... keine andere Nation einen größeren Reichtum und größeren Ruhm aufzuweisen« habe als gerade Italien. Das Nationalbewußtsein und der Sinn für die Größe der eigenen Vergangenheit standen hier weiterhin wie in der Tradition der italienischen Kunstgeschichte im Mittelpunkt. Erst die italienische Kunstgeschichtsschreibung des 20. Jahrhunderts sollte – teils durch Croce, teils durch die Wiener Schule beeinflußt – in Robert Pane (geb. 1878), Giuseppe Fiocco (geb. 1884), Lionello Venturi (1885-1961), Mario Salmi (geb. 1889), Roberto Longhi (1890-1970), Rudolfo Pallucchini (geb. 1908), Carlo Ludovico Ragghianti (geb. 1910) und Roberto Salvini (geb. 1912) zu einer objektiven Sicht der Gesetzlichkeiten der Kunstgeschichte kommen. Die neuere Entwicklung (Zevi, Argan, Portoghesi, Barilli, Tafuri, Maurizio und Marcello Fagiolo dell'Arco) geht von der zeitgenössischen Kultur aus und gewinnt durch sie eine neue Sicht der Vergangenheit.

Bernard Berenson

Wie Adolfo Venturi von Cavalcaselle, so kam der in Wilna geborene, später in Amerika tätige Kunsthistoriker Bernard Berenson (1865-1959) von Giovanni Morelli her, dessen Methode er übernahm und erweiterte. Zusammen mit Arthur Kingsley Porter und Charles Rufus Morey hat Berenson entscheidend dazu beigetragen, der heute führenden Kunstgeschichte in den USA eine Basis zu geben.[10]

Berenson promovierte 1887 an der Harvard University und hatte schon als Student Kontakt zu dem Architekten Ralph Adams Cram (1863-1942) und zu den amerikanischen Sammlermillionären, vor allem zu Mrs. Gardener, auf deren Kunstsammlung er Einfluß nahm. Nach der Promotion sammelten einige Freunde Berensons die Summe von 750 Dollar und schickten ihn damit für ein Jahr nach Europa. Man investierte in einen Kunsthistoriker, der für die reichen Mäzene zu einem unentbehrlichen Berater geworden war. Franz Wickhoff wurde schon bald auf den jungen »Lermolieffianer« aufmerksam und schrieb über dessen Lotto-Monographie (1901): »Man könnte sagen, er skelettiert Künstler und Kunstwerk, läßt nur das künstlerische Gerüst über, den Zusammenhang aber, den das Kunstwerk durch Zweck und Inhalt mit der übrigen Welt hat, übergeht er. Die ganze Persönlichkeit, aus der man ja den Künstler wie ein Extrakt hervorziehen kann, weil sie ein Mensch mit Knochen und Fleisch ist, interessiert ihn nicht weiter, oder er will ihr nicht ganz gerecht werden.«

Berensons Fortschritte in Italien wurden laufend überprüft. Einige Geldgeber glaubten schon, ihr Geld schlecht angelegt zu haben, doch Mrs. Gardener unterstützte Berenson weiter. Über seinen er-

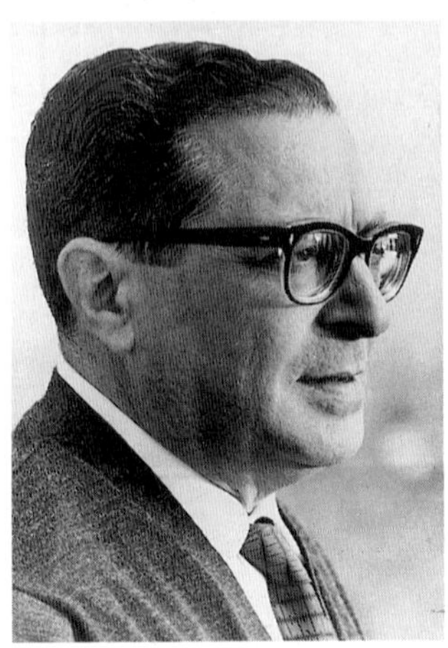

Carlo Ludovico Ragghianti

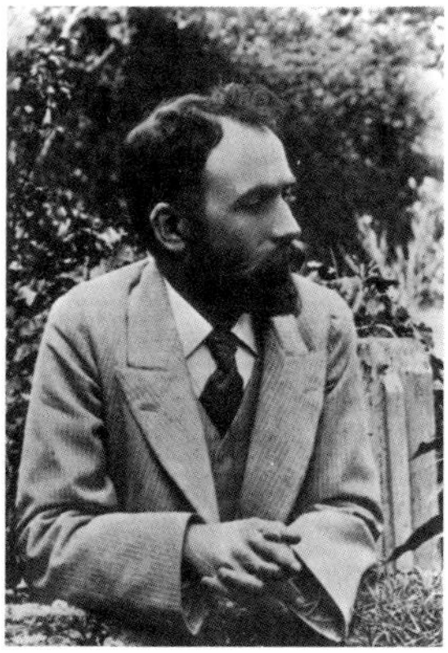

Bernard Berenson

sten Aufenthalt in Rom schrieb Bernard Berenson aus der Erinnerung am 31. Oktober 1950 in sein Tagebuch: »Ich kam im Herbst 1888 zum ersten Male nach Rom und verbrachte die folgenden Monate vom frühen Morgen bis zur Schlafenszeit auf den Beinen. Caffe latte kostete mich 5 Soldi, oft ohne Mittagessen ... Ich schlief im Atelier eines Bekannten, der mir ein Bett vermietet hatte ... Sehen war genug, und lesen, aber mehr noch Sehen ...«

1903 erschien Berensons Buch über die Zeichnungen der florentinischen Maler. Dieses Werk machte ihn mit einem Schlage berühmt. Franz Wickhoff wußte kein höheres Lob, als zu sagen, es sei so wichtig wie das Werk von Cavalcaselle. Bernard Berenson, der bald nur noch mit BB signierte, wurde als einer der wichtigsten Kenner der italienischen Kunst anerkannt. Edith Wharton schrieb, nachdem sie Bernard Berenson kennengelernt hatte, einen Roman, dessen Held die italienische Malerei der Frühzeit bewundert. Auch Marcel Proust hat von Berenson zahlreiche Anregungen für Themen über Kunst erhalten, die er in seinen Romanen verwenden konnte.

Berensons Ahnen waren Rabbiner. Er war von aristokratischem Wesen und zeichnete sich durch Eleganz und erlesene Umgangsformen aus. Seine Sprache war sorgfältig artikulierend. Sein Italienisch hat man mit dem Dantes verglichen. Es wird erzählt, daß ein venezianischer Gondoliere, der ihn in einen falschen Kanal geführt hatte und den er deshalb beschimpfte, außer sich geraten sei vor Freude über das wohlartikulierte Italienisch des Scheltenden.

Bernard Berenson wurde zu einer legendären Figur. Er hielt in seinem Wohnhaus I Tatti bei Florenz Hof. Besucher kamen aus aller Welt, um Rat zu erbitten und Bilder vorzulegen. In der Tat war sein Urteil über Werke der italienischen Malerei für seine Zeitgenossen ausschlaggebend. Mehrfach hatte er das Glück, sich in verschiedenen, auf bestimmte Details gerichteten Forschungen durch später gefundene Urkunden bestätigt zu sehen. Der englische Architekt Geoffrey Scott arbeitete für Berenson einige Jahre als Sekretär und Bibliothekar und wurde durch ihn entscheidend beeinflußt. Auch Kenneth Clark arbeitete im Jahre 1926 für Berenson in I Tatti und schrieb später in seine Autobiographie über die starken Einwirkungen von William James auf Berenson.

Berenson hat sich jedoch keineswegs auf die italienische Kunst beschränkt, wenngleich seine Veröffentlichungen alle nicht über dieses Gebiet hinausgehen. Seine berühmte, von Mortimer beschriebene Sammlung umfaßte auch chinesische Bronzen und griechische Kunstwerke. Darüber hinaus schrieb Berenson sehr früh über die Malerei Cézannes. Auch war er einer der ersten Matisse-Verehrer. Trotzdem hat er die weitere Entwicklung der modernen Kunst abgelehnt, obgleich er theoretisch deutlich sah, in welch starkem Zusammenhang Gegenwart und Vergangenheit miteinander stehen.

In seinem Buch *Ästhetik und Geschichte in der bildenden Kunst* (Zürich 1950) heißt es: »Die Vergangenheit ist nämlich unsere eigene, ist die Lebensgeschichte eines jeden Mensch gewordenen, das heißt gebildeten Einzelwesens, und sie birgt fruchtbaren Zukunftsboden, sofern man sie nicht mystifiziert und romantisiert.« Und er fuhr fort: »Jedes Interesse am Vergangenen ist so eng mit den Problemen der Gegenwart verknüpft, und wie die Gegenwart sich wandelt, wandeln sich ihre typischen Eigenheiten und mit ihr die Einstellung dem Kunstwerk gegenüber. Hierin – und nicht in der Entdeckung neuen, noch so wertvollen Materials – liegt der Grund, weswegen Geschichte beständig neu geschrieben werden muß.«

England, Skandinavien, die Niederlande und Rußland

Nach Auffassung von Erwin Panofsky war Campbell Dodgson einer der Großen der Kunstgeschichtsschreibung, auf deren Werk Nachfolgende aufbauen können.[11] Er gehörte zur Generation der Emile Mâle, Adolph Goldschmidt, Wilhelm Vöge, Bernard Berenson, Roger Fry, Aby Warburg und Heinrich Wölfflin, die so entscheidende Impulse für die Kunstgeschichte des 20. Jahrhunderts gegeben hat. Dodgson konzentrierte sich wie die meisten seiner Generationsgenossen auf eine sachliche Erforschung des einzelnen Kunstwerkes.

Diese Auffassung des Künstlerischen hatte in England bereits im 19. Jahrhundert als Unterströmung existiert. Sie wurde im Unterschied zu der Ruskins, Paters und Frys vor allem von den Museums-Kunsthistorikern gepflegt, beispielsweise von Nicholas Ralph Wornum, der als einer der ersten im Holbein-Streit wagte, die Dresdner Madonna als unbedeutend zu bezeichnen, und Charles Eastlake, der die erste zusammenfassende Geschichte der Neogotik in England, *A History of the Gothic Revival* (London 1872) geschrieben hat. Weitere hervorragende Vertreter der Kunstgeschichte in England waren in jener Zeit Tancred Borenius, A. Gardner, E.S. Prior, E.G. Millar, Lady Dilke (1840-1904) und Herbert Horne (1864-1916). Horne trat vor allem durch seine Botticelli-Forschungen hervor, die zu einer Neubewertung dieses Künstlers führten. Sein bahnbrechendes Buch *Alessandro Filipepi called Sandro Botticelli, Painter of Florence* erschien 1908 und wurde 1980 mit einer Einleitung von John Pope-Henessy neu herausgegeben.

Für Werner Weisbach stand in England wie für Erwin Panofsky Campbell Dodgson (1867-1948) im Mittelpunkt: »Da Kunstgeschichte als Fachstudium in England unbekannt war, sah sich Dodgson wesentlich auf autodidaktisches Vorgehen angewiesen. Aus einer wohlhabenden Familie stammend, hat er sich durch selbständige Bemühungen und auf ausgebreiteten Studienreisen die Grundlage eines höchst soliden Wissens verschafft. Nach Anlage und Neigung Spezialforscher, beschränkte er sich darauf, das Feld der Graphik, das er sich erwählte, mit peinlicher Genauigkeit und einem fast heiligen Ernst zu bewirtschaften. In seinem Wesen durch und durch Engländer, von einer in sich verschlossenen, etwas steifen Zurückhaltung, die sich erst nach und nach löste, war ihm vornehme Gesinnung Selbstverständlichkeit für den Gentleman und dazu kam ein Herz voll menschlicher Güte. Als Privatliebhaber legte er sich eine Sammlung moderner englischer Graphik an, die er zu größtmöglicher Vollständigkeit ausbaute, und wenn ich bei ihm war, öffnete er seine Mappen und unterrichtete mich über das mir bis dahin gänzlich fernliegende Gebiet. Mit seiner alten Mutter zusammen bewohnte Dodgson ein behagliches Haus, über dem ein Hauch des Old fashioned lag ...«

Dodgson setzte die Tradition von William Morris, der sich ebenfalls auf Buchdruck und Grafik konzentriert hatte, fort. So sind auch seine Hauptwerke, sein Buch über Albrecht Dürer (1926), oder die Bibliographie Cranachs (1900), im wesentlichen auf ein bestimmtes Sammelgebiet begrenzt, das er souverän beherrschte.

Zum ersten Male tauchten um die Jahrhundertwende auch in Finnland und Schweden bedeutende Kunsthistoriker auf, ebenso wie in Rußland, Holland und Belgien. In Finnland ist vor allem Johan Jacob Tikkanen (1857-1931) hervorzuheben, dessen Forschungen über Giotto Neuland aufgeschlossen haben. In den Jahren von 1895 bis 1900 erschien sein großes Werk über *Die Psalterillustration im Mittelalter.* Von besonderer Wichtigkeit war ferner sein Buch *Über die Beinstellungen in der Kunstgeschichte* (1912), in dem er von einem scheinbar peripheren Blickwinkel aus neue Erkenntnisse gewann.

Als Begründer der schwedischen Kunstgeschichte wird Johnny Roosval (1879-1965) angesehen, der bei Wölfflin, Goldschmidt und Frankl studierte. Sein Hauptforschungsgebiet war die Kunst des Mittelalters in Nordeuropa und Gotland (*Die Kirchen Gotlands* von 1911 und *Die Steinmeister Gotlands* von 1918). Seit 1920 wirkte er als Professor in Stockholm und formte, vor allem durch das 1912 von ihm gegründete Inventar-Werk *Sveriges Kyrkor*, einen wesentlichen Teil der jüngeren Generation schwedischer Kunsthistoriker.

Henrik Cornell (1890-1981) setzte die Tradition seines Lehrers Johnny Roosval fort und konzentrierte sich auf die spätmittelalterliche Wandmalerei in Schweden. Die Ergebnisse seiner Forschungen wurden in Zusammenarbeit mit Sigurd Wall 1917-1922 publiziert. In den Jahren 1931 bis 1957 lehrte Cornell an der Universität Stockholm.

Auch Oswald Siren (1879-1966) war von weitreichendem Einfluß. Er war Konservator am Nationalmuseum in Stockholm und seit 1923 auch Professor an der Stockholmer Universität. Er gehört zu den wenigen Kunsthistorikern, die wesentliche Bereiche der Weltkunst zu überblicken suchten. 1908 kam sein Buch über Giottino heraus, 1922 das über die *Toskanische Malerei im 13. Jahrhundert.* In den folgenden Jahren konzentrierte sich Siren immer stärker auf die Kunst Ostasiens und legte wichtige Werke wie *The Walls and Gates of Peking* (1924), *Histoire des arts anciens de la Chine* (1929/30), *Histoire de la peinture Chinoise* (1935), *The Chinese on the Art of Painting* (1936) und *Gardens of China* (1949) vor. Siren schuf mit seinen Forschungen Verbindungen zwischen dem asiatischen und dem europäischen Kulturbereich.

Der 1889 geborene Gregor Paulsson führte die Tradition bis in die Gegenwart. Ihn interessierten vor allem die Bestrebungen zeitgenössischer Künstler und die soziologische Komponente der Kunstgeschichte. 1930 war er Generalkommissar der Stockholmer Ausstellungen, von 1934 bis 1956 Professor an der Universität Uppsala. Von den Schülern Paulssons seien Anton Kriesis, der die städtebaulichen Arbeiten seines Lehrers weiterführte, und Rudolf Zeitler, der seine Forschungen der Kunst um 1800 widmete, hervorgehoben.

Die Entwicklung der Kunstgeschichte in Rußland hat wesentliche Anregungen von der Wiener Schule erhalten. Sie wurde bestimmt durch Arbeiten von Igor Emanwilovich Grabar (1871-1960), Nikodim Pavlovič Kondakow (1844-1925), D. Ainalow, Michael Wladimir Alpatow (1902-1986), Nikolaj Brunow und Aleksej Nekrassow. Besonders Michael W. Alpatow hat wesentlich zur Neubewertung der osteuropäischen Kunst beigetragen. 1925 gab er zusammen mit Oscar Wulff den Band *Denkmäler der Ikonenmalerei* heraus. 1932 publizierte er mit N. Brunow seine *Geschichte der altrussischen Kunst*. Alpatow widmete sich später auch intensiv der byzantinischen und westeuropäischen Kunst (*Italian Art During the Epoch of Dante and Giotto*, 1939; *Die Kunstprobleme der Renaissancekunst*, 1976).

In Belgien ist um 1900 auf das Werk von Max Rooses (1839-1914) zu verweisen, der die flämische Kunst in großen geschichtlichen Zusammenhängen erforschte und von seinen Zeitgenossen der »flämische Taine« genannt wurde.[12] Er bereitete die Schule der belgischen Kunstgeschichte vor, die später durch die Arbeiten von Leo van Puyvelde (1882-1965), Marguerite Devigne (1884-1965), Raimond van Marle (1887-1936) und Edgar de Bruyne (1898-1959) sowohl das Universitätsstudium als auch das Museumswesen beeinflussen sollte.[13]

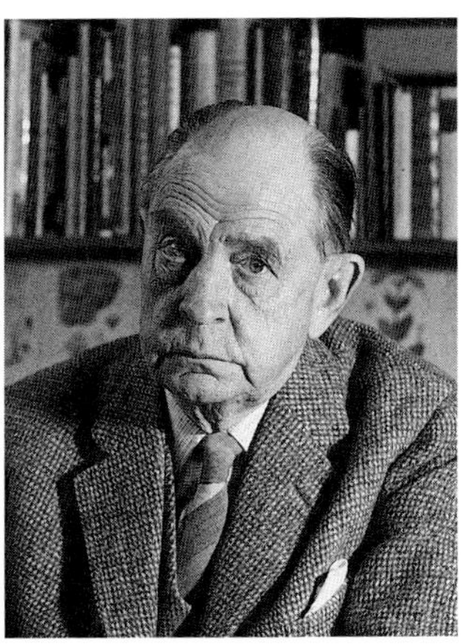

Gregor Paulsson

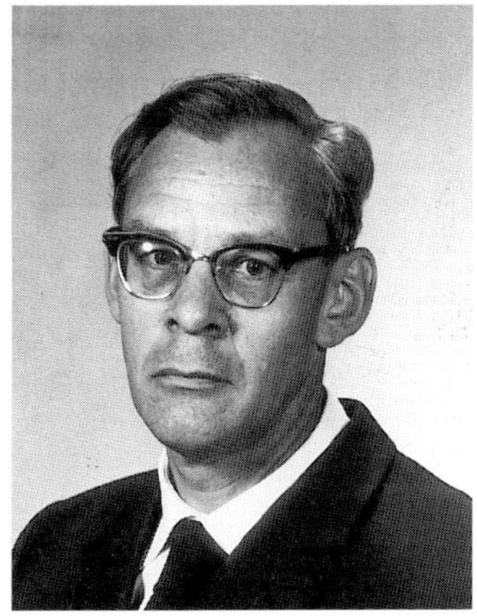

Rudolf Zeitler

In Holland standen die Arbeiten von Abraham Bredius (1855-1946), W. Martin und Cornelius Hofstede de Groot (1863-1930) im Mittelpunkt, aber auch hier immer in Konzentration auf die eigene große Vergangenheit. Besonders Hofstede de Groot, der das Mauritzhuis in Den Haag und das Kupferstichkabinett in Amsterdam leitete, hatte einen schulbildenden Einfluß auch auf Kunsthistoriker in Deutschland.[14] Von den holländischen Kunsthistorikern der Gegenwart seien Hendrik Enno van Gelder (1884-1963), Godefridus Joannes Hoogewerff (geb. 1884), Horst Gerson (1907-1978) und Hans van de Waal (1910-1972) genannt.

Adolph Goldschmidt

Durch den Deutschen Adolph Goldschmidt (1863-1944) wurde der Kunstgeschichte nach den vielfältigen system- und kulturgeschichtlichen Ausweitungen eine neue Grundlage durch die Konzentration auf das zu erforschende Material gegeben.[15] Goldschmidt hat nicht nur für die deutsche Kunstgeschichte, sondern auch für die Situation der exakten Forschung in allen Ländern Wesentliches beigetragen. Seine Lehrtätigkeit in Halle und Berlin – man kann von einer Goldschmidt-Schule sprechen – hat eine Neubelebung der Wissenschaft von der Kunstgeschichte bewirkt. Otto von Taube sprach vom »pädagogischen Genie« Goldschmidts, dem es gegeben war, sowohl als Mensch wie auch als Forscher Generationen von Kunsthistorikern zu formen. Sein kompromißloses Streben nach Genauigkeit und

Sachlichkeit hat die gefährliche Krise der geisteswissenschaftlichen Kunstgeschichte überwunden. Das Erlebnis des Kunstwerks war für Goldschmidt unabdingbare Voraussetzung, von der aus er die sachlich ermittelbaren Fakten in wissenschaftlicher Methodik zu erarbeiten strebte.

Goldschmidt kam nicht unmittelbar zur Kunstgeschichte, sondern hat nach dem Abitur zunächst im Bankfach gearbeitet, da er nach dem Wunsche seines Vaters wie dieser Kaufmann werden sollte. Zu diesem Zwecke ging er 1883 nach London. Hier betätigte er sich nebenbei aber auch als Maler. 1884 gab er schließlich den Kaufmannsberuf ganz auf und studierte drei Jahre lang an der Universität Jena. Hier erarbeitete er sich die Grundlage für das Kunstgeschichtsstudium und konzentrierte sich auf Griechisch und Latein. Nach einem Semester in Kiel im Jahre 1886 ging er zu Anton Springer nach Leipzig, wo er 1889 mit einer Arbeit über die Lübecker Malerei und Plastik promovierte.

Seiner Gesundheit wegen war er häufig gezwungen, nach der Schweiz und in den Süden zu gehen. 1890 war er in Sizilien, wo er die Kunst der normannischen Könige studierte. Die Ergebnisse dieser Forschungen wurden in den späteren neunziger Jahren publiziert. 1891 besuchte er Frankreich, England, Holland und Belgien. 1892 habilitierte er sich mit einer Arbeit, die 1895 in Berlin unter dem Titel *Der Albani Psalter in Hildesheim und seine Beziehung zur symbolischen Kirchenskulptur des 12. Jahrhunderts* erschien.

Adolph Goldschmidt wurde zunächst Privatdozent und Extraordinarius in Berlin und erhielt dann 1904 einen Ruf nach Halle als Ordinarius für Kunstgeschichte. Hier begann seine fruchtbare Tätigkeit als Universitätslehrer. Neben dem Unterricht als Professor für Kunstgeschichte beschäftigte er sich im Kunstverein Halle mit der zeitgenössischen Kunst. Außerdem war er Mitbegründer des dortigen Theatervereins.

Das Hauptforschungsgebiet Goldschmidts war die Kunst des Mittelalters. Hier hat er neue Bereiche aufgeschlossen, vor allem in der Buchmalerei und der Elfenbeinschnitzerei, die mit dem Namen Goldschmidts für alle Zeiten eng verbunden sein wird. Hans Jantzen hat die besonderen Fähigkeiten Adolph Goldschmidts im Verhältnis zu den Leistungen seiner Zeit- und Generationsgenossen Wölfflin und Vöge charakterisiert: »Weder verfügt Goldschmidt über die geistvolle Sprache eines Wilhelm Vöge noch über die bezwingenden Fähigkeiten eines Heinrich Wölfflin, mit seiner Formanalyse Gesetzlichkeiten der Kunst ans Licht zu heben. Er verzichtet darauf, das wohlpräparierte Skelett seiner Beobachtungen mit Fleisch zu umkleiden. Aber er legt den Finger auf die entscheidenden Stellen, um einen beziehungsvollen Sachverhalt aufzuweisen. Indem er nichts als Tatsachen geordnet vorlegt, kann er die geschichtliche Wahrheit aus ihnen aufsteigen lassen.«

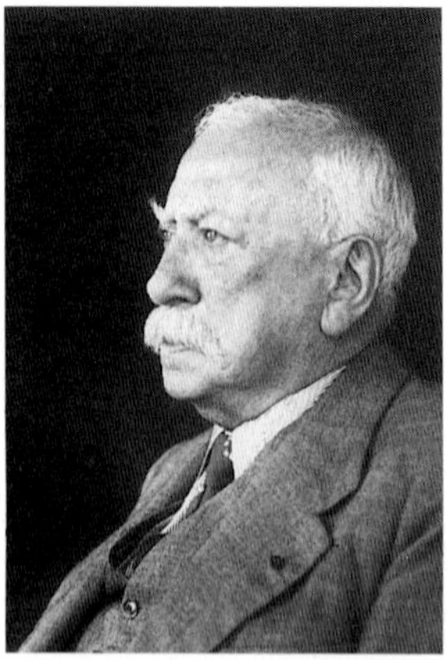

Abraham Bredius

1912 wurde Adolph Goldschmidt seiner überragenden Verdienste wegen auf den Lehrstuhl Wölfflins nach Berlin berufen, und hier begann sich seine in Halle angefangene Arbeit auszuweiten und Weltruf zu erlangen. Er wurde bald Mitglied der Akademie der Wissenschaften und Geheimrat. Der Kreis der Kunsthistoriker, die von ihm beeinflußt wurden, ist groß. Zu ihnen gehören: Adolf Behne, Ernst Gall, Alexander Dorner, Georg Tröscher, Hans Kauffmann, Erwin Panofsky, Ludwig Baldass, Hanns Swarzenski, E.F. Bange, Erich Meyer, Rudolf Wittkower, Alfred Neumeyer, Leopold Reidemeister und Walter Paatz.

Goldschmidts auf jahrelangen Forschungen beruhende Editionen der Elfenbeinskulpturen erschienen 1912, 1914, 1918 und 1923. Hinzu kamen seine Arbeiten über die romanische und die gotische Plastik, über Bronzetüren, über die holländische Bildnismalerei des 17. Jahrhunderts und über das Nachleben der antiken Form im Mittelalter. Über dieses letzte Thema hielt er 1921 einen Vortrag in der Bibliothek Warburg in Hamburg. Am selben Ort sprach er ferner über *Frühmittelalterliche illustrierte Enzyklopädien*. Vor der preußischen Akademie der Wissenschaften in Berlin berichtete er *Über mittelalterliche Schachfiguren*, vor der kunstgeschichtlichen Gesellschaft in Berlin *Über das Verhältnis von Malerei und Plastik im Mittelalter.* Ferner arbeitete er

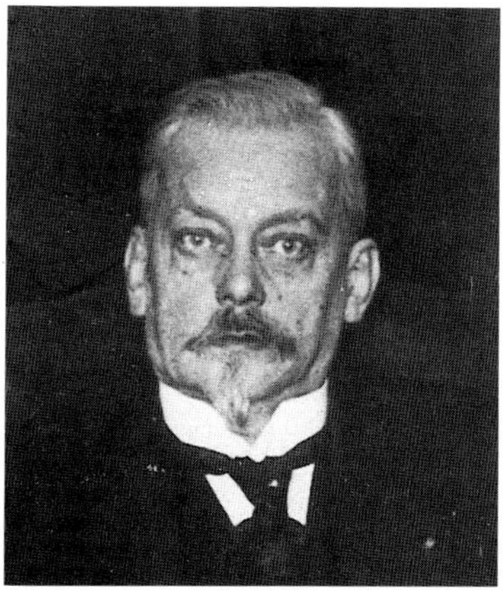

Cornelius Hofstede de Groot

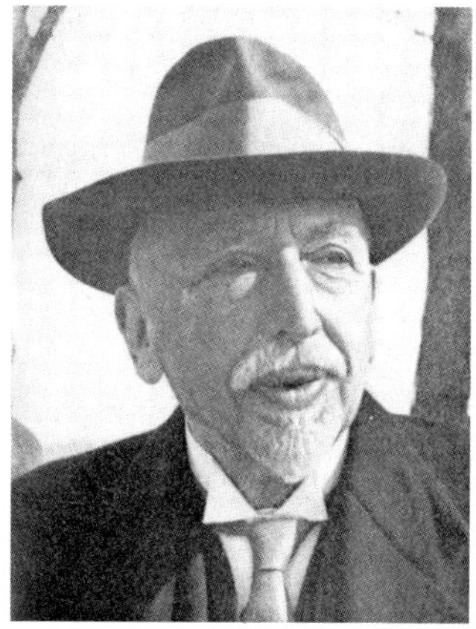

Adolph Goldschmidt

über die karolingische und die ottonische Buchmalerei in Deutschland und über die Bronzetüren in Nowgorod und Gnesen, so daß sich ein universaler Zusammenhang ergab von der byzantinischen Kunst bis zu der des ausgehenden Mittelalters.

Welch reizvolles Spannungsverhältnis zwischen den Beschäftigungsbereichen Goldschmidts bestand, zeigt sich darin, daß er auch über Max Liebermann und seine Fachkollegen sprach und schrieb. Darüber hinaus nahm er an der Begründung des deutschen Vereins für Kunstwissenschaft, an den zusammenfassenden Publikationen der deutschen Denkmäler: *Corpus Monumentorum Artis Germaniae* sowie an allen Berufsfragen lebhaften Anteil. Freundschaft verband ihn mit dem Dichter Ernst Hardt. Er war ausgesprochen musikalisch und wußte – er war Junggeselle – gut zu kochen.

Erwin Panofsky hat Goldschmidts Humor launig geschildert und vor allem auf die erste Zeit seiner Berliner Tätigkeit hingewiesen. In Berlin wirkte damals noch die Tradition Heinrich Wölfflins nach, und einige der verbliebenen Schüler Wölfflins sahen dem aus Halle kommenden Hamburger zunächst mit großer Skepsis entgegen. Dadurch ergaben sich heitere Zusammenstöße. Panofsky berichtet darüber: »Bei einem Seminarbesuch im damaligen Kaiser Friedrich Museum ersuchte Goldschmidt einen dieser Wölfflinianer in partibus, eine Landschaft von Jakob van Ruysdael zu beschreiben: ›Sagen Sie uns bitte einfach, was Sie sehen?‹ – ›Ich sehe eine Horizontale geschnitten von einer Diagonalen.‹ – ›Da sehe ich doch aber sehr viel mehr‹, sagte Goldschmidt.«

Als im Seminar des nächsten Semesters ein Referat über die Kunstanschauung des heiligen Augustin gehalten wurde, der Referent mit einer langatmigen Einführung begonnen und Goldschmidt ihn bereits mehrfach unterbrochen und gebeten hatte, zum Thema zu kommen, brachte der Student unglücklicherweise einen Vergleich: »Das Gewächs einer solchen Figur muß verglichen werden mit dem Aufbau eines gleichzeitigen Kirchturms.« Darauf kam die ruhige Frage Goldschmidts: »Was kennen Sie denn für einen Kirchturm aus der Zeit?«

Als gar ein aus Bonn gekommener Student über die Bernwardstüren in Hildesheim neue und höchst erstaunliche Theorien entwickelte – der elegant Gekleidete benutzte dabei seinen Spazierstock mit Goldknauf als Zeigestock – fragte ihn Goldschmidt am Ende seiner Darlegungen trocken: »Haben Sie das, was Sie uns da eben erzählt haben, von Professor Clemen gehört?« – »Nein, das sind alles meine eigenen Ergebnisse.« – »Denn bin ich beruhigt.«

Carl Georg Heise, ebenfalls ein Schüler Goldschmidts, hat berichtet, daß »Papa Goldschmidt« zahlreiche Buchbesprechungen publizierte, darunter auch solche über Werke seiner Schüler. So hatte er sich erboten, das erste Buch von C.G. Heise, *Norddeutsche Malerei*, zu rezensieren. Heise berichtete über die Rezension: »Sie fiel im großen und ganzen recht freundlich und positiv aus, aber am Schluß fand sich ein hartes Wort über meine apodiktische Voreiligkeit: ›Der Verfasser erweckt den Eindruck, eine zeitlang der Sekretär des lieben Gottes gewesen zu sein.‹« Heise konnte seinen Lehrer dazu bringen, diesen Satz zu mildern, wurde aber durch die darin ausgesprochene Kritik so getroffen, daß er sie nicht hat vergessen können.

Nach dem Weltkriege wurde Adolph Goldschmidt als erster deutscher Kunsthistoriker 1921 zu Vorträgen in die USA eingeladen. Er war es, der die Tradition der deutschen Kunstgeschichte nach

Amerika übertrug. Wenngleich er in Deutschland bei weitem nicht so berühmt war wie etwa Heinrich Wölfflin oder Henry Thode, so haben doch seine Genauigkeit und seine Integrität sowohl für die Fachwelt in Deutschland als auch für die internationale kunstgeschichtliche Forschung die weitesten Folgen gehabt.

Erwin Panofsky berichtete über die Anerkennung, die Goldschmidt in Amerika erfuhr: »Was ihm die Herzen der Amerikaner gewann, und was sie unmittelbarer verstanden als seine Landsleute, war die ihm eigentümliche Verbindung von Autorität und Bescheidenheit, die ruhige Distinktion seiner Erscheinung, seine entzückende Selbstironie, und die völlige Abwesenheit des Überheblich-Doktrinären.«

Und er fügte hinzu: »Er nahm das amerikanische Leben in all seinen Aspekten (einchließlich Hollywoods) mit einer fast kindlichen Genußfähigkeit an und auf, und selbst wo er Kritik übte, verstand er es, sie so einzukleiden, daß die Betroffenen selbst ihn nur um so lieber hatten.«

Eine reizende Episode ereignete sich in Amerika im Anschluß an den Vortrag eines technisch überaus versierten amerikanischen Gelehrten, der auf den Gedanken gekommen war, ultraviolette Strahlen zur Entdeckung von Fälschungen und als Hilfsmittel bei der Datierung zu benutzen. In Anwesenheit Goldschmidts, des größten lebenden Kenners von Elfenbeinen, führte er seine neu ausgearbeitete Methode anhand verschiedener Stücke vor und fragte anschließend Goldschmidt, was er von seinen Ergebnissen hielte. Goldschmidt prüfte nur sorgfältig die einzelnen Stücke und sagte dann freundlich: »First, Dr. X. you must show me a genuine ivory.«

1930 wurde Goldschmidt emeritiert; 1933 erlebte er die Machtübernahme Hitlers. Bei seinen Aufenthalten in den USA wurde ihm mehrere Male, zuletzt 1936/37, nahegelegt, nicht wieder nach Deutschland zurückzukehren. Man hatte ihm die wichtigsten Stellen angeboten, die das Land zu vergeben hat. Doch dachte Goldschmidt nicht an Emigration. Er sagte: »Wer weiß, wie lange ich noch nützlich sein kann? Wenn ich zu alt werde, müßten mich die Amerikaner am Leben erhalten, die doch gar keine Verpflichtung gegen mich haben. Der preußische Staat, dem ich seit mehr als vierzig Jahren gedient habe, schuldet mir eine Pension.« Dennoch mußte Goldschmidt schließlich angesichts der nationalsozialistischen Bedrohungen die Flucht ergreifen. Im Jahre 1939 übersiedelte er nach Basel, wo er 1944 verstorben ist.

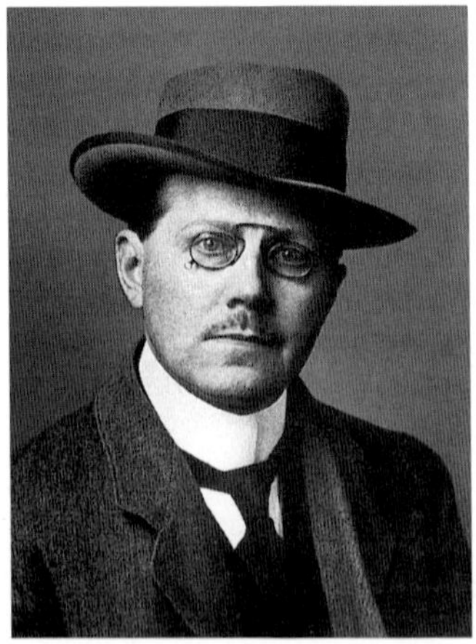

Wilhelm Vöge

Wertende Kunstgeschichte

Das Werk des deutschen Kunsthistorikers Wilhelm Vöge (1868-1952) muß eigentlich erst entdeckt werden.[16] Seine Bedeutung im Rahmen der kunstgeschichtlichen Entwicklung wird bis heute und, durch das Fehlen von Übersetzungen, besonders in anderen Ländern weitgehend unterschätzt. In Vöges Werk fallen die so unterschiedlichen Methoden Wölfflins und Goldschmidts zusammen, so daß man sagen darf, daß sowohl die materialgerechte als auch die formanalytische Methode zu einer Synthese geführt wurden.

Erwin Panofsky charakterisierte die Arbeitsweise Vöges mit den Worten: »Seine Methode war ... ebenso universell wie sein persönliches Verhältnis zu den Dingen individualistisch war: Sie vereinigte die Sensibilität und das Materialgefühl des Kenners mit dem Forminteresse des Stilanalytikers, die Genauigkeit des Bibliothekars, Paläographen und Urkundenforschers mit dem Deutungsbedürfnis des Historikers, des Psychologen und des Ikonologen.« Der höchst individuelle Stil Vöges bereitet jedoch erhebliche Schwierigkeiten. Vöge bildet auch insofern eine Ausnahme, als er sowohl die Museums- wie auch die Universitätslaufbahn absolviert und in beiden Bereichen Hervorragendes geleistet hat.

Vöge kam wie Goldschmidt aus der Schule Anton Springers. Er hat in Leipzig mit dem Studium begonnen. Gleichzeitig sah er sich in den Berliner Museen um, die später für viele Jahre seine Arbeitsstätte werden sollten. Von Leipzig aus ging Vöge für einige Semester nach Bonn, wo er bei Justi und Thode hörte und Freundschaft mit Paul Clemen, Aby Warburg und Karl Lamprecht schloß. Zur Promotion ging er nach Straßburg zu Hubert Janitschek. Das Thema seiner 1891 veröffentlichten Dissertation bei Janitschek war: *Eine deutsche Malerschule um die Wende des ersten Jahrtausends.* Darauf besuchte er Frankreich, wo er sich mit seinem Spezialgebiet, der französischen Plastik des 12. Jahrhunderts, beschäftigte. Vor allem interessierte ihn der entscheidende Übergang von der Romanik zur Gotik. Er erkannte, daß mit dem Königsportal von Chartres die gotische Kunst beginnt.

1894 war Wilhelm Vöge – teilweise zusammen mit Adolph Goldschmidt – in Italien und bereitete sein Buch *Raphael und Donatello* vor, das 1896 erschien. Vöges auf Qualitätsfragen gerichtete Methode führte zu dem mit aller Deutlichkeit formulierten Ergebnis, daß Stilbegriffe von den Großen einer Bewegung abgeleitet werden müssen und nicht von den zahlreichen Nachahmern, die von diesen nur übernehmen.

Er sagte: »Die Idee von der ›organischen‹ Entwicklung der Kunst und unser Wissen vom Genius stehen, meine ich, in keinem Gegensatz miteinander. Sind es doch gerade die Größten, in denen ›Entwicklung‹ sich darstellt, die andern zählen kaum. Über die Häupter der übrigen hinweg reichen jene einander in goldenen Schalen den begeisternden Trank.«

Diese Sätze sind zugleich ein Beispiel des Vögeschen Stils. Vöge liebte es, sich auch dichterisch auszusprechen, ins Aperçuhafte abzuschweifen, wenn er bestimmte sachliche Voraussetzungen erfüllt zu haben glaubte. Ein Beispiel für seinen späteren, beinahe schon expressionistischen Stil ist der Aufsatz *Zu Konrat Meit*: »Die Art, wie zum Beispiel die Oberlippe durch kleine Grübchen gegliedert und emporgestülpt sind (Die Mundwinkel!) und wie sie so energievollen Ausdrucks sind, ist verblüffend ähnlich.« – »Meitische Werkstatt ist (an diesem Grabmal der Mutter) nur der Putto zu Häupten rechts (Abb. 12). Die Mache ist blöder; blöder sind Form wie Psyche; der Körper ist wie gestopft; schüchtern die Hand.«

Vöge sparte nicht mit Ausrufungszeichen, Parenthesen, Klammern, suchte aber dadurch exakt zu sein und diese Genauigkeit mit Suggestivität zu verbinden. Es ist deutlich, daß Vöge den Kunstwerken ausgesprochen wertend gegenüberstand und daß er für die Werturteilsbildung nach einer neuartigen sprachlichen Ausdrucksform zu suchen gezwungen war.

1894 erschien Wilhelm Vöges großes Buch *Die Anfänge des monumentalen Stils im Mittelalter.* 1896 wurde Vöge Dozent in Straßburg, und ein Jahr später erhielt er bereits eine Berufung an die Berliner Museen, wo er zehn Jahre lang eine Direktorialassistentenstelle einnahm. Seine Hauptleistung in Berlin war der Katalog der deutschen Bildwerke, der für viele Jahrzehnte vorbildlich geblieben ist.

Die Beziehungen zu Wilhelm von Bode müssen nach einem Jahrzehnt jedoch so problematisch geworden sein, daß Wilhelm Vöge die einzig mögliche Konsequenz zog und sein Amt zur Verfügung stellte. In einem Gedicht *Bode und ich* hat er später sein Verhältnis zu dem verehrten Vorgesetzten umschrieben.

Werner Weisbach gab eine eindrucksvolle Schilderung des Berliner Vöge: »Ein Schüler Janitscheks, genoß er allgemein den Ruf eines der fähigsten jüngeren Kunsthistoriker. Er hatte sich eine außerordentliche Kennerschaft auf dem Gebiete mittelalterlicher Kunst erworben und besaß ein ungemein feines Auge, aber über den Rahmen stilkritischer Betrachtung gingen seine Bemühungen nicht hinaus. In menschlicher Hinsicht war er eine vornehme Natur von selten reiner und edler Gesinnung und konnte sich in einer Atmosphäre zur Geltung bringen, welche noch nicht durch all jene Intrigen vergiftet war, die später zu dem, was man als ›Museumskrieg‹ bezeichnet hat, führten. Mehr Gelehrter als Beamter, vertauschte er gern seinen Posten mit einer Professur an der Universität Freiburg ...«

Vöge hat an der Universität Freiburg im Breisgau eine vorbildliche Lehrtätigkeit entfalten können, die für seinen kleinen, aber exklusiven Schülerkreis viel bedeutete. Unter seinen Schülern waren Männer wie Erwin Panofsky, Kurt Badt, Erich von der Bercken, Friedrich Winkler und Helmut Theodor Bossert. Carl Georg Heise war durch Aby Warburg nach Freiburg gewiesen worden und schrieb rückblickend über die Vorlesungen Vöges: »Von Vöges Vorlesungen verstand ich zunächst praktisch so gut wie nichts. Der subtilste Geist, der sich auf unserem Fachgebiet jemals vom Katheder zu Studenten geäußert hat – ich wäge genau diesen Superlativ – las wöchentlich dreistündig über Dürer, mit dem Ergebnis, daß am Schluß des Semesters gerade die Voraussetzungen für das Auftreten des Künstlers geklärt waren und als letztes Lichtbild die bekannte Silberstiftzeichnung des Dreizehnjährigen auf der Leinwand erschien.«

Erwin Panofsky hat den Menschen Vöge einprägsam geschildert: »Er gehörte zu denen, die lange jünger aussehen als sie sind, so daß Fremde, denen er die Tür des Seminarraums öffnete, ihn öfters baten, sie bei dem Herrn Professor anzumelden. Und er bewahrte bis ins Alter sein bezauberndes Lächeln, in dem sich zugleich ein skeptisch überlegener Humor und eine – ich habe keinen anderen Ausdruck – kindliche Unschuld spiegelten. Nur seinen Augen sah man an, daß er wenig schlief.«

Hatte die Museumstätigkeit in Berlin, die für das Museumswesen mit grundlegend war, für Vöge schon mit einer Katastrophe geendet, so fand auch die Lehrtätigkeit in Freiburg keinen harmonischen Abschluß. Dieses Mal waren jedoch innere Gründe für das Scheitern ausschlaggebend. 1916 legte Wilhelm Vöge aufgrund einer Nervenerkrankung sein Lehramt nieder. Er ging in ein Sanatorium und zog sich später, als auch dort keine merkbare Besserung eintrat, in die kleine Stadt Ballenstedt im Harz zurück, wo er mehr als zehn Jahre lebte, ohne etwas zu publizieren, lediglich mit einigen wenigen Freunden, u.a. mit Aby Warburg, den ein ähnliches Schicksal getroffen hatte, in Kontakt.

Doch wie bei Aby Warburg trat auch bei Wilhelm Vöge eine Besserung des Zustandes ein, so daß er gegen 1930 seine Forschungsarbeit wieder aufnehmen konnte. In der Folgezeit legte er wichtige neue Ergebnisse vor. 1931 kam in Freiburg sein Buch über Niklas Hagnower, den Meister des Isenheimer Hochaltares, und seine Frühwerke heraus. Ferner erschienen Aufsätze über Nikolaus Gerhaert und über die Bildwerke deutscher Medailleure. Auch arbeitete er schon an seinem großen Buch über Jörg Syrlin, das aber erst 1950 erscheinen sollte.

1933 wurde Vöge erneut durch äußere Umstände behindert. In späteren Briefen hat er den Nationalsozialismus als »die Philosophie der Gehirnerweichung, der wir nachgelaufen sind«, bezeichnet. So blieb der Forschertätigkeit Vöges eine fruchtbare Auswirkung auch in dieser Zeit sowie in den folgenden Kriegsjahren versagt. 1945 fiel Ballenstedt in die Hände russischer Truppen, und wieder hatte Wilhelm Vöge, dessen kleine Drei-Zimmer-Wohnung mit acht Personen belegt war, eine schwere Zeit zu durchstehen. Doch erlebte er noch die Herausgabe seiner Forschungen über Jörg Syrlin in Berlin 1950, bevor er am 30. Dezember 1952 in Ballenstedt starb.

1958 wurde Vöges Buch *Bildhauer des Mittelalters* in Berlin neu herausgegeben, und man begann sich auf sein kunsthistorisches Wirken zu besinnen. Panofsky ging so weit, Vöges *Anfänge des monumentalen Stils* ... als eines der schönsten Bücher in deutscher Sprache zu bezeichnen, und Martin Gosebruch verglich Vöge mit den Künstlern »auf den oberen Rängen der modernen Kunst«. Das schwer zu erschließende Gesamtwerk Vöges bedarf dringend einer neuen Herausgabe.

Die Generation der in den sechziger Jahren des vergangenen Jahrhunderts geborenen Kunsthistoriker war überaus schöpferisch. Ihre Vertreter, zu denen Wölfflin und Goldschmidt, Vöge und Warburg, Berenson, Dodgson, Fry, Mâle und Hofstede de Groot gehörten, legten die Basis für das 20. Jahrhundert, parallel zu den Leistungen von Kandinsky und Mondrian, Brancusi und Wright. In legitimer Verbindung mit der Tradition führten sie die Entwicklung weiter.

Kunstgeschichte des Expressionismus

Die Suche nach dem Elementaren

Die Wende zu Beginn des 20. Jahrhunderts brachte nicht nur in der Kunst selbst, sondern auch in der Kunstgeschichte beträchtliche Veränderungen mit sich: Die neue Kunst suchte ihre Ahnen. Felix Alexander Dargel schrieb in diesem Sinne: »Dabei traf sie sich auf eine beinahe aufregende Weise mit der Wissenschaft, die umgekehrt die Schaffenden der Gegenwart als Kronzeugen anrief für die Interpretation unnaturalistischer Kunst in der Vergangenheit.«[1] Auch Johannes Jahn hat dies deutlich gemacht: »Da kam der Expressionismus. Die jungen Künstler versuchten gewaltsam, die starre, brüchig gewordene, traditionsverdickte zivilisatorische Rinde abzuwerfen, die sie auf ihrer Seele lasten fühlten, und sie kamen zum Primitiven, weil ihr Herz dem Primitiven entgegenschlug. Die Kunstwissenschaft folgte, und einige, wenn auch sehr wenige ihrer Vertreter begannen, sich wissenschaftlich mit primitiver Kunst zu beschäftigen. Aber gerade weil wir vom Expressionismus aus zum Primitiven ein lebendiges Verhältnis gewonnen haben, bestand die Gefahr, daß wir sie zu expressionistisch, zu abendländisch-expressionistisch sahen. Expressionismus und Primitivität sind ja nicht identisch. Aber man übersah im ersten Feuer der Begeisterung die tiefe Kluft, die beide trennt, und die Sinndeutungen, wie sie von Worringer und Einstein versucht wurden, sind Sinngebungen, die unseren abendländischen Expressionismus in jene exotische Welt hineinsahen ...«

Mit dem Beginn des 20. Jahrhunderts wurde die alte Plastik in Afrika, die indische Kunst, die Kunst Japans, Chinas und Altamerikas in ihrem Kunstwert gesehen. Bei diesem Umdeutungsprozeß ethnologischer Dokumente in Kunstwerke haben die zeitgenössischen Künstler eine nicht unbeträchtliche Rolle gespielt. Es sei hier an Gauguin, Klimt, Toorop, an Picasso, Derain, Vlaminck, Kirchner, Heckel und Schmidt-Rottluff sowie an den Architekten Frank Lloyd Wright erinnert, die alle dazu beigetragen haben, die Realität der Weltkunst zu erkennen. Gauguins Reise nach Tahiti führte ihn nicht nur in einen lebendig gebliebenen elementaren Zusammenhang von Leben und Kunst, sondern auch zu neuen historischen Erkenntnissen: »Denken Sie immer an die Perser, die Bewohner von Kambodscha und etwas an das Ägyptische. Das Griechische, so schön es sein mag, ist der große Irrtum.«

Dichter wie Marinetti, Däubler, Kafka und Carl Einstein haben den Blick auf diese Zusammenhänge gelenkt. Eckart von Sydow (1885-1942) bezog in seinen Forschungen die Kunst der Naturvölker ein (*Die Kunst der Naturvölker und der Vorzeit*, 1923; *Kunst und Religion der Naturvölker*, 1926). Wilhelm Uhde (1874-1947) erweiterte den Horizont durch die künstlerische Bewertung der Laienmalerei. Er entdeckte Rousseau, Vivin und Séraphine für die Kunstgeschichte. Als einer der ersten hat er 1907 auf Picassos *Demoiselles d'Avignon* aufmerksam gemacht. Durch Hans Prinzhorn (1886-1933) wurde die Bildnerei der Geisteskranken (1922) und Gefangenen (1926) in das Blickfeld gerückt. Gustav Friedrich Hartlaub (1884-1963) schrieb 1922 sein bahnbrechendes Buch *Der Genius im Kinde* und erweiterte den Bereich der Kunstforschung in Dimensionen, die ebenfalls unerschlossen geblieben waren.

Die Gegenwart selbst wurde in neuem Sinne in die Betrachtung einbezogen und bewertet, ja sie wurde gelegentlich als Waffe gegen die Vergangenheit benutzt. Karl Scheffler suchte die Begeisterung der Neuerer zu dämpfen: »Es muß endlich wieder begriffen werden, daß alle Kunstwissenschaft, ob sie die Kunst nun historisch, formenkritisch oder psychologisch untersucht, nur konstatieren darf. Sie kann nur empirisch hinter der Produktion einhergehen und aus einer gewissen Distanz anschauen. Die Kunstwissenschaft darf keinen Willen, keine programmatische Absicht haben: sie hat Naturgeschichte zu treiben und alle persönlichen Sympathien und Antipathien dem Objekt unterzuordnen.« Scheffler berief sich auf Wilhelm Wundt, der dem Kunsthistoriker sein Feld zugewiesen hatte: »Vorauszusagen, was die Zukunft bringen wird, ist nicht Sache des Kunsthistorikers, und ebensowenig fühlt er sich gedrungen, für etwas Partei zu ergreifen, was sie bringen könnte oder sollte.«

Entgegen diesen warnenden Stimmen ergriff man in jener Zeit jedoch leidenschaftlich Partei, man wollte die Zukunft voraussagen, ja im eigenen Sinne

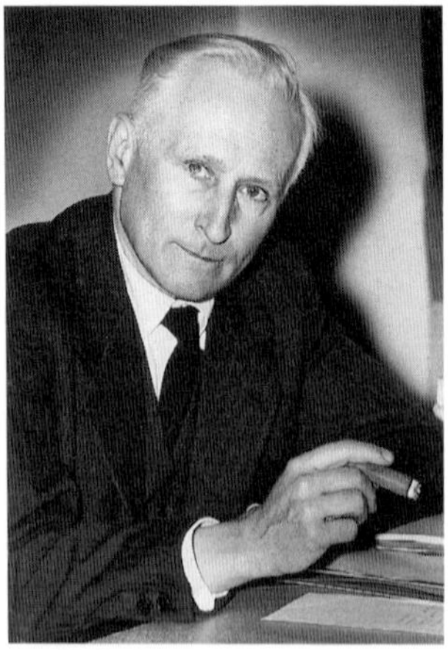

Johannes Jahn

lenken. Oswald Spengler sprach das im Motto zu seinem großen Werk *Der Untergang des Abendlandes* programmatisch aus: »In diesem Buch wird zum ersten Male der Versuch gewagt, Geschichte vorauszubestimmen.«

Die Kunstgeschichte des Expressionismus, die in Riegl und Dvořák, Vöge und Croce ihre Vorläufer hatte, und in Forschern wie Worringer, Burger, Heidrich und Rintelen kulminierte, war eine faszinierende Phase im Rahmen der Wissenschaftsgeschichte, reich an Gefahren, wie sie sich etwa im Spätwerk von Wilhelm Pinder offenbaren, doch ebenso reich an erhellenden Einsichten in den künstlerischen Schaffensprozeß. Die Grenzen dieser kurzen Phase der Kunstgeschichtsschreibung kamen vor allem in dem auf Dvořáks Nachlaßwerk angewandten Schlagwort »Kunstgeschichte als Geistesgeschichte« zum Ausdruck. Hans Sedlmayr, dessen spätere Arbeiten diese Gefahren spiegeln – er will die Kunst an der Wahrheit der Offenbarung messen – schrieb noch 1949: »Uns will es scheinen, daß sich in diesem Schlagwort ein echtes Bedürfnis geäußert, daß es aber zu falschen Erfüllungen geführt hat, während die richtige Erfüllung noch aussteht.« Im Rahmen der begrenzten expressionistischen Doktrin war diese Erfüllung allerdings nicht möglich. Erst eine neue Konzeption wie die Ikonologie Warburgs und Panofskys konnte jene Begrenzungen überwinden helfen.

Die Entdeckung El Grecos

In einem Aufsatz *Das Barock Grecos* in der Zeitschrift *Kunst und Künstler* (Jg. 1912) schrieb Julius Meier-Graefe: »Greco ist zu einer Probe auf den Wert unserer Kunstwissenschaft geworden.« In der Tat ist El Greco nicht nur erst von einer bestimmten Zeit an offiziell entdeckt bzw. in seinem Wert gesehen worden, sondern er hat sich auch die Einordnung in alle möglichen Stilkategorien gefallen lassen müssen.[2] Er wurde als Gotiker, als Renaissance-Mensch, als Manierist, als barocker Künstler, ja als Klassiker, Impressionist und Expressionist bezeichnet. So kam Halldor Soehner in einem Bericht über den Stand der El Greco-Forschung zu dem Ergebnis: »Die Greco-Forschung ist so ein Musterbeispiel, daß die Kunstwissenschaft Gefahr läuft, ihre Stilbegriffe zu entwerten und aufzulösen.«

El Greco war lange Zeit ein unbekannter Künstler, und Julius Meier-Graefe konnte feststellen, daß El Grecos Ruhm jünger sei als der eines Manet. Die eigentliche Entdeckung El Grecos geht auf Künstler zurück, die in neuem Wollen auch die Vergangenheit neu zu sehen vermochten. Den Anfang machte Eugène Delacroix. Es wird vermutet, er habe bereits ein Bild von El Greco besessen. Manet fuhr 1865 nach Spanien und regte dort den Kunsthändler Theodore Duret an, mehrere Bilder von El Greco zu kaufen. Auch von Millet wird erzählt, daß er ein Werk von El Greco besessen habe, das nach seinem Tode in den Besitz von Edgar Degas gelangt sein soll. Zacharias Astruc brachte ebenfalls mehrere Bilder El Grecos nach Frankreich. Die Künstler jener Zeit setzten sich für bis dahin unbekannte Werke und für einen von der Kunstgeschichte ignorierten Maler gegen die offizielle Auffassung ein.

Der Entdecker El Grecos im Bereich der Kunstwissenschaft, der spanische Kunsthistoriker Manuel Cossio (1858-1935), wurde als unwissenschaftlich belächelt, als er das Werk El Grecos zum ersten Male zu deuten versuchte. Noch 1881 hatte der Direktor des Prado in Madrid, F. de Madrazo, die Arbeiten El Grecos als absurde Karikaturen bezeichnet. Dennoch beschäftigte sich Cossio hellsichtig mit El Greco und bewies, daß wir in ihm einen Künstler vor uns haben, der auf eine Ebene mit Ribera, Zurbaran, Velazquez und Murillo zu stellen sei. 1902 fand im Prado in Madrid eine große El Greco-Ausstellung statt, durch die das Werk dieses Künstlers weiter in die Öffentlichkeit drang.

Die El Greco-Forschung begann mit dem zweibändigen El Greco-Buch Cossios, das 1908 in Madrid erschien. Cossio unterschied im Werk El Grecos zwei italienische und drei spanische Stilphasen. Das Buch enthält einen sorgfältig ausgearbeiteten Œuvre-Katalog und eine Sammlung der Quellen. Da über das Leben El Grecos zu jener Zeit so gut wie nichts bekannt war, lautete die Überschrift des ersten Kapitels: »Was man vom Leben Grecos nicht weiß«. Weitere Dokumente wurden erst später gefunden, etwa 1910 von San Roman und 1927. Am wichtigsten war das von El Grecos Sohn am 7. August 1621 aufgestellte Inventar, in dem 265 Bilder aufgeführt sind.

Das Buch Cossios wurde von einzelnen mit der modernen Kunst in Berührung stehenden Zeitgenossen begeistert aufgenommen. Lafuente äußerte großes Lob. Julius Meier-Graefe schrieb in einer Besprechung: »Die Situation ist eigenartig. Mitten in der Diskussion über den Impressionismus und seine Folgen, über Cézanne und Renoir, über Marées und van Gogh erscheint plötzlich aus der Versenkung ein Schüler Tizians und mischt sich in die Debatte. Er stellt sich der Kritik wie ein Neuling, der zum ersten Mal vor das Publikum tritt, und wird als solcher behandelt. Denn dieser Debutant, den gewisse Eigenschaften ohne weiteres als Zeitgenossen der größten Blüte aller Malerei erkennen lassen, zeigt gleichzeitig andere Züge, die bis dahin nur der zeitgenössischen Kunst eigentümlich schienen, Züge höchst merkwürdiger Art, die bestätigen, was dieser und jener Freund moderner Malerei schon vermutet hatte: daß alles Wertvolle von heute irgendwie mit früher entstandenen Werten zusammenhängen müsse; Züge von sehr eindringlicher Überzeugungskraft, die eigentlich, sollte man meinen, zu einer Milderung der vielen Gegensätze zwischen herrschenden Meinungen beitragen müßten und in Wirklichkeit das Gegenteil erreichen.«

El Grecos Werke wurden so verspottet, beschimpft und lächerlich gemacht, als handele es sich um einen zeitgenössischen Künstler. Ärzte stritten sich darüber, ob die Verzerrungen in den Bildern El Grecos auf körperliche Gebrechen der Dargestellten oder auf eine geistige Erkrankung des Autors zurückzuführen seien. Ja, man glaubte El Greco als Haschisch-Raucher entlarven und die These beweisen zu können, daß die Irren von Toledo ihm Modell gesessen hätten.

Der französische Dichter Maurice Barrès setzte sich in seiner 1912 in Paris erschienenen Schrift *Le Greco ou le secret de Tolede*[3] für den verfemten Maler ein. Entscheidend blieb jedoch lange Zeit die Kritik Carl Justis, der in seinem großen Werk *Velazquez und sein Jahrhundert* über El Greco ein vernichtendes Urteil fällte. Justi ließ sich wie von Bode und andere Kunsthistoriker der Zeit durch die ungewöhnlichen Proportionen der Figuren El Grecos abschrecken. Er war nicht in der Lage, die einen neuen Standpunkt erfordernde expressive Kraft dieser Werke zu sehen. So wurde sein hartes und folgenschweres Urteil von vielen Kunsthistorikern und Kunstfreunden für Jahrzehnte übernommen: »Seine amorphe Malerei kann als Spiegel und Kompendium malerischer Entartungserscheinungen studiert werden. In schweren Traumes Banden scheint er den Pinsel zu führen, den verzerrten Incubus seines erhitzten Gehirns als Offenbarung darbietend. Mit fiebernden Fingern dreht er Modellfigürchen wie von Kautschuk, in zwölf Kopflängen, die er vor sich aufhängt, und in rasendem Gefuchtel ohne Modellierung und Umrisse, in einer Fläche, aber in wunderlich symmetrischer Aufreihung, mit wasserblau und schwefelgelb als Lieblingsfarben, zuletzt bloß mit weiß und schwärzlichviolett auf die Leinwand säbelt. Daß hierbei eine Erkrankung des Sehorgans im Spiel gewesen sei (wie bei Turner in seinem Greisenalter) ist glaublich. Psychologische Ursachen wurden schon angedeutet: Originalitätssucht, Größenwahn, Bravouraffektation, zeitweilige Not und Kränkungen, die dem Ausländer nicht erspart bleiben konnten. Solche Zustände sind in Künstlerleben nicht selten; hier fanden sie den Nährboden einer neuropathischen Natur.«

Justi sprach schon das später so folgenreiche Wort Entartung aus und stellte den Zusammenhang zwischen El Greco und der modernen Kunst heraus. Beide waren ihm verabscheuenswert: »Er ist in der Tat ein Prophet der Modernen.« Schließlich empfahl er die moderne Kunst und die Kunst El Grecos den Seelen- und Augenärzten.

Im *Handbuch der Kunstgeschichte* von Adolf Rosenberg, dessen 4. Auflage von Hans Rosenhagen herausgegeben wurde (Bielefeld und Leipzig 1924) ist die Nachwirkung der Anschauungen Justis noch deutlich zu erkennen. Auch hier wird El Greco mit der expressionistischen Kunst zusammengesehen: »Was ihn dem modernen Geschmack so lebhaft empfohlen hat, ist seine leidenschaftliche Persönlichkeit und seine koloristische Eigenart, die mit braunrot, goldocker, Krapplack, weiß und schwarz erschütternde Harmonien hervorbringt. Er ist auf Cézanne von entschiedenem Einfluß gewesen und darf als der geistige Vater des modernen Expressionismus bezeichnet werden, aber auch als dessen unglücklichstes Vorbild; denn wenn etwas der Empfindung der Gegenwart gerade entgegenläuft, so ist es der visionäre Ausdruck von Grecos Bildern und ihr religiöser Stimmungsgehalt. Was bei ihm echt und rein war, wirkt in den Bildern moderner Maler als Lüge und Pose.«

Richard Muther stellte im zweiten Band seiner Geschichte der Malerei El Greco jedoch bereits an den Anfang der Reihe spanischer Klassiker, ja, er fand, El Greco sei »... der Spanischste aller Spanier, ein Meister, in dem kein Tropfen fremden Blutes zu fließen scheint.« Doch schweifte Muthers Phantasie wie immer zielgerichtet ab, er sah im Werke El Grecos im wesentlichen: »... schöne Jüdinnen, und Ketzerhinrichtungen, blutige Erzbischöfe und kämpfende Mauren, der Cid und die Toledaner Klingen John Fallstaffs, Inquisition und Folter!« Mit offenbar aufrichtigem Bedauern stellte er in Bezug auf El Grecos Bildnisschaffen fest: »Frauen kommen nicht vor. Nur ein einziges Mal hat er ein weibliches Wesen, seine Tochter, gemalt, sonst sieht man nur Kirchenfürsten, Priester und Mönche.« Doch sah auch Muther den Zusammenhang mit den Bestrebungen der modernen Kunst und fand, daß El Greco vieles von van Gogh vorweggenommen habe.

Karl Scheffler bezog El Greco in sein Buch *Der Geist der Gotik* ein und stellte ihn in die Tradition, in der er auch Grünewald, die gotischen Kathedralen sowie die Mosaiken von Ravenna und Meisterwerke der indischen Architektur neu sah.

Hermann Bahr stellte El Greco in seinem 1920 in München erschienenen Werk *Expressionismus* neben Botticelli und reihte ihn unter die Klassiker, nannte ihn in einem Satz mit Raffael und Michelangelo, Velázquez, Rubens und van Dyck, an anderer Stelle in einem Atem mit Dürer, Cézanne, Grünewald, Rembrandt. Man sieht daraus, welche Erregung dieser Name innerhalb der Expressionisten-Generation hervorgerufen hat.

Mit Max Dvořák und seiner geistesgeschichtlichen Methode im Sinne der expressionistischen Kunstgeschichtsschreibung erfolgte dann die Wende. Sein Werk über El Greco und den Manierismus wurde entscheidend für die stilistische Einordnung. Auch August L. Mayers Publikationen über die spanische Malerei und das 1939 in München erschienene Buch Hugo Kehrers *Greco als Gestalt des Manierismus* trugen zur historischen Lokalisierung des Künstlers bei. Gotthard Jedlicka ordnete El Greco dann dem Spätmanierismus zu, während ein großer Teil der englischen Kunsthistoriker im Rückgriff auf Julius Meier-Graefe in El Greco noch immer einen Vertreter des Barock sieht.

Horst W. Janson schrieb in seiner *Kunstgeschichte unserer Welt*, daß El Grecos Ruhm niemals größer gewesen sei als heute; doch beginnt sich das Interesse im Sinne der neuesten Kunstentwicklung langsam wieder von El Greco abzuwenden, so daß man prophezeien darf, der Wellenschlag seiner Wirkungsgeschichte werde ihn in absehbarer Zeit wieder zu einem wenig bekannten modernen Maler der Vergangenheit machen. Wie Grünewald, Breughel, Magnasco und Bellange wurde El Greco von den Expressionisten wiederentdeckt und konnte so zum Symbol für die von ihnen neu gesehene Tradition werden. Zugleich war er ein Modellfall für den Wandel der kunstgeschichtlichen Bewertung im Zeitalter des Expressionismus.

Abstraktion und Einfühlung

Wilhelm Worringer (1881-1965) wurde im Generationsjahrzehnt der Expressionisten geboren.[4] Er studierte in München Kunstgeschichte und wurde hier vor allem von Theodor Lipps und Georg Simmel beeinflußt. 1907 promovierte er bei Heinrich Wölfflin mit seiner Arbeit *Abstraktion und Einfühlung*, die Nachwirkungen gehabt hat wie selten eine kunstgeschichtliche Dissertation. Worringer nannte die wenig später erschienene Buchveröffentlichung im Untertitel »Ein Beitrag zur Stilpsychologie« und war sich durchaus bewußt, daß er eine neue Richtung in der Kunstauffassung eingeschlagen hatte. In seinem Vorwort heißt es, daß er mit seiner Problemstellung und seinem Lösungsversuch einem »ausgesprochenen Postulat Vieler entgegengekommen« sei, die gleich ihm die »Einseitigkeit und die europäisch-klassische Befangenheit unserer üblichen historischen Kunstauffassung und Kunstbewertung durchschauten.«

Worringer erkannte auch sofort deutlich die Beziehungen zur zeitgenössischen Kunst: »Es kommt hinzu, daß die künstlerische Bewegung der jüngsten Vergangenheit gezeigt hat, daß mein Problem nicht nur für den rückschauenden und wertenden Kunsthistoriker, sondern auch für den um neue Ausdrucksziele ringenden ausübenden Künstler eine unmittelbare Aktualität gewonnen hat.«

Bernard F. Myers schrieb rückschauend in seinem Buch *Die Malerei des Expressionismus – eine Generation im Aufbruch* (Köln 1957): »Worringer vertrat die Ansicht, daß alle Kunst im Grunde subjektiv ist, und hielt die Intuition für das wichtigste Element schöpferischen Gestaltens. Worringers Auffassung, die durch Bergsons ›Schöpferische Entwicklung‹ von 1907 (ein Buch, das in Deutschland sehr populär war) gestützt wurde, hatte einen bedeutenden Anteil an der ideologischen Fundierung des Expressionismus.«

Wilhelm Worringer bewirkte mit seiner Dissertation eine Umwertung aller Werte. In Einklang mit den künstlerischen und kunstphilosophischen Bestrebungen seiner Zeit, schuf er die geistige Begründung für eine Kunstwende, die vom Sensualismus zur Abstraktion führte. So setzte er sich mit der neueren Ästhetik auseinander und sah im Werke Alois Riegls die Wurzel für die neue Entwicklung. In einer Anmerkung auf Seite 9 heißt es direkt: »Meine Arbeit stützt sich an manchen Punkten auf Rieglsche Anschauungen, wie sie in den ›Stilfragen‹ (1893) und in der ›Spätrömischen Kunstindustrie‹ (1901) niedergelegt sind. Eine Kenntnis dieser Werke ist für das Verständnis meiner Arbeit, wenn auch nicht unbedingt notwendig, so doch sehr erwünscht. Wenn auch der Verfasser nicht in allen Punkten mit Riegl übereinstimmt, so steht er doch, was die Methode der Untersuchungen angeht, auf demselben Boden und dankt ihm die größten Anregungen.«

Aus dem von Riegl neu eingeführten Begriff des Kunstwollens zog Worringer für seine unmittelbare Gegenwart Konsequenzen. Doch war alle Vergangenheit darin eingeschlossen. Er schrieb: »Die Stileigentümlichkeiten vergangener Epochen sind also nicht auf ein mangelndes Können, sondern auf ein andersgerichtetes Wollen zurückzuführen.« Wie Fritz Burger sah Worringer in der Kunst Hodlers eine die Tradition fortsetzende Leistung und bedauerte die Hilflosigkeit des Publikums und der Kunsthistoriker, die ihrer unzureichenden Werkzeuge wegen diesen neuen Ausdrucksformen nicht gerecht werden konnten.

Worringer erkannte den Zusammenhang zwischen »primitiver« Kultur und einer höchsten, reinsten und gesetzmäßigen Kunstform. Er erfaßte, daß abstrakte Kunst im Prinzip Massenkunst ist; und er berief sich auf Schopenhauer, um die Verlorenheit des modernen Menschen gegenüber der Welt zu kennzeichnen. Der moderne Mensch habe – wie Schopenhauer sagte – ebenso wie der primitive Mensch erkannt, »... daß diese sichtbare Welt, in der wir sind, ein Werk der Maja sei, ein hervorgerufener Zauber, ein bestandloser, an sich wesenloser Schein, der optischen Illusion und dem Traume zu vergleichen, ein Schleier, der das menschliche Bewußtsein umfängt, ein Etwas, davon es gleich falsch und gleich wahr ist, zu sagen, daß es sei, als daß es nicht sei.«

Im Anhang zu *Abstraktion und Einfühlung* ging Worringer unter dem Titel *Von Transzendenz und Immanenz in der Kunst* auf den Gegensatz zwischen Ästhetik und Kunstgeschichte ein: »Objektive

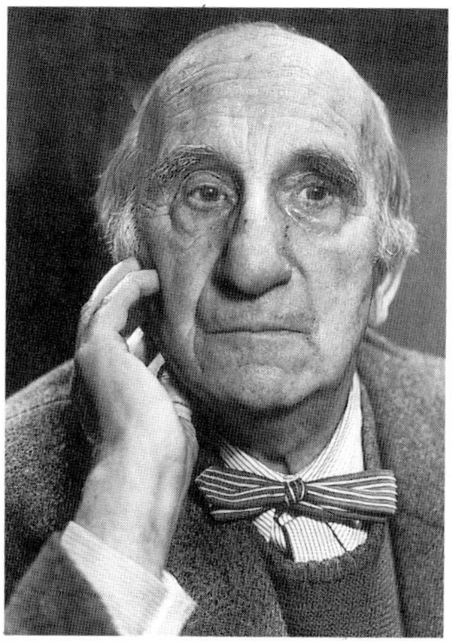

Wilhelm Worringer

Kunstwissenschaft und Ästhetik sind in Gegenwart und Zukunft unverträgliche Disziplinen. Vor die Wahl gestellt, den größten Teil seines Materials fahren zu lassen und sich mit einer ad usum aesthetici zurechtgeschnittenen Kunstgeschichte zufrieden zu geben oder auf alle ästhetischen Höhenflüge zu verzichten, entscheidet sich der Kunsthistoriker natürlich für das letztere und es bleibt bei dem berührungslosen Nebeneinanderarbeiten zweier durch ihren Gegenstand eng verwandter Disziplinen. Vielleicht liegt diesem Mißverhältnis nur der Aberglaube an den Wortbegriff Kunst zugrunde. Von diesem Aberglauben befangen verstricken wir uns immer wieder in das geradezu verbrecherische Bemühen, die Vieldeutigkeit der Erscheinungen auf einen eindeutigen Begriff zu reduzieren.« Worringer fand hier ähnlich scharfe Worte wie sie schon Burckhardt, Vischer und Fiedler für die Kunsthistoriker gefunden hatten, die nur die Detailarbeit der kunsthistorischen »Kärrner« für wichtig hielten.

Arthur Kingsley Porter

Wilhelm Worringer hatte sich im Sinne seiner eigenen Zeit der Gotik und allen auf Abstraktion gerichteten Tendenzen in der vergangenen Kunst zugewandt.[5] Ebenso wurde in den Jahren des Expressionismus die romanische Kunst vollkommen neu bewertet. Entscheidenden Anteil an dieser neuen Akzentuierung der Romanik hatten der amerikanische Kunsthistoriker Arthur Kingsley Porter (1883-1933).[6] Die amerikanische Kunstgeschichte ist schon lange bevor die europäischen Emigranten ins Land kamen, hervorgetreten. Neben A. Kingsley

Porter arbeiteten Forscher wie Paul J. Sachs, Charles Rufus Morey, Frank Jewett Mather, Allan Marquand und Howard C. Butler.[7]

Kingsley Porter studierte an der Yale Universität, unternahm vor der Promotion zusammen mit seinem Bruder eine Weltreise und sollte Jurist werden. Doch brach er eine Europareise plötzlich ab, kehrte nach New York zurück und begann hier mit dem Studium der Architektur.

Doch wandte er sich mehr und mehr von der Architektur ab und der Kunstgeschichte zu. Schon als Fünfundzwanzigjähriger schrieb Arthur Kingsley Porter ein Buch über mittelalterliche Architektur. Vor allem konzentrierte er sich auf die mittelalterliche Baukunst Europas. Dabei entdeckte er die romanische Architektur der Lombardei neu. 1915 wurde Kingsley Porter Professor an der Yale Universität. Während des Krieges war er als Kommissar der französischen Regierung für die Erhaltung der Kunstdenkmäler verantwortlich. 1920 wurde er Professor an der Harvard Universität.

Als 1923 das zehnbändige monumentale Werk *Romanesque Sculpture of the Pilgrimage Roads* erschien, an dem Kingsley Porter etwa acht Jahre lang gearbeitet hatte, war ein neuer Forschungszweig ins Leben gerufen, die Kunstgeographie, der er mit dieser Arbeit ihr klassisches Standardwerk lieferte. Im Anschluß daran beschäftigte sich Kingsley Porter mit der byzantinischen Kunst, über die er schon ein umfassendes Werk vorbereitet hatte, als er durch den Verlust eines Koffers schwer getroffen wurde, der nicht nur Fotomaterial, sondern auch seine gesamten Aufzeichnungen enthielt. Das geplante Buch konnte nicht erscheinen.

Kingsley Porter vermochte Epochen als Einheit zusammenzusehen und war nicht wie die Europäer national befangen. Die europäische Kunst des Mittelalters schloß sich ihm daher zu einer umfassenden, durch verschiedene Bewegungszüge – u.a. durch die Pilgerstraßen – gegliederten Einheit zusammen.

1918 schrieb Kingsley Porter ferner über Giotto und die Kunst seiner Gegenwart. 1920 verdammte er in seinem Buch *Beyond Architecture* die römische Baukunst, die er wie die gesamte römische Kunst für unwahr und epigonenhaft hielt. Diese eigenwillige Auffassung, die von den Fachgenossen nicht unwidersprochen hingenommen wurde, kennzeichnet Kingsley Porters stark vom Subjektiven geprägten Geist, der sich auch in seinen Theaterstücken äußerte sowie in seiner vollkommen neuen Anschauung der irischen Kultur, die er in seinem großen Werk *The Crosses and Culture of Ireland* (New Haven 1931) überschauend darstellte.

Kingsley Porter erkannte keine Grenzen an. Die romanische Kultur des alten Europa war für ihn eine untrennbare Einheit, der er in ihren verschiedenen Ausprägungen nachging. Kurz vor seinem Tode kaufte er sich in Irland das Anwesen Glenveagh Castle. Wie die alten Seefahrer, die über den atlantischen Ozean hinausfuhren, baute er sich auf einer dem Festland vorgelagerten Insel eine Fischerhütte. Und dort, in Inish Bofin, ist er am 8. Juli 1933 im Alter von fünfzig Jahren ertrunken.[8]

Fritz Burger

Wie sein Freund Franz Marc, wie Wassili Kandinsky, stellte auch der Kunsthistoriker Fritz Burger (1877-1916) seine subjektive Auffassung in den Mittelpunkt und suchte von ihr aus alles Gegenwärtige und Vergangene neu zu bewerten.[9] Albert Erich Brinckmann schrieb im Nachwort der Burgerschen *Einführung in die moderne Kunst* in diesem Sinne: »Alles Geschaffene schaffe ich mir als Ausdruck meines Geistes ...«

Brinckmann übte aber gleichzeitig an dem Kunsthistoriker Burger Kritik: »Statt als Historiker zu objektivieren, subjektivierte er mit höchster Kraft. Er schuf den Typ des wissenschaftlichen Expressionisten, ohne zu argwöhnen, daß in diesem Titel das Beiwort vom Hauptwort verätzt wird, mag auch persönliche Intuition unendlich oft aus Historischem geheimste Nerven herausreißen.« Brinckmann sah daher in der von Burger geschriebenen Einführung in die moderne Kunst eher ein Tagebuch des Erlebens moderner Kunst.

Fritz Burger kam aus der Praxis, er war Maler, Architekt und Bildhauer, studierte dann Kunstgeschichte und Archäologie und publizierte 1901 *Gedanken über die Darmstädter Kunst.* In dieser Schrift sah und deutete er bereits damals die revolutionären Leistungen der Jugendstilarchitekten. Ja er wies schon 1901 andeutungsweise auf Prinzipien hin, die erst zwei Jahrzehnte später durch das Bauhaus in Weimar verwirklicht werden sollten.

1901 erhielt der junge Architekt die goldene Medaille der Heidelberger Universität für eine Preisarbeit über florentinische Grabmalsplastik, die 1904 in Straßburg unter dem Titel *Geschichte des florentinischen Grabmals von den ältesten Zeiten bis Michelangelo* erschien. 1903 promovierte er an der Heidelberger Universität mit summa cum laude und – wie sich später herausstellte – ohne Abitur. Diese Prüfung mußte er nachholen. 1906 habilitierte er sich nach längeren Reisen durch Europa an der Universität München. 1907 erschienen die Bücher *Studien zu Michelangelo* und *Francesco Laurana.* Seine Habilitationsschrift *Vitruv und die Renaissance* kam 1906 heraus. Ein Werk *Über die Villen des Andrea Palladio* erschien 1909 in Leipzig. Von 1908 bis 1912 hielt Burger Vorlesungen über die Probleme der nordeuropäischen, vor allem der deutschen Kunst. 1912 erschien ein Buch über die Schack-Galerie und 1913 im Rahmen des von ihm begründeten *Handbuchs der Kunstwissenschaft* sein Band *Die deutsche Malerei vom ausgehenden Mittelalter bis zum Ende der Renaissance.*

Das noch heute grundlegende Handbuch der Kunstwissenschaft, das von Burger ins Leben gerufen und nach seinem Tode von Albert Erich Brinckmann weitergeführt wurde, umfaßt 32 Bände. Dieses geniale und universale Werk beweist, wie falsch es ist, die Leistung Fritz Burgers als Kunsthistoriker aus dem Bereich der strengen Wissenschaft auszuschließen. Er hat verstanden, zahlreiche hervorragende Gelehrte aus allen Bereichen der Kunstforschung zur Mitarbeit an diesem Sammelwerk heranzuziehen. Allerdings entspricht die Verwirklichung nicht in allen Teilen den Plänen Burgers, der viel stärker beabsichtigt hatte, die asiatischen Kulturen sowie systematische Bände über Kunstbetrachtung, Kunstkritik, Museumskunde und Techniken der Kunst in den Zusammenhang einzubeziehen.

Die Leistung Burgers auf dem Gebiete der alten Kunst war hervorragend. Zugleich setzte er sich mit Temperament für die Kunst seiner eigenen Zeit ein. 1912 hielt er Vorlesungen über moderne Kunst. Er versuchte, seine neuen Erkenntnisse an seinen beiden Lehrstellen, an der Akademie der schönen Künste und an der Universität München, zu vermitteln. Zu diesem Zwecke richtete er 1912 ein Praktikum ein, in dem Kunstwissenschaftler und Künstler im Sehen und Gestalten gefördert wurden, eine Einrichtung, die bis heute ihresgleichen sucht und in seinem großen, unveröffentlichten Werk *Systematik der Kunstwissenschaft* ihren Niederschlag fand.

1912 erschien das der Gegenwart gewidmete Buch *Cézanne und Hodler*, in dem Burger die Polarität der neueren Kunstentwicklung analysierte. Er schrieb, daß für ihn der Gedanke leitend gewesen sei: »... daß wir Kunsthistoriker nicht immer bloß untersuchen sollen, wie die geschichtliche Erkenntnis für die der Gegenwart zu verwerten sei, sondern welche Erkenntnisse uns die Gegenwart für die Beurteilung der Vergangenheit vermittelt.«

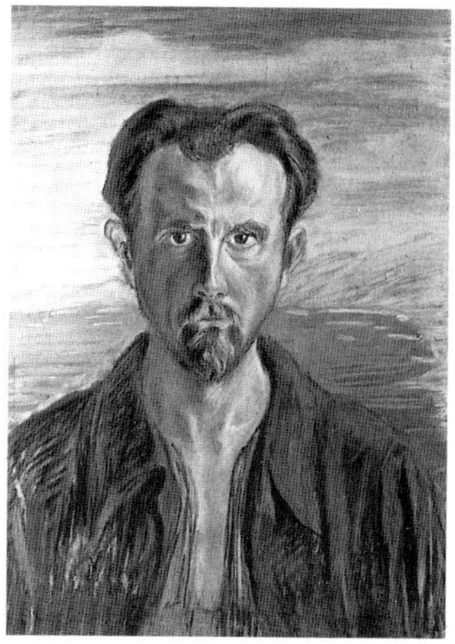

Fritz Burger

Burger setzte sich deutlich gegen die impressionistische Kunst und Kunstgeschichte ab: »Die Entwicklung der Kunst hat nach dem Auftreten des sogenannten Impressionismus einen überraschend anderen Verlauf genommen, als man geglaubt hatte erwarten zu dürfen, und unser einstmals naturwissenschaftliches Zeitalter schickt sich teilweise an, ins feindliche Lager der Mystik überzugehen.«

Die Zeitgenossen verfolgten die Entwicklung Burgers kritisch. So meinte Robert Hedicke in seiner *Methodenlehre der Kunstgeschichte*: »Bald darauf scheint der Künstler in Burger über den Kunsthistoriker gesiegt zu haben. Burger wird expressionistischer Künstler (selbst expressionistische Bilder malend) und Gegenwartsmensch in seiner Gesamteinstellung und beginnt die Kunstgeschichte vom Standpunkt der lebenden expressionistischen Strömung und von seinem eigenen subjektiven Gegenwartsringen aus zu betrachten. Hier scheiden sich die Wege von Kunsthistoriker, Künstler und Tagesschriftsteller. Die Schriften Burgers beginnen aus der Kunstgeschichte als Fachwissenschaft herauszutreten. Der Kunsthistoriker verliert die Zuständigkeit, über seine Werke zu urteilen.«

Im Vorwort zu *Cézanne und Hodler* schrieb Burger über die neue Kunsthistorie, wie er sie sich vorstellte: »Wir sind alle historisch, nicht künstlerisch erzogen, und es ist ein Irrtum zu glauben, daß kunsthistorische Erziehung und künstlerische Erkenntnis ohne weiteres etwas miteinander zu tun haben. Denn man begnügt sich zumeist mit der Registrierung, der Einordnung des Kunstwerks in bestimmte, durch Persönlichkeiten, Zeiten oder Stilbegriffe umschriebene Kategorien und sucht aus den sogenannten historischen Beziehungen sich

Werturteile zu verschaffen, die mit dem Kunstwerk selbst wenig oder gar nichts zu tun haben. Man pflegt diese an sich sehr wichtige Ordnung der Kunstwerke merkwürdigerweise für eine objektivwissenschaftliche Betrachtung der Kunst zu halten und verwechselt die gewissermaßen bibliothekarische oder die kulturhistorische Arbeits- und Erkenntnisweise mit der künstlerischen. Wir verlangen ›historische Gerechtigkeit‹ und vergessen, daß wir Richter auf diesem Gebiete keine Gesetze haben, nach denen wir richten. Auf diese heute im Schwinden begriffene Selbsttäuschung der Kunsthistorie muß hier mit allem Nachdruck hingewiesen werden.«

Burger wollte sowohl das spezifisch Künstlerische des einzelnen Werkes als auch die historische Entwicklung erforschen. In der großen Tradition der Kantischen Philosophie und der Kunstauffassung Conrad Fiedlers stehend, dachte und urteilte er in Übereinstimmung mit den Bedingungen seiner Zeit. 1913 sprach er auf dem Hohen Meißner in seiner Rede an die deutsche Jugend vom geistigen Aufbruch in der deutschen Kunst. Kurz vor seiner Einberufung erhielt Burger noch den Lehrstuhl in Basel. Er beschäftigte sich in dieser Zeit stärker mit malerischen Werken. An der Front schrieb er die Einleitung zu einem global angelegten kulturmorphologischen Werk. Am 22. Mai 1916 fiel er vor Verdun.

In den Selbstbildnissen tritt uns der aktive Geist dieses Mannes unmittelbar entgegen. Sein Stil als Maler war durch den von ihm verehrten Hodler sowie durch Munch und Nolde bestimmt. Es ist ein Irrtum, Burger für einen Autodidakten zu halten, der die Grenzen der Kunstgeschichte überschritten habe. Die umfassende Aktivität Burgers war sicher in seinem Charakter angelegt, zugleich aber symptomatisch für seine Zeit. Nur aus umfassender Tätigkeit war es ihm möglich, auch das neue Problem der kunsthistorischen Wissenschaft, die umfassend geworden war, zu erkennen.

In einem Nachruf von Oskar Lang heißt es: »So viel ist sicher, daß er, ganz allgemein gesagt, wie vielleicht keiner vor ihm in der Kunstgeschichte, den Nachdruck nicht auf das Wort »Geschichte«, sondern auf das Wort »Kunst« legte, ein Umstand, der ihm seitens der zünftigen Wissenschaftler die bittersten Anfeindungen zuzog, der ihm aber andererseits das Herz der Künstler gewann.«

Faszinierend berichtete Oskar Lang auch über die Erscheinung Burgers als Lehrer: »... wie wunderbar konnte er an einem Kunstwerk aufblühen, das etwa im Lichtbild vor ihm stand, und wenn dann die Flammen der Begeisterung lichterloh brannten und er in wahrer Verzückung allen realen Boden unter den Füßen zu verlieren schien, wie plötzlich schlug die Woge um, und er stützte die ekstatischen Ergüsse durch die nüchternsten Formanalysen und Beweiskonstruktionen, die es geben kann!«

Fritz Burger hat die Horizonte seiner auf die italienische Renaissance konzentrierten Zeitgenossen geöffnet. Er blickte – wie die zeitgenössischen Künstler – nach Afrika, Asien, Altamerika. Er war auf dem Wege zu einer universalen Kunstauffassung, die zum ersten Male die künstlerischen Leistungen der ganzen Welt unter einheitlichen Gesichtspunkten sehen lehrte.

Heidrich und Rintelen

Auch Ernst Heidrich (1881-1915) gehörte zur Generation der Expressionisten und kann wie Burger einer expressionistischen Kunstgeschichte zugerechnet werden. Er war Schüler von Heinrich Wölfflin, bei dem er 1905 promovierte.[10] Auch hat er sich bei Wölfflin 1909 habilitiert. 1914 erhielt er eine Professur in Straßburg, 1915 ist er gefallen.

Robert Hedicke wies besonders auf die Einleitung zu dem Buche *Vlämische Malerei* (Jena 1913) von Heidrich hin, in der er die erste rein geistesgeschichtliche Äußerung der Kunstgeschichte sah. Seine Antrittsrede in Straßburg hielt Heidrich über das Thema *Die Anfänge der neueren Kunstgeschichtsschreibung*. Sie war eine Vorarbeit für sein späteres Buch *Beiträge zur Geschichte und Methode der Kunstgeschichte*, das 1917 nach seinem Tode in Basel herausgegeben wurde. Hans Sedlmayr konnte sich vier Jahrzehnte später in seinem Abriß *Die Wissenschaft der Kunstgeschichte historisch betrachtet* fast wörtlich auf Ernst Heidrich stützen. Er hielt Heidrichs Studien an Lapidarität und Kraft, das Wesentliche herauszuheben, für unübertroffen.

Wie Fritz Burger hatte auch Heidrich von der Kunstgeschichte eine hohe Meinung. Er sah sie als Führerin der übrigen Wissenschaften. So sind seine »Beiträge zur Geschichte und Methode der Kunstgeschichte« als eine Selbstbesinnung dieser Disziplin zu verstehen, die gleichberechtigt neben den grundlegenden Untersuchungen Julius von Schlossers stehen und sowohl Geschichte der Kunstgeschichte im Ansatz als auch grundsätzliche Stellungnahmen zur Methodik enthalten.

Heidrich erkannte in diesem Buch bereits mit aller Deutlichkeit, daß auch die Kunstgeschichtsschreibung jeweils von der Gegenwart ausgehend die wesensverwandten Züge der Vergangenheit aufgriff, um diese den eigenen Zielen dienstbar zu machen. Er sagte zum Beispiel über die Kunstgeschichtsschreibung der Renaissance: »Nichts leichter, als von dem Standpunkt der heutigen Wissenschaft aus über die ›Mängel‹ dieser Kunstgeschichtsschreibung der Renaissance den Stab zu brechen. Aber nun doch, bei aller unsystematischen und unmethodischen Art, bei aller naiven Skrupellosigkeit und Ruhmredigkeit – welche beneidenswerte Leichtigkeit der Darstellung, wie reich das Leben und wie direkt und unverdeutelt der Anteil an den künstlerischen Fragen und die Freude an Menschen und Dingen.«

Friedrich Rintelen (1881-1926), ein Freund Heidrichs, wurde bisher kaum mit dem Expressionismus in Verbindung gebracht.[11] Doch gehört auch seine kunsthistorische Leistung, vor allem seine Beschäftigung mit Giotto, in den Rahmen der expressionistischen Kunstgeschichte.

In der Einleitung zu seinem Buch *Giotto und die Giotto-Apokryphen* (München 1912) schrieb er, es sei nicht sein Ziel, in groben entwicklungsgeschichtlichen Begriffen zu arbeiten, sondern den Stoff unter »... einigen wesentlichen Gesichtspunkten nach seiner Besonderheit und seiner Bedeutung mit aller möglichen Intensität ins Licht zu stellen.« ›Intensität‹ ist ein Zeitzeichen des Expressionismus und findet sich in der Kunstgeschichtsschreibung wie auch in den Bildern und Skulpturen der expressionistischen Künstler ausgesprochen. Für Rintelen ging es im wesentlichen darum, eine sprachliche Form für das Eigentliche an Giottos Malerei zu finden. Zahlreiche Werke ließ er dabei aus dem Œuvre Giottos aus, um in der Konzentration auf das Wesentliche das Phänomen Giotto ganz zu erfassen.

In seiner Geschichte der Giotto-Interpretation glaubt Martin Gosebruch, dies sei Rintelen gelungen. Es heißt dort über Rintelens Buch: »Er hat das ›Gefüge‹ der Bilder zu Bewußtsein erhoben und ausdrücklich erlebbar gemacht, er fand für das Gefüge eine Sprache. Hier erkennen wir den Zeitgenossen des Kubismus, dessen abstrakteste Phase eben auf das Jahr 1911 fällt, das Entstehungsjahr übrigens auch der Programmschrift Kandinskys ›Über das Geistige in der Kunst‹, hier bemerken wir aber auch den Zeitgenossen der Expressionisten, denen sein hochgespanntes Streben nach Ausschließlich-Wesenhaftem verwandt ist.«

Die Kunstgeschichtsschreibung des Expressionismus arbeitete nach den gleichen geistigen Strukturen wie die Künstler der Zeit. So hat Rintelen sein Buch über Giotto deutlich so angelegt, daß man durch Kontrastierung auf das verwiesen wird, worauf es dem Forscher ankam. Ebenso setzten die Künstler der Zeit Grundfarben scharf gegeneinander oder in der Grafik Schwarz und Weiß. Das Herausarbeiten der Übergänge, der Nuancen, auch im Werk Giottos, sollte einer späteren Zeit vorbehalten bleiben.

Rintelen hatte sich zunächt mit Philosophie beschäftigt, dann seit 1903 mit Kunstgeschichte. Von 1904 bis 1906 arbeitete er als Assistent am kunsthistorischen Institut in Florenz, 1907 am Museum in Posen. 1909 habilitierte er sich in Berlin, und 1914 wurde er auf den Baseler Lehrstuhl berufen. 1925 wurde er ferner Konservator der öffentlichen Kunstsammlung in Basel.

Rintelen hat als Lehrer faszinierend gewirkt, denn viele seiner Schüler berichteten über die Präzision seines Stils und die Beherrschtheit seines Wesens. So hat Werner Hager über Rintelen geschrieben: »Sein Vortrag verband differenzierte Einfühlung und Reichtum der Einfälle mit vollkommener Beherrschung der Sprache; er wußte das Wort den letzten Feinheiten des Gedankens so gefügig zu machen, daß er der glänzende Interpret von Werken vor allem reifer Zeiten sein konnte. Sein Bemühen ging nicht auf gleichmäßige Durchforschung weiter Gebiete, sondern was ihn hinriß, war das Vorzügliche.«

Theodor Hetzer, ebenfalls Schüler Rintelens, hat die auf bestimmte Punkte der Kunstentwicklung konzentrierte Methode seines Lehrers legitim weitergeführt. Er war es auch, der auf die von Rintelen benutzte zeitgenössische Parallele für Giotto hinwies: »Rintelen hat in seinem ›Giotto‹ sich nicht gescheut, gelegentlich Giotto mit Cézanne zu vergleichen. Die zünftigen Kunsthistoriker belächeln das. Allein solche Vergleiche, mögen sie auch jugendlicher Lebhaftigkeit entstammen, sind gar nicht unberechtigt, und ich stelle mir vor, daß Giotto und Cézanne in den seligen Gefilden, in die sie entrückt sind, sich ganz gut verstehen.«

Hans Jantzen

Hans Jantzen (1881-1967) gehört ebenfalls der expressionistischen Generation an. Er studierte bei Heinrich Wölfflin und Adolph Goldschmidt und konzentrierte sich im wesentlichen auf die mittelalterliche Kunst. 1916 war er Professor für Kunstgeschichte an der Universität Freiburg als Nachfolger von Wilhelm Vöge. Von 1931 bis 1935 unterrichtete er an der Universität Frankfurt/Main, von 1935 bis 1951 an der Universität München als Nachfolger Wilhelm Pinders.

Nach seiner ersten Arbeit über das niederländische Architekturbild, die Ernst Heidrich in einer berühmt gewordenen Rezension kritisierte, entstanden die Bücher *Deutsche Bildhauer des 13. Jahrhunderts* (1925), *Über den gotischen Kirchenraum* (Vortrag 1927), *Deutsche Plastik des 13. Jahrhunderts* (1941), *Ottonische Kunst* (1947) und *Kunst der Gotik* (1957).

In seiner Schrift über den gotischen Kirchenraum kam Jantzen zu erhellenden Erkenntnissen und zu Begriffsprägungen wie »die diaphane Struktur der Wand«. Jantzen erkannte vieles, was die Romantiker schon visionär geahnt hatten. In präziser Begrifflichkeit wies er nach, daß die gotische Kathedrale nicht nur ein formales Ereignis ist, sondern eine Gesamtrealität. Sein Aufsatz schließt mit den Worten: »So schafft das christliche Mittelalter sich mit diesem Raum für das kultische Geschehen eine völlig neue Symbolform, die aus einer in ihren Quellen uns verborgenen Frömmigkeit erwächst. Eine Untersuchung aber, die das Prinzip des ›Diaphanen‹ aus dem Kern des kultischen Vorgangs selbst zu deuten sucht, hätte die Überschrift zu tragen: Der Raum als Symbol eines Raumlosen.«

Bahnbrechend wurden auch Jantzens Forschungen über die Farbe in der Kunst. Er unterschied 1913 zwischen dem »Eigenwert« und dem »Darstellungswert« der Farbe und bot damit eine Begriffssystematik, die für die weitere wissenschaftliche Beurteilung der Farbe wichtig war. Bezeichnend ist, daß diese Entdeckung zeitlich mit dem Beginn der gegenstandslosen Malerei zusammenfiel.

In seinem 1950 in Hamburg gehaltenen Vortrag *Tradition und Stil in der abendländischen Kunst* suchte er das Ganze der europäischen Kunst zu überblicken und Verständigungsbegriffe zu geben, mit denen größere Bereiche der Kunstgeschichte zu fassen sind. Dabei hob er Wirkung und Bedeutung der Tradition hervor: »Poussin ist nicht ohne Raffael denkbar, Raffael nicht ohne Masaccio, Masaccio nicht ohne Giotto, Giotto nicht ohne die französische Gotik. Das 13. Jahrhundert hat Bildwerke geschaffen, die die Annahme einer Berührung mit der antiken Überlieferung notwendig machen. Die ottonische Epoche benutzt in reichem Maße die Überlieferung byzantinischer und altchristlicher Kunstwerke. Und die karolingische Kunst bringt in das Abendland den reichsten Schatz von Bildvorstellungen der spätantiken und altchristlichen mittelmeerischen Kultur hinein, so daß auch ganz abgesehen von den Klassizismen die gesamte nachantike Kunst dem rückschauenden Blick als ein an der Tradition sich entfaltendes Gebilde erscheint im Widerspruch zu der behaupteten Autonomie der Stilschöpfung.«

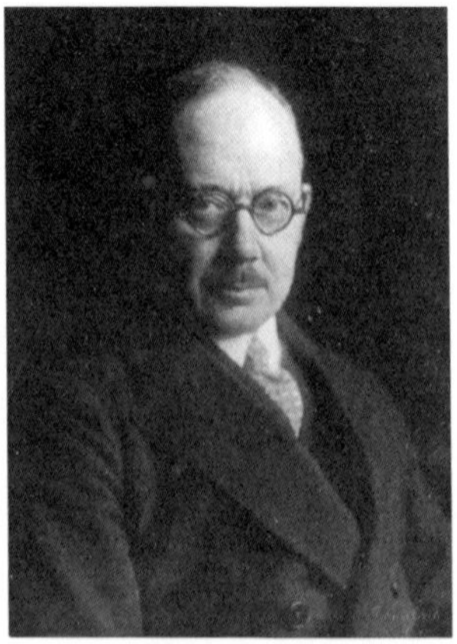

Hans Jantzen

Das Problem der Generation

Das Werk der Kunsthistoriker Wilhelm Pinder (1878-1947)[12] und Albert Erich Brinckmann (1881-1958) fügt sich organisch jenem Oberbegriff ein, den man von der Kunst der Zeit her als expressionistische Kunstgeschichte bezeichnen darf. Dies erweist sich nicht nur darin, daß sie sich mit bestimmten, der Kunst ihrer Zeit vergleichbaren Formen in der Vergangenheit beschäftigt haben, sondern auch in der Erkenntnis eines neuen Problems, des Problems der Generationen, das Pinder schon vor 1900 als junger Wissenschaftler bearbeitet und 1926 in seinem Buch *Das Problem der Generation in der Kunstgeschichte Europas* endgültig formuliert hat. Weitere Werke Pinders befaßten sich mit der Baukunst des Mittelalters, mit der Plastik des ausgehenden Mittelalters, mit der Kunst des Barock und mit Werken, die im Sinne einer Vergeistigung aus außerbildnerischen Wurzeln abgeleitet werden können. Hatte Pinder das Gerüst ausgearbeitet, so konzentrierte sich A.E. Brinckmann auf den Altersstil großer Meister, wie Richard Hamann es vorher schon im Sinne des Impressionismus getan hatte. Brinckmann hat neue Bereiche für die Kunstforschung erschlossen durch seine Bücher *Platz und Monument* (1908) und *Deutsche Stadtbaukunst in der Vergangenheit* (1911). Vor allem hat er sich um die Barockforschung verdient gemacht sowie mit seinen Büchern über die Nationalgrenzen und Fachbereiche hinausgewirkt.

Die Generationsproblematik wurde zu Beginn des 20. Jahrhunderts auch in der Dichtung aktuell. Ein Beispiel dafür ist etwa das Drama von Walter Hasenclever *Der Sohn*, das 1916 in Dresden uraufgeführt wurde. Auch Hasenclever versuchte, eine allgemein menschliche Thematik mit den Mitteln des Expressionismus auszusprechen. Es ging ihm nicht mehr um Fixiertes, sondern um Wandlung. Ebenso wollte Pinder nicht mehr fixieren, sondern die geschichtliche Entwicklung als eine mehrdimensionale Realität darstellen.

So sagte er über die kunstgeschichtlichen »Zeiten«: »Sie sind nicht ein-, sondern mehrdimensional. (Zeiträume!) Sie entstehen aus dem Übereinander verschieden weit gediehener Generations-Entelechien von verschiedenartiger Wurzel, mitbestimmt auch von ›Stilen‹, vom Kultur-Alter der beteiligten Nationen und Stämme, von der Qualität der Künstler, kurz von allem bisher Genannten.«

Pinder stammte aus einer Familie mit Kunsttradition: Sein Vater war Museumsdirektor, sein Großvater Archäologe. Zu seinen Vorfahren gehörte der Maler Friedrich August Tischbein.[13] Doch wie so viele seiner Berufsgenossen kam auch Pinder vom Jurastudium über die Archäologie zur Kunstgeschichte. Er promovierte bei August Schmarsow, 1911 wurde er Ordinarius an der Technischen Hochschule in Darmstadt, später ging er nach Breslau, Leipzig, München und Berlin.

Pinder versuchte, die Geschichte in einem größeren Rahmen zu sehen und erkannte als besonderes Kennzeichen der europäischen Entwicklung gegenüber der asiatischen das Sich-Wandeln: »Für uns ist Wandlung ein Selbstwert.« Pinder kam daher in seiner Darlegung zu vollkommen neuen Vokabeln. Er sprach von Generationsrhythmen, von Entelechien, von Intervallen, ja von Verlangsamung und Beschleunigung des rhythmischen Tempos in der Kunstentwicklung sowie von der Dominanz einzelner Kunstgattungen zu bestimmten Zeiten. Die geschichtliche Entwicklung sah er als prozessuales, mehrdimensionales Phänomen, in das auch der Kunsthistoriker seine subjektive Konzeption hineintragen kann. Das System, das Pinder für die abendländische Kunstgeschichtsentwicklung entwarf, gehört zu den genialen expressionistischen Taten. Daß sich diese Methode der Kunstgeschichtsschreibung sogar der Intuition bedienen kann, zeigt beispielsweise die Ergänzung des Nördlinger Altars von Pinder, die durch die nachträgliche Auffindung der fehlenden Teile bestätigt wurde.

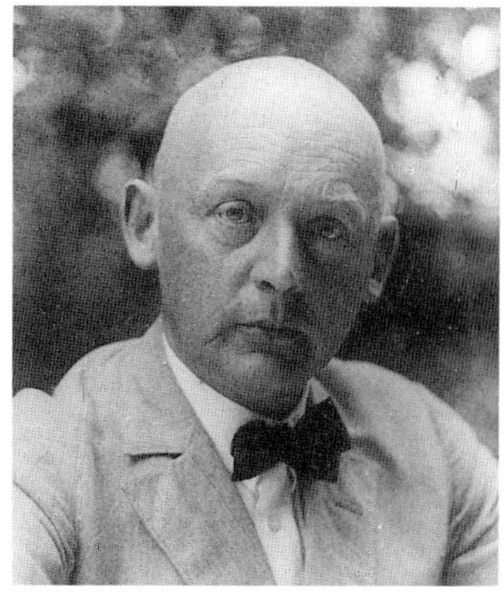

Wilhelm Pinder

Hans Sedlmayr konnte vom evozierenden Gebrauch des Wortes bei Wilhelm Pinder sprechen: »Es gibt Interpreten – unter den Lebenden am meisterhaftesten wohl Wilhelm Pinder – denen es gegeben ist, mit wenigen Worten andere auf das von ihnen Erschaute beinahe zwingend hinzulenken und auf diese Weise Zugänge zum Kunstwerk zu erschließen.«

Pinders Hauptaufgabenbereich war die deutsche Kunst. Daher ist Anerkennung verständlich, die ihm nach 1933 zuteil wurde. Die auf die Seele konzentrierte Untersuchung – beispielsweise der Kunst Pachers – mußte im Unkontrollierbaren enden und von denen besonders gern aufgenommen und gefeiert werden, denen es weniger um die künstlerische Realität als um ihre Ideologie ging.

1938 schrieb Pinder in dem Sammelwerk *Deutsche Wissenschaft, Arbeit und Aufgabe* (Leipzig 1939) über *Deutsche Kunstgeschichte*, ohne sich wie A. Stange, der im selben Werk über *Kunstwissenschaft* schrieb, vorbehaltlos für den Nationalsozialismus zu erklären. Doch ist auch bei Pinder von »germanischem Blut- und Geschichtserbe« die Rede, und die Entwicklung vor 1933 erschien ihm durchaus negativ. 1938 mußte er sich in seiner Festschrift zum 60. Geburtstag von Hans Sedlmayr im Namen Adolf Hitlers beglückwünschen lassen. Er wurde so in die pseudowissenschaftlichen Phrasen jener Zeit hineingezogen, ohne sich je aktiv mit ihnen identifiziert zu haben.

Verlagerung der Schwerpunkte

Schon im 19. Jahrhundert wies die Geschichte der Kunstgeschichte eine größere Zahl von Emigranten auf, die dem Druck der herrschenden Diktatur wichen und gezwungen waren, im Ausland zu leben. So ging etwa Gottfried Kinkel nach England, Eduard Koloff nach Frankreich und Cavalcaselle wurde von der österreichischen Regierung gar zum Tode verurteilt.

Als der Nationalsozialismus 1933 in Deutschland die Macht antrat, vollzog sich wie in anderen Bereichen der Kultur auch in der Kunstgeschichte ein bedeutsamer Wandel. Viele führende Kunsthistoriker sahen keine Möglichkeit zu freier wissenschaftlicher Tätigkeit mehr. Sie lehnten es ab, der manipulierten Kulturpolitik zu dienen, die als Gesundung und Erneuerung ausgegeben wurde. So verarmte der Wissenschaftsbetrieb der Kunstgeschichte in Deutschland und hat sich bis zur Gegenwart von diesem Verlust nur in den letzten Jahrèn langsam erholen können.

Um die Schwere des Verlustes zu erkennen, genügt es, nur einige der wichtigen Kunsthistoriker zu nennen, die sich damals von Deutschland abwandten. Nach 1933 verließen Deutschland und Österreich Erwin Panofsky, Rudolf Wittkower, Charles de Tolnay, Hans Tietze, Erika Tietze-Conrat (1883-1958), Richard Krautheimer, Kurt Badt, Walter Friedländer, Alfred Neumeyer, August L. Mayer, Ernst Kris, Emil Kaufmann, Alexander Dorner, Justus Bier, Nikolaus Pevsner, W.R. Valentiner, Paul Zucker, Fritz Saxl, W.E. Suida, Edgar Wind, Rudolf Arnheim, E.H. Gombrich, Leopold Ettlinger, Paul Frankl, Kurt Weitzmann, Gisela Marie Augusta Richter (1882-1972), Margarete Bieber (1879-1978), Hilde Zaloscer (geb. 1903), Lotte Brand, Philip und Wolfgang Stechow. Sie fanden wie viele andere vor allem in England und den Vereinigten Staaten Aufnahme. Nur wenige kehrten nach 1945 nach Deutschland zurück. In der angelsächsischen Welt haben sie entscheidend dazu beigetragen, der Kunstgeschichte die führende Stellung zu verschaffen, die sie heute dort einnimmt. Eine entschiedene Verlagerung der Schwerpunkte war die Folge.

Begründung der Ikonologie

The Warburgian Method

Handelte es sich beim Expressionismus um eine Neuorientierung vom Blickpunkt der Gegenwart aus, die jedoch in die Sackgasse des Subjektiven geführt hatte, so vermochte die gleichzeitig entwickelte Ikonologie weiter in die Zukunft zu wirken. Diese neue Konzeption hatte Vorstufen im Werk des französischen Kunsthistorikers Emile Mâle, bei Jakob Burckhardt sowie bei Alois Riegl und Max Dvořák. Riegl und Dvořák hatten auch bahnbrechend auf die Kunstgeschichte des Expressionismus gewirkt. Die Ikonologie nahm ebenso Anregungen von der Philosophie der symbolischen Formen Ernst Cassirers auf wie von der Psychoanalyse Sigmund Freuds, C. G. Jungs und ihrer Nachfolger.

Ihre Begründung erhielt diese über den bis dahin eng gezogenen Bereich der Kunstgeschichte hinausweisende Methode durch Aby Warburg (1866-1929). Ja, die Ikonologie wurde auch »The Warburgian Method« genannt.[1] Zu seinem Freund Gustav Pauli hat Warburg einmal gesagt, er sei dazu da, um für andere die Instrumente wissenschaftlicher Feinarbeit herzurichten.

Es ging Warburg darum, die Einseitigkeit der durchaus als notwendig anerkannten formalen Kunstbetrachtung zu überwinden und neue Bereiche einzubeziehen, um wieder stärker an die Realität heranzukommen. Sein Ideal war daher eine umfassende Kulturwissenschaft, innerhalb deren es keine Grenzen zwischen den verschiedenen Disziplinen geben sollte. Für diese auf der Ikonographie aufbauende Methode führte er den Namen Ikonologie ein, der 1912 zum ersten Mal in seinem Werk auftauchte.

Aby Warburg entstammte einer begüterten Hamburger Familie und sollte ursprünglich das väterliche Bankhaus übernehmen. Doch führte schließlich ein Bruder die Familientradition weiter. Der Bücherfanatiker Aby Warburg erhielt die Zusicherung, alle Bücher gekauft zu bekommen, die er für sein Studium brauchte. Dieses Versprechen erwies sich schließlich als äußerst leichtfertig gegeben, denn die später berühmte Bibliothek Warburg war schon beim Tode des Gründers auf 65000 Bände angewachsen. Sie umfaßt in London heute mehr als 150000 Bände.

Warburg kam durch die Schriften Lessings zur Kunst, studierte bei Carl Justi und Hubert Janitschek, wurde aber auch von August Schmarsow und Jakob Burckhardt beeinflußt. Für ein halbes Jahr ging er nach Florenz und beschäftigte sich mit dem Werk Botticellis. Auf einer Reise nach Nordamerika besuchte er die Pueblo-Indianer in Neu-Mexiko und studierte ihre Kultformen. Von entscheidendem Einfluß wurden für ihn die Beziehungen zwischen Kunst und Religion, wie er sie in einem sich über mehrere Tage hinziehenden Kulttanz der Pueblos erlebt hatte.

Nach seiner Heirat mit der Bildhauerin Mary Hertz lebte er zehn Jahre in Florenz, wo er sich vor allem mit der italienischen Kunst der zweiten Hälfte des 15. Jahrhunderts beschäftigte. Für seine Studien suchte er über die Fachliteratur hinaus weitere Erkenntnisquellen auszuschöpfen. So spielten für ihn auch kunstfremde Bereiche wie die Astrologie, das Zauberwesen, Trachten- und Kostümkunde, Festberichte, ja Geschäftsbriefe und Kontrakte eine wichtige Rolle. Er studierte beispielsweise eingehend die Geschäftskontrakte der Medici, auch solche, in denen von Kunst nicht die Rede ist. Dabei fand er heraus, daß die Medici über Vertreter in Brügge Teppiche aus Flandern hatten kommen lassen, durch die sie mit Szenen der antiken Geschichte vertraut wurden. Er stellte fest, daß bestimmte typische Gebärden auf diese Weise Eingang in die florentinische Kunst fanden. Aufgrund dieses Fundes prägte er den Begriff »Pathosformel« für das, was das 15. Jahrhundert antiken Quellen entnommen hatte.

Immer mehr wurde so das Nachleben antiker Formen in der italienischen Frührenaissance zum Hauptforschungsgebiet Warburgs: »Wo andere bestimmt abgegrenzte Gestalten, wo sie in sich ruhende Formen gesehen hatten, da sah er bewegende Kräfte, da sah er das, was er die großen ›Pathosformeln‹ nannte, die die Antike als einen bleibenden Besitz für die Menschheit geschaffen hat«, sagte Ernst Cassirer. Ganz im Gegensatz zum Griechenlandbild Winckelmanns sah Warburg die Antike als

Quell einer das ganze Abendland in Unruhe haltenden Kraft, einer dämonischen Urgebärde, die in vielfältigen Erscheinungen weiterwirkte.

1893 erschien als erste Arbeit Warburgs *Sandro Botticellis ›Geburt der Venus‹ und ›Frühling‹. Eine Untersuchung über die Vorstellungen von der Antike in der italienischen Frührenaissance.* Interessant ist, daß der greise Herman Grimm dieses Erstlingswerk Warburgs durchaus positiv aufnahm und den jungen Gelehrten ermunterte, mit seiner für die Erforschung der Renaissance wichtigen Arbeit fortzufahren.

Die Bibliothek in Hamburg

Nach der Rückkehr aus Italien im Jahre 1901 baute Warburg seine Bibliothek weiter aus. Er sammelte alles, was mit der florentinischen Kunst des 15. Jahrhunderts zusammenhängt, vor allem unter dem Aspekt nachlebender antiker Motive. Über dem Eingang des Hamburger Hauses stand das Wort »Mnemosyne«. Warburg beleuchtete seine Probleme von mehreren Seiten und benutzte deshalb nicht nur die kunsthistorische Fachliteratur, sondern auch Dichtung, Philologie, Volkskunde und anderes. Ja, sein Interesse dehnte sich in den zwanziger Jahren auf scheinbar so abgelegene Bereiche wie die Luftschiffahrt aus, für die er – zur Verzweiflung seiner Mitarbeiter – eine eigene Abteilung einrichtete. Auch Atlanten sowie Kurs-, Adreß- und Telefonbücher studierte er. Fritz Saxl hat die Bibliothek wie auch die Absichten Warburgs deutlich beschrieben: »Das Studium der Philosophie war für Warburg untrennbar von dem der sogenannten primitiven Mentalität: beide konnten nicht isoliert vom Studium der Bildformen in Religion, Literatur und Kunst gesehen werden. Diese Ideen hatten ihren Ausdruck in der unorthodoxen Anordnung der Bücher in den Regalen gefunden.«

Zunächst mag man diese Bücherei als den Luxus eines begüterten Kunsthistorikers verstanden haben, doch wurde sie mehr und mehr zu einem Zentrum der geistesgeschichtlichen Forschung. Warburg zog bald namhafte Wissenschaftler zur Mitarbeit heran. Wilhelm Prinz, der als erster nach Hamburg kam, war Spezialist für orientalische Sprachen. 1910 kam Wilhelm Waetzoldt (1880-1945), und schließlich Fritz Saxl (1890-1948), der sich so intensiv in die Konzeption Warburgs einarbeitete, daß er nach dem Tode des Begründers für die Weiterführung von dessen Arbeit prädestiniert schien. Saxl war auch während der Krankheit Warburgs entscheidend an den Forschungen beteiligt.

Schon früh bestanden gute Beziehungen zur Universität Hamburg – Warburg war einer derjenigen, die sich intensiv für deren Gründung einsetzten – später vor allem zu Erwin Panofsky und Ernst Cassirer, die als Professoren an der Hamburger Universität lehrten. Vier Jahre nach dem Tode Warburgs wurden diese Beziehungen 1933 durch den Nationalsozialismus gelöst. Saxl, der die Bibliothek damals leitete, war der Ansicht, daß eine weitere wissenschaftliche Tätigkeit in Deutschland nicht mehr möglich sei. So versuchte man zunächst, die Bücherei in amerikanisches Eigentum zu überführen, damit sie der Bücherverbrennung entgehen könnte. Doch waren die Schwierigkeiten groß. Es gab Angebote der Universitäten Leyden und Rom, entsprechende Gebäude zur Verfügung zu stellen, doch wären die Folgekosten zu hoch geworden. Schließlich kamen 1933 Verhandlungen mit der Universität London zu einem befriedigenden Abschluß, und am 12. Dezember konnten nach zahllosen Schwierigkeiten mit den deutschen Behörden ca. 60000 Bücher, Diapositive und Möbel mit zwei Schiffen von Hamburg nach London transportiert werden.

Hier richtete man die Bibliothek zunächst provisorisch ein und integrierte sie später ganz in die Universität. Direktor blieb bis zu seinem Tode im Jahre 1948 Fritz Saxl. Nachfolger wurden Henry Frankfort (1897-1954), dessen Forschungen sich im wesentlichen auf den vorderen Orient konzentrierten, und 1954 Gertrud Bing (1892-1964), die schon seit 1922 mit Warburg zusammengearbeitet hatte. Von 1964 bis 1976 war Ernst H. Gombrich (geb. 1909) Direktor des Warburg-Instituts.

Warburgs Persönlichkeit

Aby Warburg stand als Forscher mitten im Leben. Ernst Cassirer sagte in seiner Gedenkrede 1929 über ihn: »Warburg war nicht in dem Sinne ein Wissenschaftler und Forscher, daß er von hoher Warte herab dem Spiel des Lebens gelassen zusah und sich an ihm im Spiegel der Kunst ästhetisch erfreute. Er stand immer mitten im Sturm und Wirbel des Lebens selbst; er griff in seine letzten und tiefsten tragischen Probleme.«

Warburg isolierte sich in seiner wissenschaftlichen Arbeit nicht von dem, was um ihn herum vorging, sondern suchte unmittelbar einzugreifen. In Hamburg war er mit dem Direktor der Kunsthalle, Gustav Pauli, und dem Stadtbaumeister Fritz Schumacher befreundet. Als Philatelist hat er vergeblich versucht, Stresemann zu einer Reform des deut-

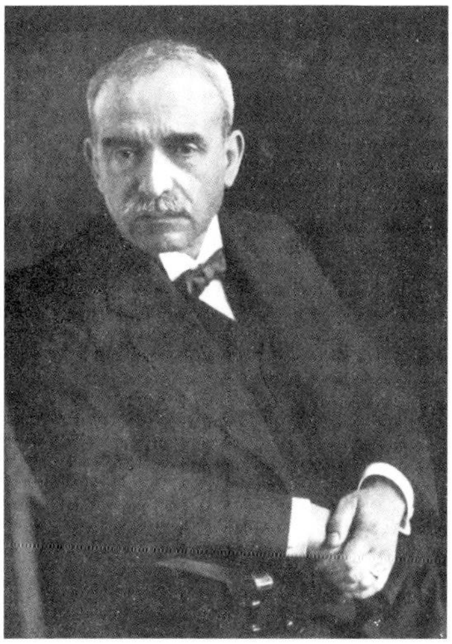

Aby Warburg

schen Briefmarkenwesens zu veranlassen. Als er einmal festgestellt hatte, die Germania auf der deutschen Briefmarke sehe wie eine kostümierte Köchin aus, ruhte er nicht eher, als bis er den Beweis für diese Behauptung erbracht und das Modell der Germania in einer alten Hausangestellten gefunden hatte.

Hugo Vogels Wandbilder im Festsaal des Hamburger Rathauses riefen nach ihrer Fertigstellung heftige Kritik hervor, der sich auch Aby Warburg anschloß. Ganz im Gegensatz aber zu seinen mehr von formalen Gesichtspunkten ausgehenden Kollegen kritisierte er jedoch vor allem die in ihnen zum Ausdruck kommende verlogene Gesinnung.

Über Warburgs Arbeitsweise hat Carl Georg Heise berichtet, der als Student zusammen mit dem gleichaltrigen Wilhelm Waetzoldt unter Anleitung Warburgs eine Reise nach Ferrara unternehmen durfte. Warburg hat einen wesentlichen Teil seiner Forschungen über das Nachleben antiker Motive in der Kunst der italienischen Frührenaissance an den Fresken im Palazzo Schifanoja zu Ferrara demonstriert: »Alles war vorbereitet: Sondergenehmigung zu längerem Aufenthalt im Palast, Leiter, Lampen, Meßstock usw. Warburg stürzte sich wie ein Berserker auf die Arbeit. Nachdem er haargenau wußte, was jetzt nur am Original selbst zu ermitteln war, spulten sich Beobachtungen und Notizen ab wie am Schnürchen, nur selten noch durch Überraschungen unterbrochen. Wer ihn beobachtete, hätte ihn eher für einen Detektiv als für einen Kunstfreund gehalten.«

Was er dabei von seinen Mitarbeitern verlangte, schildert Heise weiter: »Ich stand dabei und langweilte mich, sah die übrigen Räume des Palazzo an, warf einen flüchtigen Blick auf die mich ästhetisch keineswegs besonders anziehenden Fresken und langweilte mich wieder. Fortgehen durfte ich nicht, da ich mich zur Assistenz bereithalten sollte. So sah ich aus dem Fenster und lehnte mich dabei so unglücklich auf eine Vitrine, die Handschriften mit kostbaren Miniaturen enthielt, daß das Glas zerbrach. Nie im Leben bin ich durch eine Hochflut von Scheltworten so eingedeckt, so vollkommen zerschmettert worden wie damals. Zwei Dinge waren es vor allem, die Warburgs Zorn zur Weißglut brachten. Es sei, so donnerte er mich an, ein Mißbrauch des Gastrechtes, wenn man Vorteile genieße, wie er sie hier erbeten und erhalten habe, und sich dann auch nur die kleinste Unachtsamkeit zuschulden kommen lasse. Die Aufregung darüber und die möglichen Folgen seien in allerhöchstem Maße seiner Arbeit abträglich, meine nichtsnutzige Person gefährde sie also, anstatt sich in ihren Dienst zu stellen.«

Der Zorn Warburgs war aber noch zu Steigerungen fähig: »Dann aber und vor allem: warum ich aus dem Fenster sehe, anstatt auf die Kunstwerke? Weil ich sie schon angesehen hätte und sie mich nicht sonderlich interessierten, wagte ich einzuwerfen. Nun war es mir, als werde ich in den Orkus verbannt. ›Was schert es mich, ob Sie die Bilder interessieren oder nicht?‹ rief er mit hochrotem Kopf. ›Mich gehen sie an, mich, und zwar so sehr, daß ich von Hamburg zum dritten Mal hierhergefahren bin, und, wie Sie sehen, einen aufreibenden Kampf führe zur ihrer Enträtselung. Ich setzte mein Leben ein und Sie zertrümmern Glasscheiben und belieben sich zu langweilen, das heißt mit anderen Worten: Es geht Sie einen Dreck an, was ich treibe, anstatt sich zu sagen: was ihn solche Mühe lohnt, das muß etwas wert sein und verstehe ich's nicht, so muß ich es mir wenigstens einprägen, bis ich's verstehen lerne. Und gäbe es keinen anderen Grund als den; aufmerksam zu sein, weil ich aufmerksam bin, das allein müßte Ihnen genügen.‹« Heise hörte noch nach 35 Jahren, im April 1945, als er seine Erinnerungen an Aby Warburg niederschrieb, das Gellen dieser Worte in seinen Ohren.

1912 stellte Warburg auf dem internationalen Kunsthistorikerkongreß in Rom in seinem Vortrag *Italienische Kunst und internationale Astrologie im Palazzo Schifanoja zu Ferrara* seine Forschungen dem Fachpublikum vor. Am Zustandekommen und an der Durchführung dieses Kongresses hatte er entscheidenden Anteil. Camille Enlart, Adolfo Venturi, Campbell Dodgson, Hofstede de Groot, Andreas Aubert und viele andere Kunsthistoriker waren auf diesem Kongreß vertreten. Es war eine Ehre für Warburg, daß ihm der Vorsitz des Kongresses angeboten worden war, doch lehnte er dieses Anerbieten ab, weil er glaubte, es könne zu Komplikationen führen, wenn ein Jude Präsident einer Weltorganisation sei. Er schlug daher Rudolf Kautzsch als Vorsitzenden vor, übernahm jedoch selbst die vorbereitende Arbeit.

Seine Leistung und seine Persönlichkeit bestimmten den gesamten Kongreß, der für viele Jahre zum letzten Male die Fachgelehrten der verschiedenen Länder zusammenführte. Warburgs Forschungen über die Fresken im Schifanoja-Palast brachten ihm internationalen Ruhm. Hier begann eine neue, von ihm entwickelte Methode der Bilderforschung, die Ikonologie.

Der Ausbruch des Ersten Weltkrieges hat Warburg tief erschüttert. Er verfolgte zunächst die Kriegsereignisse genau und legte eine mit großer Sorgfalt geführte Kartothek über sie an. Nach dem Ende des Krieges und während der Arbeit an seinem Buch über heidnische Prophezeiungen in der Zeit Luthers wurde er von einem schweren Nervenleiden befallen, das – wie die sechsjährige Isolierung danach – von den meisten seiner Biographen verschwiegen wurde. Nach längerem Aufenthalt in der Hamburger Nervenklinik begab er sich nach Kreuzlingen in ein Sanatorium.

Hier verbrachte er sechs Jahre, teils von Anfällen erschüttert, teils völlig bewußt. Einmal hat er vor seinen Mitpatienten einen Vortrag über den Schlangenkult gehalten, der auch zu einer neuen Deutung der Laokoongruppe führte. In seinen Anfällen gab er sich die Schuld an den Vernichtungen des großen Krieges. Von Heise ist überliefert, daß er einmal geäußert hat, er habe sich nicht ungestraft mit Sternenkunde, Magie und Aberglauben beschäftigt, nun sei er diesem Unsinn selbst verfallen. Zu Ernst Cassirer soll er später geäußert haben, daß die Dämonen, deren Walten in der Geschichte der Menschheit er nachgeforscht habe, an ihm Rache genommen hätten.

Der Zustand Warburgs besserte sich jedoch allmählich. Er konnte später offen über seine Krankheit sprechen, obgleich sie nicht restlos geheilt war. Die Genesung hat er selbst einmal mit dem Wiedergewinn des Tageslichts nach langer Fahrt durch einen finsteren Tunnel verglichen. Heise schrieb 1945 über das Verschweigen dieser Krankheit von seiten der Biographen: »Wer die Höllenfahrt seiner Krankheitsjahre aus dem Gesamtbilde Warburgs tilgen will, der banalisiert seinen Passionsweg, streicht aus seinem Lebenskampfe die Periode tapferster Bewährung. Sie ist der höchste Beweis für Echtheit und Intensität seines immer aufs äußerste gerichteten Bemühens.«

Nach weiterer Arbeit an seinem Institut und mehreren Italienreisen ist Warburg 1929 im Alter von 63 Jahren in Hamburg gestorben. Eine Stunde vor seinem Tode hatte er noch mit Ernst Cassirer Pläne besprochen, die die Krönung seines Werkes bilden sollten: Studien über Giordano Bruno. Gustav Pauli sagte auf der Totenfeier: »Es gibt viele Menschen, die in ihrem Berufe wahrhaft schöpferisch, das heißt lebenerweckend sind; seltener aber noch finden wir solche, die durch das Vorbild ihres Charakters segensreich wirken. Zu diesen Seltenen gehörte Aby Warburg.«

In der Tat hat der Mensch Aby Warburg eine einzigartige Faszination ausgeübt, wie alle berichten, die ihn erlebt haben. Werner Weisbach schilderte ihn in seiner frühen Zeit in Florenz: »Der kleine Mann mit pechschwarzem Haar und Schnurrbart, sprühend, lebendig und beweglich, war einer der besten, anregendsten und bestrickendsten Unterhalter und zog jeden, der mit ihm sprach, in den Strudel seiner sich überstürzenden Gedanken, Pläne und Worte. Wenn er in Laune war und seinem Humor die Zügel schießen ließ, gab er Zeugnis für seine Fähigkeit, Menschen verschiedener Nationen, die er kannte, und jeden in seinem Idiom mit unübertrefflicher und mimischer Einführung zu imitieren, und dann war unter seinen belustigten Zuhörern des Lachens kein Ende.«

Carl Georg Heise, der es als Auszeichnung empfand, daß Warburg ihn als Schüler annahm, schilderte ihn so: »Sein Äußeres hatte nichts unmittelbar Einnehmendes: klein von Statur, zierlich, sehr beweglich, immer zu unberechenbaren Temperamentsausbrüchen geneigt, durch die sitzende Lebensweise mit leichter Neigung zum Embonpoint. Unvergleichlich aber waren seine Augen: abwechselnd sprühend und von Schwermut verdunkelt, von buschigen Brauen beschattet; sie schienen lebhaft die ganze Welt zu spiegeln und konnten doch wirken wie nur von innen her leuchtend. Trotzdem war sein Blick, mochte er auch unergründlich scheinen, für sein Gegenüber niemals bedrückend, sondern erwärmend. Er sprach rasch, knapp akzentuierend, niemals ins Unreine, dabei doch den ungewöhnlich reichen und persönlich geformten Wortschatz jenseits alles Gelehrtenjargons, mit jedem Wort scharf zupackend, als spieße er die Gedanken auf. Und hatte er gut getroffen, so blitzte es hinter den Brillengläsern. Auch war seine Rede fast immer mit Witz gewürzt, besonders verblüffend in Augenblikken, wenn es hart auf hart ging. Dieser Witz wirkte nicht humorig abmildernd, sondern diente ihm zu äußerster Präzisierung der Gedanken, wozu ihm jedes Mittel recht war. Doch hatte das Stoßende und Aufrührende seiner festen, aber im Grunde ziemlich hohen Stimme selbst beim Kommandoton eine leicht vibrierende Unterströmung, so daß schon die unvergeßlich eindrucksvolle Sprechweise die beiden Pole seines Wesens offenbarte: Strenge und Güte, Selbstdisziplin und ein weitgehendes Einfühlungsvermögen.«

Warburg gehörte zu den Bahnbrechern einer neuen Konzeption der Kunstgeschichte. Er hat die Entwicklung des 20. Jahrhunderts beeinflußt. Dennoch ist sein literarisches Werk außerordentlich schmal, es umfaßt nicht mehr als zwei Bände. Es handelt sich meist um kleinere Aufsätze wie *Francesco Sassettas letztwillige Verfügung*, *Luftschiff und Tauchboot in der mittelalterlichen Vorstellungswelt* oder um Bücher wie *Bildniskunst und florentinisches Bürgertum* (Leipzig 1902). Eine Arbeit über Dürers *Melencolia*, die ursprünglich von dem Wiener Kunsthistoriker Karl Giehlow begonnen worden war, hatte Warburg übernommen. Sie wurde auch von ihm nicht fertiggestellt und schließlich von Fritz Saxl und Erwin Panofsky 1923 unter dem Titel *Dürers Melencolia I. Eine quellen- und typengeschichtliche Untersuchung* publiziert.

Die langjährige Mitarbeiterin Warburgs, Gertrud Bing, sagte anläßlich der feierlichen Aufstellung der Büste Warburgs – von der Hand seiner Frau – in der Hamburger Kunsthalle am 31. Oktober 1958, Warburg sei beinahe zu einer mythischen Figur geworden. Nicht nur die ikonologische Forschung, wie sie von Männern wie Panofsky, Gombrich, Wittkower und anderen bedeutenden Gelehrten vertreten wird, hat Warburg recht gegeben, sondern vor allem auch die Entwicklung der Kunst im 20. Jahrhundert selbst, die sich im Zeitalter der Technik der Unmittelbarkeit zeichenhafter Strukturen, der Symbolik und der Magie und den populären Bildvorstellungen zugewandt hat. Wie immer stehen die schöpferischen Kräfte einer Zeit auf der gleichen Ebene. Es hat den Anschein, als habe Aby Warburg sowohl für die Kunstproduktion der unmittelbaren Gegenwart als auch für die geistesgeschichtliche Forschung noch eminent viel zu sagen.

Fritz Saxl

Die Warburg-Tradition wurde von Warburgs langjährigen Mitarbeiter und Nachfolger als Direktor der Bibliothek Fritz Saxl (1890-1948) weitergeführt. Geboren in Senftenberg in Böhmen, studierte er in Prag und Wien (Dvořák) und später in Berlin bei Wölfflin. 1912 erhielt er sein Doktorat in Wien. Sprachlich ungemein begabt, lernte Saxl Latein im Alter von fünf Jahren, Griechisch und Hebräisch im Alter von sieben und acht und Sanskrit im Alter von elf Jahren. Über die veränderte Rolle der Forschung schrieb er einmal: »Wölfflins Werk hatte seinen Höhepunkt vor einer Generation, obwohl er erst 1947 starb. Neue Ideen sind seitdem in den Vordergrund getreten. Das wichtigste neue Problem, wie ich es sehe, ist es, die Geschichte der Kunst mit den anderen historischen Bereichen wie der politischen, literarischen, religiösen und philosophischen Geschichte zu verknüpfen. Kunstgeschichte als die Geschichte der künstlerischen Vision kann niemals diese verschiedenartigen Aspekte erreichen ...«

Nach seiner Ernennung zum Assistenten Warburgs in Hamburg im Jahre 1913 hat sich Saxl intensiv seinen Studien astrologischer und mythologischer Manuskripte gewidmet. In späteren Jahren konzentrierte er sich mehr und mehr auf die Mithras-Religion; die Ergebnisse seiner Studien wurden 1931 in dem Buch *Mithras* publiziert. In Zusammenarbeit mit Rudolf Wittkower gab er 1948 das Werk *British Art and the Mediterranean* heraus, in Zusammenarbeit mit Erwin Panofsky und Raymond Klibansky *Saturn and Melancholy*. In beiden Werken kamen die spezifischen Interessenbereiche Saxls voll zum Ausdruck.

Klaus Berger, der ebenfalls zu den frühen Mitarbeitern Warburgs zählte, nannte Fritz Saxl »den Unverzichtbaren« und berichtete über seine Beziehungen zu Warburg: »Er war früh aus Österreich zu ihm gekommen; von kleiner Gestalt und von introvertierter Natur, nahm er doch seine Pflichten und die seines Arbeitgebers sehr ernst. Mit seiner grenzenlosen Belesenheit und seinem hervorragenden Gedächtnis war er in der Lage, Warburg bei spezifischen Problemen, besonders bibliographischen, wesentlich zu helfen.«[2]

Edgar Wind

Edgar Wind (1900-1971) kam zur Warburg Bibliothek im Jahre 1928 und blieb der Tradition dieser

Institution zeitlebens verbunden. Geboren in Berlin, studierte er Philosophie und Kunstgeschichte in Berlin, Freiburg und Wien, den wohl wichtigsten Stationen deutscher Kunstgeschichte in jenen Jahren. Es war Wind, der den Umzug der Bibliothek nach London im Jahre 1933 organisierte, und im gleichen Jahr zog er ebenfalls nach London um. 1942 emigrierte er in die Vereinigten Staaten und begann seine Lehrtätigkeit an der Universität in Chicago. Zwei Jahre später ging er als Lehrer an das Smith College in Massachusetts, wo er bis zu seinem Tode blieb.

Winds frühe Veröffentlichungen waren der italienischen Renaissance gewidmet und kulminierten in den Büchern *Bellini's Feast of the Gods* (1948) und *Pagan Mysteries in the Renaissance* (1948). In seinem Werk *Art and Anarchy* (1964) verfocht Wind die These, daß Kunsthistoriker »selbst Teil der Geschichte und weit entfernt davon sind, sich dem künstlerischen Temperament ihrer Zeit entziehen zu können«. Selbst Heinrich Wölfflin, der als der größte Kunsthistoriker der vergangenen Generation gesehen wurde, war so »empfänglich für die vorherrschende Stimmung des ästhetischen Purismus, daß er eine Technik der Dissoziation entwickelte, die mindestens so extrem war wie diejenige von Remy de Gourmont«. Kunsthistoriker waren, im Sinne Winds, wie die Künstler der Zeit, bestimmten Gegebenheiten unterworfen, die sich in ihren Werken unmittelbar äußerten, ohne daß ihnen dies notwendigerweise bewußt gewesen sein mußte.

Wind nahm auch zu anderen in seiner Zeit diskutierten Ideen Stellung, zum Beispiel gegen die Vorstellung eines »Museums ohne Wände«, wie es der französische Schriftsteller André Malraux propagiert hatte: »Was optimistisch ein ›Museum ohne Wände‹ genannt wurde, ist tatsächlich ein Museum auf Papier, eine Papierwelt, in der die epische Erzählkunst von Malraux mit der Stimme eines Marktschreiers behauptet, daß alle Kunst nach einem einzigen Schlüssel konzipiert ist, daß riesige Monumente und winzige Münzen die gleiche plastische Wirkung haben können, wenn sie auf den Maßstab der gedruckten Seite reduziert werden, daß eine Gouache einem Fresko ähnlich sein kann.«

Am Ende seines Buches *Pagan Mysteries in the Renaissance* schrieb Wind ein kurzes Kapitel über *An Observation on Method*, in dem er zu vorsichtigen Bemerkungen über die Ikonologie sowie auch über seine eigene Methode kam: »Es gibt Historiker, viele von ihnen bewundernswert, die die Wichtigkeit des Alltäglichen in der Geschichte hervorheben. Ihre Arbeiten sind zu begrüßen und unentbehrlich, da das Alltägliche eine bedeutende Kraft ist. Insofern aber ihre Methode auf die Untersuchung dieses besonderen Themas gerichtet ist, ist sie ungeeignet, das Außergewöhnliche in der Geschichte zu erfassen, dessen Macht nicht unterbewertet werden sollte. In einer gelungenen Untersuchung sollten beide Aspekte gegenwärtig sein; und es ist eine der vielen Schwächen dieses Buches, daß es, von zwei Fällen abgesehen, nicht zeigt, wie eine abenteuerliche These zur Platitüde absinkt und das Genie von Selbstgefälligkeit und Trägheit verschlungen werden kann ... Eine Methode, die dem kleinen Werk und nicht dem großen gemäß ist, beginnt einfach am falschen Ende. In der Geometrie, wenn ich einen etwas abgelegenen Vergleich benutzen darf, ist es möglich, durch die Reduktion der Kurvatur eines Nicht-Euklidischen Raumes auf Null zu Euklidischen Parallelen zu kommen, doch ist es nicht möglich, zu einem Nicht-Euklidischen Raum zu kommen, wenn man mit Euklidischen Parallelen beginnt. In der gleichen Weise scheint es eine Lehre für die Geschichte zu sein, daß das Alltägliche als eine Reduktion des Exzeptionellen verstanden werden kann, aber das Exzeptionelle nicht als eine Erweiterung des Alltäglichen. In beiden Fällen ist logisch und kausal das Exzeptionelle wichtig, da es, so seltsam es erscheinen mag, die umfassendere Kategorie einführt. Daß diese Beziehung unumkehrbar ist, sollte als Axiom jedes Kunststudiums gelten ...« Die Kardinalfrage der Qualität ist seit Vöge niemals so angemessen gestellt worden, und weder allein die Ikonologie noch allein die Formanalyse sind in der Lage, sie zu einer Lösung zu bringen.

Walter Friedländer

Das Werk von Walter Friedländer (1873-1966) hat einen besonderen Platz in der Geschichte der deutschen und amerikanischen Kunstgeschichte des 20. Jahrhunderts. Obgleich nahezu eine Generation älter als Erwin Panofsky, bestehen dennoch wichtige Parallelen zwischen beiden Forschern, und gelegentlich konnte einer den anderen am Institut of Fine Arts in New York vertreten. Geboren 1873, begann Friedländer seine Laufbahn mit einer ungewöhnlichen Dissertation über asiatische Kunst: *Der māhavrata-Abschnitt des Cāṅkhāyana-Āranyaka*, die 1900 in Berlin erschien. Seine lange und ungemein fruchtbare akademische Laufbahn begann, als ihn Wilhelm Vöge als Privatdozent nach Freiburg einlud. Friedländers Forschungsschwerpunkt wurde

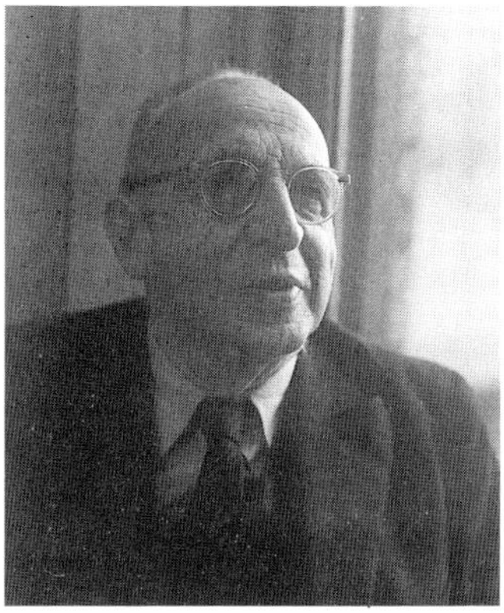

Walter Friedländer

die französische Malerei und besonders das Werk von Nicolas Poussin; er avancierte bald zur internationalen Autorität für das Werk dieses Malers. Friedländers erstes Buch, *Nicolas Poussin*, erschien 1912 in Leipzig, zwei Jahre vor dem Ausbruch des Ersten Weltkrieges, und ein halbes Jahrhundert lang sollte ein wesentlicher Teil seiner Forschungen dem französischen Meister gewidmet bleiben, ungeachtet der politischen Entwicklung in den gleichen Jahren.

Ein Buch über *Claude Lorrain*, den zweiten großen französischen Maler des 17. Jahrhunderts, folgte im Jahre 1921 und wenige Jahre später die grundlegende Untersuchung des Übergangs von der Renaissance zum Barock in Italien, *Die Entstehung des antiklassischen Stils in der italienischen Malerei um 1520* (1925).

1953 gab Friedländer zusammen mit Anthony Blunt das große, vom Warburg Institute in London herausgegebene Werk *The Drawings of Nicolas Poussin* heraus. Eines der letzten Bücher Friedländers waren seine *Caravaggio Studies* von 1955.

Die beiden letztgenannten Bücher waren nach der Emigration Friedländers nach Amerika geschrieben worden. In der Neuen Welt wurde der deutsche Gelehrte als einer der großen Meister seines Faches aufgenommen: Colin Eisler verglich die Lehrtätigkeit Friedländers mit einem Wunder: »Er war bereits 63 Jahre alt, als er 1935 in diesem Lande ankam, er war wie eine große einsame Seeschildkröte, angespült an einem fremden Strande, gepeinigt von unbestimmten Gesundheitsproblemen, schlechtem Gehör und schlechter Sicht. Sein langes, fruchtbares Leben in Amerika war so etwas wie ein Triumph des Geistes über das Fleisch. Unersättlich, unerschöpflich, geistreich, liebenswert, humorvoll und höchst intelligent.

Friedländer erinnerte zugleich an Rabelais und Voltaire; er war interessiert an der Kunst des 16. bis frühen 19. Jahrhunderts, am Werk Caravaggios, Poussins und der neoklassizistischen und romantischen Generation in Frankreich. Sein leidenschaftliches Verlangen nach Leben und Kunst, die Breite seiner Interessengebiete und die Tiefe seines Verständnisses waren außerordentlich. Er bereicherte seine Lehrtätigkeit um einen endlosen Brunnen von intuitiver Brillanz, ein gutes Gefühl für ›common sense‹ und Humor. Mit zunehmendem Alter wurde er, der ohne Familie war, von seinen Studenten immer abhängiger; diese ›adoptierten‹ ihn und reichten ihre anspruchsvolle Aufgabe von einer Generation zur nächsten weiter.

Leidenschaftlich am Schicksal anderer Menschen interessiert – ›I never stick my nose in my own business‹ – und mit einem gallischen Verständnis der menschlichen Seele begabt, besaß der ›grand old man‹ eine unersättliche Neugier, alles über jene zu wissen, die nicht nur ihren Geist, sondern auch ihr Leben mit ihm teilen wollten. Trotz alledem, mag er auch recht besitzergreifend gewesen sein, Friedländer konnte immer mehr geben als er entgegenahm. Seine endlose Freude an der Kunst – Unterrichten war sein ein und alles – brachte ein Element reinen Genusses in die akademische Untersuchung, das eine willkommene Überraschung für viele amerikanische ›graduate students‹ gewesen sein muß, die in einer ermüdenden, objektiven und unpersönlichen Weise unterrichtet worden waren. Friedländer liebte Kunst, doch stellte er sie sicher nicht auf ein Podest, sondern näherte sich seinem Gegenstand mit einer unnachahmlichen Kombination von Feinheit und Direktheit.«[3]

Als ihm seine europäischen Schüler zu seinem 90. Geburtstag 1965 eine Festschrift widmeten, wurde die internationale Stellung des großen Kunsthistorikers deutlich. Unter seinen Schülern waren Michael W. Alpatow, Jan Bialostocki, Otto Benesch, Anthony Blunt, Kurt Bauch, Ludwig H. Heydenreich, Hans Kauffmann, Denis Mahon, M. Roethlisberger, Willibald Sauerländer, Jean Seznec, John Shearman und M. Sterling, die bedeutenden Kunsthistoriker einer jüngeren Generation vereinigt in der Verehrung des bewunderten Vorbilds.

Richard Krautheimer

Obgleich nicht unmittelbar mit dem Kreis um Aby Warburg und Erwin Panofsky verbunden, nimmt Richard Krautheimer (1897-1994) eine wichtige

Stellung innerhalb der deutschen und später amerikanischen Kunstgeschichte ein. Seine Forschungen sind schwerpunktmäßig der Ikonographie der Architektur gewidmet; seine zahlreichen dokumentarischen Untersuchungen galten insbesondere der Kunst der Stadt Rom, als deren bester Kenner er gelten darf.

Krautheimer studierte in München bei Wölfflin und Frankl von 1919 bis 1920, in Berlin bei Goldschmidt, Wulff und Noack (1920-1921), in Marburg bei Hamann und Jacobsthal (1921) und zuletzt wieder bei Frankl in München (1921-1923). Er promovierte in München im Jahre 1923. Krautheimer hatte seine erste Stellung als Privatdozent in Marburg. Danach unterrichtete er von 1935 bis 1937 in Louisville, Kentucky, am Vasser College in New York und schließlich am New Yorker Institute of Fine Arts. Colin Eisler schrieb über die Lehrtätigkeit Krautheimers: »Die Breite seiner Interessen – von der frühchristlichen Zeit bis zum italienischen Barock mit besonderer Berücksichtigung der Geschichte der Architektur und Skulptur – hat ihn zu einem der anregendsten Lehrer und Gelehrten gemacht. Mit ›wit and excitement‹ ausgestattet, ist Krautheimers imaginatives Temperament dennoch von einer strengen und genauen Form charakterisiert. Seine Vorträge, von dramatischer Beredsamkeit in einem fließenden, leicht britischen Englisch, führen den Hörer zu einer kühnen und aufhellenden Reise in die Kunst. Bei aller Gelehrsamkeit, die ihm zur Verfügung steht, hat er dennoch nie den Sinn für Spontaneität und Enthusiamus verloren, die Studenten dazu animierend, seine strengen wie auch unmittelbar überzeugenden Interessen zu teilen und fortzusetzen.«[4]

Zu den zahlreichen Spezialgebieten Krautheimers gehören auch die Anfänge der Kunstgeschichtsschreibung in Italien, wie sie sich u. a. in den Schriften von Ghiberti und Alberti dokumentieren. Er schrieb darüber in seinem Werk *The Beginnings of Art Historical Writing in Italy.* In beiden Künstlern sieht er Vorläufer der späteren Kunsthistoriker und charakterisiert sie wie folgt: »Die Prinzipien einer systematischen Kunstgeschichte, einer ›Kunstgeschichte ohne Namen‹, können nicht deutlicher umrissen werden als durch Alberti. Zur Stellung des ›reinen‹ Kunsthistorikers Ghiberti hat er eine neue, entgegengesetzte Phase eingeleitet. In ihrer Formulierung liegt die Bedeutung Albertis für jede spätere Kunstgeschichte bis heute.«

Krautheimer lebt in New York, wo er am Institute of Fine Arts der New York University 1990 im

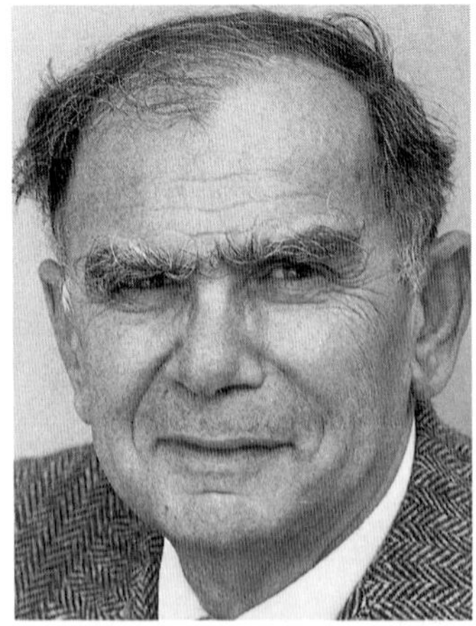

Richard Krautheimer

Alter von 92 Jahren unterrrichtet, und im Obergeschoß der Biblioteca Hertziana in Rom mit einem idealen Blick auf die Ewige Stadt, die er wie kein anderer Kunsthistoriker seiner Zeit zu verstehen gesucht hat. Krautheimer hatte einen großen Einfluß auf die Ausprägung der Kunstgeschichte in Amerika, der nur mit dem Panofskys, Friedländers und Wittkowers zu vergleichen ist. Zu seinen selbst wiederum berühmten amerikanischen Schülern zählen James S. Ackerman (geboren 1919), Irwing Lavin (geboren 1927), Howard Saalman, Leo Steinberg und Richard Pommer. In einem Brief von 1965 an den Autor schrieb Krautheimer: »Nach alledem empfinde ich, daß man, um zu einem halbwegs ordentlichen Kunsthistoriker zu werden, die Sechzig überschritten haben sollte. Es bedarf einer Lebenszeit, um zu lernen.«

Erwin Panofsky

Erwin Panofsky (1892-1968) setzte in seinen Forschungen die von Warburg begründete Tradition fort.[5] Es ging ihm um die Sicherung der kunsthistorischen Methode, um die Kontinuität der Disziplin, die sich den wechselnden Ansprüchen verschiedener Zeiten anpassen mußte, wenn sie ihre Existenz behaupten wollte.

Panofsky war Schüler von Goldschmidt und Vöge, wurde 1921 Privatdozent in Hamburg und 1926 dort Professor für Kunstgeschichte. Er hatte also einige Jahre unmittelbaren Kontakt zu Aby Warburg. 1933 emigrierte er in die Vereinigten Staaten und wird heute, vor allem wegen seiner dortigen Tätigkeit, immer mehr als exemplarisch für die Kunstgeschichte der Gegenwart angesehen.

In unmittelbarer Auseinandersetzung mit Wölfflin und Riegl entstanden Panofskys erste Arbeiten: seine Freiburger Dissertation *Über die theoretische Kunstlehre Albrecht Dürers* (1914), die Arbeiten *Das Problem des Stils in der bildenden Kunst* (1915) und *Der Begriff des Kunstwollens* (1920). Aufgrund eines 1911 von Wölfflin gehaltenen Vortrags über das Problem des Stils, warf Panofsky diesem vor, er gäbe zwar die Formulierung, aber nicht die Begründung der zu untersuchenden Tatsachen: »Mit anderen Worten: daß die eine Epoche linear, die andere malerisch ›sieht‹, ist nicht Stil-Wurzel oder Stil-Ursache, sondern ein Stil-Phänomen, das nicht Erklärung ist, sondern der Erklärung bedarf.«

In Auseinandersetzung mit der Auffassung Riegls schrieb Panofsky, daß uns: »... das Bemühen um die unter die Sphäre der Erscheinungen hinuntergreifende Erkenntnis des Kunstwollens selbst ...« nicht erspart bleibe. Er kam daher zu dem Resultat: »... Die Kunst ist nicht, wie eine den Widerspruch gegen die Imitationstheorie überspannende Ansicht heute vielfach glauben machen will, eine subjektive Gefühlsäußerung oder Daseinsbetätigung bestimmter Individuen, sondern die auf gültige Ergebnisse abzielende, verwirklichende und objektivierende Auseinandersetzung einer formenden Kraft mit einem zu bewältigenden Stoff.«

Panofsky geht davon aus, daß die nur auf das Formale gerichtete Beschreibung eines Kunstwerkes nicht möglich sei, daß Formbeschreibung und Formanalyse in sich schon Formdeutung und Formdeutungsanalyse enthielten. Er greift zu dem eklatanten Beispiel des Isenheimer Altars: »Wenn ich jenen hellen Farbkomplex da in der Mitte als einen ›schwebenden Menschen mit durchlöcherten Händen und Füßen‹ bezeichne, so überschreite ich zwar damit, wie schon gesagt, die Grenzen einer bloßen Formbeschreibung, aber ich verbleibe noch in einer Region von Sinnvorstellungen, die dem Betrachter auf Grund seiner optischen Anschauung, seiner Tast- oder Bewegungswahrnehmung, kurz auf Grund seiner unmittelbaren Daseinserfahrung zugänglich und vertraut sind. Bezeichne ich dagegen jenen hellen Farbkomplex als einen ›aufschwebenden Christus‹, so setze ich damit noch etwas bildungsmäßig Hinzugewußtes voraus, wie denn zum Beispiel ein Mensch, der nie etwas vom Inhalt der Evangelien gehört hätte, das Abendmahl Lionardos wahrscheinlich als die Darstellung einer erregten Tischgesellschaft auffassen würde, die sich – dem Beutel nach zu schließen – wegen einer Geldangelegenheit veruneinigt hätte.«

Auf den Isenheimer Altar zurückkommend, malt Panofsky sein Bild weiter aus: »Was es sub specie des Bedeutungssinnes darstellt, können wir, wie gesagt, ohne bestimmte literarische Vorkenntnisse nicht wissen. Sub specie des bloßen Phänomensinns aber können wir es, ganz roh und unter Beschränkung auf das Alleraugenfälligste, als die Darstellung eines Menschen beschreiben, der inmitten einer Lichterscheinung mit ausgebreiteten Armen einem Kasten entschwebt, während andere, kriegsmäßig ausgerüstete Menschen teils wie zerstört am Boden hocken, teils mit Gebärden des Schreckens oder des Geblendetseins zu Boden getaumelt sind.«

Man muß also mehr wissen als das, was formal und inhaltlich auf dem Bilde zu erkennen ist, und dieses Wissen trägt entscheidend zur Herausarbeitung des Kunstcharakters des in Frage stehenden Werkes bei. Panofsky kommt zu dem Schluß: »Es ist tatsächlich so: Um ein Kunstwerk, und sei es auch rein phänomenal, zutreffend beschreiben zu können, müssen wir es – wenn auch ganz unbewußt und in dem Bruchteil einer Sekunde – bereits stilkritisch eingeordnet haben, da wir ja sonst auf keine Weise wissen können, ob wir an jene ›Suspension im Leeren‹ den Maßstab des modernen Naturalismus oder den Maßstab des mittelalterlichen Spiritualismus anzulegen haben. Und wir sehen mit einiger Überraschung, daß wir mit dem scheinbar so einfachen Satz: ›Ein Mensch entschwebt einem Grabe‹, bereits so schwierige und allgemeine Fragen entschieden haben wie die nach dem Verhältnis zwischen Fläche und Tiefe, Körper und Raum, Statik und Dynamik – kurz: daß wir das Kunstwerk bereits sub specie jener ›künstlerischen Grundprobleme‹

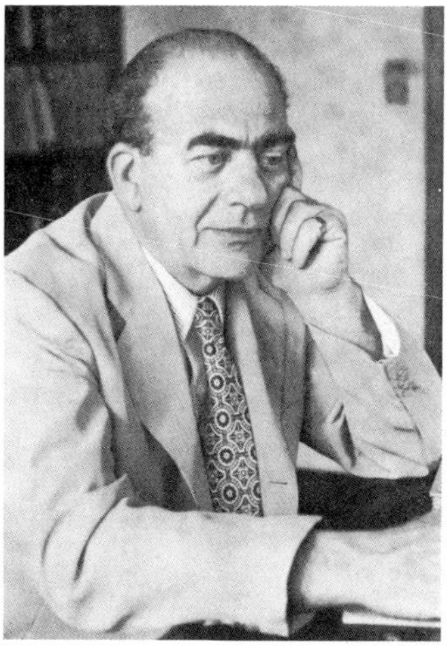

Erwin Panofsky

betrachtet haben, deren besondere Lösungsmodalitäten wir als den ›Stil‹ desselben bezeichnen.«

Für das Grünewald-Bild, führt Panofsky aus, wird man also die literarische Vorlage suchen müssen, die entsprechende Stelle im Evangelium. In diesem Falle wird man jedoch feststellen, daß eine entsprechende Stelle gar nicht vorhanden ist. Erst eine intensivere Beschäftigung mit noch verschiedenen anderen Quellen wird zu einem Resultat führen: »Erst eine einläßliche Untersuchung, die weitere Texte heranzieht, und außerdem (und dies vor allem) wiederum die Typengeschichte befragt, belehrt uns darüber, daß das, was wir ›Die Auferstehung Christi von Grünewald‹ nennen, in Wahrheit eine hochkomplizierte Verbindung von eigentlichem Aus-dem-Grabe-Steigen, Himmelfahrt und sogenannter Transfiguration bedeutet.«

Mit dieser Methode geht Panofsky weit über die »formale« Betrachtungsweise Wölfflins hinaus, aber auch, wie mehr und mehr eingesehen wird, über die Anfänge der Ikonologie im Sinne Warburgs. In verschiedenen weiteren Arbeiten, etwa über die deutsche Plastik des 11. bis 13. Jahrhunderts, über Dürers Stellung zur Antike, über die Sixtinische Decke und zahlreiche kunsttheoretische und methodologische Fragen baute Panofsky seine Deutungsversuche weiter aus. Immer mehr ging er dazu über, seine Methode auf einzelne Werke wie Jan van Eycks *Arnolfini-Porträt*, Rembrandts *Danaë*, Poussins *Et in Arcadia ego* oder Michelangelos *Juliusgrab* anzuwenden. Daneben traten, besonders in der amerikanischen Zeit, umfassende Darstellungen ganzer kunsthistorischer Komplexe. Ein zweibändiges Werk über Albrecht Dürer erschien 1943, *Gothic Architecture and Scholasticism* 1951 und *Early Netherlandish Painting* 1953.

Panofsky setzte sich aber auch immer wieder mit einzelnen Kunsthistorikern auseinander und schrieb programmatisch über die Methode der Ikonologie. 1939 erschienen seine *Studies in Iconology*, *Humanistic Schemes in the Art of the Renaissance*, in denen er in Fortführung seiner grundlegenden Arbeit *Idea* von 1924 den Fragen der Kunstgeschichte als Wissenschaft in unserer Zeit nachgeht.

Im wesentlichen forscht Panofsky den Bedeutungswerten des Künstlerischen, den Symbolwerten im Sinne Ernst Cassirers nach, der an der Universität Hamburg sein Kollege war und dessen Vorlesungen er häufig besuchte. Cassirers *Philosophie der symbolischen Formen* von 1923-1929 war bahnbrechend für die Kunstphilosophie der Zeit und für Panofskys spätere Denkweise, die vorwiegend auf die Erforschung der Symbolformen in der Kunst gerichtet war. Doch bleibt Panofsky sich immer der Tatsache bewußt, daß so wie die Formanalyse in einer bestimmten Phase der Kunstgeschichtsschreibung ein notwendiges Werkzeug war, auch die Ikonologie nur eine Methode, ein Werkzeug ist, das der Ergänzung bedarf, das aber notwendig war, um lange übersehene Bereiche der Kunst neu in den Blick zu rücken.

Panofsky wünscht sich eine Arbeit, in der verschiedene Methoden einander durchdringen, damit man näher an das eigentlich Künstlerische heranzukommen vermag. So heißt es schon in der Einleitung seines Buches *Studies in Iconology*: »Ich habe auf einer übersichtlichen Liste zusammengefaßt, was ich so weit klarzumachen versucht habe, doch müssen wir im Auge behalten, daß die notwendig unterschiedlichen Kategorien, die in dieser Übersichtstabelle drei unabhängige Bedeutungssphären anzuzeigen scheinen, sich in Wirklichkeit auf Aspekte eines Phänomens beziehen, nämlich auf das Kunstwerk als Ganzheit, so daß in der wirklichen Arbeit die Forschungsmethoden, die hier als drei unverbundene Forschungswege erscheinen, in einem organischen und unlösbaren Prozeß miteinander verschmelzen.«

Als 1961 in New York die Festschrift *De artibus opuscula, Essays in Honor of Erwin Panofsky* herauskam, wurde offenbar, welche Bedeutung das Werk dieses Forschers für die internationale Kunstgeschichte der Gegenwart hat. Durch die universale Zusammenschau von vielfältigen, lange getrennt behandelten Bereichen gehört Panofskys Werk heute zu den klassischen Beispielen der Kunstgeschichtsschreibung unserer Zeit. Das Erbe Warburgs ist in ihm legitim weitergeführt und Bereiche sind erschlossen worden, die sowohl zur Selbsterkenntnis der Gegenwart als auch zur schöpferischen Auseinandersetzung unserer Zeit mit allen anderen Zeiten beitragen können. Colin Eisler gab eine vorzügliche Zusammenfassung dessen, was Panofskys besondere Leistung war: »Er war einer der wenigen großen Forscher, die eine Methode lehren konnten, einen Sinn für eine spezielle Haltung zu geben in der Lage waren und eine bestimmte Anwendung und Nutzung von kulturellen Hilfsmitteln in seinen Vorträgen und Büchern in einer Weise vermittelte, durch die die Bedeutung seines Werkes weit über die spezielle Thematik mit der er sich befaßte, hinausging.«

Rudolf Wittkower

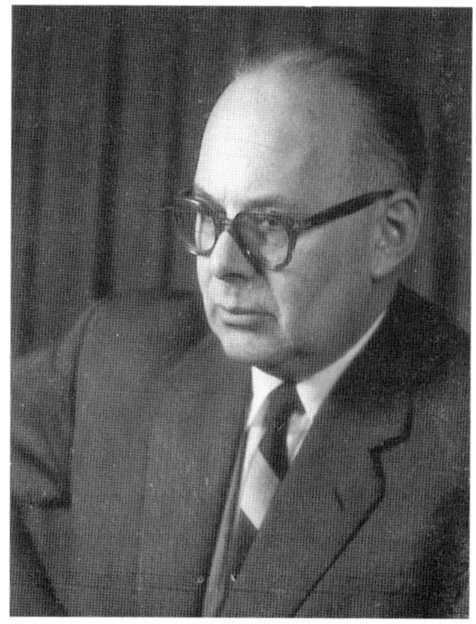

Rudolf Wittkower

Rudolf Wittkower (1901-1971) kam wie Panofsky aus der Schule Adolph Goldschmidts, hat sich jedoch von Anfang an mehr für die Bereiche interessiert, die Goldschmidt selbst nicht so stark berücksichtigt hatte: die nachmittelalterliche Kunst der Renaissance und des Barock. Im wesentlichen widmete er seine Studien den beiden großen Persönlichkeiten Michelangelo und Bernini. Durch den Kreis der Biblioteca Hertziana wurde sein Frühwerk entscheidend mitbestimmt. Andererseits ist Wittkower auch stark von der Methode Aby Warburgs beeinflußt. Er hat am Warburg-Institut verschiedene Vorträge gehalten und die Ikonologie auf den Bereich der Architektur übertragen. 1962 hielt er vor der Accademia nazionale dei Lincei einen Vortrag über den italienischen Barock und gab einen Rückblick auf die Barockforschung.

Geboren in Berlin als englischer Staatsbürger, sein Vater war in England geboren, studierte Wittkower in München und Berlin und promovierte mit einer Dissertation über den italienischen Maler Domenico Morone bei Adolph Goldschmidt. 1922 bis 1932 ist er in Rom, und seine frühen Publikationen sind römischen und florentinischen Themen gewidmet (*Zur Peterskuppel Michelangelos*, 1933; *Michelangelos Biblioteca Laurenziana*, 1934).

Im besonderen ist auf Wittkowers Buch *Architectural Principles in the Age of Humanism* (1949) hinzuweisen, das in verschiedenen Neuauflagen und durch Übersetzungen weit gewirkt hat. Wittkower führt hier den Nachweis, daß die Architektur der Renaisssance im Gegensatz zur herkömmlichen Anschauung nicht allein durch formale Gesetzlichkeiten bestimmt ist und nicht als Abwendung von christlichen Gedanken interpretiert werden kann. Er erkannte in ihr vielmehr die durch eine Aufnahme neuplatonischer Ideen weiterwirkende christliche Symbolik.

In einer genauen Analyse der Bauten Albertis zeigt er ihre Beziehungen zur zeitgenössischen Kunsttheorie auf und kommt zu dem Ergebnis, daß die so lange als formale Übernahme antiker Formen interpretierte Einfachheit, Klarheit und proportionale Schönheit der Renaissance-Bauten im christlichen Sinne gedeutet werden muß, als ein symbolischer Ausdruck der Gottesauffassung der Renaissance: »Ihre majestätische Einfachheit, der ruhige Zug ihrer Geometrie, die Reinheit ihres Weiß sind mit der Absicht entworfen, in der Gemeinde das Bewußtsein der Anwesenheit Gottes zu erwecken, eines Gottes, der das Universum nach unveränderlichen mathematischen Gesetzen geordnet hat, der eine einheitliche, schön proportionierte Welt geschaffen hat, deren Einklang und Harmonie sich in seinem irdischen Bezirk spiegelt.«

Sowohl in diesem Buch als auch in anderen Publikationen hat Wittkower sich intensiv mit dem Werk Palladios auseinandergesetzt und vor allem die Nachwirkungen untersucht, die dieser Baumeister in der angelsächsischen Welt gehabt hat. In der Rückführung der Bestrebungen Palladios auf Vitruv, ähnlich wie Wittkower es schon bei Alberti und den Architekten der Renaissance unternommen hatte, zeigt sich die Konzentration auf ein bestimmtes Forschungsgebiet im Sinne Aby Warburgs. Wittkower geht auch hier immer wieder auf die Bedeutung ein und weist Zusammenhänge nach, die lange unterbewertet bzw. gar nicht in die Betrachtung einbezogen worden waren, wie z. B. die zwischen Architektur und Musiktheorie.

David Watson resümierte die Ergebnisse Wittkowers in dieser Weise: »Mit seiner Hegelianischen oder in jedem Falle Wölfflinschen Perspektive interpretierte Wittkower die beiden Strömungen der italienischen Architektur als eine römische These und eine norditalienische Antithese, und versuchte demgemäß eine notwendige Synthese (oder eine Symbiose, wie er es in seiner Nach-Darwinistischen Weise nennt) in der Architektur von Carlo Rainaldi (1611–1691) zu konstruieren, dem dadurch eine prominente Stellung im italienischen Barock eingeräumt wird. Nach dem Kriege kulminierten seine Forschungsinteressen in bedeutenden Artikeln über

Juvara, Vittone und Guarini und, natürlich, in seinem monumentalen Werk ›Art and Architecture in Italy. 1600-1750‹ (Harmondsworth 1958).«

Das große Werk *Art and Architecture in Italy 1600-1750* war für die von Nikolaus Pevsner herausgegebene *Pelican History of Art* geschrieben worden. Es erschien 1958 in London. In einem großen Überblick wird hier jener zentrale Bereich der italienischen Kunst beleuchtet, der mit der Überwindung des Manierismus beginnt und bis zum Klassizismus reicht.

1963 brachte Rudolf Wittkower zusammen mit Margot Wittkower ein großes Werk unter dem Titel *Born under Saturn*[6] heraus, in dem das Saturnische in der Entwicklung der Kunst und die speziellen Probleme des Künstlerischen unter diesem Gesichtspunkt erschöpfend untersucht werden.

Im Unterschied zu den Kunsthistorikern, die sich programmatisch mit neuerer Architektur beschäftigt und versucht haben, Einfluß auf die architektonische Entwicklung selbst zu nehmen, hat Wittkower ohne jede Absicht mit seinem Buch *Architectural Principles in the Age of Humanism* Architekten direkt angesprochen. Die offensichtliche Wendung zahlreicher Architekten zu historisierenden Formen um 1960 ist zu einem Teil mit durch die historischen Forschungen Wittkowers zu erklären. Eine Stilbezeichnung wie Neoklassizismus konnte von Reyner Banham nicht ohne Hinweise auf den Namen Rudolf Wittkower definiert werden.

Die angelsächsische Welt wurde nicht nur im Rahmen der Wissenschaft von der Kunstgeschichte, sondern auch in der Architektur entscheidend durch Forschungen Wittkowers beeinflußt. Es mag dahingestellt bleiben, ob diese Auswirkungen eines Kunsthistorikers auf die zeitgenössische Architektur begrüßens- oder ablehnenswert sind. Die Tatsache, wesentliche Bereiche der vergangenen Kunst neu in den Blick gerückt und für unsere Zeit lebendig gemacht zu haben, wird eines der großen Verdienste Rudolf Wittkowers bleiben.

Jurgis Baltrusaitis

Der 1903 in Litauen geborene Jurgis Baltrusaitis (1903-1988) hat sich mit den Symbolformen der christlichen Kunst beschäftigt und setzt ebenfalls die auf eine umfassende Deutung des Kunstwerks gerichteten Bestrebungen fort, wie Aby Warburg sie gegonnen hatte. Sein besonderes Interesse gilt dabei osteuropäischen Phänomenen, so daß man ihn als legitimen Nachfolger Strzygowskis sehen darf. Er

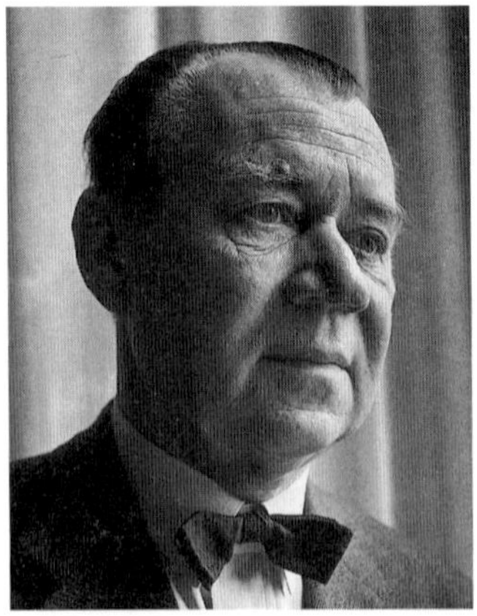

Jurgis Baltrusaitis

schrieb ein Buch über die mittelalterliche Kunst in Georgien und Armenien. 1934 und 1949 erschienen in Litauen die beiden Bände seiner *Histoire générale de l'art.* Später wandte sich Baltrusaitis im wesentlichen der christlichen Symbolik des Mittelalters zu, die er in verschiedenen Publikationen: *Le moyen âge phantastique* (Paris 1955) oder *Anamorphoses ou perspectives curieuses* (Paris 1955) untersuchte. In seinem Buch *Stylistique ornamentale dans la sculpture romane* war er aber auch in der Lage, die formanalytische Methode vollendet anzuwenden.

Jurgis Baltrusaitis wendet sich in Analogie zu den Bestrebungen surrealistischer Künstler magischen und phantastischen Formen der Vergangenheit zu, die bis dahin als abseitig galten und der Forschung kaum betrachtenswert erschienen. Auch an seinem Werk kann die so häufig zitierte Parallelität von Kunst und Kunstgeschichte abgelesen werden.

1939 war Baltrusaitis Professor für Kunstgeschichte an der Universität Kaunas in Litauen. Seit 1947 lebt er in Paris. Eine Zeitlang war er Gastprofessor an der Yale Universität in New Haven.

Wie Warburg und Panofsky hat sich Baltrusaitis um eine umfassendere Deutung des Inhalts bemüht, sich jedoch auf eine Epoche konzentriert, die Warburg ausgeklammert hatte: auf das europäische Mittelalter. Hier hat er vor allem die Beziehungen nachzuweisen unternommen, die die mittelalterliche Kunst in Europa mit der des Orients verbinden.

Hatte sich Warburg vor allem mit dem Nachleben der Antike in der italienischen Frührenaissance beschäftigt, so erforschte Baltrusaitis im wesentlichen das Nachleben indischer und arabischer Formen in der Kunst des europäischen Mittelalters. Faszinierende Ergebnisse sind diesen Forschungen entwachsen, die einer heute notwendigen planetarischen

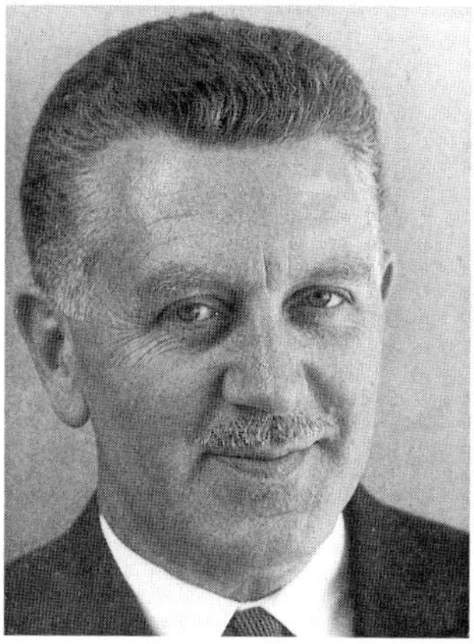

André Chastel

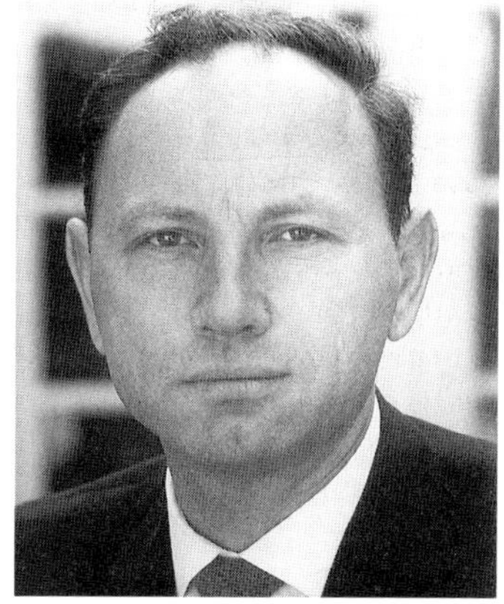

Jan Bialostocki

Kunstgeschichtsschreibung angemessen sind und der Disziplin neue Impulse gegeben haben.

André Chastel und Jan Bialostocki

Der französische Kunsthistoriker André Chastel (1912-1990) steht ebenfalls in der Tradition der ikonologischen Erforschung der künstlerischen Realität und hat sich in Werken wie *Marsilio Ficino et l'art* (1954), seiner Geschichte der italienischen Kunst sowie in dem zusammen mit Robert Klein verfaßten Werk *Die Welt des Humanismus* (1963) mit den Demonstrationsweisen dieser Methode persönlich auseinandergesetzt.

Auf dem Internationalen Kongreß für Kunstgeschichte 1964 in Bonn hielt Chastel einen Vortrag über das Bild im Bilde und gab eine entwicklungsgeschichtliche Genealogie dieses faszinierenden Themas vom 15. bis zum 20. Jahrhundert.

Die Dimension des historischen Betrachtens wächst auch bei Chastel weit über die rein vom Formalen ausgehende Analyse des Kunstwerkes hinaus. Auch er steht daher in jenem zeitgenössischen Zusammenhang der durch den Surrealismus geprägten Welthaltung, die in der Kunstgeschichte neue Bereiche aufgeschlossen hat.

Der polnische Kunsthistoriker Jan Bialostocki (1921-1988) hat sich auch mit der Methodik der Kunstgeschichte beschäftigt. Mit 34 Jahren erhielt Bialostocki die Stellung des Leiters der Gemäldegalerie ausländischer Schulen im Nationalmuseum zu Warschau. 1962 wurde er zum Extraordinarius an der Universität ernannt, konnte also Theorie und Praxis miteinander verbinden. 1965 war Bialostocki Gastprofessor an der Yale Universität in New Haven.

Seit 1953 hat sich Bialostocki des öfteren grundsätzlich mit Fragen der Kunsttheorie und der Methode der Kunstgeschichte auseinandergesetzt, wie es in seinen Büchern *Poussin und die klassizistische Kunsttheorie* (1953), *Caravaggio* (1955), *Breughel* (1956) und *Ikonographische Forschungen zu Rembrandt* (1957) zum Ausdruck kommt. In seinem nur in polnischer Sprache vorliegenden, 1959 in Warschau erschienenen Buch *Fünf Jahrhunderte Gedanken über Kunst* gibt er einen Überblick über die Kunstanschauungen aus fünf Jahrhunderten. Bahnbrechend waren Bialostockis Forschungen über die Kunst der Renaissance in Osteuropa (*The Art of the Renaissance in Eastern Europe*, Oxford 1976, und *Spätmittelalter und beginnende Neuzeit*, Berlin 1972). Eine Zusammenfassung seiner verschiedenen Arbeiten über Stil und Ikonographie erschien 1966 in Dresden.

Im Werk Bialostockis führt die mit dem einzelnen Kunstwerk in unmittelbarem Zusammenhang stehende Museumsarbeit und die Lehrtätigkeit zu ausgezeichneten Ergebnissen. Er war Vertreter der jüngeren Generation, die in der großen Tradition Warburgs und Panofskys arbeitet, sie im Sinne der heutigen Anforderungen modifiziert und an die Studierenden weitergibt.

Ernst H. Gombrich und die Psychologie der Kunst

Ernst H. Gombrich (geb. 1909) war von 1964 bis 1976 Direktor des Warburg-Instituts in London, also Treuhänder jener Tradition, die Aby Warburg begründet hat.[7] Er vereinigt diese jedoch mit der der Wiener Schule der Kunstgeschichte, der er entstammt. Als Kunsthistoriker war er Schüler Julius von Schlossers und Emanuel Loewys. Ferner beeinflußte ihn Ernst Kris mit seiner auf die psychoanalytische Untersuchung des Kunstwerks gerichteten Methode. Sein Ziel war von Anfang an eine ausgesprochen psychologische Fundierung der Kunst.

Schon im Alter von 26 Jahren hat Gombrich eine Weltgeschichte für Kinder geschrieben, die in 5 Sprachen übersetzt und ein beachtlicher Erfolg wurde. Schon an ihr zeigte sich seine Fähigkeit, komplizierte Tatbestände in einfacher, aber authentischer Form darzustellen. Durch ein Stipendium des Warburg-Institutes kam er schon in Wien mit den Gedanken Warburgs in Berührung. 1936 siedelte er nach London über.

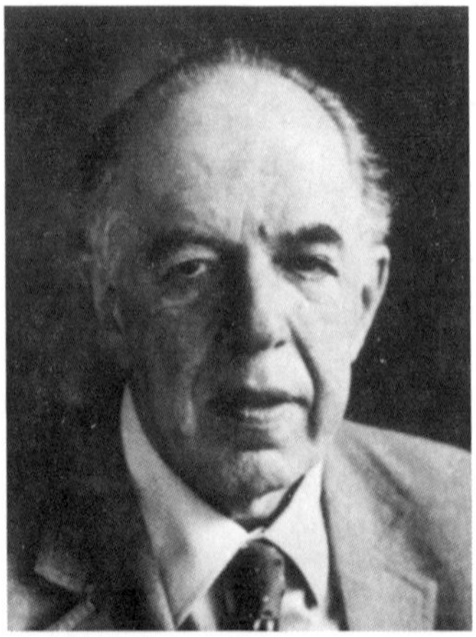

Ernst Gombrich

Eine seiner frühen Arbeiten behandelt das Werk Giulio Romanos. 1956 kam sein Buch über Raffaels *Madonna della Sedia* heraus, 1957 *Art and Scholarship*, 1958 seine *Geschichte der Kunst*, 1960 sein großes Werk *Art und Illusion* und 1963 eine Zusammenfassung verschiedener Schriften unter dem Titel *Meditations on a Hobby Horse and Other Essays on the Theory of Art.* 1966 erschien das der Kunst der Renaissance gewidmete Sammelwerk *Norm and Form,* 1972 folgte *Symbolic Image* und 1979 *The Sense of Order* und *Ideals and Idols.*

Gombrich bezieht auch Beispiele der Werbegraphik und der Karikatur mit in die Betrachtung ein, um den Ursprung des künstlerischen Schaffensprozesses näher zu beleuchten. Film und Fernsehen werden ausführlich von ihm behandelt, die neuen Möglichkeiten der visuellen Kommunikation, die in unserer Zeit zu den herkömmlichen der Kunst hinzugekommen sind. So wies er, um Giottos Leistung zu verdeutlichen, auf den stereometrischen 3-D-Film hin.

In Polemik gegen André Malraux rechtfertigt er die neue, von den Gegebenheiten des Heutigen ausgehende Sicht der Geschichte: »Einige Kritiker, vor allem André Malraux, haben ... gefolgert, daß die Kunst der Vergangenheit für uns vollkommen abgeschlossen sei, daß sie nur als das überlebe, was er ›Mythos‹ nennt, verwandelt und umgestaltet, wie es in dem ewig wechselnden Gefüge des historischen Kaleidoskops zu sehen ist. Ich bin etwas weniger pessimistisch. Ich glaube, daß historische Imagination diese Schranken überschreiten kann, daß wir uns ebenso auf verschiedene Stile einzustellen vermögen, wie wir unsere Mentalität verschiedenen Medien und verschiedenen Bezeichnungen anpassen können.«[8]

Gombrich zieht keine Grenzen zwischen vorgeschichtlicher und zeitgenössischer Kunst. Er sieht den Zusammenhang und das Gemeinsame alles Schöpferischen. So war er in der Lage, die gesamte Geschichte der Kunst aus dieser Sicht neu zu schreiben und einzubeziehen, was bis dahin anderen Disziplinen vorbehalten war: Vorgeschichte, Antike, Ostasien, die Karikatur, neue Massenmedien und anderes mehr. Vor allen Dingen bemüht er sich, über die Grenzen der nur für Fachkollegen bestimmten kunstgeschichtlichen Forschung hinauszugehen.

Im Vorwort seiner *Geschichte der Kunst* heißt es: »Ich weiß aus eigener Erfahrung, daß wegen dieser beiden weit verbreiteten Laster (er meint ›falsches Pathos‹ und ›anspruchsvoller Tiefsinn‹) viele Leute ihr Leben lang jedem ›Gerede und Geschreibe‹ über Kunst mißtrauisch gegenüberstehen. Ich habe mich ehrlich bemüht, nicht in diesen Fehler zu verfallen und so einfach wie möglich zu schreiben, selbst auf die Gefahr hin, manchmal laienhaft und unwissenschaftlich zu wirken. Ich habe diese Gefahr gern auf mich genommen, denn ich bin überzeugt, daß sich echte Gedanken auch in einfacher Sprache ausdrükken lassen. Vor Gedanken habe ich mich nie gedrückt, und so darf ich hoffen, daß der Leser sich durchaus vollgenommen fühlt, auch wo ich mich bemüht habe, ihm schwierige Fachausdrücke zu ersparen. Denn nur wer die Sprache der Wissenschaft mißbraucht, um dem Leser zu imponieren, nimmt ihn wirklich nicht voll.« In einem Vortrag von 1981 erinnerte sich Gombrich an die Zeit, in der seine *Geschichte der Kunst* geschrieben wurde. »Ich werde bescheiden bei dem Gedanken der Menge, die meine ›Geschichte der Kunst‹ als Leitfaden gewählt haben, bescheiden, weil ich, hätte ich auch nur die geringste Ahnung dieser großen Zahl gehabt, ich jedes Wort so sorgfältig gewählt haben würde, daß ich das Buch niemals geschrieben hätte ...«

An die Verantwortung des Publikums gegenüber der Kunst appelliert Gombrich am Schluß seiner *Geschichte der Kunst*: »Künstler werden immer wieder geboren werden, darauf dürfen wir uns verlassen. Aber ob es dann noch eine Kunst geben wird, hängt in vieler Hinsicht von uns, ihrem Publikum, ab. Unsere Gleichgültigkeit oder unser Interesse, unsere Voreingenommenheit oder unsere Verständnisbereitschaft kann vielleicht über Sein oder Nichtsein der Kunst entscheiden. Auf uns liegt die Verantwortung, dafür zu sorgen, daß der Faden der Tradition nicht abreißt, und daß die Künstler auch fürderhin Gelegenheit haben werden, neue Perlen an die Schnur zu reihen, die unser kostbarstes Erbstück ist.«

Gombrich hat in seinem Werk die Grenzen der kunstgeschichtlichen Forschung sehr weit gesteckt. Dies war notwendig angesichts der schöpferischen zeitgenössischen Kunst, die ebenfalls die Mauern gesprengt hat, Mauern, die vor wenigen Jahren noch als unüberwindbar galten. Die neue Sicht des Künstlerischen in der zeitgenössischen Massengesellschaft, die Einbeziehung aller lange Zeit verachteten Themen und Materialien, macht eine Besinnung auf Wesen und Funktion der Kunst wie der Kunstgeschichte notwendig. Das Phänomen der Pop Art kann einer kunsthistorischen Methode an die Seite gestellt werden, die sich nicht mehr hochmütig dem Alltag und den Klischees unserer von Amerika bestimmten Großstadtzivilisation verschließt. Es gibt keine nach überwundenen Regeln deklarierten höheren oder niederen Werte mehr. Alles ist einbezogen in den Gesichtskreis unserer Realität. Wieder einmal ist bewiesen, daß Kunst und Kunstgeschichte sich aus den gleichen Wurzeln der lebendigen Wirklichkeit nähren, die untrennbar verwachsen sind mit den schöpferischen Leistungen der Vergangenheit.

Kunstgeschichte heute

Als Ernest F. Fenollosa (1853-1908) am Beginn des 20. Jahrhunderts schrieb, daß eine Zeit kommen werde, in der wir die künstlerischen Schöpfungen der Menschheit als eine Einheit sehen würden, erschien dies mehr wie eine Vision denn als Realität. Wenngleich es noch sehr viel zu tun gibt, ist von einer zeitgenössischen Sicht doch vieles erreicht worden.[1]

Seit dem Beginn des 20. Jahrhunderts ist das Terrain der kunsthistorischen Forschung bis zu den frühesten Phasen der vorgeschichtlichen Kunst wie auch den Werken zeitgenössischer Künstler ausgeweitet worden, und die Tatsache, daß – jedenfalls im Prinzip – keine geographischen Grenzen mehr für den Wissenschaftler bestehen, ist Beweis, daß sich die Kunstgeschichte, wie sie heute besteht, wesentlich von derjenigen aller früheren Zeiten unterscheidet. Erwin Panofsky beschrieb diesen Prozeß des Überschreitens vorher bestehender Grenzen, wenn er die Unterschiede zwischen der kunsthistorischen Praxis in Amerika und Europa zu verdeutlichen suchte: »Aber was den größten Eindruck auf Fremde machte, wenn sie zum ersten Mal gewahr wurden, was in Amerika vor sich ging, war folgendes: während die europäischen Kunsthistoriker darauf ausgerichtet waren, in Begriffen nationaler Grenzen zu denken, gab es für den Amerikaner keine derartigen Begrenzungen.«[2]

Die intensivierten Mittel der neueren Forschung und die Gleichzeitigkeit in der Anwendung verschiedener Methoden haben auch im Bereich der Kunstgeschichte zu Ergebnissen geführt, wie sie zur Zeit Winckelmanns, Kuglers, Rumohrs und Burckhardts undenkbar gewesen wären. Dessenungeachtet bleiben die Werke dieser Klassiker der Kunstgeschichte nach wie vor von Bedeutung, ja sie sind von nachhaltigem Wert, solange Kunstgeschichte betrieben wird.

Die Ausweitung des Materials hat jedoch zu Konsequenzen geführt, die es dem einzelnen nicht länger erlauben, die Gesamtheit des angesammelten Wissens aus allen Bereichen der kunsthistorischen Forschung zu überblicken, wie es J. A. Schmoll gen. Eisenwerth deutlich gemacht hat.[3] Gleichwohl gibt es auch in neuerer Zeit Versuche einer Gesamtschau im Sinne einer integrierenden Übersicht. Kunsthistoriker wie André Michel, René Huyge, Horst W. Janson, Ernst H. Gombrich, Kenneth Clark, Elie Faure und Michael W. Alpatow haben vielen Widerständen zum Trotz subjektive Gesamtdarstellungen einer universalen zusammenhängenden Geschichte der Kunst gegeben.[4]

Einige Zusammenfassungen des Gesamtwissens der Kunstgeschichte entstanden durch die Zusammenarbeit zahlreicher Forscher, wie z. B. die *Pelican History of Art*, die französische Serie *The Arts of Mankind* (herausgegeben von André Malraux und André Parrot) und die *Propyläen Kunstgeschichte*, die für den heutigen Stand der Forschung maßgeblich sind. Folgerichtig und in den meisten Fällen intendiert sind selbst diese umfassenden Darstellungen durch die Perspektive ihrer Autoren zu fragmentarischen Limitationen verurteilt. Jede dieser Gesamtdarstellungen erbringt zudem den Beweis, daß eine Neuorientierung des Gesamtwissens jeweils veränderte Ergebnisse mit sich bringt, daß auch Kunstgeschichte, wie jede andere historische Disziplin, in jeder Zeitstufe neu konstituiert werden muß.[5] Italo Svevo hat diese Einsicht, wie bereits in der Einleitung zitiert, prägnant artikuliert: »Die Vergangenheit ist immer neu: sie verändert sich dauernd, wie das Leben fortschreitet. Teile von ihr, die in Vergessenheit schienen, tauchen wieder auf, andere wiederum versinken, weil sie weniger wichtig sind. Die Gegenwart dirigiert die Vergangenheit wie die Mitglieder eines Orchesters.«

Amerikanische Kunstgeschichte und die Immigration aus Europa

Das Zentrum der zeitgenössischen Kunstgeschichte liegt heute in den Vereinigten Staaten von Amerika. Dies ist teilweise die Folge der Abwanderung einer großen Zahl von führenden Kunsthistorikern aus Deutschland, Österreich, Frankreich und Italien vor und während des Zweiten Weltkrieges. In seiner Studie ›*Kunstgeschichte*‹ *American Style: A Study in Migration* hat Colin Eisler überzeugend auf die

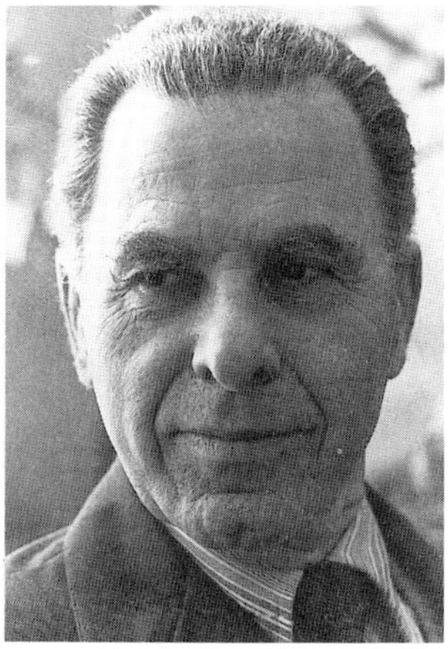

Julius Held

generelle Umschichtung hingewiesen, vor allem durch diejenigen Kunsthistoriker verursacht, die bereits in Europa zu einer Blüte des Faches beigetragen hatten.[6]

Im wesentlichen waren es drei Institutionen, durch die diese Migration geschleust wurde: das Fine Arts Graduate Center der University in New York, die Princeton University und die Harvard University in Cambridge, Massachusetts. Jedes dieser kunsthistorischen Forschungsinstitute zog eine bestimmte Zahl von Immigranten aus Europa an sich und gab ihnen eine Arbeitsbasis, von der aus eine neue Generation bedeutender amerikanischer Kunsthistoriker ausgebildet werden konnte.

Die wohl wichtigste Anlaufstelle für die europäischen Immigranten waren die New York University, an der seit 1923 Richard Offner (1890-1965) lehrte. Seinem Rat und der aktiven Unterstützung von Walter S. Cook von seiten der Universitätsverwaltung ist es wesentlich zuverdanken, daß die wichtigsten Gelehrten für das Institute of Fine Arts gewonnen werden konnten, unter denen Henri Focillon, Marcel Aubert, Erwin Panofsky, Richard Ettinghausen (1906-1979), Karl Lehmann, Walter Friedlaender, Richard Krautheimer und Julius S. Held als die wohl prominentesten hervorgehoben seien. Oft waren die Umstände ihrer Berufung und finanziellen Sicherung schwierig, und die Katastrophe des Zweiten Weltkrieges trug nicht wenig dazu bei, diese Bedingungen zu erschweren. Doch die Fakultätsliste des Instituts las sich über einige Jahre hinweg wie eine einzigartige Ansammlung von kunsthistorischen Autoritäten, wie es wohl selten wieder an einer Universität vorkam. Einige der Forscher verließen New York bald, um an anderen Universitäten zu lehren, andere blieben für länger. New York war das Einfalltor für die meisten europäischen Kunsthistoriker im Hinblick auf die Integration und für die grundlegende Umwandlung der Wissenschaft auf amerikanischem Boden. Die spätere Entwicklung der Institution kann durch Horst W. Janson gekennzeichnet werden, der von dieser Grundlage ausgehen und durch seine weitere Tätigkeit als Leiter des Instituts diese Stellung ausbauen konnte. Auf seine Leistung wird noch im einzelnen hingewiesen werden.

Die zweite wichtige Anlaufstelle für europäische Immigranten war die Princeton University mit Charles Rufus Morey, dem Leiter ihrer Abteilung für Kunstgeschichte. Im Jahre 1932 wurde das Institute of Advanced Studies gegründet, dessen Ruhm bald mit dem des Instituts of Fine Arts in New York konkurrieren konnte. Von den europäischen Kunsthistorikern waren es z.B. Erwin Panofsky, Paul Frankl, Charles de Tolnay, Kurt Weitzmann, die Princeton an sich zog und die zusammen mit ihren amerikanischen Kollegen zum Weltruf als Forschungszentrum beitrugen.

Unter den bereits in Princeton lehrenden amerikanischen Kunsthistorikern war Donald Drew Egbert (1902-1973), der in visionärer Voraussicht eine neue interdisziplinäre Forschung postulierte, die in der kunsthistorischen Praxis wesentlich werden sollte. Er schrieb: »Man kann sich der Kunst auf unterschiedliche Weise mit Gewinn nähern: nicht nur vom Standpunkt des Künstlers als Schöpfer oder dem der chronologischen Entwicklung, sondern systematisch oder auch von einem pragmatischen Standpunkt aus. Um aus all diesen Möglichkeiten den größten Gewinn zu ziehen, ist es ratsam, die Geschichte mehrerer verwandter Künste gemein-

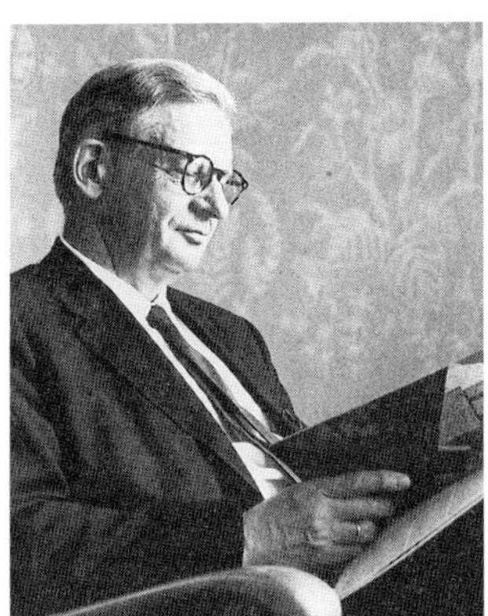

Kurt Weitzmann

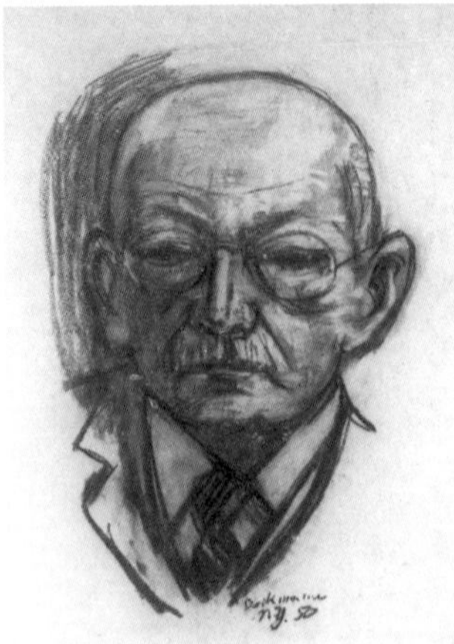

Georg Swarzenski

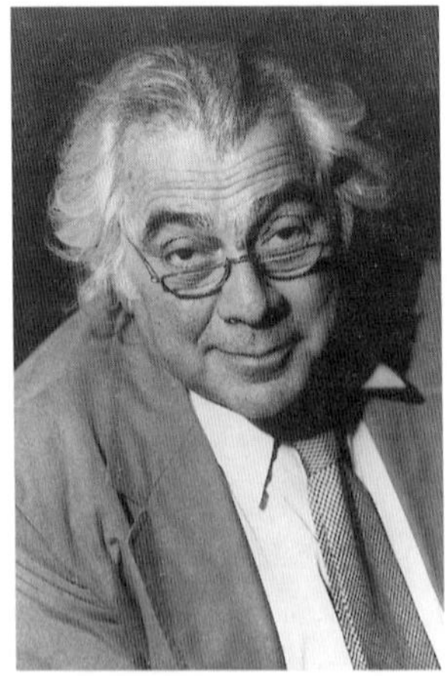

Seymour Slive

sam zu erforschen, und nicht nur eine von ihnen, da man aus der Behandlung mehrerer wissenschaftlicher Disziplinen Nutzen ziehen kann. Anders ausgedrückt, Methoden der Integration und Koordination können dann innerhalb der Kunst selbst veranschaulicht werden.«[7]

Die dritte wichtige Anlaufstelle für die europäischen Kunsthistoriker in Amerika wurde die Harvard University und das ihr angeschlossene Fogg Art Museum in Cambridge, Massachusetts. Sowohl das kunsthistorische Institut der Harvard University als auch das Fogg Museum hatten als Forschungszentrum eine lange Tradition in der Ausbildung von Kunsthistorikern und Museumsfachleuten. Dem bereits hochqualifizierten Stamm von Amerikanern gesellten sich bald bedeutende Immigranten zu, die wie Jakob Rosenberg, Georg Swarzenski und Otto Benesch (1896-1964) ihre in Europa erworbenen Kenntnisse in den Dienst der Harvard University stellten. Auch hier, wie in New York und Princeton, wuchs aus dieser schöpferischen Zusammenarbeit eine neue Generation amerikanischer Kunsthistoriker heran, unter denen wohl als bedeutendste James Ackerman (geb. 1919), Sydney Joseph Freedberg (geb. 1914), John Coolidge (geb. 1913) und Seymour Slive (geb. 1920) hervorgehoben werden können. Im Bereich der in Cambridge auf Kennerschaft ausgerichteten Forschung spielten die Unterschiede zwischen Europäern und Amerikanern jedoch eine untergeordnete Rolle.[8]

Horst W. Janson

Im Hinblick auf die frühe Entwicklung der amerikanischen Kunstgeschichte stammt einer der wichtigsten Beiträge von Horst W. Janson (1913-1982). Sein Werk steht am Übergang von der früheren Entwicklungsphase der Kunstgeschichte in Europa zu den neuen Anfängen in Amerika.[9] Janson studierte in Deutschland bei Panofsky und Pinder und promovierte an der Harvard University mit der Dissertation *The Sculptured Works of Michelozzo di Bartolomeo*, der Beginn einer lebenslangen Beschäftigung mit italienischer Renaissanceskulptur. Jansons akademische und museumspraktische Laufbahn begann an der Washington-University in St. Louis, Missouri, wo er eine Universitätssammlung aufbaute, die bald zum Modell auch für andere Universitätsmuseen in Amerika wurde.[10]

In verschiedenen Bereichen seiner Forschung stand Janson schon früh der Methode der Ikonologie nahe, wie zum Beispiel in seiner Studie über *Apes and Lores in the Middle Ages and the Renaissance*, die im Jahre 1932 vom Warburg Institut in London publiziert wurde. Mysteriöse Inhalte wurden hier im Hinblick auf Bedeutungsformen analysiert, die aus anderen Quellen stammten als den Kunstwerken selbst.[11]

Unter den zahlreichen Forschungsergebnissen Jansons ist an erster Stelle sein zweibändiges Werk *The Sculpture of Donatello* von 1957-1963 zu nennen, durch das er zum ausgewiesenen Kenner Donatellos wurde. Seine berühmte *History of Art* wurde schnell zum weitverbreiteten ›textbook‹ zahlloser Vorlesungen an amerikanischen Universitäten und Kunstschulen. Doch, wie bereits Jakob Burckhardt vor der »fortlaufenden Kunstgeschichte« gewarnt hatte mit dem Hinweis, daß sie mit einem fortlaufenden Publikum enden werde, entgeht auch Jansons Buch nicht immer der Gefahr, dem Studenten

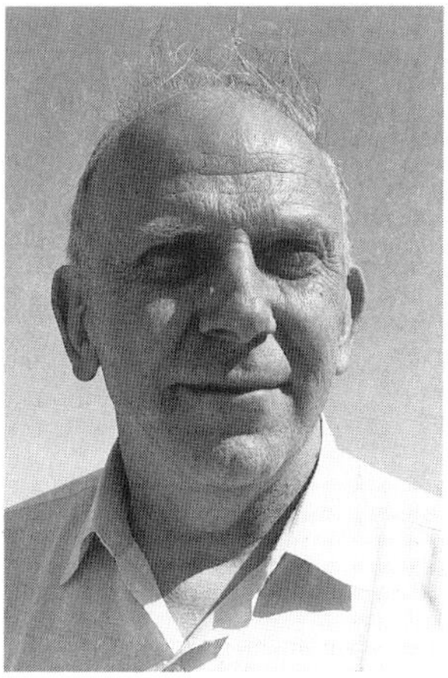

Horst Janson

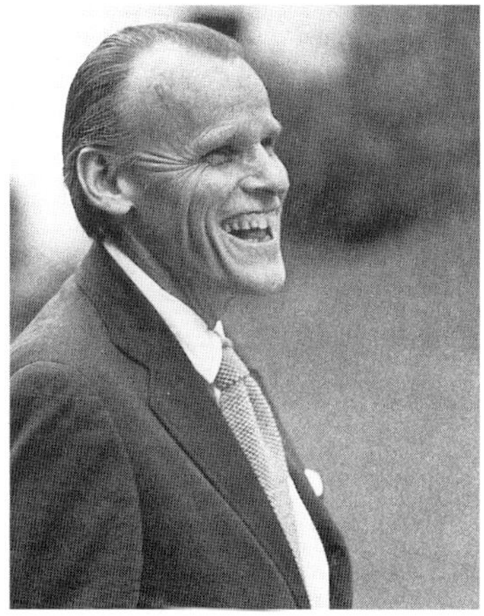

George Kubler

eine zu oberflächliche und verzerrte Gesamtentwicklung der Weltkunst zu bieten. In einer Rechtfertigung seiner Arbeit schrieb Janson, daß es keine Fakten in der Geschichte und auch keine in der Kunstgeschichte gäbe und empfahl die jeweils versuchsweise Annäherung an das einzelne Werk als die einzig angemessene Methode.[12]

George Kubler

Neben den drei erwähnten wichtigen Institutionen, durch die die europäische Kunstgeschichte in die Vereinigten Staaten eingeführt wurde, spielte auch die Yale University in New Haven bei der Ausbildung einer zeitgenössischen amerikanischen Kunstgeschichte eine entscheidende Rolle. Die Situation in New Haven wurde besonders durch die französischen Kunsthistoriker Marcel Aubert (1884-1962) und Henri Focillon (1881-1943) bestimmt, beide waren in den Jahren des Zweiten Weltkrieges nach Amerika emigriert. Aus dem Umkreis ihrer Schüler erwuchs eine Gruppe von amerikanischen Kunsthistorikern, unter denen neben Sumner Crosby, Charles H. Seymour (1912-1977) und Carroll Meeks besonders George Kubler hervorragt.

Kubler wurde 1912 geboren und hatte erste Kontakte zur Kunstgeschichte durch seinen Vater Frederick W. Kubler, der in Deutschland bei Riehl, Furtwängler, Voll und Weese studiert hatte. Nach seiner Rückkehr nach Amerika mit einem abgeschlossenen Studium der Kunstgeschichte fand Frederick W. Kubler jedoch keine Stellung, was für die Situation des Faches in den Jahren vor dem Ersten Weltkriege in Amerika typisch war. Sein Sohn George begann seine Studien an der Yale University im Jahre 1929, doch ging auch er nach Deutschland, wo er in Berlin und München studierte und vor allem von Friedrich Rintelen beeindruckt war. An die Yale University zurückgekehrt, hörte er bei Aubert und Focillon und promovierte schließlich bei Erwin Panofsky an der New York University im Jahre 1938 mit der Dissertation *The Religious Architecture of New Mexico*. Bis zum Jahre 1983 sollte Kubler dann an der Yale University verbleiben, wo seine Lehrtätigkeit für die amerikanische Kunstgeschichte exemplarisch wurde.[13] Das Thema der Dissertation Kublers war bahnbrechend für ein neues Forschungsgebiet und erschien 1940 als Buch. Kubler setzte in den nachfolgenden Jahren seine Forschungen energisch weiter fort und widmete Bücher und Aufsätze der Neubeurteilung dieser bis dahin ignorierten Bereiche. Rückblickend kann heute angemerkt werden, daß die Erschließung der spanischen Kolonialkultur vorwiegend der Leistung Kublers zuzuschreiben ist.

Doch war es nicht allein das neue Terrain, das durch Kublers Forschungen erschlossen wurde, es war auch eine neue Methode, derer er sich bediente. Die später bekannten Ergebnisse interdisziplinärer Forschung wurden hier wohl zum ersten Male in großem Umfang und mit überzeugenden Ergebnissen in der Kunstgeschichte praktiziert. Kubler selbst schrieb darüber hellsichtig im Jahre 1942: »Anstatt allein mit seinen ersten Vettern, den Philologen, den Klassischen Forschern und den Mediävisten der europäischen Archäologie zusammenzuarbeiten, ist der Kunsthistoriker, der sich mit amerikanischen Studien vertraut machen will, weitgehend abhängig von den Anthropologen, Ethnologen, Botanikern, Zoologen, Astronomen, Metallurgen, Meteorologen, Paläontologen und einer Riesengruppe von anderen Historikern und Wissenschaftlern.«[14]

In seiner Beurteilung der Kunstgeschichte in unserer heutigen Zeit verglich Alfred Neumeyer die Methode Kublers mit der anderer Kollegen und schrieb: »George Kubler von der Yale University hat in seinem *Mexican Architecture of the 16th Century* Demographie (Bevölkerungsanalysen) und andere Verfahren, wie sie von Anthropologen ausgearbeitet wurden, mit der formalanalytischen Methode der Kunstgeschichte zusammengeführt, die bestens geeignet ist für das Verständnis der Mischformen aus indianisch-europäischen Elementen dieser Kultur.«[15]

Kublers Vereinigung von kunsthistorischen Methoden und solchen aus anderen Bereichen hat Parallelen in der Ikonologie, wie sie vorher von Aby Warburg und von Kublers Doktorvater Erwin Panofsky praktiziert worden war. Es kann kein Zweifel bestehen, daß Kubler in starkem Maße Anregungen von Panofsky aufgenommen und weiterverarbeitet hat. In einer Rezension von Panofskys Buch *Renaissance and Renascences in Western Art* von 1960 (dt. Ausgabe: *Die Renaissancen der europäischen Kunst*, 1979) schrieb Kubler: »Dieses Buch ist möglicherweise eine Wendemarke in der schwierigen Reorientierung, die unsere aktuellen geschichtlichen Veränderungen erfordern.«[16]

Kublers wohl wichtigster Beitrag neben seinen bahnbrechenden Forschungen im Bereich der lateinamerikanischen Kunst und Architektur[17] ist sein Buch *The Shape of Time: Remarks on the History of Things* (dt. unter dem Titel *Die Form der Zeit*, 1982). In diesem kleinen, doch ungemein wichtigen Buch wird nicht ein begrenztes Thema behandelt, sondern eine vollkommen neue und fruchtbare Perspektive zur Kunstgeschichte und ihrem Gegenstand im allgemeinen gewonnen. Th. F. Reese faßte dies so zusammen: »*The Shape of Time* formulierte ein flexibles und umfassendes System, in dem verschiedenartige Haltungen im Bereich der Kunstgeschichte, wie der von der Seite der Techniker, Kenner, Formalisten, Ikonographen und der sogenannten Kunsthistoriker vereinigt sind und in dem die Ähnlichkeiten und die Unterschiede zwischen Kunstgeschichte und anderen Wissenschaften (Physik, Mathematik, Biologie, Geologie, Astronomie, Linguistik, Anthropologie, Literaturkritik und Philosophie) demonstriert werden. Doch während der Versuch gemacht wird, die Kunstgeschichte durch wiederholte Beziehungen zu den Naturwissenschaften und sozialen Wissenschaften zu bereichern, bleibt die Einzigartigkeit der Kunstgeschichte selbst im Mittelpunkt und wird nicht von den anderen Disziplinen und Bereichen einbezogen.«[18]

George Kubler übte nicht nur einen starken Einfluß auf die Forschung der spanischen und lateinamerikanischen Kunst und Architektur wie auch der zahlreichen Bereiche populärer Kultur aus, er beeinflußte auch – wie vorher Rudolf Wittkower – zeitgenössische Künstler und Architekten. Viele Intellektuelle fühlten sich nach dem Zweiten Weltkrieg in der wachsenden Gleichförmigkeit der Weltkultur und durch den dogmatischen Purismus, der die Ideologie des herrschenden Systems geworden war, gefangen. Maler wie Robert Rauschenberg und Jasper Johns, Architekten wie Robert Venturi und Historiker wie George Kubler drängten danach, jenen Sinn von Komplexität und Unsicherheit, den sie als wesentlichen Teil des Lebens und der Wirklichkeit verstanden, wiederherzustellen. August Heckscher sagte es so: »In der Mitte von Einfachheit und Gesetz entstand Rationalismus, doch Rationalismus erweist sich als unangemessen in jeder Krisenzeit. Das Gleichgewicht muß aus Gegensätzen geschaffen werden ... Ein Gefühl für das Paradoxe erlaubt scheinbar unterschiedlichen Dingen zu koexistieren, ihre Unangemessenheit weist auf eine Art von Wahrheit.«[19]

Meyer Schapiro

Neben George Kubler und neben den Immigranten aus Europa ist es vor allem das Werk von Meyer Schapiro, durch das die Bedeutung Amerikas in der zeitgenössischen Kunstgeschichte bestimmt wird. Seine Methode vereinigt bis dahin als gegensätzlich empfundene Tendenzen wie Symbolforschung und Formanalyse; die Synthese aus beiden hat durch Meyer Schapiro eine eigenständige Ausprägung erhalten, durch die sowohl die weitere Entwicklung der Kunstgeschichte wie auch die neuere Kunst und Architektur mitgeformt wurden.

Meyer Schapiro wurde 1904 in Litauen geboren und emigrierte 1907 mit seiner Familie nach Amerika. Seine frühe Erziehung bezog Malerei und Kunstgeschichte ein. 1924 graduierte er am Columbia College in New York mit Auszeichnung.[20]

Schapiros früheste Anregungen kamen von europäischen Kunsthistorikern wie Wilhelm Voege, Heinrich Wölfflin, Max Dvořák und Alois Riegl sowie von Arthur Kingsley Porter und John Dewey in Amerika. Nach einer zweijährigen Studienreise nach Europa und in den Nahen Osten konzentrierte

Schapiro sein Forschungsgebiet auf mittelalterliche Kunst. Als erste und wichtige Publikation erschien 1939 *From Mozarabic to Romanesque in Silos*. John Plummer schrieb später über dieses Werk: »Meyer behandelte eine Gruppe von romanischen Skulpturen zum ersten Male als Kunstwerke anstatt als Dokumente.«[21]

Auch Frederick Antal hat in seiner Untersuchung *Remarks on the Method of Art History* Schapiros Frühwerk als wichtigen Beitrag zur Methodenentwicklung erkannt: »... Schapiro erklärte die Koexistenz des Phantastischen, Konservativen neben den stärker naturalistischen modernen Stilformen aus der allgegenwärtigen Möglichkeit, wie sie damals in der zunehmend zentralisierten spanischen Kirche bestand, und letztlich durch den Übergang des christlichen Spanien von einer Gesellschaft aus zersplitterten landwirtschaftlich orientierten Gemeinschaften zu einer machtvollen zentralisierten Staatsform mit säkularisierter Mittelklasse.«[22]

Meyer Schapiro sah die für ihn faszinierenden Abstraktionen der romanischen Kunst in Analogie zu den ebenso faszinierenden Abstraktionen des 20. Jahrhunderts. Zeitgenössische Kunst wurde auf der gleichen Ebene wie die neuentdeckten Formen des Mittelalters gesehen. Für Meyer Schapiro waren Künstler wie Jackson Pollock und Willem de Kooning, in jenen Jahren noch weitgehend unverstanden und vom großen Publikum abgelehnt, von ähnlicher Bedeutung wie die romanischen Künstler. Folgerichtig widmete er zahlreiche Studien auch den zeitgenössischen Strömungen, die damals noch nicht in die Kunstgeschichte integriert worden waren. Es war ihm wichtig, methodisch in beiden Bereichen Neuland zu erobern. Ein weiteres Stoffgebiet wurde von Schapiro in seinen Forschungen über den Realismus erschlossen, der in dem Beitrag *Courbet and Popular Imagery* von 1940 kulminierte.[23]

In Fortsetzung seiner Forschungen über Courbet wandte sich Schapiro den Bahnbrechern der neueren Kunst immer mehr zu: 1950 erschien sein Buch über van Gogh, 1952 sein Buch über Cézanne. Beide Künstler wurden unter dem Aspekt sowohl der künstlerischen wie auch der humanistischen Tradition analysiert. Im Cézanne-Buch bezog sich Schapiro auf die Methode Wölfflins, ging jedoch gleichzeitig über sie hinaus, wenn er die Konzeption Cézannes definierte: »In seinem Denken war das Wesen von Stil nicht mehr ausreichend durch die Kategorien klassisch und romantisch definiert. Sie waren nur Erscheinungsformen, in denen ein individueller Stil realisiert war, der viel konkreter ist als jede von beiden. Indem Cézanne die historischen Alternativen neu aufeinander bezog, nahm er das 20. Jahrhundert vorweg, in dem diese beiden Pole ihre Besonderheit und Notwendigkeit verloren haben. Seither hat man im Kubismus und in der abstrakten Malerei lineare Formen zu sehen bekommen, die offen sind und malerische, die geschlossen wirken, sowie ihre gleichzeitige Anwendung durch denselben Künstler: Picasso.«[24]

1960 schrieb Meyer Schapiro in einem Artikel *On the Humanity of Abstract Painting* über die humanistischen Aspekte zeitgenössischer Kunst in Widerspruch zur führenden Schule marxistischer Kunsttheoretiker wie auch in Widerspruch zur geläufigen Anschauung der Modernisten: »Der Vorwurf der Unmenschlichkeit, der gegen die abstrakte Malerei erhoben wird, resultiert aus dem Unvermögen, die Werke so zu sehen, wie sie sind; sie wurden durch Vorstellungen aus anderen Bereichen unverständlich gemacht. Im Wort ›abstrakt‹ schwingen Bedeutungen aus Logik und Wissenschaft mit, die sicherlich nichts mit dieser Kunst zu tun haben. ›Abstrakt‹ ist eine unglücklich gewählte Bezeichnung; aber ›nicht-objektiv‹, ›Ungegenständlich‹ oder ›reine Malerei‹ – allesamt negative Begriffe – sind kaum besser. Im 19. Jahrhundert, als jede Malerei gegenständlich war, hatte das Abstrakte in der Kunst verschiedene Bedeutungen: den vereinfachten Strich, das Dekorative oder Flache. Für den Realisten Courbet, einem militant positiv eingestellten Geist, bedeutete es das Imaginierte im Gegensatz zum unmittelbar Gesehenen; das Unsichtbare darzustellen, egal ob Engel oder Gestalten aus der Vergangenheit, bedeutete bereits abstrakte Kunst. Constable würde sagen: ›Meine begrenzte und abstrahierte Kunst ist unter jeder Hecke und jedem Weg zu finden.‹«[25] Schapiro fährt fort: »Die abstrakte Malerei unserer Tage hat wenig mit logischem Abstraktionsvermögen oder Mathematik zu tun. Sie ist ganz und gar konkret, ohne die gegenständliche Welt jenseits des Bildrahmens vorzutäuschen. Meistens gehört das, was wir auf der Leinwand sehen, nur dort und nirgendwo anders hin. Aber es beschwört lebhafter als je zuvor den Maler bei der Arbeit, seinen Pinselstrich, seine Vitalität und Stimmung, das Entscheidungsdrama im Prozeß der Kunst.«[26]

Die Denkmodelle zahlreicher zeitgenössischer Künstler wie auch ihre Kunstäußerungen stehen in enger Verwandtschaft zu diesen grundlegenden Gedanken; doch im Prinzip sollte auch alle Kunst der Vergangenheit mit vergleichbaren Prinzipien gesehen werden können.[27]

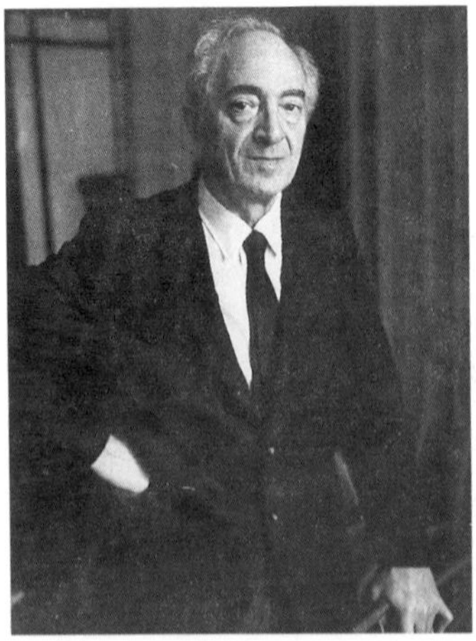

Meyer Schapiro

Schapiros historisch begründete Verteidigung der Kunst seiner eigenen Zeit setzte eine Tradition fort, wie sie von den führenden Kunsthistorikern seit dem 18. Jahrhundert praktiziert worden war. Auch Winckelmann, Kugler, Fiedler und Wickhoff verteidigten die bahnbrechenden Künstler ihrer eigenen Zeit gegen die falschen Fürsprecher von Tradition, die – wie heute – Werte der Vergangenheit als Waffe gegen die diese in Frage stellenden Künstler benutzen. Meyer Schapiro war in diesem Sinne bahnbrechend in der frühen Deutung der Werke Pollocks und Rothkos, die von den zeitgenössischen Kunsthistorikern nicht beachtet und in ihrer Bedeutung unerkannt geblieben waren.

Seit den fünfziger Jahren weitete Schapiro seine Methode in Bereiche der Psychologie aus. Seine Aufsätze *Two Slips of Leonardo and a Slip of Freud* von 1955-1956 und *Leonardo and Freud* trugen zur Verfeinerung der Methode bei, indem Warnschilder gegen die kritiklose Anwendung von Ergebnissen aus anderen Forschungsbereichen aufgestellt wurden.[28] In einem anderen Aufsatz kritisierte Meyer Schapiro den Philosophen Martin Heidegger, der seine Kunsttheorie an einem Bild von van Gogh exemplifiziert hatte.[29]

Zu den Forschungsbereichen, die von Schapiro nicht bearbeitet wurden, gehört auch die Periode von der Renaissance bis zum Klassizismus, bzw. das Nachwirken antiker Formelemente in dieser Zeit. Werner Hofmann kam in der Charakterisierung dieser Lücke zu der Bemerkung, daß Schapiros Lebensarbeit als »komplementär und korrigierend zu der Warburgs« gesehen werden kann.[30] Schapiros neuere Forschungen umfassen dessenungeachtet den gewaltigen Zeitraum von den frühesten Epochen der Menschheitsentwicklung bis zu den Werken der zeitgenössischen Kunst; sie entsprechen einem umfassenden kulturellen Blickwinkel, in dem die Kunst als die entscheidende Äußerung einer Zeit gesehen und untersucht wird. In seinem Vortrag *On Some Problems in the Semiotics of Visual Art*: *Field and Vehicle in Image-Signs* stellt Schapiro die allgemein akzeptierte Voraussetzung des rechtwinklig geformten Papierblattes in Frage:

»Wir betrachten heutzutage die rechteckige Form des Papierblattes und seine klar umgrenzte, weiche Oberfläche, auf die man schreibt und zeichnet, als selbstverständliches und unverzichtbares Arbeitsmittel.«[31]

Die grundlegenden Voraussetzungen künstlerischer Aktivität in Frage zu stellen, ist eine der wichtigen Aufgaben der Forschung, um aus der Analyse und Nutzung neue Erkenntnisse gewinnen zu können. Diese Infragestellungen Schapiros stehen in Analogie zur ebenso radikalen Infragestellung (oder ›Deconstruction‹) der westlichen Tradition durch den Philosophen Jacques Derrida (geb. 1930). Und wie für Derrida das einzelne Werk oder der Text im Mittelpunkt steht, gilt auch für Schapiro das Kunstwerk als Ausgangspunkt und Ziel aller seiner Bemühungen. Nur durch detaillierte Anwendung erweist sich eine Methode als fruchtbar, es ist das einzelne Werk und sein Verständnis, an dem die Wirkkraft einer Methode erwiesen werden kann, – nicht umgekehrt, indem das Werk als Exemplifikation der Neueinführung einer Methode dient.[32]

Unter den zahlreichen amerikanischen Kunsthistorikern, die durch Meyer Schapiro geformt wurden, haben viele eine unabhängige Stellung erreicht. Zu seinen Schülern gehören James Ackerman, Harry Bober, Herschel Chipp, Creighton Gilbert, A.E. Elsen, Frederick Hart (1914-1991),

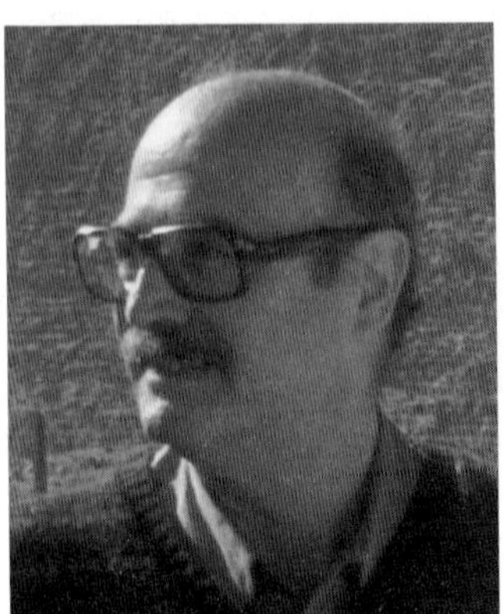

Gert Schiff

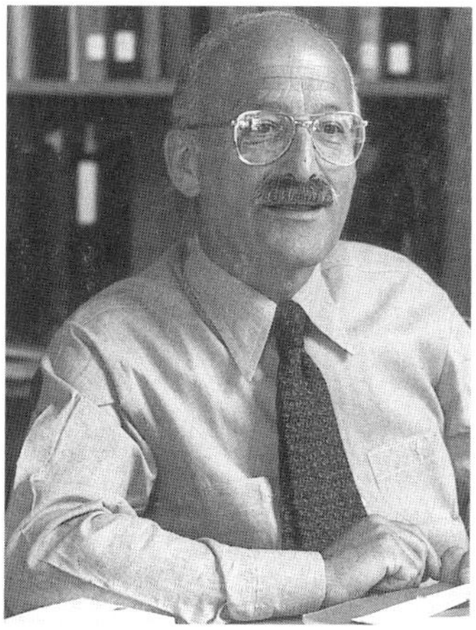

Irving Lavin

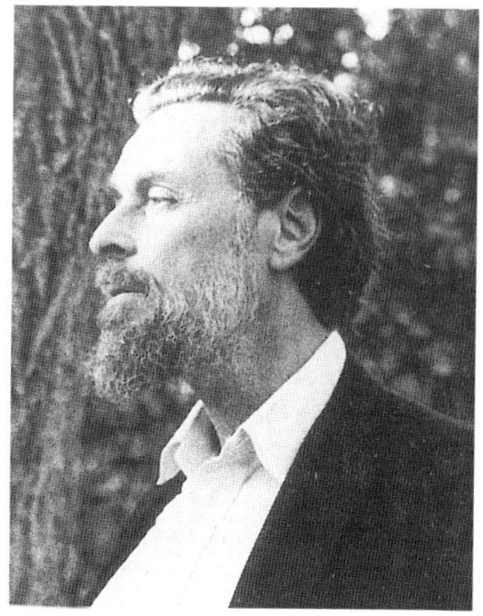

Leo Steinberg

Carla Gottlieb, David Rosand, Leo Steinberg oder Henri Zerner. Doch auch Museumspraktiker wie Robert Goldwater, Karl Katz, William Liberman, William Rubin, John Plummer und Maurice Tuchman gingen durch seine Schule. Und über die Kunstwissenschaftler hinaus, die in der amerikanischen Kunstgeschichte eine führende Rolle spielen, hat Schapiro auch einer großen Zahl von Malern und Bildhauern wesentliche Anregungen gegeben, die bei ihm studiert haben. Einige dieser ›learned artists‹ können heute als bedeutende Repräsentanten der amerikanischen Kunst gelten: George Segal, Robert Motherwell, Ad Reinhardt, Allan Kaprow, Lucas Samaras, Robert Whitman und Donald Judd. George Segals Porträtbüste Schapiros im Metropolitan Museum of Art von 1977 kann als Hommage eines Künstlers verstanden werden, der auch als Kunsthistoriker ausgebildet worden ist. Der Künstler Lucas Samaras sprach vielleicht am deutlichsten aus, was diese besondere Ausstrahlung Meyer Schapiros kennzeichnet: »It was like being in the presence of an artist who is more than an artist.«[33]

Die mittlere Generation

Neben den Einwirkungen der frühen Immigranten aus Europa und den schulbildenden Persönlichkeiten der ersten Generation amerikanischer Kunsthistoriker wie Janson, Kubler und Schapiro ist eine weitverzweigte Entwicklung des Faches in vielen Richtungen zu beobachten, die im wesentlichen von einer neuen Generation getragen wird. Die Ergebnisse dieser Generation können mit denen jedes anderen Landes verglichen werden. Sie wurden weiterhin bereichert durch eine zweite Immigrationswelle, zu der so profilierte Kunsthistoriker wie Eduard Sekler (geb. 1920), Konrad Oberhuber (geb. 1935), Gert Schiff (1924-1990), Kurt W. Forster (geb. 1935) und Jean Clair (geb. 1940) gehören, sowie durch eine noch größere Zahl von europäischen Gastlehrern, die für kürzere Zeit Lehraufträge an amerikanischen Universitäten übernommen haben.

Die Schüler der frühen Immigranten und der älteren Generation amerikanischer Kunsthistoriker erzeugten das breite Spektrum, das die Forschung in weite Bereiche geführt hat. Allein eine kleine Gruppe von ›Krautheimer-Schülern‹ vermag dies deutlich zu machen: James S. Ackerman war bahnbrechend in der Forschung über die Architektur des 16. und 17. Jahrhunderts, Howard Saalman in der mittelalterlichen Architektur, Irving Lavin in der byzantinischen, frühchristlichen und barocken Kunst. Als typisch für die mittlere Generation kann Leo Steinberg gesehen werden, der 1920 in Moskau geboren wurde, zunächst nach Deutschland emigrierte und dann mit seiner Familie nach England auswanderte. 1945 kam er schließlich nach Amerika und studierte bei Krautheimer und Schapiro. Steinberg verfügte ebenfalls über eine Ausbildung in Malerei und Skulptur und betrachtete das Zeichnen immer als ein wesentliches Hilfsmittel auch für den Kunsthistoriker: »Ich bin wie ein Musikwissenschaftler, der das Klavier zu spielen versteht, wenn auch nur zur Improvisation, und ohne den Anspruch, Komponist zu sein.«[34] Steinberg entwickelte einen höchst intelligenten Weg, religiöse und historische Ergebnisse zu verschränken, wie es am deutlichsten in seinem Buch *The Sexuality of Christ in Renaissance Art and in Modern Oblivion* von 1984 zum

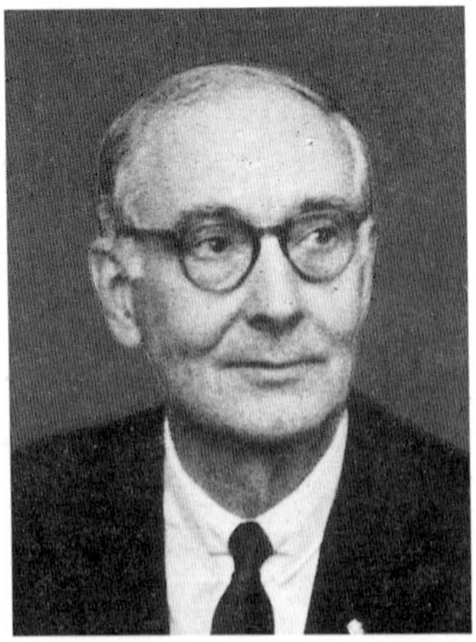

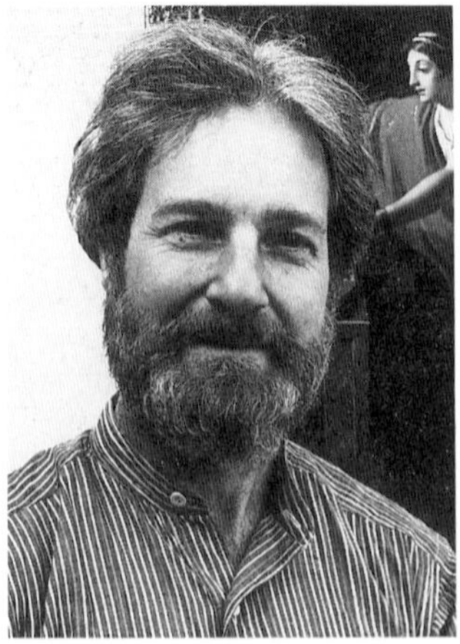

Alfred Barr
Robert Rosenblum

Lewis Mumford
Henry-Russell Hitchcock
Linda Nochlin

Ausdruck kommt.[35] Das Gesamtpanorama der heutigen amerikanischen Kunstgeschichte ist komplex in einem Maße, daß überschaubare Kategorien nicht leicht zu finden sind. Wesentliche individuelle Beiträge stammen von David R. Coffin, Sydney J. Freedberg, Charles H. Seymour, Robert Branner, Henri Zerner, George L. Hersey, Neil Levine und Albert E. Elsen.[36] Die Entwicklung der neueren Kunst hat in Alfred H. Barr (1902-1981), William Rubin, William C. Seitz, Donald B. Kuspit (geb. 1935) und Robert Rosenblum (geb. 1927) hervorragende Interpreten gefunden. Rosenblums historisch begründetes Buch *Transformations in Late 18th Century Art* von 1967 hat hier bahnbrechend gewirkt und einen neuen Kontinuitätszusammenhang hergestellt. Die Architekturgeschichte hatte wichtige Repräsentanz in Lewis Mumford (1895-1990), Henry-Russell Hitchcock (1903-1987), Vincent Scully (geb. 1920), Carol Herselle Krinsky und Marvin Trachtenberg.

Eine wichtige Komponente der zeitgenössischen amerikanischen Kunstgeschichte steuerten Kunsthistorikerinnen bei, die jetzt – wie nie zuvor in der Geschichte der Disziplin – nicht nur gleichrangig neben ihren männlichen Kollegen arbeiten, sondern auch eine spezifisch feministische Perspektive entwickelt haben, die für die Kunstgeschichte wichtig ist. Unter den hervorragenden Vertreterinnen ist auf Lotte Brand Philip, Carla Gottlieb, Dora Wiebenson, Labelle Prussin, Renata Holod und Deborah Howard zu verweisen. Eine neue ›feministische‹ Kunstgeschichte wurde vor allem von Linda Nochlin (geb. 1931) und Lucy Lippard (geb. 1937) konstituiert. Nochlin ging von Untersuchungen über Courbet und den Realismus aus und schuf sich eine Grundlage, von der aus heutige Fragestellungen angegangen werden können. Lippard konzentrierte sich vor allem auf Fragen der zeitgenössischen Kunst und kam zu Ergebnissen, die für die Beurteilung der Kunst allgemein erhellend sind. Vor allem Lippards Buch *From the Center* von 1976 sei hier genannt, auch *Overlay* von 1976 war grundlegend in diesem Bereich.[37] Mary D. Garrard setzte mit ihren Forschungen über Artemisia Gentileschi 1989 einen Maßstab für die ›feministische‹ Kunstgeschichte. Die an der Universität von Kalifornien in Berkeley unterrichtende Svetlana Alpers begründete eine kritische Methode der Untersuchung holländischer und spanischer Malerei des 17. Jahrhunderts, mit der sie zu erklären versucht, »wie die bildliche Repräsentation, also eine ästhetische Ordnung, auch auf eine gesellschaftliche Ordnung ausgreifen kann«.[38] In ihrem Buch *The Art of Describing* stellt Alpers die Ergebnisse der Ikonographie und Ikonologie und insbesondere die Forschungen von Erwin Panofsky in Frage. Am Beispiel des Mannes, der auf der Straße einen Freund trifft und ihn durch das Abnehmen seines Hutes grüßt, polemisiert sie gegen Panofsky: »Was Panofsky geflissentlich übersieht, ist, daß der Mann auf dem Bild nicht gegenwärtig, sondern auf dem Bild vergegenwärtigt ist. Was wir brauchen und was Kunsthistorikern fehlt, ist eine Vorstellung von Darstellung.«[39]

Wie Nochlin in ihrem Bemühen um eine neue Interpretation das Werk von Courbet in den Mittelpunkt ihrer Forschungen stellte, ist auch Timothy J. Clark an diesem Künstler besonders interessiert. In seinem Buch *Images of the People. Gustave Courbet and the 1948 Revolution* von 1973 unternimmt er aus einer materialistischen Perspektive den Ver-

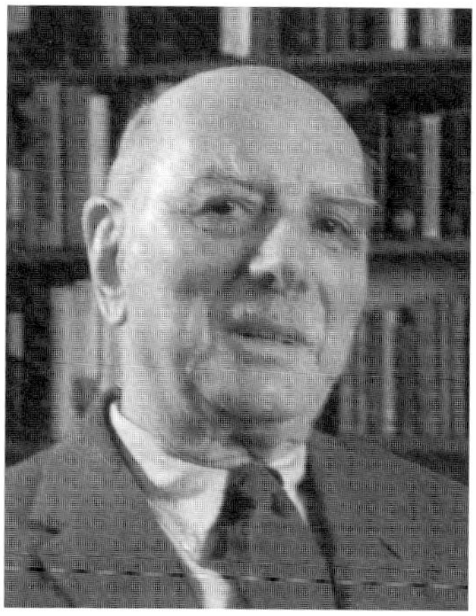 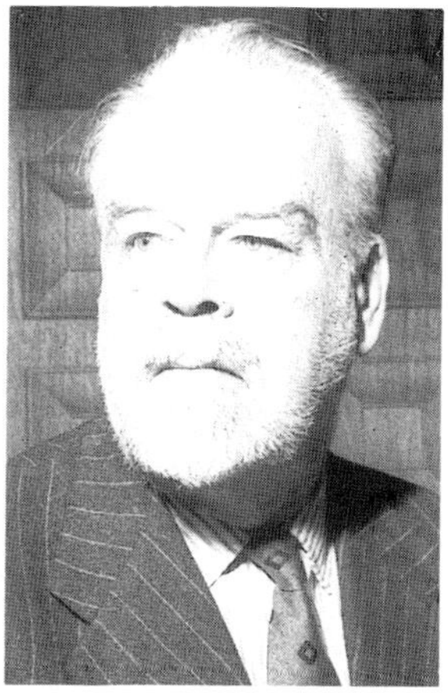 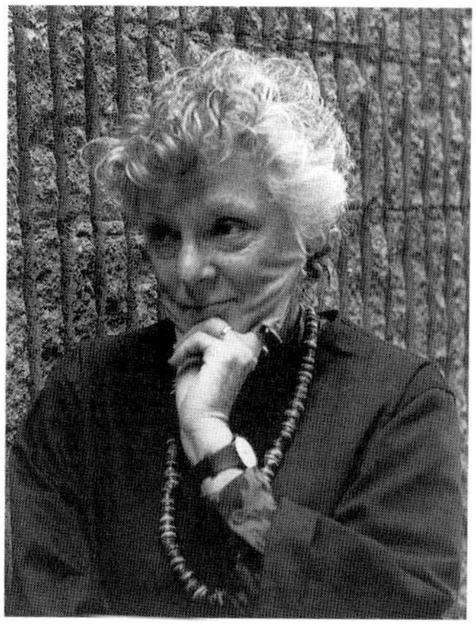

such, die alte Gegensatzordnung von Form und Inhalt zu überwinden. Als neue Kategorien werden von ihm ›sign‹ und ›structure‹ eingeführt.[40] In seinem Buch *The Absolute Bourgeois: Artists and Politics in France, 1848-1851* von 1973 hatte Clark sein Ziel deutlich umrissen: »Dieses Buch hat sich zum Ziel gesetzt, diesen spezifischen Moment in der französischen Kunst zu erforschen; die wirklichen, komplexen Verbindungen zwischen Kunst und Politik in diesem Zeitraum zu entdecken.«[41]

Neuere Tendenzen und Reflexionen zur Disziplin Kunstgeschichte wurden von verschiedenen Blickwinkeln in der Zeitschrift *Art Journal* (1982) betrachtet und in Beiträgen von Henri Zerner, Joan Hart, Rosalind Krauss, Donald Preziosi und O.K. Werckmeister zusammengefaßt. Herausgeber der Zeitschrift war Henri Zerner, der über die wachsenden Bestrebungen der jungen amerikanischen Kunsthistoriker schrieb, den Stand der Wissenschaft wieder auf das ›alte‹ Niveau zurückzubringen. Donald Preziosi griff diesen Gedanken auf in seinem Buch *Rethinking Art History. Meditations on a Coy Science* (New Haven 1989) und stellte ihn dabei in einen kritisch-theoretischen Rahmen.

Zeitgenössische Kunstgeschichte in England

Im Sinne der frühen Ergebnisse von Roger Fry und Clive Bell hatte die englische Kunstgeschichte enge Beziehungen zu Amerika, und – wie in der amerikanischen Kunstgeschichte, wenngleich in geringerem Maße – war auch sie durch Immigranten aus Deutschland, Österreich und Ungarn mitgeformt.[42]

Frederick Antal (1887-1954) studierte in Wien bei Max Dvořák und kam 1933 nach England. Sein Buch *Florentine Painting and Its Social Background* von 1947 propagierte eine marxistische Kunstgeschichte und wurde ein Klassiker im Bereich sozialgeschichtlicher Deutung von Kunst. Antal konzentrierte sich später auf Füssli (*Fuseli Studies* von 1956) und Hogarth (*Hogarth and His Place in European Art* von 1962).[43] Johannes Wilde, 1891 in Budapest geboren, kam aus Ungarn und wurde zu einer Autorität im Bereich europäischer Malerei.[44] Nikolaus Pevsner (1902-1983) kam im Jahre 1935 nach England und wurde bald Direktor verschiedener Forschungsinstitute, lehrte an der Universität London und war viele Jahrzehnte lang Herausgeber des Architekturmagazins *The Architectural Review.*[45] Ernst H. Gombrich kam aus Österreich und wurde nach seiner Übersiedlung nach England Direktor des Warburg Instituts in London, dem Zentrum der internationalen Symbolforschung.[46] Francis D. Klingender (1907-1955) übersiedelte in den späten zwanziger Jahren nach England und führte dort eine marxistische Betrachtungsweise ein, wie sie vor allem in seinen Büchern *Marxism and Modern Art* von 1943 und *Art and the Industrial Revolution* von 1948 artikuliert wurde.[47] Arnold Hauser stammte wie Antal aus Ungarn und konzentrierte sich wie dieser auf die Sozialgeschichte der Kunst. Seine beiden Hauptwerke sind *The Social History of Art* (dt. Ausgabe: *Sozialgeschichte der Kunst und Literatur*, 1953) und *The Philosophy of Art.*[48]

In engem Zusammenhang mit den Immigranten ist das kunsthistorische Werk von Herbert Read (1903-1968) zu verstehen; im Sinne von Donald Drew Egbert war Read »vielleicht der bekannteste lebende Kritiker der westlichen Welt, der einen weitergehenden Einfluß auf Amerika ausübte als Roger

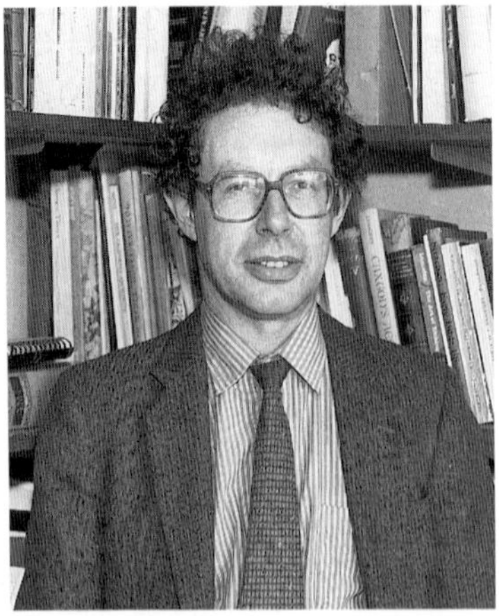

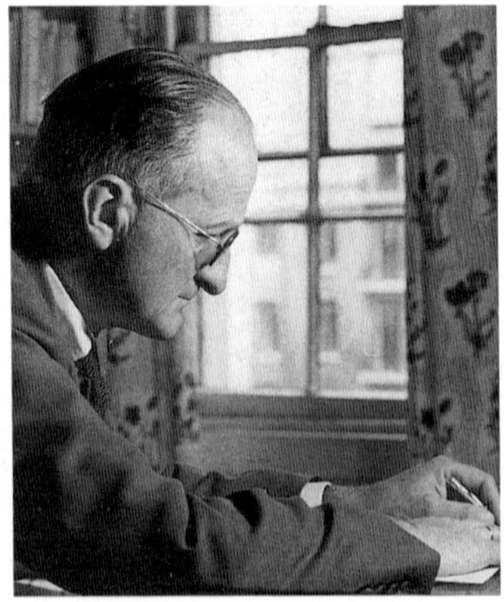

Henri Zerner
Nikolaus Pevsner

Herbert Read
Kenneth Clark
Anthony Blunt

Fry. Stärker noch als Fry war Read anarchistisch engagiert und wie Fry war er der Überzeugung, daß das ästhetische Erlebnis eine Erkenntnis der letzten Realität garantiere ...«.[49] Read war nicht nur Kunsthistoriker, das Feld seiner Interessen bezog Kunstkritik, Literatur und Politik ein, und trotz seiner radikalen politischen Anschauungen nahm er dennoch im Jahre 1953 den Adelstitel an.[50] Neben seiner starken Anteilnahme an allen Fragen moderner Kunst war Read auch an kunsthistorischen Themen interessiert und untersuchte zum Beispiel im Jahre 1939 *Flemish Influences on the Development of Glass Painting in England.* Doch seine nachhaltigste Wirkung übte er durch sein Engagement für die Moderne aus; er wurde einer der aktivsten Verteidiger der Abstraktion und insbesondere der Kunst von Piet Mondrian. Wie für Mondrian war für Herbert Read Kunst nicht von politischen Überzeugungen zu trennen.[51]

Im Werk von Roger Hinks (1903-1963) kam eine andere Seite der englischen Kunstgeschichte jener Jahre zum Ausdruck. Hinks war auf die Kunst der Karolinger und des Manierismus spezialisiert und erkannte, daß die vorherrschende rationale Betrachtungsweise unzureichend war angesichts der hintergründigen und mythischen Elemente, die Kunst zum Ausdruck bringt. Unter dem 17. November 1934 notierte er in sein Tagebuch: »Jedes Kunstwerk ist ein mythisches Gebilde, weil es nie eine bloße Abschrift der äußerlich sichtbaren Realität gibt; es ist eine neue Schöpfung nach eigenen Gesetzen, ein Mikrokosmos, so einzigartig und nicht reduzierbar wie sein Gegenstück, der Makrokosmos.«[52] Wie Herbert Read war auch Hinks an neuer Literatur und Musik interessiert und mit T.S. Eliot befreundet.

Kenneth Clark

Der wohl berühmteste englische Kunsthistoriker seiner Generation war Kenneth Clark, später als Lord Clark von Saltwood in den Adelsstand erhoben (1903-1983). Clark begann als Assistent von Bernard Berenson in Florenz im Jahre 1926, nahm jedoch zunehmend eine kritische Haltung gegenüber der Kennerschaft ein, wie sie von Berenson praktiziert wurde. Während seines Aufenthaltes in Italien traf Clark auch mit Aby Warburg zusammen, dessen Persönlichkeit ihn stark beeindruckte: »Warburg war zweifelsohne der originellste Denker zur Kunstgeschichte unserer Zeit, der die Richtung kunsthistorischer Betrachtung gänzlich veränderte.«[53] Nach seiner Rückkehr nach England beschäftigte sich Clark statt weiterhin mit italienischer Kunst mit einem vollkommen neuen Gebiet und brachte als Ergebnis im Jahre 1928 sein Buch *The Gothic Revival* heraus, eine grundlegende Studie über die für England spezifische Wiederbelebung der Gotik. Bald darauf kehrte er jedoch auf das ihm zutiefst vertraute Gebiet der italienischen Renaissance zurück, in das Berenson ihn eingeführt hatte. Im Alter von 31 Jahren wurde Clark zum Direktor der National Gallery in London berufen; er war ebenfalls Mitbegründer der National Opera von Covent Garden und zahlreicher weiterer wichtiger Institutionen in England. Im Jahre 1934 wurde er zum Surveyor der Königlichen Bildergalerie bestellt, eine Stellung, die er trotz der ehrenvollen Position nicht als seine wichtigste Aufgabe ansah. Sein Nachfolger Anthony Blunt setzte sich in weit intensiverem Maße für diese Aufgabe ein.[54] In seiner Autobiographie erwähnt Clark verschiedene Aktivitäten,

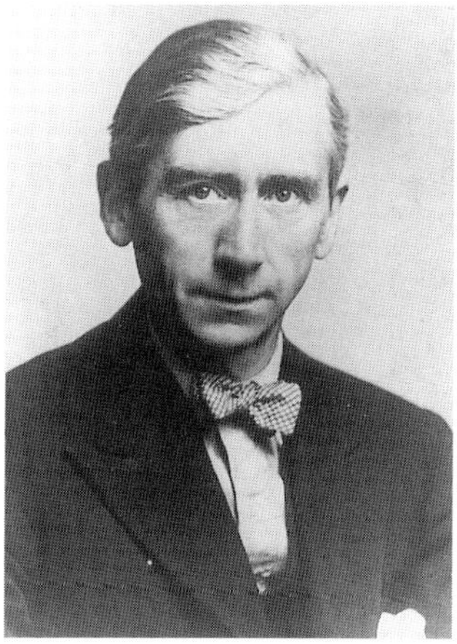

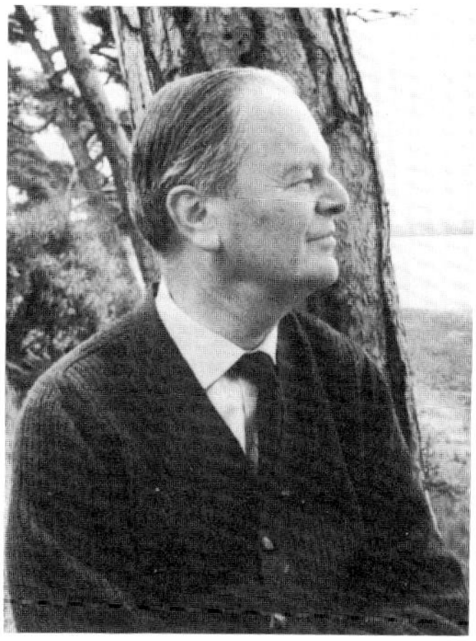

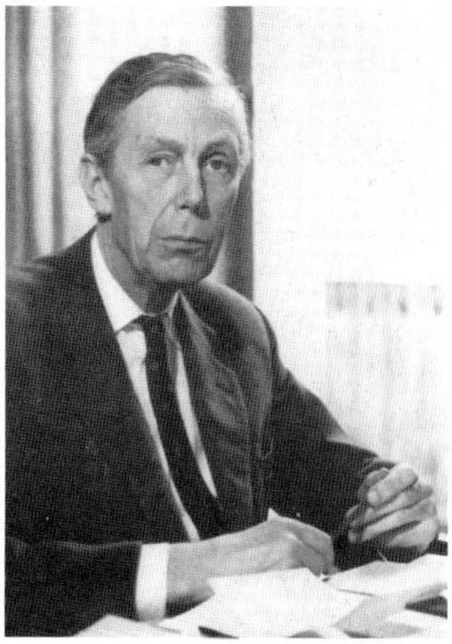

bei denen er mit politischen Aufträgen als Geheimagent beauftragt war; in diesem Sinne setzte er eine Tradition des 18. und 19. Jahrhunderts fort. Im Hinblick auf eine seiner Vortragsreisen nach Schweden schrieb Clark, daß er sich etwas unsicher fühlte »durch die Tatsache, daß ich verschiedene geheime Dokumente bei mir hatte, die sich auf die Sendung von Kugellagern bezogen«. Und er fuhr fort: »Wenn man Geheimagent ist, ist es außerordentlich merkwürdig, daß man kaum als Geheimagent betrachtet wird.«[55]

Kenneth Clark ist weithin bekannt geworden durch seine Fernsehserie *Civilization* von 1969, durch die ein internationales Publikum eine »persönliche Perspektive« der Weltkunst in einer sorgfältig ausgewählten Serie von Vorträgen erhielt, eine Serie, die später auch als Buch erschien.[56] Bis zu einem gewissen Grad war es die Persönlichkeit Clarks, die als das überzeugendste Element der Serie wirkte; Cyril Conolly beschrieb Clark einmal in seiner äußeren Erscheinung als einen »Egyptian hawk-god carved in obsidian«.[57] Am Ende der Fernsehserie kam Clark zu dem Schluß: »Letztlich scheint mir die Unverständlichkeit unseres neuen Kosmos der Grund für das Chaos in der modernen Kunst zu sein. Ich weiß so gut wie gar nicht Bescheid über Naturwissenschaft, aber ich habe mein Leben damit verbracht, mein Wissen über Kunst zu vergrößern, und ich bin völlig konsterniert in Anbetracht dessen, was heute geschieht. Manchmal mag ich, was ich sehe, aber lese ich neuere Interpretationen, dann erkenne ich, daß meine Vorlieben rein zufällig sind.«[58]

Anthony Blunt

Zusammen mit Kenneth Clark nimmt in der englischen Kunstgeschichte insbesondere Anthony Blunt (1907-1983) eine besondere Stellung ein, wenngleich seine politischen Aktivitäten eine Beurteilung erschweren. Als Gelehrter mit hohem Renommee und brillantem Erfolg interessierte Blunt von Anfang an die französische Kunst. Nach seinen Studien in Cambridge und an der British School in Rom wurde er 1947 Direktor des Courtauld Instituts in London und blieb bis 1974 in dieser Position. 1945 wurde er als Nachfolger von Kenneth Clark zum Surveyor der Königlichen Sammlung berufen.

Die Liste der Publikationen von Blunt beginnt überraschenderweise mit Beiträgen für das marxistische Organ *Left Review* in den Jahren von 1936 bis 1939. 1937 schrieb er einen Beitrag für C. Day Lewis' Sammelband *The Mind in Chains* unter dem Titel *Art Under Capitalism* und propagierte die Beteiligung der Künstler am Klassenkampf des Proletariats. Seine Publikationen wurden fortgesetzt mit *The Drawings of Nicolas Poussin* (in Zusammenarbeit mit Walter Friedländer) im Jahre 1939. Blunts Buch *Artistic Theory in Italy* kam 1940 heraus mit einer Zueignung für Guy Burgess, den späteren Mitarbeiter des berüchtigten sowjetischen Spionagerings, dem wahrscheinlich auch Blunt angehörte. 1953 erschien Blunts monumentales Werk *Art and Architecture in France. 1500-1700*, in dem das Wissen über die französische Kunst auf eine neue Ebene gehoben wurde. Dem Künstler Poussin ist dann auch das große zweibändige Werk *Nicolas Poussin* aus dem Jahre 1966 gewidmet. 1967 erschien sein kleines Buch *Picassos Guernica*. Unter den zahlreichen Artikeln Blunts ragt insbesondere *Art and Morality* heraus, der 1924 in der Zeitschrift *The Heretic* erschien. Er ist symptomatisch besonders im Hinblick auf Blunts Spionagetätigkeit für die Sowjetunion im Zusammenhang mit dem Ring Philby – Burgess – McLean sowie Blunts gleichzeitiger Beziehung zur Königlichen Familie in England und den höchsten Vertretern des englischen Geheimdienstes. Doch trotz offener Geständnisse über seine verräterischen Aktivitäten – 1964 war ihm Immunität zugesagt worden – wurde er niemals vor Gericht gestellt.[59] Blunts Einfluß als Lehrer und als Direktor des Courtauld Instituts war groß, was sich vor allem auch in der Zahl seiner Schüler ausdrückt.[60]

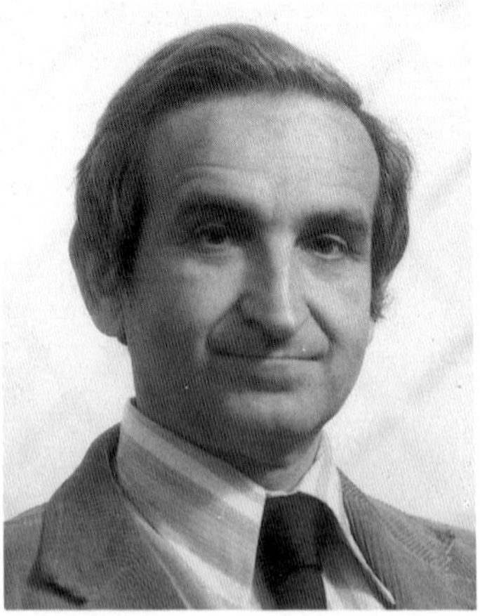

Joseph Rykwert

Die neuere Entwicklung in England

Die zeitgenössische Kunstgeschichte in England ist weit verzweigt und geht in viele Richtungen.[61] Die große Tradition der Beschäftigung mit Architektur, die im 19. Jahrhundert in Ruskin kulminierte, fand eine Fortsetzung in John Summerson, Dorothy Stroud, Reyner Banham, Dennis Sharp, Joseph Rykwert, Robin Middleton und David Watkin. Eine große Zahl von englischen Forschern hat England verlassen und nimmt wesentlichen Einfluß auf die amerikanische Situation.[62]

Peter Murray konzentrierte sich auf die Architektur der italienischen Renaissance.[63] Michael Baxandall entwickelte Perspektiven für eine neue Beurteilung der Malerei der italienischen Renaissance in seinem Buch *Painting and Experience in Fifteenth Century Florence* (1972). Michael Podro schuf an der Universität von Exeter ein Zentrum für Fragen der Methode und Theorie der Kunstgeschichte, die von einer Gruppe seiner Schüler weiterentwickelt wurde.[64] Anfänge einer feministischen Kunstgeschichte in England zeigen sich in den Publikationen von Griselda Pollock und Roszika Parker, die in der *Woman's Art History Collective* in London arbeiten.

Kunstgeschichte in Deutschland seit 1945

Die Situation der Kunstgeschichte in Deutschland nach dem Zweiten Weltkrieg ist sowohl durch die Abwanderung einer großen Zahl von führenden Vertretern des Faches wie auch durch die Spaltung des Landes in entgegengesetzte Ideologien bestimmt. Dessenungeachtet wurden kunsthistorische Ergebnisse zuwege gebracht, die erst nach und nach neu ins Blickfeld rücken. Kunsthistoriker vom Range eines Wilhelm Vöge, der in einer kleinen Stadt in Ostdeutschland lebte, oder Theodor Hetzer, der am Bodensee seine letzten Lebensjahre verbrachte, haben die Integrität des Faches trotz aller politischen Bedrängungen erhalten.[65] Auch Kunsthistoriker wie Hans Kauffmann, Herbert von Einem, Wilhelm Waetzoldt, Hans Jantzen, Ernst Gall, Wolfgang Lotz und Ludwig Heinrich Heydenreich hatten wichtige Positionen an deutschen Universitäten und Forschungsinstituten vor und nach 1945 inne, und die Museumskunstgeschichte drückte sich in der Arbeit von Carl Georg Heise (1890-1980), Erich Meier (1887-1967), Theodor C. Müller (geb. 1905), Margarete Kuehn (geb. 1904) und Ludwig Grote (1893-1974) ebenfalls im Sinne einer Kontinuität aus. Als die wohl wichtigsten schulbildenden Kunsthistoriker nach 1945 in Deutschland können Hans Sedlmayr, Kurt Badt und Hans Kauffmann angesehen werden, deren Leistungen im folgenden im einzelnen betrachtet werden sollen.

Hans Sedlmayr

In den ersten Nachkriegsjahren war Hans Sedlmayr (1896-1984) der wohl bekannteste Vertreter des Faches in Deutschland. Geboren in Österreich, erfuhr Sedlmayr seine erste Ausbildung in Wien in der Tradition der damals international dominierenden Wiener Schule der Kunstgeschichte. Unter dem Einfluß von Max Dvořák war er zur Kunstgeschichte gekommen, nachdem er vorher als Offizier in der österreichischen Armee Konstantinopel und Jerusalem besucht hatte. Er graduierte 1923 und habilitierte sich unter Julius von Schlosser 1934. 1936 folgte er seinem Lehrer von Schlosser auf dem Lehrstuhl in Wien. In Zusammenarbeit mit dem russischen Kunsthistoriker Michael Alpatow und dem Österreicher Otto Pächt war Sedlmayr grundlegend an der Artikulation der Neuen Wiener Schule der Kunstgeschichte beteiligt. Sedlmayrs Aufsatz *Zu einer strengen Kunstwissenschaft* von 1931 wurde die Programmschrift der neuen Bemühungen, in der zwischen einer Tatsachenforschung und einer interpretativen Deutung als der ersten und zweiten Kunstwissenschaft unterschieden wurde.[66]

Sehr früh zeigten sich die theoretisch und methodologisch ausgerichteten Bemühungen Sedlmayrs, die auf neue Wege der Kunstforschung gerichtet waren und später die Bezeichnung Strukturanalyse erhielten. In seinem Beitrag *Gestaltetes Sehen* von 1925 hatte Sedlmayr bereits eine vielschichtige Untersuchung gefordert, in der die formale Existenz des Werkes und die innere Bedeutung zusammengefaßt werden sollten. Sedlmayr argumentierte, daß es die Aufgabe der Kunsthistoriker sei, die ›Sinn-Gestalt‹ des Werkes zu erfassen, den visuellen Charakter, wie er vom Künstler konzipiert worden sei. Durch die Einführung der Gestaltpsychologie in den Rahmen der kunsthistorischen Arbeit konnte Sedlmayr brillante und innovative Ergebnisse insbesondere im Bereich der österreichischen Barockarchitektur erzielen, wie z. B. 1956 in der exemplarischen Neuinterpretation der Karlskirchenfassade von Fischer von Erlach in Wien: »Paradigma kann man den Aufsatz nennen, weil in ihm die wesentlichen Fragen nach dem weiteren Kontext und Umfeld und Wirkungsbereich, nach der rhetorischen Absicht dieser Fassade, nach dem Rezipienten, vor allem aber nach den ›Verzahnungen‹ von ›Form und Inhalt‹ angeschnitten sind.«[67]

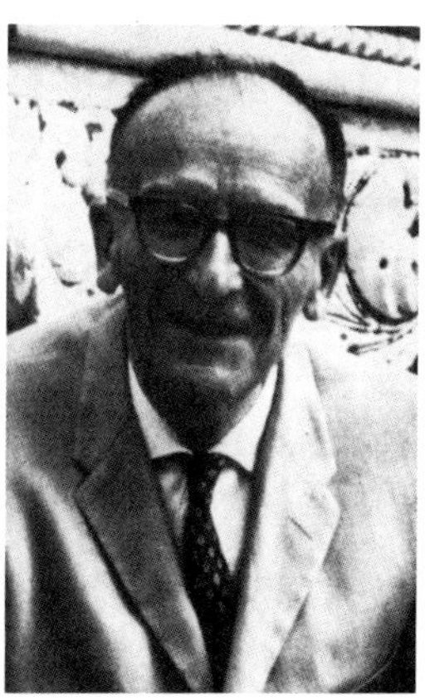

Hans Sedlmayr

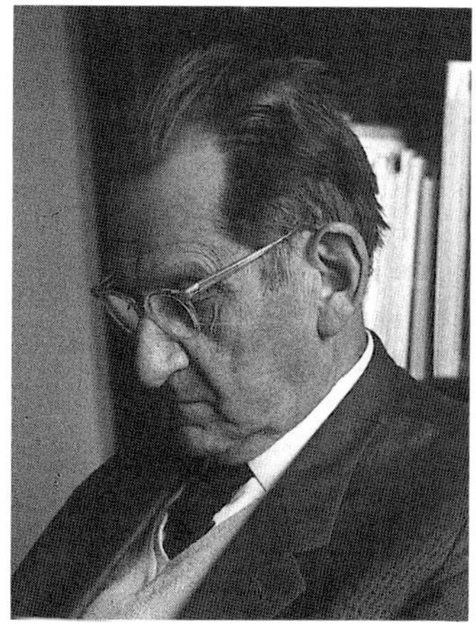

Kurt Badt

Nach seiner Übersiedlung nach Deutschland im Jahre 1951 begann Sedlmayrs berühmte Lehrtätigkeit an der Universität München, die einen nachhaltigen Einfluß auf die jüngere Generation deutscher Kunsthistoriker hatte. In seinen Publikationen wandte er sich Problemen der neueren Kunst zu, wie in *Verlust der Mitte* von 1948 und besonders in *Die Revolution der modernen Kunst* von 1955, erstere als Bestseller auch in weitesten Kreisen diskutiert. Sedlmayr argumentierte in diesen Büchern, daß die moderne Kunst den autonomen Menschen ohne Gott propagiere und daß Kunst nur im Sinne einer einheitlichen religiös dominierten Welthaltung möglich sei. Eine solche Position der Kunstgeschichte unter dem Primat der Heilsgeschichte stand in starkem Gegensatz zu den gleichzeitigen Bemühungen Meyer Schapiros in Amerika, der die humanistischen Grundelemente der abstrakten Kunst zu verstehen suchte. Von einem programmatisch ablehnenden Gesichtspunkt wurde dennoch in Deutschland die Diskussion über die zeitgenössische Kunst angeregt. Sedlmayrs Stil und seine geschickte Nutzung populärer Begriffe trug wesentlich dazu bei, seine Gedanken zu verbreiten.[68]

Kurt Badt

Das Werk des Kunsthistorikers Kurt Badt (1890-1973) setzte die Tradition der deutschen Kunstgeschichte fort, stand aber gleichzeitig in Tuchfühlung mit der internationalen Entwicklung. Badt wurde in Berlin geboren und studierte bei Wilhelm Vöge in Freiburg. Er war es, der den jungen Erwin Panofsky bei Vöge einführte.[69]

Seine Dissertation (1914) befaßte sich mit dem italienischen Maler Andrea Solario. Badt beschäftigten nach seiner Promotion der Bau seines eigenen Hauses am Bodensee und die Philosophie.[70] Im Jahre 1939 emigrierte Badt nach England, wo er bis 1952 blieb; er unterhielt Kontakte mit dem Warburg Institut und war in seiner Arbeit auf das Studium der Werke von Constable und Delacroix konzentriert. Badts wichtigste Publikationen entstanden im wesentlichen nach seiner Rückkehr nach Deutschland im Jahre 1952: *Die Kunst Cézannes* erschien 1956, *Van Goghs Farbenlehre* 1961, *Modell und Maler von Vermeer – Probleme der Interpretation* 1961 und *Die Kunst des Nicolas Poussin* 1969. Es waren grundsätzliche Fragen, die in diesen Büchern angeschnitten wurden, Fragen, die seitdem als exemplarisch für das Fach Kunstgeschichte angesehen werden. In seinem Werk *Kunsttheoretische Versuche* von 1968 und besonders in dem grundlegenden *Eine Wissenschaftslehre der Kunstgeschichte* von 1971 zog Badt das Fazit seiner Lebensarbeit und faßte die Beziehungen zwischen Philosophie, Geschichte und Kunstgeschichte in einem großangelegten Gesamtkonzept zusammen. Es sind vor allem die philosophischen Konzepte Hegels und Heideggers sowie das historische Werk von Johann Gustav Droysen, die für seine kunsthistorische Methode von Bedeutung sind. Droysens Begriff ›Historik‹ wurde von Badt als paradigmatisches Modell benutzt.

Badts spezifischer Beitrag zur deutschen Kunstgeschichte liegt in seiner außerordentlichen Sensibilität gegenüber den sinnlichen Qualitäten des Einzelwerkes, bereichert um die weiterreichende philosophische Auslotung der »Bedeutung«; erst beide waren in der Lage, die Totalgegebenheit des Kunstwerkes herzustellen. In diesem Sinne setzte Badt die Tradition seines Lehrers Wilhelm Vöge fort und fand eine Parallele in der von seinem Freund Theodor Hetzer praktizierten Methode. Für beide war es das Phänomen der Qualität, das es wahrzunehmen galt, sowie die historische Dimension, in der erstere sich äußert. Badt und Hetzer beschränkten sich wie Vöge vor ihnen auf wenige bedeutende Künstler, lieferten dabei aber generell Beispiele eines Verstehens von künstlerischer Kreativität.

Hans Kauffmann

Während Kurt Badt im wesentlichen durch seine Schriften und weniger durch den akademischen Lehrbetrieb wirkte, ist das Werk von Hans Kauffmann (1896-1983) auch durch seine Lehrtätigkeit bestimmt. Eine große Zahl von Schülern hat durch ihn wesentliche Anregungen erhalten. Kauffmanns Forschungsbereich war die europäische Kunst vom Mittelalter bis zum 19. Jahrhundert, wobei er sich besonders auf gotische Baukunst, Renaissanceskulptur, Malerei des Manierismus und die Kunst des 19. Jahrhunderts konzentrierte. Die Methoden der Kunstforschung des 20. Jahrhunderts wurden zu einer Synthese gebracht, wie es Otto von Simson in seinem Nachruf auf Kauffmann, spezifisch auf dessen Bernini-Buch bezogen, zum Ausdruck brachte: »Kauffmann ist hier eine echte Synthese der ›ikonologischen‹ Methode mit der formanalytischen gelungen.«[71]

Unter den Zeitgenossen Kauffmanns ist vor allem auf Herbert von Einem (1905-1983) zu verweisen, der in besonderem Maße die Beziehungen zwischen Kunst und Literatur untersuchte und der durch seine Lehrtätigkeit in Bonn seinerseits eine große Zahl von bedeutenden Schülern hatte, z. B. Florenz Deuchler, Georg Kauffmann, Rainer Hausherr und Hanno-Walter Kruft.[72] Heinrich Lützeler (1902-1988) widmete sich wissenschaftsgeschichtlichen Themen.

Unter den Kauffmann-Schülern nimmt Günter Bandmann (1917-1975) eine besondere Stellung ein, da ihm bahnbrechende Neuansätze in der Ikonologie gelangen. Werner Busch, ein Bandmann-Schüler, schrieb über die Wirkung seines Lehrers: »Man ging zu Bandmann als dem deutschen Architekturikonologen, als dem Mitbegründer einer Methode, die einen neuen Ansatz zur Betrachtung einer ganzen Epoche – der mittelalterlichen Kunst – bereitstellte und der durch seine Forschungen gezeigt hatte, daß man Methode nicht für sich, sondern nur am Forschungsgegenstand selbst entwickeln kann, und daß man sich dabei über sein Geschichtsbild klar werden muß.«[73]

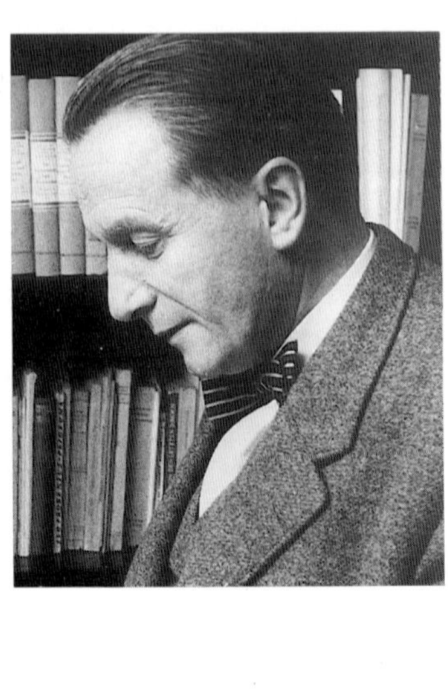

Herbert von Einem

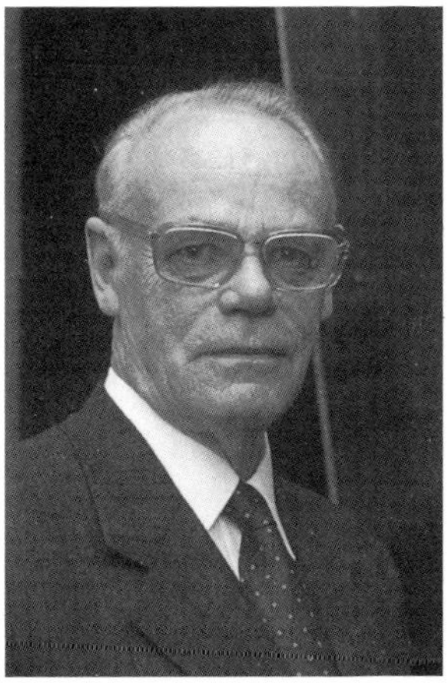

Ludwig Heydenreich

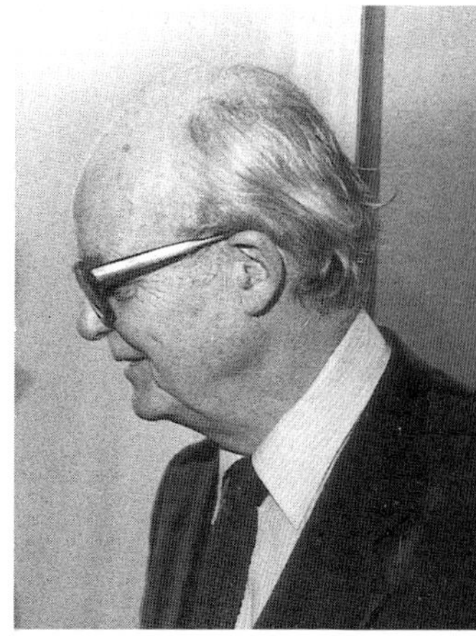

Wolfgang Lotz

Wichtige neue Forschungsergebnisse über italienische Kunst und Architektur stammen von Ludwig Heinrich Heydenreich (1903-1978) und Wolfgang Lotz (1912-1981), beide dem Forschungsinstitut der Bibliotheca Hertziana in Rom und dem Zentralinstitut für Kunstgeschichte in München eng verbunden. Insbesondere Lotz erarbeitete neue Kriterien für das Verständnis der italienischen Architektur des 16. Jahrhunderts und des gleichzeitigen Städtebaus. Heinz Ladendorf (1909-1992), zuerst in Leipzig und später in Köln unterrichtend, war eine Autorität im Bereich der Barockskulptur wie auch in Fragen der Nachwirkung antiker Formmotive in der europäischen Kunst. Klaus Lankheit (geb. 1913) lehrte an der Technischen Hochschule in Karlsruhe und zeichnete sich durch Forschungen über die Skulptur der Barockzeit sowie über die Kunst des 19. Jahrhunderts aus.

Von unorthodoxen Ausgangspunkten kamen Kunsthistoriker wie Hans Gerhard Evers (geb. 1900) und J. A. Schmoll gen. Eisenwerth (geb. 1915) zur Kunstgeschichte und brachten von einer Außenseiterperspektive erfrischende neue Erkenntnisse. Evers kam von der Literaturgeschichte, Geschichte und Ägyptologie zur Kunstgeschichte; ein zweibändiges großes Werk war 1929 der ägyptischen Plastik des Mittleren Reiches gewidmet (*Staat aus dem Stein*). Sein Buch *Tod, Macht und Raum als Bereiche der Architektur* von 1939 erschloß wichtige Bedeutungsformen der Baukunst. Sein späteres Werk war wichtig für die Neubewertung des Historismus im 19. Jahrhundert. J. A. Schmoll gen. Eisenwerth, der bei Pinder und Rodenwaldt in Berlin studiert hatte, setzte die Forschungen von Evers teilweise fort und konzentrierte sich wesentlich auf das Werk von Auguste Rodin. Methodisch kam er

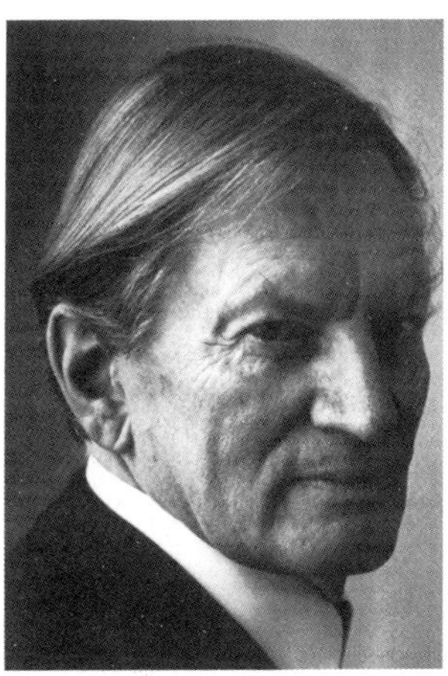

J. A. Schmoll gen. Eisenwerth

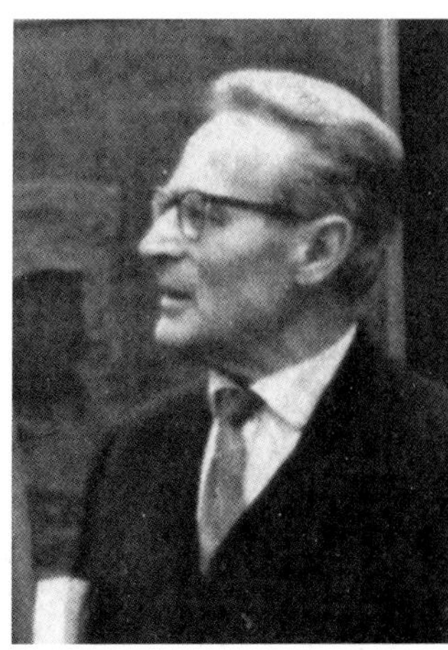

Hans Gerhard Evers

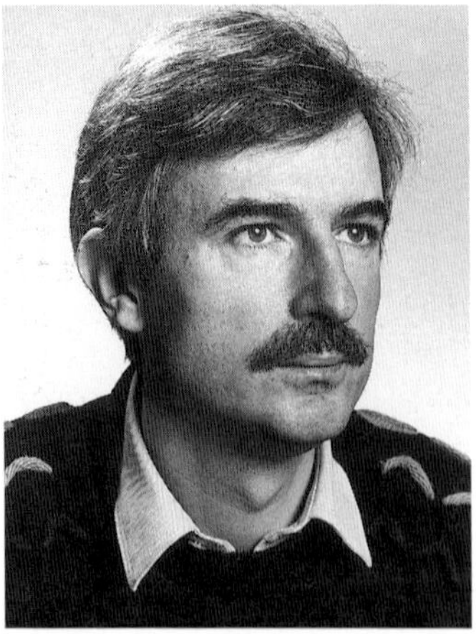 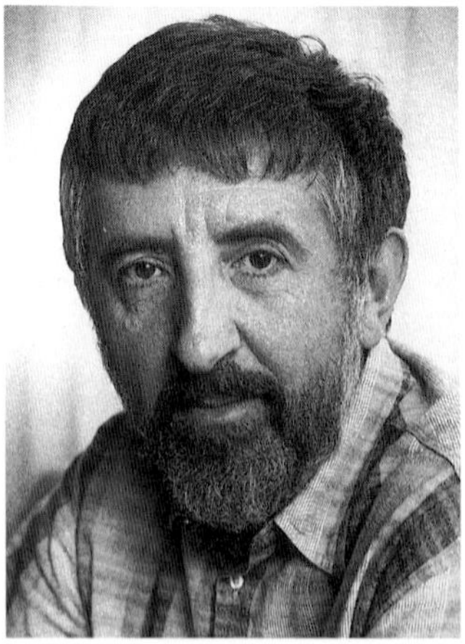 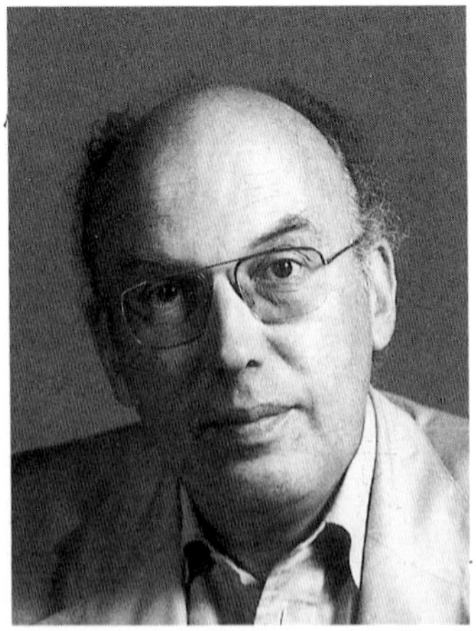

zu neuen Fragen im Hinblick auf die traditionelle Stilgeschichte, deren Gültigkeit er in Frage stellte.[74]

Wichtige Tendenzen der zeitgenössischen Kunstgeschichte in Deutschland sind durch Arbeiten von Willibald Sauerländer (geb. 1924), Max Imdahl (1925-1988), Werner Hofmann (geb. 1928), Hans Belting (geb. 1935) und Wolfgang Kemp (geb. 1946) gekennzeichnet. Sauerländer hat herausragende Forschungen über die mittelalterliche Skulptur und Architektur in Frankreich angestellt. Imdahl entwickelte einen auf höchste Präzision gerichteten Interpretationsstil, der zunächst an Beispielen der karolingischen Buchmalerei, dann auch an Giottos Arenafresken und an Werken der zeitgenössischen Kunst exemplifiziert wurde. Schlüsselwort für Imdahl ist der Begriff ›Ikonik‹, mit dem er versuchte, die Grenzen der Ikonologie und der Strukturanalyse zu überwinden. In seinem Buch über Giottos Arenafresken von 1980 schreibt er: »... der Ikonik wird das Bild zugänglich als ein Phänomen, in welchem gegenständliches, wiedererkennendes Sehen und formales, sehendes Sehen sich ineinander vermitteln zur Anschauung einer höheren, die praktische Seherfahrung ... prinzipiell überbietenden Ordnung und Sinntotalität.«[75]

Werner Hofmann widmete sich in seinen frühen Arbeiten insbesondere der Karikatur und den theoretischen Grundlagen der modernen Kunst (*Grundlagen der modernen Kunst*, 1966). Sein Hauptinteresse gilt jedoch dem 19. Jahrhundert (*Das Irdische Paradies*, 1960) sowie der europäischen Kunst um 1800, der ein wesentlicher Teil seiner Ausstellungstätigkeit an der Hamburger Kunsthalle gewidmet ist. Viele seiner Ausstellungskataloge in Hamburg sind für den Forschungsgegenstand exemplarisch geworden.[76]

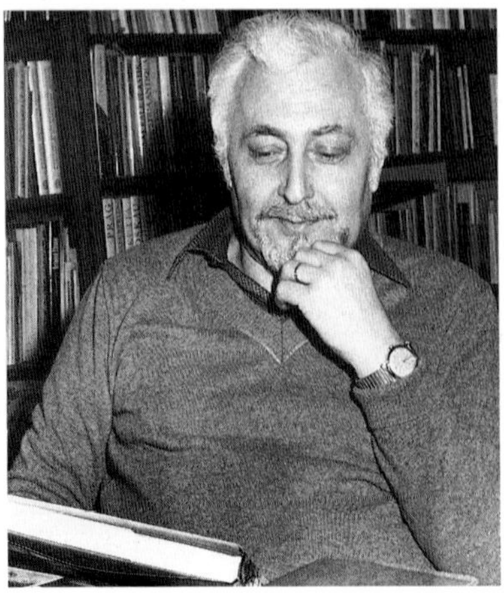 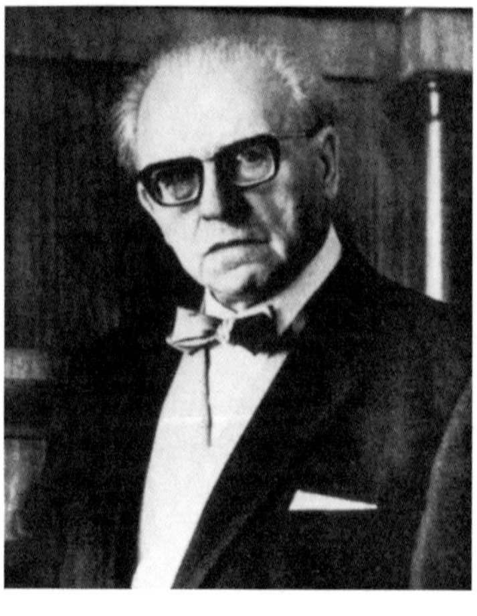

Wolfgang Kemp
Hans Belting
Werner Hofmann

Ernst Ullmann
Karlheinz Clasen

Hans Belting beschäftigen nicht nur Fragen der byzantinischen Kunst, sondern in neuerer Zeit auch solche der Methode und der Position der Kunstgeschichte in unserer Zeit. Sein Buch *Das Ende der Kunstgeschichte* von 1983 eröffnete provozierende Fragen, die die Existenz der Disziplin unmittelbar betreffen.

Wolfgang Kemp, einer der jüngeren Kunsthistoriker in Deutschland, lehrt an der Universität Marburg und propagiert eine Rezeptionsästhetik, die er an vielen historischen und zeitgenössischen Beispielen exemplifiziert hat (*Der Betrachter ist im Bild: Kunstwissenschaft und Rezeptionsästhetik*, 1985).

Der Anteil der Kunsthistoriker in der Deutschen Demokratischen Republik kann mit dem Namen der Altmeister Wilhelm Fränger (1890-1964), Karlheinz Clasen (1893-1978) und der beiden Schmarsow-Schüler Johannes Jahn (geb. 1892) und Ernst Ullmann (geb. 1928) umrissen werden. Fränger studierte in Heidelberg bei Thode und Neumann und erhielt 1913 für sein Buch über Houbraken (*Arnold Houbraken, der Geschichtsschreiber der holländischen Malerei des 17. Jahrhunderts und die Maßstäbe seiner Kunstkritik*) die Goldmedaille der Universität Heidelberg. Seine Dissertation war Fréart de Chambray (1917) gewidmet, seine späteren Forschungen führten zu einer Neuinterpretation des Werkes von Hieronymus Bosch. Von den jüngeren Kunsthistorikern in der DDR sei auf Kurt Junghanns, Heinz Lüdecke und Peter H. Feist (geb. 1928) hingewiesen. Feist propagierte in seinem Buch *Künstler, Gesellschaft, Kunstwerk. Studien zur Kunstgeschichte und zur Methodologie der Kunstwissenschaft* (1978) eine marxistische Kunstgeschichte.

Zeitgenössische Kunstgeschichte in Frankreich

Auch französische Kunsthistoriker setzen heute eine Tradition fort, die im frühen 20. Jahrhundert – von Emile Mâle, Henri Focillon, Marcel Aubert und Elie Faure – begründet wurde und die sich besonders auf die ikonographische Erforschung des Kunstwerkes richtete. Im Werk des in Frankreich lebenden litauischen Kunsthistorikers Jurgis Baltrusaitis (geb. 1903) dominieren ikonographische Fragestellungen, wenngleich er ebenfalls formalanalytische Methoden anwendet. Besonders sein Buch *Stylistique ornamentale dans la sculpture romane* von 1931 gab dieser Seite seiner Forschungen eine entsprechende Ausprägung.[77]

In den Werken von Pierre Francastel, Louis Hautecœur und Pierre Lavedan ist die kunsthistorische Forschung der Franzosen um neue Sichtweisen, die aus der Beschäftigung mit der Kunst des 20. Jahrhunderts gewonnen wurden, bereichert. Pierre Francastel hat sich seit 1930 intensiv der Erforschung französischer Kunst gewidmet. Seine detaillierten Untersuchungen über den Bildhauer François Girardon und die skulpturale Ausschmückung der Gärten von Versailles geben hier das beste Zeugnis. In seiner polemischen Schrift *L'Histoire de l'art instrument de la propaganda germanique* von 1945 argumentierte er, wie vorher Bernard Berenson, gegen den österreichischen Kunsthistoriker Josef Strzygowski und den deutschen Kunsthistoriker Wilhelm Pinder und deren antiklassische Haltungen. Francastels Buch *Peinture et Societé. Naissance et Destruction d'une espace plastique de la Renaissance au Cubisme* von 1951 beschäftigt sich mit der neueren Kunst und ihrer Integration in den Traditionszusammenhang der Kunstgeschichte.[78] Durch Gegenüberstellung von Werken verschiedener Epochen suchte Francastel erhellende Einsichten in das Wesen der Malerei allgemein zu gewinnen, was aber nur dann möglich ist, wenn die Qualität und das Wesen der Kunst an solchen Werken erkannt wird, die sich nicht bereits durch wiederholte historische Perspektiven als anerkannt hervorgetan haben; es ist das spezifische Charakteristikum der Beschäftigung mit zeitgenössischer Kunst, daß diese Frage jeweils neu gestellt und neu beantwortet werden muß.

Louis Hautecœur (1884-1973) beschäftigte sich bevorzugt mit der französischen Architektur von der Renaissance bis zum 19. Jahrhundert. Sein Buch *Mystique et Architecture. Le Symbolisme du cercle et de la cupole* (1954) erbrachte wichtige psychologische Ergebnisse. Pierre Lavedan konzentrierte seine Forschungen auf französische Architektur und Städtebau. Seine dreibändige *Histoire de l'urbanisme* von 1926 bis 1952 ist eines der Standardwerke in diesem Bereich. Französische Kunsthistoriker, die die Lage der Kunstgeschichte in Frankreich mitbestimmt haben, sind ferner der Focillon-Schüler Louis Grodecki (1910-1982) und Charles Sterling (1901-1991), beide polnischer Abstammung und auf die Erforschung mittelalterlicher Malerei konzentriert;[79] Jean Seznec (1905-1983), der sich insbesondere der Erforschung der Beziehungen zwischen Antike und nachmittelalterlicher Kunst widmet; Louis Salles, der viele Jahre lang als Direktor des Louvre wirkte; und Jean Cassou (geb. 1897), Gründer und Direktor des Musée d'art moderne in Paris. Weiterhin ist auf Louis Réau hinzuweisen, den Spe-

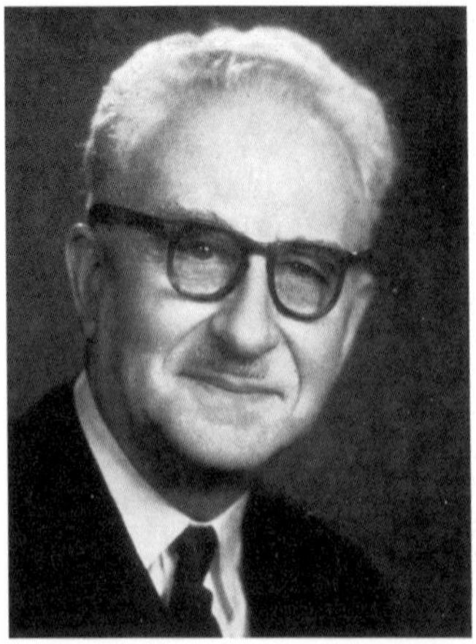

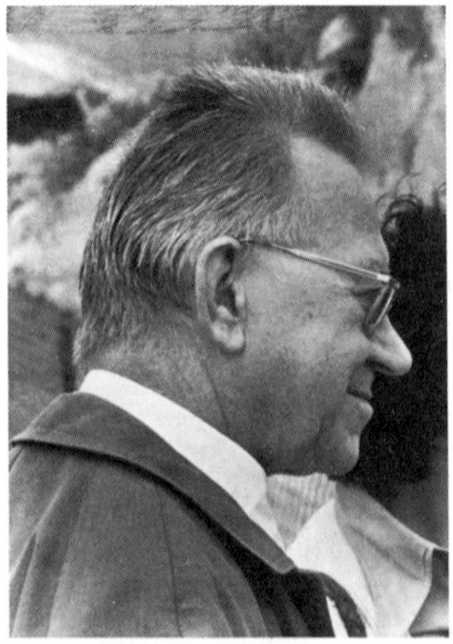

Louis Hautecœur
Louis Grodecki

Lionello Venturi
Giulio Carlo Argan
Roberto Longhi

zialisten für Malerei und Skulptur des 16. und 17. Jahrhunderts in Frankreich, auf Germain Bazin, der mit seinem Buch *Histoire de l'histoire de l'art de Vasari à nos jours* den Versuch einer Geschichte der Kunstgeschichte aus französischer Sicht unternahm, und Jean Adhémar, den Goya-Forscher und Spezialisten für die Kunst des 19. Jahrhunderts.

Die gegenwärtige Situation in Frankreich wird am besten durch das Werk von André Chastel (1912-1990) gekennzeichnet. Chastels Methode ist sowohl die Formanalyse wie auch die Ikonologie. Seine frühen Untersuchungen galten der Kunsttheorie und Kunst der Renaissance in Italien (*Marsilio Ficino et l'art*, 1954), doch spätere Forschungen bezogen wesentlich auch die Renaissance in Nordeuropa und die nordeuropäische Kunsttheorie ein.[80] In zwei Büchern von 1978 ging Chastel auch auf die Skulptur als Medium (*La Sculpture – méthode et vocabulaire*, Paris 1978) wie auf generelle Fragen der Semiotik ein (*Fables, formes, figures*, Paris 1978).

Kunstgeschichte wird in Frankreich auch von Philosophen praktiziert, so haben Jean Paul Sartre und André Malraux über Malerei und Skulptur geschrieben und auf die Kunstgeschichte einwirken können.[81] In einem noch stärkerem Maße und zum Teil mit radikalen Ergebnissen haben Philosophen wie Jacques Derrida, Roland Barthes, Jacques Lacan und Michel Foucault Beiträge für eine Ausweitung der kunsthistorischen Disziplin geliefert. Für die junge Generation französischer Kunsthistoriker seien stellvertretend Hubert Damisch (geb. 1928), der psychoanalytische Erfahrungen für die Interpretation nutzte (*Théorie du nuage. Pour une histoire de la Peinture*, Paris 1972), Werner Szambien und Jean Clair (geb. 1940) genannt.[82]

Zeitgenössische Kunstgeschichte in Italien

Die neuere Kunstgeschichte in Italien ist komplex, heterogen und wie in Deutschland durch die politischen Veränderungen während des Faschismus und durch die Emigration wichtiger Vertreter des Faches bestimmt. Eine große Zahl italienischer Kunsthistoriker blieb dennoch im Lande, wie auch der größte italienische Philosoph des 20. Jahrhunderts, Benedetto Croce, dessen Werk die Kunstgeschichte wesentlich beeinflußte.

Kunstgeschichtliche Forschung folgte in Italien auch im 20. Jahrhundert den Linien, wie sie durch Adolfo Venturi und Corrado Ricci vorgezeichnet worden waren. Als Schüler Adolfo Venturis befaßte sich etwa Arduino Colasanti (1877-1935) mit der italienischen Kunst von der Renaissance bis zur Gegenwart. Lionello Venturi (1885-1961), der Sohn Arturo Venturis, ging den modernen Strömungen nach und schrieb über den Impressionismus und die Kunst von Paul Cézanne. Er trat auch mit kunsttheoretischen Untersuchungen, z. B. über Petrarca und Leonardo da Vinci, hervor. Seine in der amerikanischen Emigration geschriebene *History of Art Criticism* (1936) (dt. Ausgabe: *Geschichte der Kunstkritik*, 1972) faßte diese Vorarbeiten zusammen und bereitete weiteren Forschungen eine neue Grundlage. Venturi verstand den Begriff ›Kritik‹ im Sinne Kants und forderte eine philosophische Grundhaltung auch für die Beurteilung der Kunstkritik.[83]

Zu den führenden italienischen Kunsthistorikern des 20. Jahrhunderts gehören Roberto Pane, Giuseppe Fiocco, Mary Pittaluga und Mario Salmi. Salmi war langjähriger Herausgeber der einflußreichen *Enciclopedia Universale dell'Arte*, die seit 1958 er-

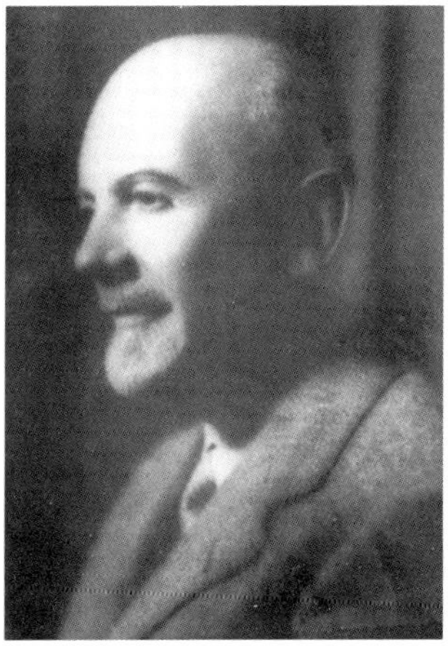

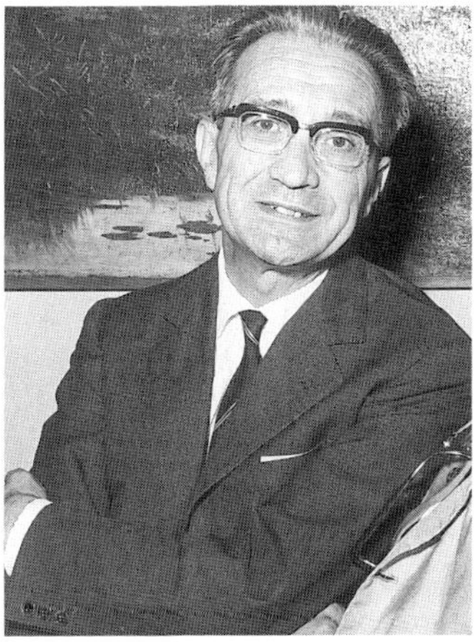

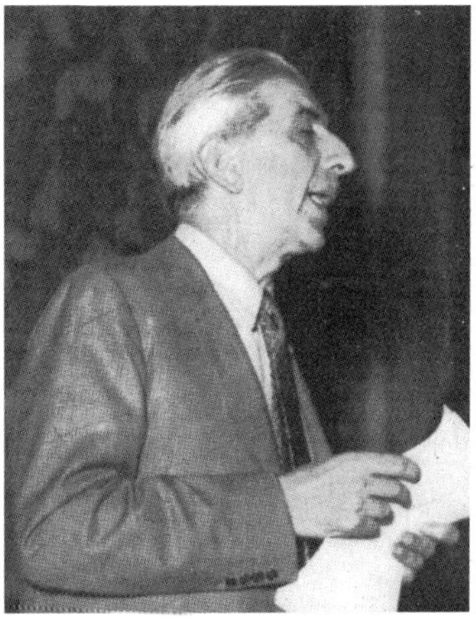

schien.[84] Weitere wichtige Namen sind Rodolfo Pallucchini, Carlo Ludovico Ragghianti, Eugenio Battista und Roberto Salvini (1912-1985). Salvini war seit 1950 Direktor der Uffizien in Florenz und lehrte an der dortigen Universität. Seine Spezialität war die italienische Kunst von der Romanik bis zur Gegenwart.

Giulio Carlo Argan (geb. 1909) nahm sowohl vor als auch nach 1945 eine wichtige Stellung bei der Reflexion über Kunstgeschichte wie auch in der zeitgenössischen Kunstszene ein. Seine Forschungen waren vorwiegend der Architektur gewidmet und suchten die zeitgenössischen Entwicklungen in den Traditionszusammenhang einzubinden. 1933 wurde er als Nachfolger von Adolfo Venturi Professor an der Universität Rom. Er schrieb Monographien über die Architekten Nervi (1955), Libera (1975), Borromini (1955) und Brunelleschi (1955). Eines seiner Hauptwerke war das Buch *Walter Gropius e la Bauhaus* von 1951. Durch seine früheren Positionen unter dem faschistischen Regime und seine Lehrtätigkeit, besonders aber als Bürgermeister von Rom seit 1976 war Argan, was die städtebauliche und architektonische Situation der Stadt betrifft, einflußreich. Eine Synthese seiner jahrzehntelangen Forschungen ist das Buch *Kunstgeschichte als Stadtgeschichte* von 1990.

Einer der wichtigsten Historiker der neueren Architektur war der an der Universität von Venedig lehrende Manfredo Tafuri (1935-1994). Seine grundlegenden Studien umfassen die Architektur seit dem 15. Jahrhundert, die unter neomarxistischen Gesichtspunkten neu gesehen und analysiert wird (*Teoria e storia dell'architettura*, Bari 1968). Sein Hauptwerk, *Architettura contemporanea* (Mailand 1976) entstand in Zusammenarbeit mit Francesco Dal Co.

Der bedeutendste italienische Kunsthistoriker des 20. Jahrhunderts ist Roberto Longhi (1890-1970). Er studierte zunächst bei Pietro Toesca und Adolfo Venturi und war stark von der Philosophie Benedetto Croces beeinflußt. Sein Buch über Piero della Francesca von 1928 zeigt ihn bereits als unabhängigen Wissenschaftler.[85] Longhis frühe Studien galten Boccioni, dem er sein erstes Buch widmete (1914). Zusammen mit Emilio Cecchi wurde er 1927 Herausgeber der Zeitschrift *Via Artistica.* 1950 gründete er die Zeitschrift *Paragone.* Longhis Hauptaugenmerk richtete sich an die Kunst von Caravaggio, über den er 1952 im Zusammenhang mit der von ihm organisierten Ausstellung in Mailand ein Buch publizierte.[86] Federico Zeri (geb. 1921) studierte bei Pietro Longhi und verfeinerte die von Berenson vorher geschaffene Kennerschaft in seinen auf die italienische Kunst gerichteten Untersuchungen.

Schweizer Kunsthistoriker

Die zeitgenössische Kunstgeschichte in der Schweiz steht in der großen Tradition von Burckhardt und Wölfflin. Viele der führenden Persönlichkeiten waren Schüler von Wölfflin, wie Joseph Gantner und Siegfried Giedion, die Wölfflins Formanalyse auf andere Perioden der Kunstgeschichte übertrugen. Giedion und Gantner wandten sich vor allem Architektur und Städtebau zu; Hans R. Hahnloser spezialisierte sich auf mittelalterliche Architektur und wurde zum besten Kenner des gotischen Architekten Villard de Honnecourt, dessen Skizzenbuch er 1935 neu kommentiert herausgab.[87]

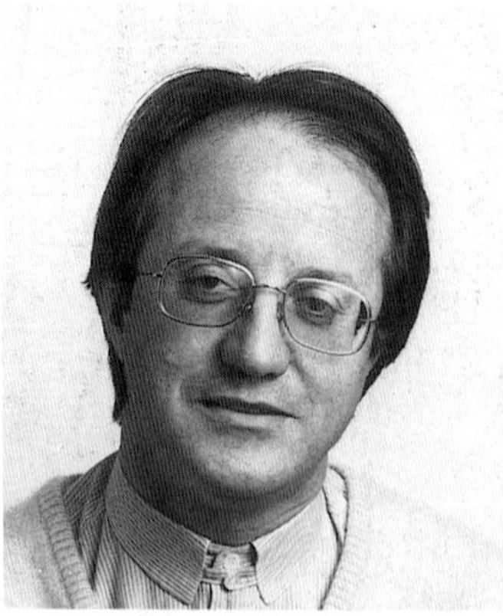

Werner Oechslin

Adolf Reinle schrieb über schweizerische Architektur und Plastik und legte in seinem Buch *Das stellvertretende Bildnis* von 1984 eine neue Auffassung des Porträts vor. Die jüngere Generation Schweizer Kunsthistoriker dehnte das Feld weit aus auf Bereiche wie islamische Architektur (Stefano Bianco und Ulya Vogt-Goeknil), moderne Skulptur (Reinhard Hohl), Theorie und Methodik der Kunstgeschichte (Oskar Bätschmann und Georg German). Werner Oechslin (geb. 1944), der von der italienischen und nachmittelalterlichen Architektur Frankreichs ausging und gleichfalls intensiv an kunsttheoretischen Fragen interessiert ist, lehrte 1980 bis 1985 an der Universität von Bonn. Seit 1986 ist er Leiter des Instituts für Geschichte und Theorie der Architektur an der ETM in Zürich.

Schweizer Kunsthistoriker unterhalten enge Beziehungen zur zeitgenössischen Kunst und setzen damit die Tradition von Georg Schmidt (1896-1965), Gotthard Jedlicka (1899-1965) und Carola Giedion-Welcker fort. Oft führt dies zu einer frühen Beachtung von in anderen Ländern noch unterbewerteten Kunstformen. Adolf Max Vogt (geb. 1920) steht in dieser Tradition und setzte sich als Lehrer an der ETH in Zürich besonders für die neuere Architektur ein.[88]

Zeitgenössische Kunstgeschichte in Österreich

Der Kontrast zwischen einer großen Tradition und einer zeitgenössischen Fortsetzung dieser Tradition, die nicht auf der gleichen Ebene liegt, ist in Österreich erkennbar. Die Leistungen der Wiener Schule der Kunstgeschichte, von Wickhoff, Riegl, Dvořák und von Schlosser, werden bzw. wurden weitergeführt durch Otto Pächt, Karl Maria Swoboda und Walter Koschatzky. Pächt war zusammen mit Hans Sedlmayr und Michael Alpatow Herausgeber der einflußreichen *Kunstwissenschaftlichen Forschungen* (1933) und hat sich auch später mit Methodenfragen auseinandergesetzt (*Methodisches zur kunsthistorischen Praxis*, München 1977). Demus war bahnbrechend in seinen Forschungen über die Mosaiken in Ravenna. Swoboda (1889-1977) war Schüler von Dvořák und unterrichtete viele Jahre an der Universität Wien. Walter Koschatzky, Konrad Oberhuber und wie auch Veronika Birke sind mit der Albertina in Wien verbunden.[89] Hilde Zaloscer (geb. 1903) stammte aus Bosnien und emigrierte nach Ägypten. Ihre Forschungen über koptische Kunst waren bahnbrechend für eine neue Sicht der Periode.

Für die zweite Generation österreichischer Kunsthistoriker seien stellvertretend Herrmann Fillitz (geb. 1924) und Renate Wagner-Rieger genannt. Fillitz' Studien gelten insbesondere der Kunst des Mittelalters und der Renaissance und Renate Wagner-Rieger die italienische Architektur des Mittelalters sowie die österreichische Architektur des 19. und 20. Jahrhunderts. Wagner-Rieger war maßgebend bei der Neubewertung des Historismus in Österreich beteiligt, besonders mit ihrem bahnbrechenden Buch *Die Ringstraße in Wien*. Einige der wichtigsten österreichischen Kunsthistoriker emigrierten, Eduard Sekler und Konrad Oberhuber nach den USA, Werner Hofmann nach Deutschland.

Zeitgenössische Kunstgeschichte in Holland und Belgien

Durch Cornelius Hofstede de Groot, Abraham Bredius und Hendrik Enno van Gelder war Holland zu

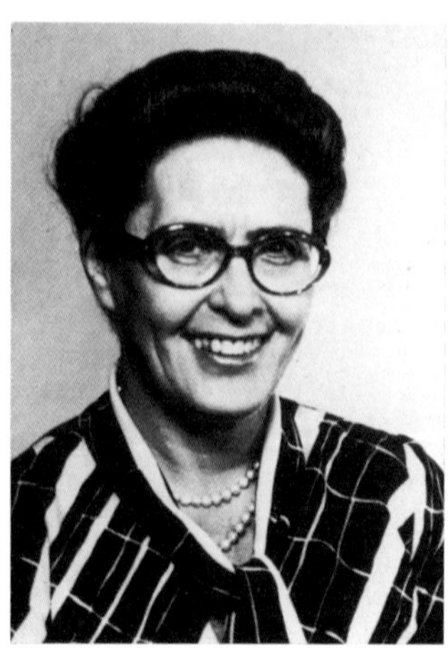

Renate Wagner-Rieger

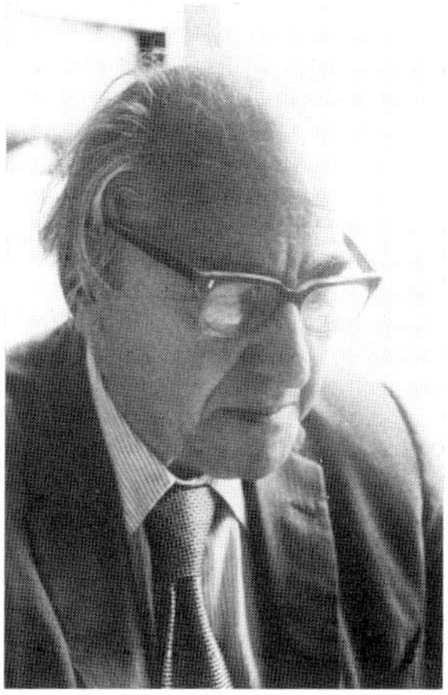

Otto Pächt

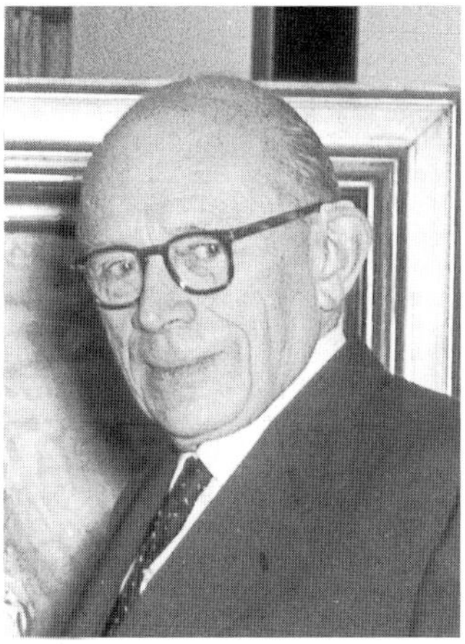

Karl Maria Swoboda

einem Zentrum der Forschung geworden, das auch Kunsthistoriker aus anderen Ländern beeinflußte.[90] Zentraler Fokus war naturgemäß die einheimische Maltradition. Aus der Schule Hofstede de Groots kamen Kunsthistoriker wie Elizabeth Neurdenburg (1881-1957), Horst Gerson (1907-1978) und Godofridus Joannes Hoogewerff (1884-1963), Hoogewerff hatte bereits 1928, auf Warburg basierend, den Begriff der Ikonologie angewandt. Er wurde von ihm analog zu den Begriffen ›Geographie‹ und ›Geologie‹ benutzt in dem Sinne, daß Ikonologie auf die »innere Formation, die Entstehung und Zusammensetzung der Materialien, aus denen die Erde besteht«, angewandt wurde.[91] Hoogewerff war in seinen Untersuchungen besonders an den Beziehungen zwischen Holland und Italien interessiert.

Zu den führenden zeitgenössischen holländischen Kunsthistorikern gehören weiterhin Johan Quirijn van Regteren Altena (1899-1980), Elisabeth Dhanens, Hessel Miedema, Karel C. Bon und Jan A. Emmens, die für die weitere Erforschung der holländischen Kunst und besonders der Kunst Rembrandts tätig waren. Eddie de Jongh war bahnbrechend bei der emblematischen Interpretation der holländischen Kunst, die bis dahin zu sehr unter realistischer Perspektive gesehen worden war.[92]

Wilhelm Sebastian Heckscher und Egbert Haverkamp-Begemann, bedeutende holländische Kunsthistoriker, emigrierten nach Amerika und setzten dort ihre grundlegenden Forschungen fort, die zu einem großen Teil Fragen der Bedeutung der niederländischen Kunst nachgingen. Zu den Kunsthistorikern der nachfolgenden Generation gehören Hans L. C. Jaffe (geb. 1915) und Wessel Reininck (geb. 1933), beide auf den niederländischen Beitrag zur Kunst des 20. Jahrhunderts ausgerichtet sowie Karla Langedijk (geb. 1932), deren Forschungen vorwiegend auf Fragen der Ikonologie gerichtet sind (*The Portraits of the Medici*, 1975).

Unter den hervorragenden Kunsthistorikern in Belgien sei auf Leo van Puyvelde (1882-1965), Edgar de Bruyne (1898-1959), Marguerite Devigne (1884-1965) und Jacques Lavalleye (geb. 1900) hingewiesen, die vor allem an der mittelalterlichen und nachmittelalterlichen Entwicklung ihres Landes interessiert waren.[93] De Bruyne war einer der besten Kenner der mittelalterlichen Ästhetik. Mehrere Jahre lang war er auch Minister für die belgischen Kolonien in Afrika. Van Puyvelde arbeitete neben seinem Lehramt an der Universität in Lüttich am Museum in Brüssel. Lavalleye unterrichtete in Louvain und schrieb eine grundlegende Studie über das Studium der Archäologie und Kunstgeschichte. Unter den jüngeren, auf die zeitgenössische Kunst aus-

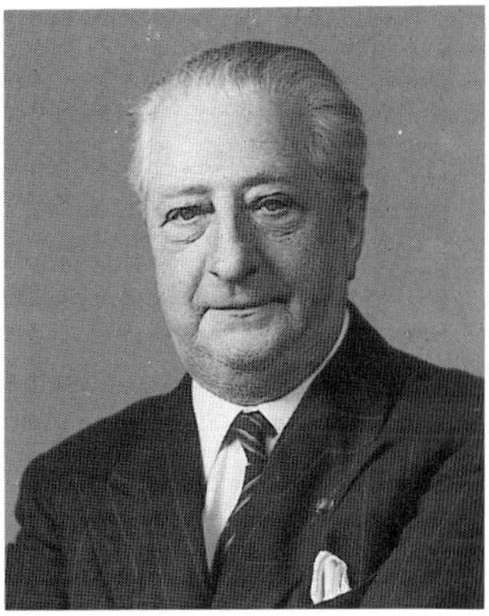

Leo van Puyvelde

gerichteten belgischen Kunsthistorikern, ist vor allem auf Jan Hoet, den Direktor des Museums van Hedendagse Kunst in Gent zu verweisen.

Kunstgeschichte in den skandinavischen Ländern

Die Kunstgeschichte als Wissenschaft ist in den skandinavischen Ländern relativ jung, hat aber in den letzten Jahrzehnten dennoch hervorragende Resultate erbracht, in denen eine weite Skala von methodischen Möglichkeiten zum Ausdruck kommt. Die Begründer der neueren schwedischen Kunstgeschichte waren Johnny Roosval (1879-1965), Osvald Sirén (1879-1977), Henrik Cornell (1890-1981) und Ragnar Josephson (1891-1966). Sie standen im direkten Kontakt mit den führenden Kunsthistorikern in Mitteleuropa, doch waren ihre Forschungen zu einem wesentlichen Teil der skandinavischen Kunst gewidmet. Roosval studierte bei Goldschmidt in Berlin und übertrug die Methode seines Lehrers auf die Themen der nordischen Kunst. Sirén war neben seinen Forschungen über die schwedische und italienische Kunst einer der frühen Pioniere der chinesischen Kunstgeschichte.

Von größter Bedeutung für die schwedische Kunstgeschichte wurde das Werk von Gregor Paulsson, der nicht nur eine neue Grundlage für die Universalgeschichte der Kunst schuf (*Konstens vearldhistoriae*, 1942), sondern auch seine eigene Methode in dem Buch *Die soziale Dimension der Kunst* von 1935 artikulierte. Die Lehrtätigkeit Paulssons an der Universität von Uppsala beeinflußte mehrere Generationen schwedischer Kunsthistoriker. Rudolf Zeitler setzte die Tradition Paulssons in Uppsala fort (*Klassizismus und Utopia*, 1954). Lars-Ivar und Sixten Ringbom gingen symbolhistorischen Forschungen nach (Sixten Ringbom, *Icon to Narrative*, 1965). Göran Hermerén war besonders an ästhetischen Fragen und einer Theorie der Kunstgeschichte interessiert. Einige der wichtigen schwedischen Kunsthistoriker lehren heute an deutschen und österreichischen Universitäten: Erik Forssmann in Freiburg, Lars Olof Larsson in Kiel und Götz Pochat, seit 1987 in Graz (geb. 1940). Erik Forssmann ist vor allem durch seine architekturtheoretischen Publikationen (*Dorisch, ionisch, korinthisch* von 1961) sowie durch seine Schinkel-Monographie von 1981 bekannt geworden.

Unter den dänischen Kunsthistorikern sei vor allem auf Teddy Brunius von der Universität Kopenhagen verwiesen. Von den auf Architekturgeschichte spezialisierten norwegischen Kunsthistorikern seien Stephan Tschudi-Madsen und Christian Norberg-Schulz genannt. In der finnischen Kunstgeschichte ragt vor allem das auf die italienische Kunst konzentrierte Werk von Johan Jacob Tikkanen hervor (*Beinstellungen in der Kunstgeschichte*, 1912).

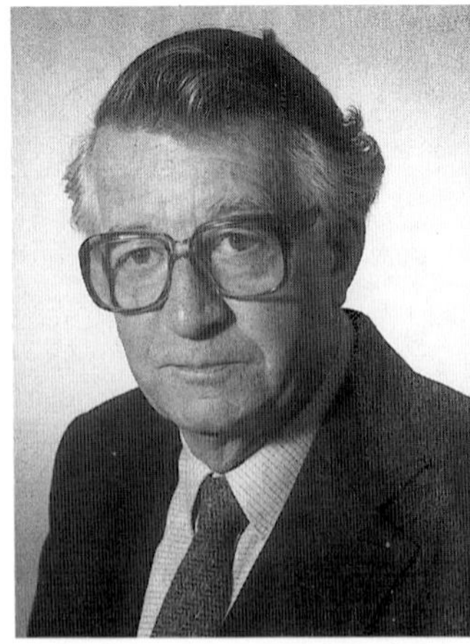

Erik Forssmann

Kunstgeschichte in Spanien und in Lateinamerika

Die Kunstgeschichte in Spanien nahm im 20. Jahrhundert eine isolierte Stellung ein und verfügte über relativ wenige Kontakte mit der mitteleuropäischen Entwicklung. Manuel B. Cossio (1855-1935) wurde bereits früher erwähnt im Hinblick auf die neue Beurteilung der Kunst El Grecos. Dessenungeachtet haben spanische Kunsthistoriker wie Manuel Gomez Moreno Martinez (1870-1970), Diego Angulo Iñiguez (1901-1986) und Enrique Lafuente Ferrari zusammenfassende Übersichten über die Geschichte der Kunst gegeben sowie sich mit Fragen der Methodik auseinandergesetzt.[94] Die zeitgenössische Schule der spanischen Kunstgeschichte hat sich stärker auf Probleme der zeitgenössischen Kunst verlegt und sich in Werken von Alexandre Cirici-Pellicer und Juan Eduardo Cirlot und Juan-Antonio Ramirez besondere Verdienste erworben.

Für die Ausweitung der spanischen Kunstgeschichte nach Lateinamerika stehen Werke von Isabel M. de Paalen vom Museum in Mexico-City, Jorge Romero Brest, dem langjährigen Direktor des Forschungsinstitutes in Buenos Aires, und Pier Maria Bardi in São Paulo. Bardi, 1900 in Italien geboren, wurde nach seiner Emigration nach Brasilien im Jahre 1947 Direktor des Museums in São Paulo. In dieser Funktion spielte er eine wichtige Rolle im Hinblick auf die Entwicklung der modernen brasilianischen Kunst. Weitere neue Impulse gehen von Jorge Glusberg in Buenos Aires aus, dessen Werk auf die spezifische Entwicklung der elektronischen Kunst gerichtet ist.

Zeitgenössische Kunstgeschichte in Osteuropa

Die Tradition der Kunstgeschichte in Osteuropa kann bis in die Frühzeit des 20. Jahrhunderts zurückverfolgt werden. Kunsthistoriker wie Nikolai Brunow (1898-1971), der auch unter dem Pseudonym G. A. Andreades publizierte, war einer der besten Kenner der byzantinischen und russischen Architektur; Nikodim P. Kondakow (1844-1925) war auf Ikonen spezialisiert, und Victor N. Lazarew schrieb über russische und italienische Malerei.[95] Die einflußreichste Persönlichkeit unter den russischen Kunsthistorikern war Michael W. Alpatow (1902-1986). Sein Werk umfaßt die italienische, französische und russische Kunst. Es ist im wesentlichen seinem Wirken zu verdanken, daß die spezifischen Werte der östlichen Kunst auch im Westen zugänglich wurden. Seine monumentalen *Denkmäler der Ikonenmalerei* von 1925 (in Zusammenarbeit mit Oscar Wulff) und seine *Geschichte der altrussischen Kunst* von 1932 (in Zusammenarbeit mit Nikolai Brunow) waren bahnbrechend.

Weitere prominente russische Kunsthistoriker sind Natalia Ivanova Sokolova (1898-1980), Irina Linninck und Michael Libman (geb. 1920). Libman suchte die Methode der Ikonologie zu revidieren.[96] Die sowjetische Architektur hat ihre Historiker in Selim Omarowich Khan-Magomedow, Andrej W. Ikonnikow und Alexander Ryabushin.[97]

Die Kunstgeschichte in Polen ist durch enge Kontakte mit der westeuropäischen und amerikanischen Fachwelt bestimmt. Unter den hervorragenden Gelehrten ist vor allem Jan Bialostocki (1902-1988) zu nennen, der durch Fragen der Ikonologie und Untersuchungen über die Kunst und Architektur der Renaissance hervorgetreten ist. Weitere polnische Kunsthistoriker sind Lech Kalinowski und Mieczyslaw Porebski, die an der Universität in Krakau lehren, Adam S. Labuda, der in Poznan unterrichtet, sowie Piotr Skubiszewski in Warschau und Andrzej Grzybkowski (geb. 1935) in Torun von der Universität Warschau.

Unter den Kunsthistorikern in der Tschechoslowakei sind Jaromir Neumann von der Universität Prag und Dusan Konečný zu nennen, die sich vor allem mit der Kunst des 16. bzw. 20. Jahrhunderts beschäftigt haben. Weitere tschechische Kunsthistoriker sind Jiři Kotalik, Tomas Vlek und Rudolf Chadraba (geb. 1922).[98] Die Schule der tschechischen Strukturalisten und besonders das Werk von Jan Mukařowský hat großen Einfluß auf die Kunstgeschichte nicht nur in der Tschechoslowakei ausgeübt.[99]

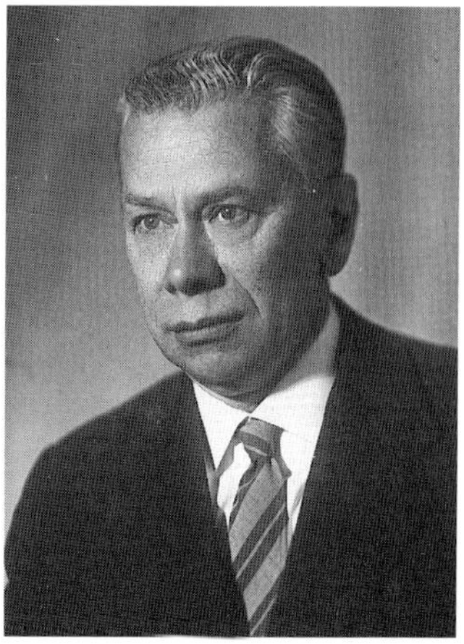
Michael Alpatow

Ungarische Kunsthistoriker nehmen in der osteuropäischen Kunstgeschichte der Gegenwart einen besonderen Platz ein. Terez Gerszi arbeitet am Museum der Schönen Künste in Budapest und gilt im Bereich der niederländischen Kunst des 16. und 17. Jahrhunderts als Autorität. Edit Pogány-Balás untersuchte die Beziehungen der Renaissance zur Antike, Pál Kelemen ist Spezialist für El Greco. Lorand Hegy (geb. 1954), Lehrer an der Universität Budapest, hat sich in Fragen der zeitgenössischen Kunst hervorgetan.[100] Unter den Architekturhistorikern in Ungarn ist auf Máté Major (1904-1986), Zoltan Kosa und Akos Moravansky zu verweisen.

Die Kunstgeschichte in Rumänien entwickelte sich auf der Grundlage der von Coriolan Petranu (1891-1945) geschaffenen Forschungsbasis. Petranus Untersuchungen waren von methodologischen Fragen bestimmt. Unter den zeitgenössischen rumänischen Kunsthistorikern ist auf George Oprescu (1881-1969), Nicolae Grigorescu (geb. 1910), Dan Grigorescu (geb. 1931), Virgil Vătăşianu und Barbu Brezianu hinzuweisen.[101]

Die Kunstgeschichte in Jugoslawien hat eine weitverzweigte Ausbreitung und kann durch das Werk von Oto Bihalji-Merin (geb. 1904) am besten charakterisiert werden, dessen Forschungen Goya, die naive und die zeitgenössische Kunst umfassen.[102]

Der Kunsthistoriker

Der eigentliche Held einer Geschichte der Kunstgeschichte ist naturgemäß der Kunsthistoriker selbst, dessen zeitbedingte Selbsteinschätzung symptomatisch für die Beurteilung seines Faches ist. Auch das Bild des Kunsthistorikers in der Gesellschaft zeigt, wie Kunstgeschichte in einer bestimmten Zeit beurteilt wird. Im Unterschied zu den facettenreichen Projektionen in der Vergangenheit, in der der Kunsthistoriker als gelehrter Künstler, Abenteurer, Revolutionär, Bürokrat, Visionär einer neuen Zeit oder als ausschließlich seinen Detailfragen gewidmeter Attribuzzler gesehen wurde, ist er heute aufgefordert, elementare Fragen seiner Existenz zu beantworten. Seine Funktion in der modernen Gesellschaft ist nicht länger darauf beschränkt, einen Fachhorizont zu vertreten; ihm ist die Aufgabe gestellt, die Totalität der Kunst in allen ihren erst heute erkennbaren Erscheinungsformen zu umfassen und in ein neues Gesamtbild zu integrieren. Er muß sich ebenfalls darum bemühen, das Konzept einer sich ständig verändernden Wissenschaftsdefinition mit seinem eigenen Arbeitsgebiet abzustimmen.[103]

Der Kunsthistoriker sollte heute wissen, welchen Platz er in der Gesellschaft einnimmt. Derjenige Kunsthistoriker, der sich wie in der Vergangenheit allzu oft ausschließlich auf sein begrenztes Forschungsgebiet konzentriert und die Bezugssysteme zu anderen, auch außerwissenschaftlichen Bereichen weiterhin unberücksichtigt läßt, wird leicht zum Spezialisten, der bis hin zum Banausentum unwissend bleiben kann. Jakob Burckhardt hatte dies bereits erkannt, als er von den »Schuttschleppern« der Kunstgeschichte sprach. Und Ortega y Gasset hat es, auf ein anderes Gebiet angewandt, in neuerer Zeit wieder artikuliert: »Mögen die Techniker lernen, daß, um Techniker zu sein, es nicht genug ist, nur Techniker zu sein.«

Die Definition der aus den heutigen Bedingungen neu formulierten Ziele des Kunsthistorikers verlangt eine Wandlung seiner Identität, wenn seine Stellung dem rapiden Wandel in der Gesellschaft gewachsen bleiben soll. Die neu erkannte Notwendigkeit einer Integration vorher isoliert behandelter Bereiche, etwa der asiatischen und afrikanischen Kunst, ebenso die Einbeziehung der neuen Perspektiven einer feministischen Kunstgeschichte, fordern den Kunsthistoriker dazu heraus, seine Kriterien der Kunstgeschichte zu überdenken. Daß der Umfang des heutigen Wissens erweitert ist, fällt dabei weniger ins Gewicht als die qualitativ neue Sicht, durch die vorher als gesichert geltende Erkenntnisse in Frage gestellt werden.

Zwischen der Realität des durch Elektronik und die Medien überschatteten Lebensgefühls und dem Selbstverständnis, wie es von den offiziellen Gremien der Kunsthistoriker proklamiert wird, klaffen nicht zu überbrückende Lücken. Das Wertesystem unter dem Einfluß der neuen Medienrealität (Fernsehen, Computer, Video etc.) steht in krassem Gegensatz zur Praxis des Faches wie auch zur Kultur in den Ländern der südlichen Hemisphäre, in denen die Ausgangssituation eine vollkommen andere ist, nur verständlich in ihrer auf alte Formen der Überlebensstrategie zurückzuführenden Bedeutung. Diese und zahlreiche weitere Gegensätze sind auch für die Selbsteinschätzung des Faches Kunstgeschichte relevant.

In allen diesen notwendigen Bemühungen ist die Basis der Kunstgeschichte selbst nicht zu vernachlässigen. Strukturalismus, Semiotik, Dekonstruktion und zahlreiche weitere wichtige Forschungsmethoden haben Ergebnisse erbracht, die von Kunsthistorikern dennoch nicht einfach übernommen und in das unverändert traditionelle Fachgebiet integriert werden können. Die Kunstgeschichte selbst muß wie die Philosophie, Anthropologie, Linguistik, Informationstheorie und Kritische Theorie aus ihrer eigenen, neu konstituierten Substanz zu Ergebnissen geführt werden, die denen anderer Fachbereiche ebenbürtig sind, ja, von diesen in gleichem Maße als Stimulanz aufgenommen und integriert werden können.[105]

Der Bedeutung des Faches Kunstgeschichte und der Selbsteinschätzung des Kunsthistorikers seien realistische Fakten an die Seite gestellt: Die Zahl der Kunsthistoriker ist in allen Ländern im Verhältnis zu Vertretern anderer Fächer, wie z.B. Jura oder Medizin, klein. Die Fachorganisationen der

Kunsthistoriker haben dementsprechend wenig Möglichkeiten, die Verwaltungen und Regierungen von bestimmten Notwendigkeiten zu überzeugen. Von den meisten das Fach selbst betreffenden Entscheidungen auf der Ebene der Kulturpolitik sind die Kunsthistoriker selbst ausgeschlossen, möglicherweise nicht allein infolge des Fehlens einer ausreichenden Lobby, sondern auch aufgrund der Unfähigkeit, die eigene Stellung überzeugend zu definieren. Der italienische Dichter Eugenio Montale hat im Hinblick auf die periphere Position der Dichter in der heutigen Gesellschaft deutlich ausgesprochen, daß deren mangelndes Ansehen nicht Schuld der Gesellschaft, sondern der Dichter selbst sei.

Das Prestige des Kunsthistorikers von heute kontrastiert wesentlich mit dem vergangener Zeiten, in denen seine Argumente gehört und respektiert wurden, ja, sie in zahlreichen Fällen die Kunstpolitik der betreffenden Länder beeinflußten. Kunsthistoriker wie Winckelmann, Rudolf von Eitelberger, Adolfo Venturi und Heinrich Wölfflin haben entscheidend in das gesellschaftliche und kulturelle Leben ihrer Zeit einwirken können.[106]

Heute haben die Kunsthistoriker ihre einstmals führende Stellung im kulturellen Leben ihres Landes an andere Berufsgruppen abgeben müssen. Im Kunsthistoriker wird nicht mehr derjenige gesehen, der die Probleme unserer Zeit lösen bzw. Visionen einer kulturellen Wertsetzung zu artikulieren vermag. Das ehemals umfassende Gebiet des Kulturellen ist in den modernen Gesellschaften zu einer peripheren und nicht mehr lebensnotwendigen Bedeutung abgesunken. Wenn der Kunsthistoriker überhaupt noch gesehen und wahrgenommen wird, dann meist in der Rolle des von heutigen Problemen isolierten Ästheten oder, noch treffender, in der des falschen Ästheten oder Bildungsphilisters, wie Friedrich Nietzsche so glänzend denjenigen charakterisierte, der Ästhetik als kulturelles Alibi mißbraucht. Demgegenüber steht nach wie vor das Diktum von Wilhelm von Humboldt vom Beginn des 19. Jahrhunderts: »Man kann es überhaupt nicht genug wiederholen: Kunstgenuß ist einer Nation durchaus unentbehrlich, wenn sie noch für irgend etwas Höheres empfänglich bleiben soll.« Und Franz Kugler als Dezernent für die Kunstangelegenheiten des Landes Preußen sah es als seine Aufgabe an, »die äußeren Verhältnisse der Kunst, ihre Stellung zum Leben und im Leben, die Forderungen des Künstlers an die Außenwelt und die Forderungen dieser an ihn zu erwägen und an der Ordnung dieser Verhältnisse mitzuwirken«.

Im Vergleich zu den politischen und sozialen Veränderungen im 19. und frühen 20. Jahrhundert, die teilweise direkt oder indirekt von Kunsthistorikern ausgegangen sind, ist die Einwirkung der heutigen Kunsthistoriker auf die Gesellschaft unscheinbar. Die technischen Revolutionen wurden durch Wissenschaftler, Techniker und Erfinder ausgelöst, die neueren sozialen Veränderungen durch politische und ökonomische Manager. Winckelmann war in seiner Zeit einflußreich, weil er sich nicht auf ästhetische Fragen beschränkte, sondern den Feudalismus der barocken Gesellschaft, die politischen Grundsätze der griechischen Demokratie und vieles andere in seine Betrachtungen einbezog, d.h. Kunst und Kunstgeschichte mit den lebendigen Bewegungen der Gesellschaft in Eins zu setzen in der Lage war. Dies war ebenfalls bei Goethe, Ruskin, Burckhardt und Warburg der Fall, scheint jedoch in der zweiten Hälfte des 20. Jahrhunderts an Bedeutung verloren zu haben.

Naturgemäß läßt sich gegen diese Argumente einwenden, daß seit dem 20. Jahrhundert andere Energien bestimmend wurden, die mit den Kategorien der Kultur des 18. und 19. Jahrhunderts nicht mehr zu messen sind. Entscheidend ist jedoch die Feststellung, daß sich die sozialen und politischen Veränderungen in einem Maße beschleunigt haben, wie ähnliches in der Kunstgeschichte nicht geschah. Diese Wissenschaft verstand es nicht, auf die wichtigen Veränderungen mit einer strukturellen Neuformung zu antworten. Auch für unsere Zeit gilt nach wie vor, daß Fragen des ökonomischen Überlebens und der politischen Macht nur Teileinheiten einer umfassenden kulturellen Überlebensstrategie sind.

Einer der Gründe für die Aushöhlung der kulturellen Überlebensstrategie ist die mangelnde Fähigkeit des Kunsthistorikers, die Bedeutung der zeitgenössischen Kunst zu verstehen und in den Gesamtzusammenhang der Kunstentwicklung zu integrieren. Wie zu allen Zeiten sind es auch heute die Künstler, die in ihren Werken Artikulationen dessen geben, was unsere Zeit mit der Vergangenheit verbindet und welche Möglichkeiten neu hinzugekommen sind, den Menschen mit seiner veränderten Umwelt in Harmonie zu bringen.[107] Kunsthistoriker sind heute so sehr auf die Kunst der Vergangenheit, zu der auch die moderne Kunst gehört, konzentriert, daß wichtige Brücken zwischen Vergangenheit und veränderter Umwelt in Vergessenheit geraten sind. Es besteht kein Zweifel, daß Künstler auch heute nach neuen Zielen streben, mit denen sich die Kunsthistoriker nicht angemessen befassen.

Dessenungeachtet gibt es Bemühungen, diese Gegensätze zwischen produzierter und reflektierter Kunst in unserer Zeit zu überwinden. Mehr denn je studieren Künstler heute auch Kunstgeschichte, und Kunsthistoriker arbeiten nicht selten als Künstler. Durch Brücken dieser Art könnte eine neue Grundlage geschaffen werden, von der aus sich die bestehende Kunstgeschichte als Wissenschaft neu konstituieren ließe. Unsere Zeit ist mehrdimensional, und die Tatsache, daß Volkskunst, Kunst für die Elite, angewandte Kunst sowie die zahlreichen neuen Medien, die erst in unserer Zeit entstanden sind, nicht länger isoliert gesehen werden können, erfordert eine veränderte Haltung der Kunst gegenüber. Grenzen, wie die zwischen Forschungsbereichen oder Disziplinen, entsprechen Grenzen auch der Kontrolle. Die aus einer In-Frage-Stellung von Grenzen resultierende Freiheit kann durchaus mit einem notwendigen fruchtbaren Chaos verglichen werden, das wie auch die zunehmende Überwindung der noch weiterhin vorherrschenden Stilgeschichte Anzeichen für eine neue Entwicklung ist.[108]

Wie die ›alte‹ Kunstgeschichte Elemente des Vergangenen als auch sich neu konstituierende Kräfte für vereinbar hielt, so muß sich auch die ›neue‹ Kunstgeschichte als eine vielschichtige Energie verstehen, die unsere Generation mit einer revidierten Tradition schöpferisch konfrontiert.

Wenn immer eine Tradition weitergeführt werden soll, muß auch die Gesamtheit der bestehenden Tradition, die Summe des Wissens über die Kunst der Vergangenheit, neu und kritisch gesehen, geprüft und auf einer neuen Ebene konstituiert werden. Von Leopold von Ranke bis zu den Resultaten Jacques Derridas ist der Grundsatz geblieben, den ersterer im frühen 19. Jahrhundert in seinem Tagebuch formulierte: »Die Historie wird immer umgeschrieben...« Für Conrad Fiedler dürfen die Kunsthistoriker nicht davon ausgehen, daß ihnen das Verständnis des einzelnen Kunstwerkes wie selbstverständlich gegeben sei. Seine 1876 ausgesprochene Warnung vor einer falschen Sicherheit hat auch heute ihre Gültigkeit nicht verloren: »Eine wesentliche Aufgabe eines Versuchs, einen neuen Standpunkt der Kunst gegenüber zu gewinnen, besteht darin, jene Sicherheit, die eine wesentliche Folge der historischen Richtung ist, zu zerstören und dem einzelnen in seiner Annäherung an die Kunst zugleich mit dem Maßstabe des Urteils doch jene Zaghaftigkeit wiederzugeben, die allein zu innerer Vertrautheit führen und aus der allein ein produktives Verhältnis zur Kunst entspringen kann.«[109]

Anmerkungen

Einleitung *(S. 15-23)*

1 Über die Stellung des Künstlers in der Antike: Conrad Fiedler, ›Über die Kunsttheorie der Griechen und Römer‹ in: ders., *Schriften zur Kunst,* Band 2, hrsg. von Gottfried Böhm, München 1971; H.L. Ulrichs, *Über griechische Kunstschriftsteller,* Würzburg 1887; Bernhard Schweitzer, ›Der bildende Künstler und der Begriff des Künstlerischen in der Antike‹ in: *Neue Heidelberger Jahrbücher,* 1925; Hanns Pöchel, *Kunst und Künstler im antiken Urteil,* München 1925; Ernst Kris und Otto Kurz, *Die Legende vom Künstler,* Wien 1934; J.J. Pollitt, ›Professional Art Criticism in Ancient Greece‹ in: *Gazette des Beaux-Arts,* 64, 1964, S. 317-330; R. Ross Holloway, *A View of Greek Art,* Providence, R.I., 1973.

2 Über Platons Verhältnis zur bildenden Kunst: Erwin Panofsky, *Idea,* Berlin 1924 (1960²); Edgar Wind, ›Theios Phobus, Untersuchungen über die platonische Kunstphilosophie‹ in: *Zeitschrift für Ästhetik und allgemeine Kunstwissenschaft,* 26, 1932; H.I.M. Broos, *Plato's beschouwing van Kunst en Schoonhed,* Leiden 1948; W.J. Versenius, ›Mimesis. Plato's Doctrine of Artistic Imitation and Its Meaning to Us‹ in: *Philosophia Antiqua,* Leiden 1949; T.B.L. Webster, ›Plato and Aristotle as Critics of Greek Art‹ in: *Symbolae Osloenses,* 29, 1952; P.M. Schul, *Platon et l'art de son temps,* Paris 1952²; C.R. Lodge, *Plato's Theory of Art,* London 1953; Bernhard Schweitzer, *Platon und die bildende Kunst der Griechen,* Tübingen 1953; E. Huber-Abramovicz, *Das Problem der Kunst bei Platon,* Winterthur 1954; H.F. Bouchery, ›Plato en de beeldende Kunst‹ in: *Gentse Bijdragen tot de Kunstgeschiedenis,* 11, 1954; R.C. Cross und A.D. Woozley, *Plato's Republic,* London 1964; Hermann Bauer, *Kunst und Utopie,* Berlin 1965, S. 38ff.; Hanna Philipp, *Tektonon Daidala. Der bildende Künstler und sein Werk im vorplatonischen Schrifttum,* Berlin 1968; Mary Settegast, *Plato Prehistorian,* Cambridge, Mass., 1987.

3 Viele Künstler haben sich jedoch über Fragen ihrer Kunst geäußert, so Polyklet, Nikias, Apelles und Pamphilos; H. von Steuben, *Der Kanon des Polyklet. Doryphoros und Amazone,* Tübingen 1973.

4 Bernhard Schweitzer, ›Xenokrates von Athen‹ in: *Schriften der Königsberger Gelehrten Gesellschaft,* Geisteswissenschaftliche Klasse IX, 1, Halle 1932.

5 F. Steinmann, *Neue Studien zu den Gemäldebeschreibungen des älteren Philostratus,* Diss. Zürich, 1914; K. Lehmann-Hartleben, ›The Imagines of the elder Philostratus‹ in: *The Art Bulletin,* March 1941; J.J. Pollitt, *The Art of Rome. 753 B.C. – 337 A.D., Sources and Documents,* Englewood Cliffs, N.Y., 1966, 219-223; J.J. Pollitt, *The Ancient View of Greek Art. Criticism, History and Terminology,* New Haven 1974, 87.

6 Cornelius Gurlitt, *Über Pausanias,* Graz 1890; Carl Robert, *Pausanias als Schriftsteller,* Berlin 1909.

7 Übersetzung von C.B. Siebelis, Stuttgart 1827.

8 Friedrich Münzer, *Zur Kunstgeschichte des Plinius,* Hermes 30, 1895; K. Jex-Blake und E. Sellers, *The Elder Pliny's Chapters on Art,* London 1896; A. Kalkmann, *Die Quellen der Kunstgeschichte des Plinius,* Berlin 1898; S. Ferri, *Plinio il Vecchio, Storia delle arti antiche,* Rom 1946; Giovanni Becatti, *Arte e Gusto,* Florenz 1951.

9 G. Downey, ›Justinian as a Builder‹ in: *The Art Bulletin* 32, 1950.

10 M. de Wolf, *Etudes historiques sur l'esthétique de S. Thomas d'Aquin,* Louvain 1896; über die Kunstanschauung des Mittelalters: Erwin Panofsky, *Abbot Suger,* Princeton 1946; E. de Bruyn, *Etudes d'esthétique médiévale,* Brügge 1946; Richard Krautheimer, ›Introduction to an Iconography of Medieval Architecture‹ in: *Journal of the Warburg and Courtauld Institutes* 13, 1950; Erwin Panofsky, *Gothic Architecture and Scholasticism,* Latrobe 1951; Julius Schlosser Magnino, *La Letteratura Artistica,* Florenz 1956², S. 15ff.; R. Assunto, *Die Theorie des Schönen im Mittelalter,* Köln 1963 (1982²); Johannes Jahn, *Die Stellung des Künstlers im Mittelalter, Festschrift für E. Trautscholdt,* Hamburg 1965; Umberto Eco, *Art and Beauty in the Middle Ages,* London 1986; Klaus Niehr, ›Horaz in Hildesheim. Zum Problem einer mittelalterlichen Kunsttheorie‹ in: *Zeitschrift für Kunstgeschichte,* 1989.

11 In Byzanz gab es eine umfangreiche topographische Literatur. Auf dem Berge Athos wurde der Kanon des Mönches Dionysius bestimmend für die Ikonenmalerei der folgenden Jahrhunderte.

12 *Trattato della pittura,* hrsg. von H. Ilg, Wien 1871.

13 Hans Kunze, *Das Fassadenproblem der französischen Früh- und Hochgotik,* Leipzig 1912; Hans R. Hahnloser, *Villard de Honnecourt,* Wien 1935; Robert Branner, ›Three Problems from the Villard de Honnecourt Manuscript‹ in: *The Art Bulletin* 39, 1957.

14 Kraus, *Dante. Sein Leben und sein Werk. Sein Verhältnis zur Kunst und Politik,* Berlin 1897; Friedrich Rintelen, ›Dante über Cimabue‹ in: *Monatshefte für Kunstwissenschaft* 1913 und 1917; Edward A. Maser, ›Dante and the History of Art. Reflections Inspired by Dante Gabriel Rossetti's Painting »La Pia de' Tolomei«‹ in: *The Shape of the Past. Studies in Honor of Franklin D. Murphy,* hrsg. v. G. Buccellati u. C. Speroni, Los Angeles 1981; C. Gilbert, ›Boccaccio Looking at Actual Frescoes‹ in: *The Documented Image. Visions in Art History,* hrsg. v. G.P. Weisberg u. L.S. Dixon, Syracuse 1987.

15 Lionello Venturi, ›La critica d'arte e Francesco Petrarca‹ in: *L'Arte* 25, 1923.

16 Floerke, *Künstlernovellen der Renaiss.,* München 1910.

17 Julius von Schlosser, *Quellenbuch zur Kunstgeschichte des abendländischen Mittelalters.* Wien 1896, Nr. XLVIII.

18 Frey, *Einleitung der Ausgabe des Anonymus Magliabecchiano,* Berlin 1892; G. Calò, *Filippo Villani,* 1904; Evert van den Grinten, *Enquiries into the History of Art-Historical Writing. Studies of Art-Historical Functions and Terms up to 1850,* Amsterdam 1955.

19 Julius Schlosser Magnino, *La Letteratura Artistica,* Florenz 1956², S. 91-98.

20 Paul O. Kristeller, *The Philosophy of Marsilio Ficino,* New York 1943; André Chastel, *Marsilio Ficino et l'art,* Genf 1954.

21 Erwin Panofsky, *Idea,* Berlin 1960²; Hermann Bauer, *Kunst und Utopie,* Berlin 1965, S. 29 ff.

22 I. Behn-Krause, *L. B. Alberti als Kunstphilosoph,* Straßburg 1911; M. L. Gengaro, *Leone Battista Alberti,* Mailand 1938; Kenneth Clark, ›L. B. Alberti on Painting‹ in: *Proceedings of the British Academy* 30, 1944; G. Hellmann, *Studien zur Terminologie der kunsttheoretischen Schriften L. B. Albertis,* Diss., Köln 1956; M. Gosebruch, ›»Varietà« bei L. B. Alberti und der wissenschaftliche Renaissancebegriff‹ in: *Zeitschrift für Kunstgeschichte* 20, 1957; E. R. de Zurco, ›Alberti's Theory of Form and Function‹ in: *The Art Bulletin* 1957; Richard Krautheimer ›Albertis Templum Hetruscum‹ in: *Kunstchronik* 13, 1960, S. 364 ff.

23 Julius von Schlosser, *Ghiberti,* Berlin 1911; H. Kauffmann, ›Ghiberti‹ in: *Jahrbuch der preußischen Kunstsammlungen* 50, 1929; C. Planiscig, *Lorenzo Ghiberti,* Wien 1940; Julius Schlosser Magnino, *La Letteratura Artistica,* Florenz 1956², S. 101-106.

24 Julius von Schlosser, *Lorenzo Ghibertis Denkwürdigkeiten,* Berlin 1912.

25 J. P. Richter, *The Literary Works of Leonardo da Vinci,* London 1883; Lionello Venturi, *La critica e l'arte di Leonardo da Vinci,* Bologna 1919; Erwin Panofsky, *The Codex Huygens and Leonardo da Vinci's Art Theory,* London 1940; Julius Schlosser Magnino, *La Letteratura Artistica,* Florenz 1956², S. 161-198; Leonardo da Vinci, *Philosophische Tagebücher,* hrsg. von Giuseppe Zamboni, Hamburg 1958; Kurt Badt, *Kunsttheoretische Versuche,* Köln 1968.

26 Eugène Müntz, *Les historiens de Raphael,* Paris 1884; Herman Grimm, *Das Leben Raphaels,* Stuttgart 1927⁶; Oskar Fischel, *Raphael,* Berlin 1962.

27 *Beiträge zur Kunstgeschichte von Italien,* hrsg. von Heinrich Wölfflin, 1930².

28 A. von Zahn, *Dürers Kunstlehre,* Leipzig 1866; K. Lange und F. Fuhse, *Dürers schriftlicher Nachlaß,* Halle 1893; E. Heidrich, *A. Dürers handschriftlicher Nachlaß,* Berlin 1908; Erwin Panofsky, *Dürers Kunsttheorie,* Berlin 1915; ders., ›Dürers Stellung zur Antike‹ in: *Jahrbuch für Kunstgeschichte* 1, 1921/1922; Max Hauttmann, ›Dürer und der Augsburger Antikenbesitz‹ in: *Jahrbuch der preußischen Kunstsammlungen* 42, 1921; Georg Weise, *Dürer und die Ideale der Humanisten,* Tübingen 1953; Hans Rupprich, *Dürers schriftlicher Nachlaß,* I, Berlin 1956; Friedrich Winkler, *Albrecht Dürer. Leben und Werk,* Berlin 1957; Erwin Panofsky, *The Life and Art of Albrecht Dürer,* Princeton 1971³; Jan Bialostocki, ›Vernunft und Ingenium in Dürers kunsttheoretischem Denken‹ in: *Zeitschrift des Deutschen Vereins für Kunstwissenschaft* 25, 1971.

29 Dürer hat auch den 1524 in Nürnberg publizierten Plan von Tenochtitlan gekannt. E. W. Palm, ›Tenochtitlan y la Ciudad ideal de Dürer‹ in: *Journal de la Société des Américanistes,* N. S. 1951, S. 59 ff.

30 Veth und Müller, *Dürers niederländische Reise,* Berlin und Utrecht 1918.

31 1509 hat Scheurl auch eine Lobschrift auf Cranach herausgegeben.

32 Erasmus von Rotterdam verehrte Dürer als Künstler und traf auch einmal in Brüssel anläßlich Dürers niederländischer Reise kurz mit ihm zusammen. Erwin Panofsky, ›»Nebulae in Pariete«, Notes on Erasmus' Eulogy on Dürer‹ in: *Journal of the Warburg and Courtauld Institutes* 14, 1951, S. 34-41.

33 Nebst der Fortsetzung des Andreas Gulden nach den Handschriften und mit Anmerkungen herausgegeben von G. W. K. Lochner, Wien 1875.

34 Über Scheurl, Neudörfer und Butzbach, ›Anton Springer: Der altdeutsche Holzschnitt und Kupferstich‹ in: *Bilder aus der neueren Kunstgeschichte,* Band 2, Bonn 1867; Julius Schlosser Magnino, *La Letteratura Artistica,* Florenz 1956², S. 204 ff.; Wilhelm Waetzoldt, *Deutsche Kunsthistoriker,* Band 1, Leipzig 1921 (Berlin 1965²), S. 13 ff.

35 In den Niederlanden ist auf die um 1510 entstandene Schrift von Jean Lemaire: *La couronne Margaritique,* Lyon 1549, hinzuweisen.

36 Ranftl, ›Über die Kunstanschauungen in Baldassare Castigliones Cortegiano‹ in: *Jahresbericht des fürsterzbischöflichen Gymnasiums am Knabenseminar in Graz,* 1907; Julius Schlosser Magnino, *La Letteratura Artistica,* Florenz 1956², S. 231 f.

37 Manacorda, *Benedetto Varchi,* 1903; Eduard Fueter, *Geschichte der neueren Historiographie,* München und Berlin 1936³.

38 *Storia fiorentina,* 1527-1538.

39 Anton Springer, ›Das Ende der Renaissance‹ in: *Bilder aus der neueren Kunstgeschichte,* Band 1, Bonn 1867; Giorgio Sinigaglia, *Saggio di uno studio su Pietro Aretino,* Rom 1882; A. Schultheiß, ›Pietro Aretino‹ in: *Zeitschrift für Bildende Kunst* 1891; Gauthiez, *L'Aretin,* Paris 1895; Karl Vossler, ›Pietro Aretinos künstlerisches Bekenntnis‹ in: *Neue Heidelberger Jahrbücher* 1900; C. Bertani, *Pietro Aretino,* Sondrio 1901; Joseph Gantner, *Michelangelo.* Diss., München 1922; S. 55 ff.; Edward Hutton, *Pietro Aretino. The Scourge of Princes,* London Bombay Sidney 1922; Lionello Venturi, *Pietro Aretino e Giorgio Vasari,* Paris 1924; Thomas Caldecut Chubb, *Aretino. The Scourge of Princes,* London 1940; Georg Weise, ›Manieristische und frühbarocke Elemente in den religiösen Schriften des Pietro Aretino‹ in: *Bibliothèque d'Humanisme et Renaissance* 19, 1957; E. Camesasca, *Lettere sull' arte di Pietro Aretino,* Mailand 1957-1960.

40 Jürgen Schulz, ›Vasari at Venice‹ in: *The Burlington Magazine* 103, 1961.

41 *Die Kultur der Renaissance in Italien,* Leipzig 1928¹⁸, S. 153.

42 Unter Pius V. (1566-1572) machte später der junge El Greco das Angebot, das ganze Fresko neu zu malen, doch weniger anstößig und genau so gut. Anthony Blunt, *Artistic Theory in Italy. 1450-1600,* Oxford 1956², S. 119.

43 Joseph Gantner, *Michelangelo.* Diss., München 1922.

Die Künstlergeschichte *(S. 24-32)*

1 Ernst Benkard, *Das literarische Porträt des Giovanni Cimabue,* München 1917, S. 50ff.; Eugen Wolf, ›Die allegorische Vergilerklärung des Cristoforo Landino‹ in: *Neue Jahrbücher für das klassische Altertum* 43, 1919; Ottavio Morisani, ›Cristoforo Landino‹ in: *The Burlington Magazine* 1953.

2 Julius Schlosser Magnino, *La Letteratura Artistica,* Florenz 1956^2.

3 Deutsche Ausgabe von Karl Frey, *Il libro di Ant. Billi,* Berlin 1892; Ernst Benkard, *Das literarische Porträt des Giovanni Cimabue,* München 1917, S. 54ff.; Julius Schlosser Magnino, *La Letteratura Artistica,* Florenz 1956^2, S. 189-190.

4 Julius Schlosser Magnino, *La Letteratura Artistica,* Florenz 1956^2, S. 190ff.

5 Die Identität des Marcantonio Michiel mit dem Anonimo Morelliano wurde von Theodor Frimmel nachgewiesen, *Der Anonimo Morelliano, Marcanton Michiels notizia d'opere del disegno,* Wien 1888.

6 Julius Schlosser Magnino, *La Letteratura Artistica,* Florenz 1956^2, S. 239ff.; Neuausgabe des *Dialogo della pittura* von E. Camesasca, Mailand 1954.

7 Deutsche Ausgabe von Albert Ilg, *Von der hochedlen Malerei,* Wien 1873; Julius Schlosser Magnino, *La Letteratura Artistica,* Florenz 1956^2, S. 243ff.

8 F. Fossati, *Il museo Gioviano,* 1892; ders., *I ritratti del museo Giovio,* 1893; E. Müntz, *Le musée de Paul Jove,* Paris 1900; A. Hagelstange, ›Eine Folge von Holzschnittporträts der Visconti von Mailand‹ in: *Mitteilungen aus dem Germanischen Nationalmuseum* 1904; Eduard Fueter, *Geschichte der neueren Historiographie,* München und Berlin 1936^2; Joseph Gantner, *Michelangelo,* Diss., München 1922.

9 W. von Obernitz, *Vasaris allgemeine Kunstanschauung auf dem Gebiet der Malerei,* 1897; A. B. Hinds, *Vasari's Lives of the Painters, Sculptors and Architects,* London und New York 1900; Bernard Berenson, ›Vasari in the Light of Recent Publications‹ in: *Study and Criticism of Italian Art,* London 1901; Kallab, *Vasaristudien,* Wien 1908; R. W. Carden, *The Life of Giorgio Vasari,* London 1910; K. Frey, *Der literarische Nachlaß Giorgio Vasaris,* München 1923-1930; Lionello Venturi, *Pietro Aretino e Giorgio Vasari,* Paris 1924; C. L. Ragghianti, ›Il valore dell'opera di Giorgio Vasari‹ in: *Rendiconti dell'Accademia dei Lincei* 1934; Lionello Venturi, *History of Art Criticism,* New York 1936; G. Poggi, ›Michelangelo e Vasari‹ in: *Il Vasari* 4, 1938; Eugenio Battisti, ›Note su alcuni biografi di Michelangelo‹ in: *Scritti di Storia dell'arte in Onore di Lionello Venturi,* Band 1, Rom 1956; Jürgen Schulz, ›Vasari at Venice‹ in: *The Burlington Magazine* 103, 1961; Leopold Ettlinger, *Art History Today,* London 1961; Peter Ward-Jackson, ›Vasari, the Biographer‹ in: *Apollo,* Mai 1963; ders., ›Vasari, the Critic‹ in: *Apollo,* Juni 1963; Einar Rud, *Vasari's Life and Lives,* London 1963; Hans Belting, ›Vasari und die Folgen‹ in: *Historische Prozesse,* München 1978.

10 Erwin Panofsky, ›Das erste Blatt aus dem »Libro« Giorgio Vasaris. Eine Studie über die Beurteilung der Gotik in der italienischen Renaissance‹ in: *Städel-Jahrbuch* VI, 1930, S. 25-72.

11 Anthony Blunt, *Artistic Theory in Italy 1450-1600,* Oxford 1956^2, S. 99.

12 Bezeichnend ist, daß die frühere Vorrangstellung der Architekten durch die der Maler ersetzt worden war.

13 Ein um 1557 entstandenes weiteres kleines Werk Vasaris kam erst 1588 unter dem Titel *»Ragionamenti sopra le Invenzioni da lui dipinti nel Palazzo di Loro Altezze Serenissimi ...«* heraus. Es gibt in Form eines Dialoges Erklärungen zu seinen Wandbildern in Florenz.

14 Carl von Fabriczy, ›Vite d'Artisti di Giovanni Battista Gelli‹ in: *Repertorium für Kunstwissenschaft* 1896; Georg Gronau, ›Zu den Künstlerviten des Giovanni Battista Gelli‹ in: *Repertorium für Kunstwissenschaft* 1897.

15 Deutsche Ausgabe von R. von Eitelberger, Wien 1874.

16 *Tractato de pintura antiqua,* Lissabon 1548, englische Übersetzung von A. F. G. Bell, London 1928; Hans Tietze, ›Francisco de Hollandas und Donato Gianottis Dialoge und Michelangelo‹ in: *Repertorium für Kunstwissenschaft* 18, 1905; *Os desenhos das antigualhas que vio Francisco d'Ollanda, pintor portugués (1539-1540). Publícalos con notas de estudio y preliminares,* E. Tormo, Madrid 1940; Julius Schlosser Magnino, *La Letteratura Artistica,* Florenz 1956^2, S. 281-285.

17 E. Plon, *Benvenuto Cellini,* Paris 1883/1884; Karl Vossler, ›Cellini's Stil in seiner Vita‹ in: *Festgabe für Gröber,* Halle 1900; J. B. Supino, *Cellini,* Florenz 1901; Henri Focillon, *Benvenuto Cellini,* Paris 1911; R. H. H. Cust, *Benvenuto Cellini,* London o. J. (1912); R. Corwegh, *Benvenuto Cellini,* Leipzig 1912; Heinrich Klapsia, *Benvenuto Cellini,* Burg 1943.

18 A. Colasanti, ›Il Memoriale di Baccio Bandinelli‹ in: *Repertorium für Kunstwissenschaft* 28, 1905.

19 Bruno Mayer, ›Il frammento autobiografico di Raffaello da Montelupo e la »vita« di Benvenuto Cellini‹ in: *Problemi ed esperienze di critica letteraria,* Siena 1950, S. 41-50.

20 Nicht zu verwechseln mit Vincenzo Borghini, dem Vertrauten Vasaris bei allen seinen Unternehmungen.

21 Anthony Blunt, *Artistic Theory in Italy 1450-1600,* Oxford 1956^2, S. 101; Julius Schlosser Magnino, *La Letteratura Artistica,* Florenz 1956^2, S. 349ff.

22 Deutsche Ausgabe in der Übersetzung von C. Cerri, hrsg. von R. Eitelberger, Wien 1871.

23 Joseph Gantner, *Michelangelo,* Diss., München 1922; Erwin Panofsky, *Idea,* Berlin 1960^2.

24 In: *Vitruv teutsch,* Band 21, 1548.

25 Zitiert nach *Dürer und die Nachwelt,* hrsg. von Heinz Lüdecke und Susanne Heiland, Berlin 1955, S. 21.

26 Adolf Hauffen, *Johan Fischart,* Berlin und Leipzig 1921; Friedrich Thöne, ›Johan Fischart als Verteidiger deutscher Kunst‹ in: *Zeitschrift des Deutschen Vereins für Kunstwissenschaft* 1934.

27 Auch Melanchton hatte schon auf die Bedeutung des Werkes von Lucas Cranach hingewiesen, ja diesen mit Dürer verglichen.

28 Auch Hans Sachs hat sich mit der bildenden Kunst seiner Zeit beschäftigt. Helene Henze, *Die Allegorie bei Hans Sachs mit besonderer Berücksichtigung ihrer Beziehungen zur graphischen Kunst,* Halle 1912; Fritz Strich, ›Hans Sachs und die Renaissance‹ in: *Festschrift Hans R. Hahnloser,* Basel–Stuttgart 1961, S. 361-372.

29 Anton Springer, ›Der altdeutsche Holzschnitt und Kupferstich‹ in: *Bilder aus der neueren Kunstgeschichte,* Band 2, Bonn 1867, S. 6.

30 Deutsche Ausgabe von Hanns Floerke, München und Leipzig 1906, *Das Leben der niederländischen und deutschen Maler;* französische Ausgabe von Robert Grenaille, Paris 1965, *Le livre de Peinture;* weitere Literatur: Greve, *Die Bronnen von Carel van Mander,* Den Haag 1903; R. Jacobsen, *Carel van Mander, 1548-1606,* Rotterdam 1906; R. Hoecker, *Das Lehrgedicht des Karel van Mander,* Den Haag 1916; O. Hirschmann, ›Karel van Manders Haarlemer Akademie‹ in: *Monatshefte für Kunstwissenschaft* 9, 1918; E. Valentiner, *Karel van Mander als Maler,* Straßburg 1930.

31 F. Asensio y Toledo, *Francisco Pacheco, sus obras artísticas y literarias,* Sevilla 1886; F. Rodriguez Marín, *Francisco Pacheco, maestro de Velázquez,* Madrid 1923.

32 Zitiert nach *Dürer und die Nachwelt,* hrsg. von Heinz Lüdecke und Susanne Heiland, Berlin 1955, S. 296.

33 Neuausgabe Pisa 1823.

34 C. Guglielmo, ›Intorno all'opera pittorica di Giovanni Baglione‹ in: *Bolletino d'Arte* 39, 1954.

35 *Die Künstlerbiographien von Giovanni Battista Passeri,* hrsg. von J. Hess, Leipzig und Wien 1934; über Baldinucci: Edward L. Goldberg, *After Vasari. History, Art and Patronage in Late Medici Florence,* Princeton 1988.

36 L. Sponsels, *Sandrarts Teutsche Akademie,* Dresden 1896; *Teutsche Academie der Edlen Bau-, Bild- und Mahlerey-Künste,* hrsg. von A. R. Peltzer, München 1925; Julius Schlosser Magnino, *La Letteratura Artistica,* Florenz 1956², S. 478ff.; Wilhelm Waetzoldt, *Deutsche Kunsthistoriker,* Band 1, Leipzig 1921, S. 24-42 (Berlin 1965²); Christian Klemm, *Joachim von Sandrart. Kunstwerke und Lebenslauf,* Berlin 1986.

37 Iconologia deorum, oder Abbildung der Götter, welchen von den Alten verehrt worden ... Nürnberg 1680.

38 Angeregt wahrscheinlich von Maratta, der 1674 im Pantheon in Rom ein Denkmal für Raffael errichtet hatte.

39 Auch Grünewald wurde von ihm in seiner Bedeutung erkannt und in das Werk einbezogen.

40 J. Ver Huell, *Houbraken et son œuvre,* Arnheim 1875; C. Hofstede de Groot, *Arnold Houbraken und seine »Groote Schouburgh«,* Den Haag 1893; Wilhelm Fraenger, *Arnold Houbraken, der Geschichtsschreiber der holländischen Malerei des 17. Jahrhunderts und die Maßstäbe seiner Kunstkritik,* Heidelberg 1913.

41 E. G. Holt, *Literary Sources of Art History,* Princeton 1947, S. 430-436; Kurt Bauch, *Der frühe Rembrandt und seine Zeit,* Berlin 1960; Henri Focillon, ›The Three Early Biographers‹ in: *Rembrandt,* Catalogue by Ludwig Goldscheider, London 1960.

42 E. Moya Casals, *El magno pintor empíreo,* Melilla 1928.

43 Weitere spanische Kunsttheoretiker sind Vicencio Carducho (1576-1638), Jusepe Martínez (1602-1682). Auszüge in: E. G. Holt, *Literary Sources of Art History,* Princeton 1947, S. 437-441 und 450-453.

Poussin und die französische Akademie *(S. 33-37)*

1 Über die Kunstlehre um 1600: Karl Birch-Hirschfeld, *Die Lehre von der Malerei im Cinquecento,* Rom 1912; Rensselaer Lee, ›Ut Pictura Poesis: The Humanistic Theory of Painting‹ in: *The Art Bulletin* 22, 1940; Anthony Blunt, *Artistic Theory in Italy 1450-1600,* Oxford 1956²; Erwin Panofsky, *Idea,* Berlin 1960².

2 *Michelangelo,* Diss., München 1922.

3 Werner Körte, *Der Palazzo Zuccari in Rom,* Leipzig 1935; E. G. Holt, *Literary Sources of Art History,* Princeton 1947, S. 270-274.

4 Walter Friedländer, *Nicolas Poussin,* München 1914; Anthony Blunt, ›Poussin's Notes on Painting‹ in: *Journal of the Warburg Institute* I, London 1937-1938; E. G. Holt, *Literary Sources of Art History,* Princeton 1947, S. 366-384; Jan Bialostocki, *Poussin i Teoria Klasycyzmu,* Wroclaw 1953; André Chastel, *Nicolas Poussin,* 2 Bände, Paris 1958; M. Demsey, ›Poussin and Egypt‹ in: *The Art Bulletin* 1963; Kurt Badt, *Die Kunst des Nicolas Poussin,* Köln 1969.

5 Erwin Panofsky, *Idea,* Berlin 1960²; M. Piacentini, *Le vite inedite del Bellori,* Rom 1942; John Kenneth Donahue, *Notes on Giovanni Pietro Bellori, Master of Arts, Thesis at the Institute of Fine Arts,* New York 1942; ders., ›»The Ingenious Bellori« – A Biographical Study‹ in: Marsyas III, 1945.

6 Übertragen von Kurt Gerstenberg, Berlin 1939.

7 Henri Chardon, *Les frères Fréart de Chantelou,* Le Mans 1867; Wilhelm Fraenger, *Arnold Houbraken,* Heidelberg 1913.

8 Hans Rose, Hrsg., *Tagebuch des Herrn von Chantelou über die Reise des Cavaliere Bernini nach Frankreich,* München 1919; E. G. Holt, *Literary Sources of Art History,* Princeton 1947, S. 350-365.

9 A. Fontaine, *Les doctrines d'art en France de Poussin à Diderot,* Paris 1909, S. 41-60.

10 A. Fontaine, *Les doctrines d'art en France de Poussin à Diderot,* Paris 1909, S. 120-156; Léon Mirot, *Roger de Piles,* Paris 1924; Lionello Venturi, *History of Art Criticism,* New York 1936, S. 132-135; Bernard Teyssèdre, *Roger de Piles et les débats sur le coloris au siècle de Louis XIV.,* Paris 1957.

11 Clément de Ris, ›La Balance des Peintres par Roger de Piles‹ in: *Gazette des Beaux Arts* 1882; Susanne Heiland, ›La Balance des Peintres‹ in: *Festschrift Johannes Jahn zum 22. 11. 1957,* Leipzig 1957; Sarah G. Bradford, *Roger de Piles as Critic and the »Balance des Peintres«,* New York 1959.

12 R. A. M. Stevenson, *Peter Paul Rubens,* New York 1939; E. G. Holt, *Literary Sources of Art History,* Princeton 1947, S. 417-429.

13 Roger de Piles hatte zwar eine Ausbildung als Maler erhalten, widmete sich jedoch neben diplomatischen Aufträgen mehr und mehr seinen Schriften.

14 Vor Roger de Piles hatte Charles Alphonse Dufresnoy (1611-1668) in seiner Schrift *De arte graphica* bereits auf Rubens und die Bedeutung der Farbe hingewiesen. De Piles war auch der Übersetzer und Herausgeber der Schrift Dufresnoys nach dem Tode des Verfassers. Auszüge in: E. G. Holt, *Literary Sources of Art History,* Princeton 1947, S. 395-404.

15 Roger de Piles würdigte bereits die Kunst P. Breughels.

Die Kunstanschauung der Aufklärung *(S. 38-46)*

1 Carl Justi, *Winckelmann und seine Zeitgenossen,* Leipzig 1923^3, Band 1, S. 246ff.; K. Heinrich von Stein, *Die Entstehung der neueren Ästhetik,* Stuttgart 1886; O. Walzel, *Das Prometheussymbol von Shaftesbury zu Goethe,* Leipzig 1910; Chr. F. Weiser, *Shaftesbury und das deutsche Geistesleben,* Leipzig 1916; Erwin Panofsky, *Hercules am Scheidewege,* Leipzig und Berlin 1930; John H. Muirhead, The Platonic Tradition in Anglo-Saxon Philosophy, New York 1931; E. Cassirer, ›Shaftesbury und die Renaissance des Platonismus in England‹ in: *Vorträge der Bibliothek Warburg* I, 1930/1931, Leipzig 1932; Edgar Wind, ›Shaftesbury as a Patron of Art‹ in: *Journal of the Warburg Institute* II, London 1938/1939.

2 Gottfried Baumecker, *Winckelmann in seinen Dresdner Schriften,* Berlin 1933, S. 40.

3 E. Cassirer, ›Shaftesbury und die Renaissance des Platonismus in England‹ in: *Vorträge der Bibliothek Warburg* I, 1930/1931, Leipzig 1932.

4 Evert van den Grinten, *Enquiries into the History of Art-Historical Writing,* Amsterdam 1955, sucht den Nachweis zu führen, daß Richardson 1719 als erster den Begriff Kunstgeschichte geprägt habe. Doch trug schon die Schrift des P. Monier von 1698 den Titel *Histoire des Arts ...*

5 Joseph Burke, *Hogarth and Reynolds,* Oxford 1943; William Hogarth, *The Analysis of Beauty,* hrsg. von Joseph Burke, Oxford 1955; Ronald Paulson, *Hogarth's Graphic Works,* London 1965.

6 Leslie Taylor, *Life and Times of Sir Joshua Reynolds,* London 1862; Paul Ortlepp, *Sir Joshua Reynolds,* Straßburg 1907; Edgar Wind, ›Humanitätsidee und heroisiertes Porträt in der englischen Malerei des 18. Jahrhunderts‹ in: *Vorträge der Bibliothek Warburg 1930/1931,* Leipzig 1932; W. H. Hilles, *The Literary Career of Sir Joshua Reynolds,* Cambridge 1936; Ellis K. Waterhouse, *Reynolds,* London 1941; W. J. Hipple, ›General and Particular in the Discourses of Sir Joshua Reynolds: A Study in Method‹ in: *The Journal of Aesthetics and Art Criticism, II,* 1952/1953; S. 231-247; W. R. Juynboll, ›De reis van Sir Joshua Reynolds in de Nederlanden‹ in: *Varia historica aangeboden aan A. W. Byvanck,* 1954; S. 176-185; Derek Hudson, *Sir Joshua Reynolds,* Fair Layn (New Jersey) 1959; George Boas, ›Joshua Reynolds as Arbiter‹ in: *Gazette des Beaux Arts* 1961.

7 Marcel Braunschvig, *L'Abbé Du Bos rénovateur de la critique au XVIIIe siècle,* Toulouse 1902; André Fontaine, *Les doctrines d'art en France de Poussin à Diderot,* Paris 1909; A. Lombard, *L'Abbé Du Bos. Un initiateur de la pensée moderne. 1670-1742,* Paris 1913; Ernst Cassirer, *Die Philosophie der Aufklärung,* Tübingen 1932; Eduard Fueter, *Geschichte der neueren Historiographie,* München und Berlin 1936^3; Ludwig Tavernier, ›Apropos Illusion. Jean Baptiste Dubos' Einführung eines Begriffs in die französische Kunstkritik des 18. Jahrhunderts‹ in: *Pantheon,* April/Mai/Juni 1984, S. 158.

8 Carl Justi, *Winckelmann und seine Zeitgenossen,* Leipzig 1923^3, Band 3; S. Rocheblave, *Essai sur le Comte de Caylus,* Paris 1889; Francis Henry Taylor, *The Taste of Angels,* London 1948.

9 Carl Justi, *Wickelmann und seine Zeitgenossen,* Leipzig 1923^3.

10 A. Fontaine, *Les doctrines d'art en France de Poussin à Diderot,* Paris 1909; Werner Leo, *Diderot als Kunstphilosoph,* Diss., Königsberg 1918; Victor Johanson, *Etudes sur Diderot,* Paris und Göteborg 1928; Herbert Dieckmann, *Stand und Probleme der Diderot-Forschung,* Bonn 1931; André Billy, *Vie de Diderot,* Paris 1948; Yvon Belaval, *L'Esthétique sans paradoxe de Diderot,* Paris 1950; Rudolf Zeitler, *Klassizismus und Utopia,* Stockholm 1954; J. Seznec, *Essais sur Diderot et l'Antiquité,* Oxford 1957; J. Seznec und J. Adhémar, *Diderots Salons,* 3 Bände, Oxford 1957-1963; Florens Deuchler, ›Diderots Traktat über das Schöne‹ in: *Jahrbuch der Ästhetik und allgemeine Kunstwissenschaft* 3, 1955-1957, Stuttgart 1958; François Fosca, *De Diderot à Valéry,* Paris 1960, S. 145ff.; *Diderot Studies,* hrsg. von Otis Fellows, Genf 1965; József Szigeti, *Denis Diderot, une grande figure du materialisme militant du XVIII siècle,* Budapest 1965; James A. Leith, *The Idea of Art as Propaganda in France 1750-1799. A Study in the History of Ideas,* Toronto 1965, S. 27ff.; J. Seznec, ›Falconet, Diderot et le Bas-Relief‹ in: *Walter Friedländer zum 90. Geburtstag,* Berlin 1965; A. Brookner, *The Genius of the Future,* London 1971; M. Fried, *Absorption and Theatrality. Painting and Beholder in the Age of Diderot,* Berkeley, Los Angeles und London 1980.

11 ›Diderots Versuch über die Malerei, übersetzt und mit Anmerkungen begleitet‹ in: *Propyläen* I, 1799.

12 Georg Witkowski, *Goethe und Falconet. Studien zur Literaturgeschichte. Michael Bernays gewidmet,* 1893; E. Hildebrandt, *Falconet,* Straßburg 1908; L. Réau, *Etienne Maurice Falconet,* 2 Bände, 1922; H. Dieckmann und Jean Seznec, ›The Horse of Marcus Aurelius, A Controversy between Diderot and Falconet‹ in: *Journal of the Warburg and Courtauld Institutes* 15, 1952; J. Seznec, ›Falconet, Diderot et le Bas-Relief‹ in: *Walter Friedländer zum 90. Geburtstag,* Berlin 1965.

13 Carl Justi, *Winckelmann und seine Zeitgenossen,* Leipzig 1923^3, Band 3.

14 s. Anm. 13.

15 Ugo Segrè, *Luigi Lanzi e le sue opere,* Assisi 1904; Guglielmo Pacchioni, ›Il Lanzi e le »scuole pittoriche«‹ in: *Scritti di Storia dell'arte in Onore di Lionello Venturi,* Band 2, Rom 1956.

16 Wien 1721. Eine erweiterte 2. Auflage kam 1725 heraus; Faksimileausgabe Ridgewood, N. J., 1964.

17 Hans Sedlmayr, *Fischer von Erlach d. Ä.,* München 1925.

18 Dörffel, *Johann Friedrich Christ, sein Leben und seine Schriften,* Diss., Leipzig 1878; Wilhelm Waetzoldt, *Deutsche Kunsthistoriker von Sandrart bis Rumohr,* Bd. 1, Berlin 1965^2, S. 45-51.

19 Strübel, *Christian Ludwig von Hagedorn. Ein Diplomat und Sammler des 18. Jahrhunderts,* Leipzig 1912; Wilhelm Waetzoldt, *Deutsche Kunsthistoriker von Sandrart bis Rumohr,* Bd. 1, Berlin 1965^2, S. 94-103.

20 Sein Bruder war der Anakreontiker Friedrich von Hagedorn (1708-1754).

21 s. Anm. 13.

22 Wilhelm Waetzoldt, *Deutsche Kunsthistoriker von Sandrart bis Rumohr,* Berlin 1965^2, S. 287-292.

23 Über die Quellen Vasaris, in: *Kleine Schriften* I, Göttingen 1803.

Der Laokoon-Streit *(S. 47–52)*

1 Valentin, ›Einiges zur Kritik der Laokoongruppe‹ in: *Berichte des Freien Deutschen Hochstiftes* 11, 1895; O. Ollendorf, ›Der Laokoon und Michelangelos gefesselter Sklave‹ in: *Repertorium für Kunstwissenschaft 1898;* Richard Förster, ›Laokoon im Mittelalter und in der Renaissance‹ in: *Jahrbuch der preußischen Kunstsammlungen* 27, 1906; Heinz Ladendorf, *Antikenstudium und Antikenkopie,* Berlin 1958; Robert Emmett Ginna, ›The Cave of Tiberius‹ in: *Horizon,* Mai 1959; F. Magi, *Il ripristino del Lacoonte,* Rom 1960; M. Bieber, *The Sculpture of the Hellenistic Age,* New York 1961; L. D. Ettlinger, ›Exemplum Doloris. Reflections on the Laocoon Group‹ in: *De Artibus Opuscula. XL Essays in Honor of Erwin Panofsky,* New York 1961; W. Helbig, *Führer durch die öffentlichen Sammlungen in Rom,* Tübingen 1963[4]; H. Sichtermann, ›Der wiederhergestellte Laokoon‹ in: *Gymnasium* 70, 1963; ders., *Laokoon,* Stuttgart 1964.

2 Richard Förster, ›Laokoon im Mittelalter und in der Renaissance‹ in: *Jahrbuch der preußischen Kunstsammlungen* 27, 1906.

3 »Das Aufsehen, aber auch die Wirkung, welche von dem Werk ausging, haben in der Geschichte der Entdeckungen nicht ihresgleichen.« Richard Förster, in: *Jahrbuch der preußischen Kunstsammlungen* 27, 1906, S. 159.

4 O. Ollendorf, ›Der Laokoon und Michelangelos gefesselter Sklave‹ in: *Repertorium für Kunstwissenschaft 1898.*

5 Überliefert durch einen Holzschnitt, abgebildet in: Lessing, *Laokoon,* hrsg. von Jan Bialostocki, Paris 1964, S. 107.

6 In *Essay on the Theory of Painting* von 1719.

7 G. Baumecker, *Winckelmann in seinen Dresdner Schriften,* Berlin 1933, S. 134.

8 Ein Abguß der Laokoon-Gruppe befand sich 1748 in Dresden: Johann Gottfried Lipsius, *Beschreibung der Kurfürstlichen Antikengalerie Dresden,* Dresden 1748, S. 135, Nr. 23: »Die Kopie der Gruppe des Laokoon nach der Antike ist vermutlich von de Massue und durch Graf Wackerbarth in die Sammlung gekommen.«

9 Lessings *Laokoon,* hrsg. und erläutert von Hugo Blümner, Berlin 1880; Heinrich Fischer, *Lessings Laokoon und die Gesetze der bildenden Kunst,* Berlin 1887; Heinrich Pudor, *Laokoon. Kunsthistorische Essays,* Leipzig 1902; August Schmarsow, *Erläuterungen und Kommentar zu Lessings Laokoon,* Leipzig 1907; Irving Babbitt, *The New Laokoon,* Boston und New York 1910; F. O. Nolte, *Lessings Laokoon,* Lancaster 1940; Claudio Schaefer, ›El sentido y los origines de la teoria de arte de G. E. Lessing‹ in: *Revista Nacional Litteratura, arte, sciencia* 28, 1944, S. 40-76; E. G. Holt, *Literary Sources of Art History,* Princeton 1947, S. 535-541; E. H. Gombrich, *Lessing,* London 1957; Elida Maria Szarota, *Lessings Laokoon,* Weimar 1959; Jan Bialostocki, Hrsg.: Lessing, *Laokoon,* Paris 1964.

10 K. O. Jessen, *Heinses Stellung zur bildenden Kunst,* Berlin 1901; Wilhelm Waetzoldt, ›Kunstkritik aus Sturm und Drang‹ in: *Cicerone* 1919; Herbert Koch, ›Zu Wilhelm Heinses Antikenbeschreibung‹ in: *Festschrift Wilhelm Waetzoldt,* Berlin 1941.

11 *Lobschrift auf Winckelmann,* Cassel 1778.

12 Heinrich Keller, *Goethe und das Laokoon-Problem,* Frauenfeld und Leipzig o. J. (1935); Max Wegner, *Goethes Anschauung antiker Kunst,* Berlin 1944, S. 69ff.

13 Brahm, *Karl Stauffer-Bern,* Stuttgart 1892, S. 243.

Die Revolution Winckelmanns *(S. 53-62)*

1 Eduard Gerhard, *Festgedanken an Winckelmann,* Berlin 1841; Carl Justi, *Winckelmann und seine Zeitgenossen,* Leipzig 1866-1872 (1923[3]); K. Bernhard Stark, *Johann Joachim Winckelmann. Sein Bildungsgang und seine bleibende Bedeutung,* Berlin 1867; Walter Pater, *Studies in the History of the Renaissance,* London 1873 (›Winckelmann. Et Ego in Arcadia‹ in: *Die Renaissance, Studien in Kunst und Poesie,* 2. Auflage, Jena und Leipzig 1906, S. 222-288); Arnold E. Berger, ›Der junge Herder und Winckelmann‹ in: *Studien zur deutschen Philologie,* Halle 1903; Geiger, *Das Wort »Geschichte« und seine Zusammensetzungen,* Diss., Freiburg 1908; Eduard Fueter, *Geschichte der neueren Historiographie,* München und Berlin 1911 (1936[3]); Richard Hamann, ›Winckelmann und die kanonische Auffassung der antiken Kunst‹ in: *Internationale Monatsschrift VII,* 1913; Ernst Heidrich, *Beiträge zur Geschichte und Methode der Kunstgeschichte,* Basel 1917; Helene Stöcker, ›Zur Kunstanschauung des 18. Jahrhunderts von Winckelmann bis Wackenroder‹ in: *Palästra* 26, 1917; H. Thiersch, *Winckelmann und seine Bildnisse,* München 1918; A. Köster, ›Johann Joachim Winckelmann‹ in: *Zeitschrift für Bildende Kunst* 29, 1918; Hubert Ermisch, ›Winckelmann und Sachsen‹ in: *Neues Archiv für sächsische Geschichte* Band 39, Dresden 1918; M. G. Zimmermann, *Winckelmann, der Klassizismus und die märkische Kunst,* Leipzig 1918; H. G. Evers, *Studien zu Winckelmanns Stil,* Diss., Göttingen 1924; Maria Müller, *Untersuchungen zur Sprache Winckelmanns,* Diss., Leipzig 1926; Fr. Noack, ›Nachrichten über Winckelmann und Mengs‹ in: *Belvedere* 13, 1928; Kurt Gerstenberg, *Johann Joachim Winckelmann und Anton Raphael Mengs,* Halle 1929; Erich Aaron, *Die deutsche Erweckung des Griechentums durch Winckelmann und Herder,* Diss., Heidelberg 1929; Maria Deez, *Anschauungen von italienischer Kunst in der deutschen Literatur von Winckelmann bis zur Romantik,* Berlin 1930; Georg Karo, ›Johann Joachim Winckelmann‹ in: *Mitteldeutsche Lebensbilder V,* Magdeburg 1930; Berthold Vallentin, *Winckelmann,* Berlin 1931; Gottfried Baumecker, *Winckelmann in seinen Dresdner Schriften,* Berlin 1933; Charlotte Ephraim, *Wandel des Griechenbildes im 18. Jahrhundert,* Bern 1936; L. Curtius, *Winckelmann und seine Nachfolge,* Wien 1941; Walther Rehm, *Winckelmann und Lessing,* Berlin 1941; Wolfgang Schadewaldt, *Winckelmann und Homer,* Leipzig 1941; Henry Caraway Hatfield, *Winckelmann and His German Critics, 1755 until 1781,* New York 1943; H. Koch, *Winckelmann und Goethe in Rom,* Tübingen 1950; Walther Rehm, Hrsg., *Briefe Winckelmanns,* 4 Bände, Berlin 1952ff.; Arthur Schulz, *Die Bildnisse*

Winckelmanns, Berlin 1953; Rudolf Zeitler, *Klassizismus und Utopia,* Stockholm 1954; Hans-Günther Thalheim, *Zeitkritik und Wunschbild im Werk des frühen Winckelmann,* Diss., Jena 1954; Bernhilde Jutz-Landwehrmeyer, *Die Gestalt Winckelmanns in der Literatur,* Diss., Freiburg 1955; Horst Rüdiger, *Winckelmann und Italien,* Krefeld 1956; A. Koch, *Winckelmann. Sprache und Kunstwerk,* Berlin 1957; Frederick Will, *Intelligible Beauty in Aesthetic Thought from Winckelmann to Victor Cousin,* Tübingen 1958; Rehm, Schulz u.a., *Beiträge zur Gestalt Winckelmanns,* Berlin 1958; Horst Rüdiger, Hrsg., *Winckelmanns Tod, Die Originalberichte,* 1959; Ingrid Creuzer, *Studien zu Winckelmanns Ästhetik. Normativität und historisches Bewußtsein,* Berlin 1959; Heinrich Alexander Stoll, *Winckelmann, seine Verleger und seine Drucker,* Berlin, 1960; Walter Bosshard, *Winckelmann, Ästhetik der Mitte,* Zürich und Stuttgart 1960; Leopold Ettlinger, *Art History Today,* London 1961; Arthur Schulz, *Winckelmann und seine Welt,* Berlin 1962; W. Leppmann, *Winckelmann,* New York 1970; N. Himmelmann, *Winckelmanns Hermeneutik,* Mainz 1971; Alex Potts, ›Winckelmann's Construction of History‹ in: *Art History,* Dez. 1982; Gert Schiff, Hrsg., *German Essays on Art History,* New York 1988.

2 A. Dürr, *Adam Friedrich Oeser. Ein Beitrag zur Kunstgeschichte des 18. Jahrhunderts,* Leipzig 1879; F. Schulze, *Adam Friedrich Oeser. Der Vorläufer des Klassizismus,* Stuttgart 1952.

3 A. Pigler, *Georg Raphael Donner,* Wien 1929.

4 *Les caractères où les mœurs de ce siècle,* Amsterdam 1701, S. 94.

5 Carl Justi, *Winckelmann und seine Zeitgenossen,* Leipzig 1866-1872 (1923[3]); G. Schillings, *Anton Raphael Mengs. Sämmtliche hinterlassenen Schriften,* Bonn 1843; O. Harnack, ›Raffael Mengs' Schriften und ihr Einfluß auf Lessing und Goethe‹ in: *Zeitschrift für vergleichende Literaturgeschichte,* NF VI, 1893; Ulrich Christoffel, *Der schriftliche Nachlaß des Anton Raffael Mengs,* Basel 1918; Wilhelm Waetzoldt, ›Mengs als Kunsthistoriker‹ in: *Zeitschrift für Bildende Kunst* 54, 1919; Kurt Gerstenberg, *Johann Joachim Winckelmann und Anton Raphael Mengs,* Halle 1929; Wilhelm Waetzoldt, *Deutsche Kunsthistoriker von Sandrart bis Rumohr,* Berlin 1965[2]; Dieter Honisch, *Anton Raphael Mengs und die Bildform des Frühklassizismus,* Recklinghausen 1965.

6 Brief vom 1.9.1756.

7 Das heißt nicht, daß Winckelmann nicht auch auf Fälschungen hereingefallen wäre. Cavaceppi und Mengs haben ihn mit Erfolg getäuscht.

8 Winckelmann hingegen schrieb am 15.11.1766 an Stosch über Lessing: »Dieser Mensch hat so wenig Kenntniß, dass ihm keine Antwort bedeuten würde und es werde leichter sein, einen gesunden Verstand aus der Uckermark zu überführen als einen Universitätswitz, welcher mit Paradoxen sich hervorthun will...«

9 Ein weiteres Werk, die *Monumenti antichi inediti spiegati ed illustrati da Giovanni Winckelmann* führte Winckelmann in Zusammenarbeit mit dem Stecher Casanova aus. Es erschien 1767 in Rom. »Wenn die Kunstgeschichte eine neue Epoche des entwicklungsgeschichtlich-morphologischen Denkens einleitet, so bedeuten die systematisch disponierten Monumenti trotz allen ihren Fehlern und Überspitzungen den Beginn der eigentlichen archäologischen Methodik und Hermeneutik.« (Horst Rüdiger, *Winckelmann in Italien,* Köln 1956.)

10 Die erste französische Ausgabe von 1766 wurde jedoch von Winckelmann wegen der schlechten Übersetzung nicht anerkannt.

11 Johann Hermann von Riedesel (1740-1785) hatte versucht, Winckelmann zu einer Reise nach Griechenland zu bewegen und die Deutschlandreise aufzugeben. Der unerklärliche Zwiespalt in Winckelmanns Wesen, der H. Segelken zu der Annahme einer depressiven Psychoneurose führte, kommt darin zum Ausdruck, daß Winckelmann auf dieses Angebot nicht einging.

12 Cavaceppi war im wesentlichen als Restaurator antiker Statuen tätig. Er besaß eine große Sammlung antiker Kunstwerke, mit denen er Handel trieb.

13 Horst Rüdiger, Hrsg., *Die Originalberichte,* 1959. Über Potocki vgl. T. Namowicz in: *Beiträge zu der internationalen Wirkung Johann Joachim Winckelmanns,* Bd. 1, Stendal 1976.

Auf dem Wege zur historischen Wissenschaft *(S. 63-70)*

1 Hans-Georg Gadamer, *Die Aktualität des Schönen,* Stuttgart 1977, S. 23. Weitere Literatur über Kants Ästhetik: Hermann Cohen, *Kants Begründung der Ästhetik,* Berlin 1889; Eugen Kühnemann, *Kants und Schillers Begründung der Ästhetik,* München 1895; Georg Rosenthal, ›Der Schönheitsbegriff bei Kant und Lessing‹ in: *Kantstudien* 20, 1915; Walter Biemel, ›Die Bedeutung von Kants Begründung der Ästhetik für die Philosophie der Kunst‹ in: *Kantstudien,* Erg. Hefte 77, Köln 1959; M. Podro, *The Manifold Perception. Theories of Art from Kant to Hildebrand,* Oxford 1972; K. Kuypers, *Kants Kunsttheorie,* Amsterdam und London 1972; Jacques Derrida, ›Parergon‹ in: *La vérité en peinture,* Paris 1978; J. Kulenkampf, *Kants Logik des ästhetischen Urteils,* Frankfurt 1978; Salim Kemal, *Kant and Fine Art. An Essay on Kant and the Philosophy of Fine Art and Culture,* Oxford und New York 1986; Mary Mc Closkey, *Kant's Aesthetics,* New York 1987.

2 August Wilhelm von Schlegel, *Vorlesungen über schöne Literatur und Kunst,* Berlin 1801-1802.

3 Eugen Kühnemann, *Kants und Schillers Begründung der Ästhetik,* München 1895; Oskar Walzel, ›Schiller und die Kunst‹ in: *Marbacher Schillerbuch* I, 1905; Eduard Castle, ›Winckelmannsche Anregungen bei Schiller‹ in: *Prager Deutsche Studien,* 9, Prag 1908; A. Lewkowitz, *Hegels Ästhetik im Verhältnis zu Schiller,* Leipzig 1910; A. Tenenbaum, *Kants Ästhetik und ihr Einfluß auf Schiller,* Diss., Berlin 1933; Eva Schaper, ›Friedrich Schiller. Adventures of a Kantian‹ in: *British Journal of Aesthetics,* 4, 1964; Wolfgang Wittkowski, Hrsg., *Friedrich Schiller. Kunst, Humanität und Politik in der späten Aufklärung.* Ein Symposium, Tübingen 1982.

4 Helmut Kuhn, *Die Vollendung der klassischen deutschen Ästhetik durch Hegel,* Berlin 1931.

5 August Wilhelm von Schlegel, *Vorlesungen über schöne Literatur und Kunst,* Berlin 1801-1802.

6 Zitiert nach: G. Faden, *Der Schein der Kunst. Heideggers Kritik der Ästhetik,* Würzburg 1986, S. 41. Vgl. auch: Erich Rothacker, *Einleitung in die Geisteswissenschaften,* Tübingen 1930[2]; Helmut Kuhn, *Die Vollendung der klassischen deutschen Ästhetik durch Hegel,* Berlin 1931; Georg Lukacz, *Der junge Hegel,* 1948; Filippo Puglisi, *L'estetica di Hegel e i suoi presupposti teoretici,* Padua 1953; Giovanni Vecchi, *L'estetica di Hegel,* Mailand 1956; Bernard Teyssèdre, *L'estétique de Hegel,* Paris 1958; Jack Kaminsky, *Hegel on Art. An Interpretation of Hegel's Aesthetics,* Albany 1962; Henri Lauene, *Die Sprache in der Philosophie Hegels,* Bern 1962; Martin Heidegger, ›Vom Ursprung des Kunstwerkes‹, in: *Holzwege,* Frankfurt 1977, S. 68; Werner Koepsel, *Die Rezeption der Hegelschen Ästhetik im 20. Jahrhundert,* Bonn 1975.

7 Charles Saunier, *Les conquêtes artistiques de la Révolution et de l'Empire,* Paris 1902; Lothar Brieger, *Die großen Kunstsammler,* Berlin 1931; Pierre Lelièvre, *Vivant Denon,* Paris 1942.

8 G. Sforza, ›Ennio Quirino Visconti e la sua famiglia‹ in: *Atti della società lig. di storia patria,* Genua 1923.

9 A. R. Smith, ›Lord Elgin and His Collection‹ in: *Journ. Hell. Stud.,* 36; 1916; Francis Henry Taylor, *The Taste of Angels,* London 1948.

10 Byron, der sich in jenen Jahren ebenfalls in Athen aufhielt, richtete in seinem Gedicht *Course of Minerva* scharfe Angriffe gegen Elgin, dem er die Ausplünderung Griechenlands vorwarf.

11 B. R. Haydon studierte und zeichnete die Skulpturen und begeisterte auch seinen Freund Keats für diese Werke. Es ist sehr wahrscheinlich, daß die griechischen Originale von großem Einfluß auf die Dichtungen Keats wurden. Frederick Cummings, ›Phidias in Bloomsbury: B. R. Haydon's Drawings of the Elgin Marbles‹ in: *The Burlington Magazine* 106, 1964, S. 323–328.

12 Durch Jacob Linckh, Karl Freiherr von Hallerstein und Otto Magnus von Stackelberg kamen etwas später die Skulpturen des Tempels auf Ägina nach München.

13 H. Jouin, *A.-C. Quatremère de Quincy,* Paris 1892; R. Schneider, *L'Estétique classique chez Quatremère de Quincy,* Paris 1910; ders., *Quatremère de Quincy et son invention dans les arts,* Paris 1910; Rudolf Zeitler, *Klassizismus und Utopia,* Stockholm 1954; Frederick Will, ›Two Critics of the Elgin Marbles: William Hazlitt and Quatremère de Quincy‹ in: *The Journal of Aesthetics and Art Criticism,* 14, 1956; Helen Rosenau, *The Ideal City,* London 1959, S. 115ff.

14 Georg Leitzmann, *Georg und Therese Forster und die Brüder Humboldt,* Bonn 1936; Heinrich Reintjes, *Weltreise nach Deutschland,* Düsseldorf 1953; Ulrich Enzensberger, *Georg Forster. Weltumsegler und Revolutionär,* Berlin 1979; Gerhard Pickeroth, Hrsg., *Georg Forster in seiner Epoche,* Berlin 1982.

15 Herbert von Einem, *Carl Ludwig Fernow,* Berlin 1935; ders., ›Carl Ludwig Fernow‹ in: *Neue Deutsche Biographie,* Band 5, Berlin 1961, S. 98f.

16 Johanna Schopenhauer, *Carl Ludwig Fernows Leben,* Tübingen 1810, Band 2, S. 144ff.; E. Wind, *Art and Anarchy,* New York 1964, 172 und Anmerkung 148. Fernows Ansichten über den Künstler, besonders in ›Über die Begeisterung des Künstlers‹ in: *Römische Studien,* I, ii, 1806, 269.

17 Hans Tietze, *Die Methode der Kunstgeschichte,* Leipzig 1913, S. 83f., S. 240f.; Rudolf Zeitler, *Klassizismus und Utopia,* Stockholm 1954; James A. Leith, *The Idea of Art as Propaganda in France. 1750-1799. A. Study in the History of Ideas,* Toronto 1965, S. 96ff.

18 Leopoldo Cicognara, *Memorie intorno all' indolo e agli scritti di Francesco Milizia,* Pisa 1808; Joseph Gantner, *Michelangelo,* München 1922; Rudolf Zeitler, *Klassizismus und Utopia,* Stockholm 1954; Eva Brues, ›Die Schriften des Francesco Milizia‹ in: *Jahrbuch für Ästhetik und allgemeine Kunstwissenschaft* 6, 1961.

19 Die Schrift kam 1785 auch in einer deutschen Übersetzung von C. F. Prange unter dem Titel *Die Beurteilung des Schönen in den zeichnenden Künsten nach den Grundsätzen eines Sulzer und Mengs* in Halle heraus.

Der Kunsthistoriker Goethe *(S. 71-77)*

1 Chr. Schuchardt, *Goethes Kunstsammlungen,* Jena 1848; O. Linke, *Grundzüge einer Kunstwissenschaft im Sinne Goethes,* Halle 1877; Andreas Heusler, *Goethe und die italienische Kunst,* Basel 1891; Theodor Volbehr, *Goethe und die bildende Kunst,* Leipzig 1895; Eduard Castle, ›Winckelmanns Kunsttheorie in Goethes Fortbildung‹ in: *Zeitschrift für das österreichische Gymnasium,* 59, 1908; Erich Hancke, ›Die Faustillustrationen von Eugène Delacroix‹ in: *Kunst und Künstler,* 8, 1910; V. C. Habicht, ›Findlinge zum Thema Goethe und die bildende Kunst‹ in: *Monatshefte für Kunstwissenschaft* 11, 1918; Wilhelm Junius, ›Goethe als »Denkmalpfleger«‹ in: *Kunstchronik* 1922; Wilhelm Waetzoldt, *Deutsche Kunsthistoriker* Band 2, 1924 (1965[2]); Franz Koch, ›Goethe und der deutsche Idealismus‹ in: *Euphorion* 1932; Max Liebermann, ›Goethes Verhältnis zur bildenden Kunst‹ in: *Kunst und Künstler,* 31, 1933; Walther Rehm, *Griechentum und Goethezeit,* 1936; Curt Müller, ›Die geschichtlichen Voraussetzungen des Symbolbegriffs in Goethes Kunstanschauung‹ in: *Palaestra,* 211, Leipzig 1937; Günther Meinert, ›Goethes Beitrag zur Entstehung der Kunstwissenschaft‹ in: *Goethe,* 3, 1938; Johannes Urzidil, ›Goethe and Art‹ in: *The Germanic Review,* 24, 1949; Otto Stelzer, *Goethe und die bildende Kunst,* Braunschweig 1949; C. Weickert, *Die Baukunst in Goethes Werk,* Berlin 1952; Rudolf Zeitler, *Klassizismus und Utopia,* Stockholm 1954; Wilhelm Hausenstein, ›Goethe und die Macht der Kunst‹ in: *Umkreis der Kunst, Preetorius-Festschrift,* Wiesbaden 1954; Herbert von Einem, *Beiträge zu Goethes Kunstauffassung,* Hamburg 1956; Matthijs Jolles, *Goethes Kunstanschauung,* Bern 1957; Theodor Hetzer, ›Goethe und die bildende Kunst‹ in: *Aufsätze und Vorträge,* Leipzig 1957; Paul Menzer, *Goethes Ästhetik,* Köln 1957; Walter G. Oschilewski, *Goethe und die bildende Kunst,* Berlin 1957; Maurice Marache, *Le symbole dans la pensée de Goethe,* Paris 1960; François Fosca, *De Diderot à Valéry,* Paris 1960, S. 28ff.; Wilhelm S. Heckscher, ›Goethe im Bereich der Sinnbilder‹ in: *Jahrbuch der Hamburger Kunstsammlungen* 7, 1962; John Gage, *Goethe on Art,* London 1980.

2 Anna Tumarkin, *Der Ästhetiker Johann Georg Sulzer,* Frauenfeld und Leipzig 1933.

3 Reinhard Liess, *Goethe vor dem Straßburger Münster,* Leipzig und Weinheim 1985; Ernst Georg Forster war zwanzig Jahre später in der Lage, den Innenraum eines gotischen Domes (Köln) zu würdigen.
4 E. Maass, *Goethe und die Antike,* 1912; Heinrich Wölfflin, ›Goethes italienische Reise und der Begriff der klassischen Kunst‹ in: *Kunstchronik,* 49/50, 1923; Max Wegner, *Goethes Anschauung antiker Kunst,* Berlin 1944; Theodor Hetzer, ›Über Goethes italienische Reise‹ in: *Aufsätze und Vorträge,* Leipzig 1957.
5 E. Naef, *Karl Philipp Moritz, seine Ästhetik und ihre menschlichen und weltanschaulichen Grundlagen,* Diss., Zürich 1930; Wilhelm Oehrens, *Über einige ästhetische Grundbegriffe bei Karl Philipp Moritz,* Diss., Hamburg 1936.
6 Otto Harnack, ›Goethe und Heinrich Meyer‹ in: *Preussische Jahrbücher* 1889; E. von dem Hagen, *Goethe als Herausgeber von Kunst und Altertum und seine Mitarbeiter,* Berlin 1912; *Goethes Briefwechsel mit Heinrich Meyer,* Hrsg. von Max Hecker, Weimar 1917. Das von Goethe bewunderte Bild in Heidelberg ist später Rogier van der Weyden zugeschrieben worden.

Kunstgeschichte der Romantik *(S. 78-88)*

1 Austin Dobson, *Horace Walpole,* New York 1890; Wilmarth Sheldon Lewis, *Horace Walpole,* Washington 1961.
2 J. Minor, *Johann Georg Hamann,* 1881; Rudolf Unger, *Hamann und die Aufklärung,* 1911; Hermann Schlüter, *Das Pygmalion-Symbol bei Rousseau, Hamann, Schiller,* Zürich 1968.
3 Arnold E. Berger, *Der junge Herder und Winckelmann, Studien zur Deutschen Philologie,* Halle 1903; K. May, ›Herders und Lessings kunsttheoretische Gedanken in ihrem Zusammenhang‹ in: *German. Studien,* 25, Berlin 1923; R. Stadelmann, *Der historische Sinn bei Herder,* Halle 1928; Theodor Litt, *Die Befreiung des geschichtlichen Bewußtseins durch Johann Gottfried Herder,* 1942; Bernhard Schweitzer, *Johann Gottfried Herders ›Plastik‹ und die Entstehung der neueren Kunstwissenschaft,* Leipzig 1948; Heinz Begenau, *Grundzüge der Ästhetik Herders,* Weimar 1956.
4 K.D. Jessen, *Heinses Stellung zur bildenden Kunst,* Berlin 1901; Emil Utitz, *J.J. Wilhelm Heinse und die Ästhetik zur Zeit der deutschen Aufklärung,* Halle 1906; Wilhelm Waetzoldt, ›Kunstgeschichte aus Sturm und Drang‹ in: *Cicerone* 1919; A. Zippel, *Wilhelm Heinse und Italien,* Jena 1930; Herbert Koch, ›Zu Wilhelm Heinses Antikenbeschreibung‹ in: *Festschrift Wilhelm Waetzoldt,* Berlin 1941; Harald Keller, ›Kunstgeschichte und Milieutheorie‹ in: *Festschrift C. G. Heise,* Berlin 1950, S. 31-54.
5 Heinrich Wölfflin, ›Die Herzensergießungen eines kunstliebenden Klosterbruders‹ in: *Festschrift für Michael Bernays. Studien zur Literaturgeschichte,* 1893; E. Dessauer, ›Wackenroders Herzensergießungen in ihrem Verhältnis zu Vasari‹ in: *Studien zur vergleichenden Literaturgeschichte,* 6, 1906; Lionello Venturi, *Il gusto dei primitivi,* Bologna 1926, S. 140ff.; Heinz Lippuner, *Wackenroder, Tieck und die bildende Kunst. Grundlegung der romantischen Ästhetik,* Zürich 1965.
6 E. Sulger-Gebing, *Die Brüder Schlegel und ihr Verhältnis zur Kunst,* München 1897; A. Deniselle, *Friedrich Schlegel als romantischer Theoretiker und die Antike,* Diss., Jena 1930; Liselotte Dieckmann, ›Friedrich Schlegel and Romantic Concepts of the Symbol‹ in: *Germanic Review* 34, 1951; Helmut Schanze, Hrsg., *Friedrich Schlegel und die Kunsttheorie seiner Zeit,* Darmstadt 1985. Vgl. auch Ernst H. Gombrich, ›Goethe's Response to the Boisserée Collection‹ in: *The Documented Image. Visions in Art History,* Hrsg. von Gabriel P. Weisberg und Laurinda S. Dixon, Syracuse 1987, S. 299.
7 *Athenäum,* Band I, 2. Stück, 45.
8 Eduard Firmenich-Richartz, *Sulpiz Boisserée und Melchior Boisserée als Kunstsammler,* Jena 1916; Kurt Karl Eberlein, ›Johann Friedrich Böhmer und die Kunstwissenschaft der Nazarener‹ in: *Festschrift für Adolph Goldschmidt,* Leipzig 1923.
9 Seroux d'Agincourts großes Werk erschien um 1840 in einer deutschen Übersetzung unter dem Titel *Sammlung von Denkmälern der Architektur, Skulptur und Malerei von IV. bis zum XVI. Jahrhundert;* M. Lamy, ›La découverte des primitifs italiens au XIXième siècle‹ in: *Revue de l'art ancien et moderne,* 25, 1921.
10 François Fosca, *De Diderot à Valéry,* Paris 1960, S. 113ff.
11 Adolph Cornill, *Johann David Passavant,* Frankfurt 1864/1865; Wilhelm Waetzoldt, *Deutsche Kunsthistoriker,* Band 2, Leipzig 1924 (1965^2); Kurt Karl Eberlein, ›Johann Friedrich Böhmer und die Kunstwissenschaft der Nazarener‹ in: *Festschrift für Adolph Goldschmidt,* Leipzig 1923.
12 W.G. Collingwood, *The Art Teaching of John Ruskin,* London 1891; ders., *The Life and Work of John Ruskin,* London 1893; G.M. Scalinger, *L'Estetica di Ruskin,* Neapel 1900; Paul Clemen, ›John Ruskin‹ in: *Zeitschrift für Bildende Kunst,* 11, 1900; Charlotte Broicher, *John Ruskin und sein Werk,* 3 Bände, Leipzig 1902-1907; Marie von Bunsen, *John Ruskin: Sein Leben und sein Wirken,* Leipzig 1903; G.B. Shaw, *Ruskin's Politics,* London 1919; A. Williams-Ellis, *The Tragedy of John Ruskin,* London 1928; H. Ladd, *The Victorian Morality of Art,* New York 1932; R.H. Wilenski, *John Ruskin. An Introduction to the Further Study of His Life and Works,* London 1933; Kenneth Clark, *Ruskin in Oxford,* Oxford 1947; D. Leon, *Ruskin. The Great Victorian,* London 1949; Virginia Woolf, ›Ruskin‹ in: *The Captain's Deathbed,* London 1950; Joan Evans, *John Ruskin,* New York 1954; Solomon Fishman, *The Interpretation of Art. Essay on Art Criticism of John Ruskin, Walter Pater, Clive Bell, Roger Fry and Herbert Read,* Berkeley und Los Angeles 1963; Quentin Bell, *Ruskin,* Edinburgh 1963; James S. Dearden, ›Ruskin on Tour‹ in: *Apollo,* August 1963; K.O. Garrigan, *Ruskin on Architecture. His Thought and Influence,* Madison 1973; John Unrau, *Looking at Architecture with Ruskin,* London 1978; David Watson, *The Rise of Architectural History.* London 1980, S. 75; David Anthony Downes, *Ruskin's Landscape of Beatitude,* 1980; W. Kemp, *John Ruskin, 1819-1900. Leben und Werk,* München 1983; John Unrau, *Ruskin and St. Mark's,* London 1984; Eileen Boris, *Art and Labour. Ruskin, Morris and the*

Craftsman Ideal in America, Philadelphia 1986; Das Zitat von Charlotte Brontë nach: Walter Kendrick, *Witness of Clouds. John Ruskin Sees The World,* Village Voice Supplement June 1988, S. 23.
Das Zitat aus *The Stones of Venice* nach: John Unrau, *Ruskin and St. Mark's,* London 1984, S. 9.

Rumohr und die Berliner Schule der Kunstgeschichte *(S. 89-95)*

1 Heinrich Wilhelm Schulz, *Karl Friedrich von Rumohr, sein Leben und seine Schriften,* Leipzig 1844; Adolf Friedrich Graf von Schack, *Ein halbes Jahrhundert,* Stuttgart 1894; Julius von Schlosser, Hrsg., *Italienische Forschungen,* Frankfurt 1920; Antonie Tarrach, *Studien über die Bedeutung Carl Friedrich von Rumohrs,* Halle 1920; Coriolan Petranu, *Inhaltsproblem und Kunstgeschichte,* Wien 1921, S. 50ff.; Friedrich Winkler, ›Rumohrs frühe Schriften zur Kunst‹ in: *Zeitschrift für Bildende Kunst,* NF 32, 1921; Wilhelm Waetzoldt, *Deutsche Kunsthistoriker,* Band 1, Leipzig 1924, S. 292-318 (Berlin 1965²); Maria Luisa Gengaro, ›Della polemica Rio-Rumohr sul valore dell' arte cristiana‹ in: *L'Arte,* 34, 1931; Carl von Lorck, ›Die Bildnisse Carl Friedrich von Rumohrs‹ in: *Kunst in Schleswig-Holstein,* Flensburg 1954; Gert Schiff, Hrsg., *German Essays on Art History,* New York 1988, besonders S. XXVII-XXX.

2 Hans Hermann Russack, *Der Begriff des Rhythmus bei den deutschen Kunsthistorikern des 19. Jahrhunderts,* Diss., Leipzig 1910, S. 31 ff.; Coriolan Petranu, *Inhaltsproblem und Kunstgeschichte,* Wien 1921, S. 64ff.; Wilhelm Waetzoldt, ›Ein Lebenslauf Franz Kuglers‹ in: *Kunstwanderer* 1923; ders., *Deutsche Kunsthistoriker,* Band 2, Leipzig 1924, S. 143-172 (Berlin 1965²); Walther Rehm, ›Jacob Burckhardt und Franz Kugler‹ in: *Basler Zeitschrift* 41, 1942.

3 Theodor Storm schrieb über Kugler am 14.9.1853 an seine Frau: »Kugler ist ein vortrefflicher Mann; keine Spur vom Geheimen Ministerialrat oder Berliner, nein, ein Kunstmensch und kräftiger Pommer, wie Fontane sagt: ›Den Poeten, den Macher Kugler, kann ich gelegentlich nicht verdauen, aber den Mann selbst verehre ich wie meinen Vater‹.«

4 Theodor Fontane sagte über das Haus Kuglers: »Was einem Haus Wert leiht, das ist das Leben darin, der Geist, der alles adelt, schön macht, heiter verklärt.«

5 Carl Schnaase, ›Nachruf an Gustav Friedrich Waagen‹ in: *Zeitschrift für Bildende Kunst* 1868; A. Woltmann, Hrsg., *Kleine Schriften,* 1875; Coriolan Petranu, *Inhaltsproblem und Kunstgeschichte,* Wien 1921, S. 57ff.; Wilhelm Waetzoldt, *Deutsche Kunsthistoriker,* Band 2, S. 29-45 (Berlin 1965²); Wilhelm von Bode, *Mein Leben,* Band 1, Berlin 1930; Gabriele Bickendorf, *Der Beginn der Kunstgeschichtsschreibung unter dem Paradigma ›Geschichte‹. Gustav Friedrich Waagens Frühschrift über Hubert und Jan van Eyck,* Worms 1985.

6 Wilhelm Waetzoldt, *Deutsche Kunsthistoriker,* Band 2, Leipzig 1924, S. 49-70 (Berlin 1965²); Elisabeth Ziemer, *Heinrich Gustav Hotho. 1802-1873. Ein Berliner Kunsthistoriker, Kunstkritiker und Philosoph,* Berlin 1994.

7 Wilhelm Lübke, *Carl Schnaase,* 1879; Hans Hermann Russack, *Der Begriff des Rhythmus bei den deutschen Kunsthistorikern des 19. Jahrhunderts,* Diss., Leipzig 1910, S. 10ff.; Coriolan Petranu, *Inhaltsproblem und Kunstgeschichte,* Wien 1921, S. 71ff.; Wilhelm Waetzoldt, *Deutsche Kunsthistoriker,* Band 2, Leipzig 1924, S. 70-92 (Berlin 1965²); L.K. McMillan, Die Kunst- und Geschichtsphilosophie Karl Schnaases, Diss., Bonn 1933; Harald Keller, ›Kunstgeschichte und Milieutheorie‹ in: *Festschrift C. G. Heise,* Berlin 1950, S. 42ff.; Rudolf Zeitler, ›Hegel e Schnaase. La storia dell' arte‹ in: *Cr. Arte* 27, 1958; Gregor Stemmrich, ›C. Schnaase. Rezeption und Transformation Berlinischen Geistes in der Kunsthistorischen Forschung‹ in: *Hegel-Studien,* Beiheft, Bonn 1983.

Jakob Burckhardt und die Renaissance *(S. 96-101)*

1 Eberhart Gothein, ›Jakob Burckhardt‹ in: *Preussische Jahrbücher,* 90, 1897; Gustav Pauli, ›Jakob Burckhardt‹ in: *Zeitschrift für Bildende Kunst,* 9, 1898; Hans Trog, ›Jakob Burckhardt‹ in: *Basler Jahrbuch,* 1898; Friedrich Gundelfinger, ›Jakob Burckhardt und seine »Weltgeschichtlichen Betrachtungen«‹ in: *Preussische Jahrbücher,* 28, 1907; Heinrich Gelzer, *Jakob Burckhardt als Mensch und Lehrer,* Leipzig 1907; Hans Hermann Russack, *Der Begriff des Rhythmus bei den deutschen Kunsthistorikern des 19. Jahrhunderts,* Diss., Leipzig 1910, S. 51 f.; Eduard Fueter, *Geschichte der neueren Historiographie,* München und Berlin 1911, S. 597ff.; K.E. Hoffmann, *Jakob Burckhardt als Dichter,* Basel 1918; Heinrich Wölfflin, ›Jakob Burckhardt – Zum 100. Geburtstag‹ in: *Zeitschrift für Bildende Kunst,* 29, 1918; Karl Joel, *Jakob Burckhardt als Geschichtsphilosoph,* Basel 1918; Emil Dürr, *Freiheit und Macht bei Jakob Burckhardt,* 1918; Arnold von Salis, ›Zum 100. Geburtstag Jakob Burckhardts, Erinnerungen eines alten Schülers‹ in: *Basler Jahrbuch,* 1918; Otto Markwart, *Jakob Burckhardt. Persönlichkeit und Jugendjahre,* Basel 1920; Coriolan Petranu, *Inhaltsproblem und Kunstgeschichte,* Wien 1921, S. 77ff.; Wilhelm Waetzoldt, ›Franz Kugler über Jakob Burckhardt‹ in: *Kunstchronik,* Sept. 1922; Josef Oswald, *Unbekannte Aufsätze Jakob Burckhardts aus Paris, Rom und Mailand,* Basel 1922; Wilhelm Waetzoldt, *Deutsche Kunsthistoriker,* Band 2, Leipzig 1924, S. 172-209 (Berlin 1965²); Werner von der Schulenburg, *Der junge Jakob Burckhardt,* 1926; P. Eppler, *Vom Ethos bei Jakob Burckhardt,* Zürich 1925; Carl Neumann, *Jakob Burckhardt,* München 1927; Emil Waldmann, ›Jakob Burckhardt. Zum 30. Todestage Burckhardts und zu Carl Neumanns neuem Buch‹ in: *Kunst und Künstler,* 26, 1928; Hermann Bächtold, ›Die Entstehung von Jakob Burckhardts »Weltgeschichtlichen Betrachtungen«‹ in: *Aus Politik und Geschichte, Gedächtnisschrift für Georg von Below,* Berlin 1928; Alfred Neumeyer, ›Jakob Burckhardt's Weltgeschichtliche Betrachtungen‹ in:

Deutsche Vierteljahrsschrift für Literaturwissenschaft und Geistesgeschichte, 7, 1929; Walther Rehm, *Jakob Burckhardt,* Frauenfeld und Leipzig 1930; W. Kaegi: *Jakob Burckhardt, eine Biographie,* 7 Bände, 1947-1982; Joseph Gantner, *Jakob Burckhardt und Heinrich Wölfflin,* Basel 1948; ders., *Schönheit und Grenzen der klassischen Form. Jakob Burckhardts Urteil über Rembrandt und seine Konzeption des Klassischen,* Wien 1949; H. Knittermeyer, *Jakob Burckhardt,* 1949; Walter Greischel, ›Jakob Burckhardt als Kunstbetrachter‹ in: *Festgabe für Alois Fuchs,* Paderborn 1950; E. Maurer, *Jakob Burckhardt und Rubens,* Basel 1951; H.A: Enno van Gelder, *Jakob Burckhardts Denkbeelden over Kunst en kunstenaars,* Amsterdam 1962; Werner Kaegi, *Europäische Horizonte im Denken Jakob Burckhardts, Basel und Stuttgart 1962; Joseph Gantner, Rembrandt und die Verwaltung klassischer Form,* Bern und München 1964; Henning Ritter, *Jakob Burckhardt Die Kunst der Betrachtung,* Köln 1984; Gert Schiff, Hrsg., *German Essays on Art History,* New York 1988.

Die Realität und die Methode *(S. 102-121)*

1 Eduard Fueter, *Geschichte der neueren Historiographie,* München und Berlin 1911, S. 566ff.

2 E. Du Bois-Reymond, ›Naturwissenschaft und bildende Kunst‹ in: *Deutsche Rundschau* 1890/1891; vgl. auch: U. Kultermann, ›Kunst als Arbeit – Die Kunsttheorie des Realismus‹ in: *Kleine Geschichte der Kunsttheorie,* Darmstadt 1987, 151-188.

3 A. de Margerie, *Hippolyte Taine,* 1894; G. Monod, *Les Maîtres de l'Histoire: Renan, Taine et Michelet,* Paris 1894; Julius Zeitler, *Die Kunstphilosophie von H.A. Taine,* Leipzig 1901; Lefèvre, *Hippolyte Taine,* 1904; Ch. Picard, *Hippolyte Taine,* 1909; V. Giraud, *Essai sur Taine,* 1909; Harald Keller, ›Kunstgeschichte und Milieutheorie‹ in: *Festschrift C.G. Heise,* Berlin 1950, S. 45ff.; Marcel Jean, *Geschichte des Surrealismus,* Köln 1959; François Fosca, *De Diderot à Valéry,* Paris 1960, S. 127ff.; Fritz Schalk, ›Zu Taines Theorie und Praxis‹ in: *Beiträge zur Theorie der Künste im 19. Jahrhundert,* Band I, Frankfurt 1971, 352ff.

4 Seit 1865. In zwei Bänden 1882; deutsche Ausgabe in der Übersetzung von Ernst Hardt unter dem Titel *Philosophie der Kunst,* Leipzig 1902-1903.

5 Pol Abraham, *Viollet-le-Duc et le rationalisme médiéval,* 1934; Maurice Besset, *Viollet-le-Duc. Seine Stellung zur Geschichte in Historismus und bildende Kunst,* München 1965.

6 H. Prinzhorn, *Sempers ästhetische Grundanschauungen,* Stuttgart 1909; Hans Hermann Russack, *Der Begriff des Rhythmus bei den deutschen Kunsthistorikern des 19. Jahrhunderts,* Diss., Leipzig 1910, S. 53ff.; Wilhelm Waetzoldt, *Deutsche Kunsthistoriker,* Band 2, Leipzig 1924, S. 130-139 (Berlin 1965²); Leopold Ettlinger, *Gottfried Semper und die Antike,* Halle 1937; Ernst Stockmeyer, *Gottfried Sempers Kunsttheorie,* Zürich und Leipzig 1939; Heinz Quitzsch, *Gottfried Sempers ästhetische Anschauungen,* Diss., Greifswald 1957; Leopold Ettlinger, ›On Science, Industry and Art – Some Theories of Gottfried Semper‹ in: *The Architectural Review,* 7, 1964; Joseph Rykwert, ›Semper and the Conception of Style‹ in: *The Necessity of Artifice,* New York 1982; Karlheinz Barck, ›Kunst und Industrie bei Léon de La Gorde und Gottfried Semper. Differente Aspekte der Reflexion eines epochengeschichtlichen Funktionswandels der Kunst‹, in: *Art social und art industriel. Zur Funktion der Kunst im Zeitalter des Industrialismus,* München 1987.

7 W. Koopmann, ›Iwan Lermolieff's Experimentalmethode, ein unfehlbares Mittel zur Bestimmung von Kunstwerken‹ in: *Preussische Jahrbücher,* 1890; Gustavo Frizzoni, ›Giovanni Morelli und seine letzten Errungenschaften‹ in: *Zeitschrift für Bildende Kunst,* 1891; P. Ferrieri, *Il senatore Giovanni Morelli e la critica dell' arte,* Turin 1891; A. Gerdin, *Intorno alla critica d'arte di Giovanni Morelli,* Oderzo 1903; Max J. Friedländer, ›Kennerschaft, Kunsthistorie und Ästhetik‹ in: *Kunst und Künstler,* 16, 1918; A. Kingsley Porter, ›Kunst und Wissenschaft‹ in: *Die Kunstwissenschaft der Gegenwart in Selbstdarstellungen,* hrsg. von Johannes Jahn, Leipzig 1924; Wilhelm von Bode, *Mein Leben,* Band 2, Berlin 1930; Irma Richter und Gisela Richter, Hrsg., *Italienische Malerei der Renaissance im Briefwechsel von Giovanni Morelli und Jean Paul Richter,* 1876-1891, Baden-Baden 1960; J.J. Spector, ›The Method of Morelli and Its Relation to Freudian Psychoanalysis‹ in: *Diogenes* 66, Summer 1969; R. Wollheim, ›Giovanni Morelli and the Origin of Scientific Connoisseurship‹ in: *Art and Mind,* London 1973; G. Previtali, ›A propos de Morelli‹ in: *Revue de l'Art* 42, 1978; H. Zerner, ›Giovanni Morelli et la science de l'art‹ in: *Revue de l'art* 40/41, 1978; U. Kultermann, ›Verräterische Ohren alter Meister. Giovanni Morellis Experimentalmethode zur Bestimmung von Kunstwerken‹ in: *Frankfurter Allgemeine Zeitung,* 27. August 1986; Jaynie Anderson, ›The Morelli-conference in Bergamo‹ in: *The Burlington Magazine* 79, 1987; Rolf Kultzen, ›Giovanni Morelli als Briefpartner von Otto Mündler‹ in: *Zeitschrift für Kunstgeschichte* 3, 1989.

8 Seit 1874 zunächst in der Zeitschrift für Bildende Kunst in verschiedenen Lieferungen erschienen.

9 W. Lübke, ›Crowe and Cavalcaselle on the History of Painting‹ in: *The Edinburgh Review,* Januar 1872; Franz Wickhoff, ›Giovanni Battista Cavalcaselle‹ in: *Mitteilungen des Instituts für Österreichische Geschichtsforschung,* Wien 1884; Anton Springer, *Vorrede zur deutschen Ausgabe von »Geschichte der alten niederländischen Malerei«,* Leipzig 1875; Max Jordan, *Vorrede zur deutschen Ausgabe der »Lebenserinnerungen« von Joseph Crowe,* Berlin 1897; Joseph Crowe, *Lebenserinnerungen eines Journalisten, Staatsmannes und Kunstforschers,* 1825-1860, Berlin 1897; J.A. Crowe, ›Giovanni Battista Cavalcaselle‹ in: *The Magazine of Art,* 1897/1898; Adolfo Venturi, ›Gian Battista Cavalcaselle‹ in: *Zeitschrift für Bildende Kunst,* 1898; ders., *Di Giovanni Battista Cavalcaselle,* Legnano 1908; Corrado Ricci, ›Per G.B. Cavalcaselle‹ in: *Bolletino d'Arte,* 1. 10. 1911; Karl Woermann, *Lebenserinnerungen eines Achtzigjährigen,* 2 Bände, Leipzig 1924; Wilhelm von Bode, *Mein Leben,* Band 2, Berlin 1930; Lino Moretti, *Giovanni Battista Cavalcaselle: Disegni da antichi maestri,* Venedig 1973; Danata Levi, *Cavalcaselle. Il*

pionere della conservazione dell'arte italiana, Turin 1988.

10 Strodtmann, *Gottfried Kinkel. Wahrheit ohne Dichtung,* 1850; Malvida von Meysenbug, *Memoiren einer Idealistin,* Band 2, Berlin und Leipzig 1900; Joesten, *Gottfried Kinkel,* 1904; *Briefe Jacob Burckhardts an Gottfried und Johanna Kinkel,* Basel 1921; Wilhelm Waetzoldt, *Deutsche Kunsthistoriker,* Band 2, Leipzig 1924 (Berlin 1965^2); Wolfgang Beyrodt, *Gottfried Kinkel als Kunsthistoriker,* Diss., Marburg 1977.

11 Ernst Guhl, *Die neuere geschichtliche Malerei und die Akademien,* Stuttgart 1848; Carl Neumann, *Rembrandt,* München 1901 (1905^2); Wilhelm Waetzoldt und Wilhelm von Bode, ›Koloff‹ in: *Kunstchronik,* 1923; Wilhelm Waetzoldt, *Deutsche Kunsthistoriker,* Band 2, Leipzig 1924, S. 95-106 (Berlin 1965^2); Gert Schiff, Hrsg., *Germann Essays on Art History,* New York 1988.

12 Wilhelm Waetzoldt, *Deutsche Kunsthistoriker,* Band 2, Leipzig 1924, S. 99 (Berlin 1965^2).

13 Pierre Pétroz, *L'Art et la critique en France depuis 1822,* Paris 1875; L. Gonse, *Eugène Fromentin, peintre et écrivain,* Paris 1881; G. Beaume, *Fromentin,* 1911; Mary Pittaluga, ›Eugène Fromentin e le origine della moderna critica d'arte‹ in: *L'Arte,* 20 und 21, 1917/1918; Rodolfo Pallucchini, ›»Les maitres d'autrefois« di Fromentin‹ in: *Convivium,* 1930; V. Giraud, *Eugène Fromentin,* Niort 1945; H. Gerson, *Einleitung zur englischen Ausgabe von »The Masters of Past Times«,* London 1948; Meyer Schapiro, ›Fromentin as a Critic‹ in: *Partisan Review* 16, 1949; Jan Bialostocki, ›Miedzy romantyzmem a pozytiwizmem Stanowisko Fromentina wdziejach krytiki‹ in: *Pieć Wieków Myśli o Sztuce,* Warschau 1959; François Fosca, *De Diderot à Valéry,* Paris 1960, S. 211 ff.

14 Anton Springer, *Aus meinem Leben,* Berlin 1892 (enthält auch Beiträge von Jaro Springer und Gustav Freytag); Paul Clemen, ›Anton Springer‹ in: *Allgemeine Deutsche Biographie,* Band 35, 1893; Coriolan Petranu, *Inhaltsproblem und Kunstgeschichte,* Wien 1921, S. 83 ff.; A. Lichtwark, *Reisebriefe,* Band 1, Hamburg 1923; Wilhelm Waetzoldt, *Deutsche Kunsthistoriker,* Band 2, Leipzig 1924, S. 106-129 (Berlin 1965^2); Harry Graf Kessler, *Gesichter und Zeiten,* 1935; Gustav Pauli, *Erinnerungen aus sieben Jahrzehnten,* Tübingen 1936.

15 Daruma, der Gründer der Zen-Sekte, hatte sich, um niemals schlafen zu müssen, die Augenlider weggeschnitten.

16 Neuausgabe Königstein 1937: Joseph von Eichendorff, *Die Marienburg.*

17 E. Schey, ›Eichendorff und die bildende Kunst‹ in: *Aurora, Eichendorff-Almanach,* 1956.

18 Wolfgang Drost, ›Baudelaire und der belgische Barock‹ in: *Das Werk des Künstlers. Festschrift Schrade,* Stuttgart 1960.

19 Joseph Gantner, *Michelangelo,* Diss., München 1922.

20 Margarete Gump, *Stifters Kunstanschauung,* Diss., München 1927.

Kunstgeschichte der Gründerzeit *(S. 122-135)*

1 Hermann A. Müller, *Lexikon der bildenden Künste,* Leipzig 1883; Jacques Chastenet, *Victoria und ihr Zeitalter,* Graz, Wien, Köln 1959; Richard Hamann und Jost Hermand, *Gründerzeit,* Berlin 1965; Hermann Drüe, ›Die psychologische Ästhetik im Deutschen Kaiserreich‹ in: *Ideengeschichte und Kunstwissenschaft,* hrsg. von E. Mai, S. Waetzoldt und G. Wolandt, Berlin 1983.

2 Ernst von Wildenbruch, *Zur Erinnerung an Hermann Grimm,* Berlin und Stuttgart 1901; Reinhold Steig, ›Herman Grimm‹ in: *Biographisches Jahrbuch,* 1904; Alfred Lichtwark, *Reisebriefe,* Hamburg 1923; Wilhelm Waetzoldt, *Deutsche Kunsthistoriker,* Band 2, Leipzig 1924, S. 214-239 (Berlin 1965^2); Richard Hamann und Jost Hermand, *Gründerzeit,* Berlin 1965; U. Kultermann, ›Zwischen Polemik und Heldenverehrung. Julius Meier-Graefe und der Triumph der Kunstkritik‹ in: *Frankfurter Allgemeine Magazin,* 7. Juni 1985.

3 Anton Springer, ›Über Justi's Winckelmann‹ in: *Im Neuen Reich,* 1873; Paul Clemen, ›Carl Justi‹ in: *Berliner Tageblatt,* 644, 1912; Friedrich Marx, *Zur Erinnerung an Carl Justi,* Bonn 1912; H. Kaiser, Hrsg., *Justi. Briefe aus Italien,* Bonn 1922; Carl Neumann, ›Carl Justi‹ in: *Internationale Monatsschrift,* 7, 1913; Artur Weese, ›Carl Justi‹ in: *Repertorium für Kunstwissenschaft,* 36, 1913; Coriolan Petranu, *Inhaltsproblem und Kunstgeschichte,* Wien 1921, S. 94 ff.; Wilhelm Waetzoldt, *Deutsche Kunsthistoriker,* Band 2, Leipzig 1924, S. 239-277 (Berlin 1965^2); Gottfried Baumecker, *Winckelmann in seinen Dresdner Schriften,* Berlin 1933, S. 153-158; Richard Hamann und Jost Hermand, *Gründerzeit,* Berlin 1965.

4 Wilhelm von Bode, ›Zur Rembrandt-Literatur‹ in: *Zeitschrift für Bildende Kunst,* 5, 1870; Carl Neumann, *Rembrandt,* München 1902; W. Martin, ›Zur Rembrandt-Forschung‹ in: *Kunstwanderer,* 1922; Otto Benesch, ›Rembrandt und die Fragen der neueren Forschung‹ in: *Wiener Jahrbuch für Kunstgeschichte,* 1, 1921/1922; Walter H. Dammann, ›Über Carl Neumanns »Rembrandt«‹ in: *Kunstwanderer,* 1922/1923; W. Weisbach, *Rembrandt,* 1926; Carl Neumann, ›Rembrandt-Legende‹ in: *Festschrift für Max J. Friedländer,* Leipzig 1927; Gerard Brom, ›Rembrandt in der Literatur‹ in: *Neophilologus,* 21, 1936; Seymour Slive, *Rembrandt and His Critics, 1630-1730,* Den Haag 1953; *Rembrandt und die Nachwelt,* hrsg. von Susanne Heiland und Heinz Lüdecke, Leipzig 1960.

5 *Rembrandt als Denker,* Handschrift aus dem Nachlaß aus der Zeit nach 1830.

6 C. R. Leslie, *John Constable,* Berlin 1911, S. 214 ff.

7 P. Regard, *L'adversaire des romantique, Gustave Planche,* 2 Bände, Paris 1955.

8 C. Gurlitt, ›Rembrandt als Erzieher‹ in: *Ostsee-Zeitung,* 1923; Benedikt Momme Nissen, *Der Rembrandtdeutsche Julius Langbehn,* Freiburg 1927; H. Strobel, *Der Begriff von Kunst und Erziehung bei Julius Langbehn,* Würzburg 1940; P. Kirchner, *Deutsche Kunsthistoriker seit der Jahrhundertwende,* Diss., Göttingen 1948, S. 34-36.

9 Eine unrühmliche Rolle hat Langbehn bei der Behandlung des erkrankten Nietzsche gespielt: ›Der Fall Lang-

behn-Nietzsche. Unbekannte Briefe Peter Gasts‹ in: *Berliner Tageblatt,* Nr. 229, 1932.

10 *Rembrandt,* deutsch von Stefan Zweig, Leipzig 1912, S. 83 ff.

11 Gustav Pauli, ›Richard Muther‹ in: *Kunst und Künstler,* 7, 1909; A. Gold, ›Persönliches von Muther‹ in: *Neue Revue,* 1909; W. Uhde, *Von Bismarck bis Picasso,* Zürich 1938; P. Kirchner, *Deutsche Kunsthistoriker seit der Jahrhundertwende,* Diss., Göttingen 1948, S. 4f.; August Stahl, ›Rilke und Richard Muther. Ein Beitrag zur Bildungsgeschichte des Dichters‹ in: *Ideengeschichte und Kunstwissenschaft,* hrsg. von E. Mai, S. Waetzoldt und G. Wolandt, Berlin 1983.

12 *Von Bismarck bis Picasso,* Zürich 1938, S. 95.

13 *Von Bismarck bis Picasso,* Zürich 1938, S. 128f.

14 Halvdan Koht, ›Le problème des origines de la Renaissance‹ in: *Revue de synthèse hist.,* 37, 1924, S. 107-116; Emil Waldmann, ›Nachruf Henry Thode‹ in: *Kunst und Künstler,* 19, 1921, 154.

15 Hans Thoma, *Briefwechsel mit Henry Thode,* Leipzig 1928.

16 Am 23. 8. 1905 schrieb Liebermann an Wilhelm von Bode: »Ich habe den Handel nicht Thode zuliebe angefangen, sondern weil ich in Thode das Sprachrohr derjenigen treffen wollte, die unter Kunst etwas anderes – als Kunst verstehen.«

17 Johannes Jahn, ›Der Barock und die deutsche Kunstwissenschaft‹ in: *Omagiu lui George Oprescu,* Bukarest 1961, S. 310.

18 Jahn, S. 313f.

19 Leipzig 1924, S. 1.

20 *Selbstdarstellungen,* Leipzig 1924, S. 9.

21 *Die Entstehung der Barockkunst in Rom,* Wien 1923, S. 12.

22 Hans Hermann Russack, *Der Begriff des Rhythmus bei den deutschen Kunsthistorikern des 19. Jahrhunderts,* Diss., Leipzig 1910, S. 105ff.; Ernst Polaczek, *Georg Dehio,* Berlin und Leipzig 1925; Ernst Gall, ›Georg Dehio‹ in: *Zeitschrift für Kunstgeschichte,* 1, 1932; Erich Hubala, ›Georg Dehio. 1850-1932. Seine Kunstgeschichte der Architektur‹ in: *Zeitschrift für Kunstgeschichte* 46, 1983.

23 Wilhelm von Bode, *Fünfzig Jahre Museumsarbeit,* Bielefeld 1922; Theodor Demmler, ›Wilhelm von Bode und das Deutsche Museum‹ in: *Repertorium für Kunstwissenschaft,* 46, 1925; Gustav Glück, ›Wilhelm von Bode zum achtzigsten Geburtstag‹ in: *Kunst und Künstler,* 24, 1926; Wilhelm von Bode, *Mein Leben,* 2 Bände, Berlin 1930; F. Winkler, *Wilhelm von Bode,* 1935; Werner Weisbach, *Und alles ist zerstoben. Erinnerungen aus der Jahrhundertwende,* Wien 1937; P. Kirchner, *Deutsche Kunsthistoriker seit der Jahrhundertwende,* Diss., Göttingen 1948, S. 7-16; J.D. Draper, ›Wilhelm von Bode attributeur‹ in: *Revue de l'art* 42, 1978.

24 Besonders der Streit um die von Bode Leonardo da Vinci zugeschriebene Büste der *Flora* hat heftige Kontroversen sowohl in der Presse als auch unter den Kunsthistorikern ausgelöst.

25 *Kunstwanderer,* 1923.

Der Dresdner Holbeinstreit *(S. 136-141)*

1 Albert von Zahn, *Das Darmstädter Exemplar der Holbeinschen Madonna,* Leipzig 1865; V. Jacobi, *Neue Deutung der beiden nackten Kinder auf Holbeins Madonna,* Leipzig 1865; A. Woltmann, *Holbein und seine Zeit,* Leipzig 1866; Nicholas Ralph Wornum, *Some Accounts of the Life and Works of Hans Holbein,* London 1867; Eduard Magnus, *Gedanken über die auf dem Zwinger zu Dresden stattgehabte Confrontation der Holbein-Bilder von Darmstadt und Dresden,* Berlin 1871; Gustav Theodor Fechner, *Über die Aechtheitsfrage der Holbeinschen Madonna,* Leipzig 1871; A. Jansen, *Die Aechtheit der Holbeinschen Madonna in Dresden,* Dresden 1871; Bruno Meyer, ›Holbein-Ausstellung in Dresden‹ in: *Allgemeine Zeitung,* September-Dezember 1871; Herman Grimm, ›Die Holbeinsche Madonna‹ in: *Preußische Jahrbücher,* 10, 1871; W. Lübke, ›Die Darmstädter Madonna Hans Holbeins und das Dresdner Exemplar‹ in: *Schwäbischer Merkur,* 13-9-1871; Alfred Woltmann, ›Die Holbein-Ausstellung in Dresden‹ in: *National-Zeitung,* 20-9-1871; J.A. Crowe, ›Die Holbein-Ausstellung in Dresden‹ in: *Im Neuen Reich,* 15.9.1871; Carl von Lützow, ›Ergebnisse der Dresdner Holbein-Ausstellung‹ in: *Zeitschrift für Bildende Kunst,* 1871; Carl Schnaase, ›Rückblick auf die Holbein-Ausstellung in Dresden‹ in: *Im Neuen Reich,* 10. 11. 1871; Charles Eliot Norton, *The Holbein Madonna,* Privatdruck, 1871; Adolph Bayersdorfer, *Der Holbein-Streit. Geschichtliche Skizzen der Madonnenfrage und kritische Begründungen der auf dem Holbein-Congress in Dresden abgegebenen Erklärungen,* Berlin 1872; Gustav Theodor Fechner, *Bericht über das auf der Dresdner Holbein-Ausstellung ausgelegte Album,* Leipzig 1872; J. Felsing, *Der literarische Streit über die beiden Bilder in Dresden und Darmstadt, genannt Madonna des Bürgermeisters Meyer,* Leipzig 1872; Theodor Gaedertz, *Hans Holbein der Jüngere und seine Madonna des Bürgermeisters Meyer,* Lübeck 1872; Albert von Zahn, ›Die Ergebnisse der Holbein-Ausstellung zu Dresden‹ in: *Jahrbücher für Kunstwissenschaft,* 5, 1873; Moritz Thausing, ›Nachruf auf Albert von Zahn‹ in: *Jahrbücher für Kunstwissenschaft,* 6, 1873; Heinrich A. Schmid, ›Holbeins Darmstädter Madonna‹ in: *Die graphischen Künste,* 1900; E. Major, ›Der mutmaßliche Verfertiger des Dresdner Madonnenbildes‹ in: *Anzeiger für Schweizerische Altertumskunde,* 12, 1910; Georg Hirth, *Wege zur Kunst,* München 1918; Günther Grundmann, *Die Darmstädter Madonna,* Darmstadt 1959; Max Imdahl, ›Zur Deutung der Szene in Holbeins Darmstädter Madonna‹ in: *Studien zur Renaissance und Barock,* Hrsg. von M. Hesse und M. Imdahl, Frankfurt 1980.

2 *Preußische Jahrbücher,* 1871, S. 10.

3 *Im Neuen Reich,* 10. 11. 1871, S. 742.

4 *Jahrbücher für Kunstwissenschaft,* 5, 1873, S. 151 und 215.

Die Kunstanschauung des Impressionismus *(S. 142-148)*

1 Köln 1907.

2 François Fosca, *Edmont et Jules Goncourt,* Paris o.J.; ders., *De Diderot à Valéry,* Paris 1960, S. 232ff.

3 Ferris Greenslet, *Walter Pater,* London 1905; A.C. Benson, *Walter Pater,* New York 1906; Thomas Wright, *The Life of Walter Pater,* 2 Bände, London 1907; Thomas Edward, *Walter Pater,* London 1913; Lucien Cattan, *Essai sur Walter Pater,* Paris 1936; B.F. Huppé, ›Walter Pater on Plato's Aesthetic‹ in: *Modern Language Quarterly,* 9, 1948; Julius Reisdorff, *Die ästhetische Idee in Walter Paters Kunstkritik,* Diss., Bonn 1952; David Cecil, *Walter Pater. The Scholar-Artist,* Cambridge 1955; Edmund Chandler, *Pater on Style,* Kopenhagen 1958; Jain Fletcher, *Walter Pater,* London 1959; Wolfgang Iser, *Walter Pater. Die Autonomie des Ästhetischen,* Tübingen 1960; Solomon Fishman, *The Interpretation of Art,* Berkeley und Los Angeles 1963.

4 Iser, S. 60.

5 Hermann Glockner, ›Robert Vischer und die Krisis der Geisteswissenschaften im letzten Drittel des 19. Jahrhunderts‹ in: *Logos,* 14; Wilhelm Waetzoldt, *Deutsche Kunsthistoriker,* Band 2, Leipzig 1924 (1965²); Carl Koch, ›Zu Robert Vischers achtzigstem Geburtstag‹ in: *Repertorium für Kunstwissenschaft,* 48, 1927; Benedetto Croce, ›Roberto Vischer e la contemplazione della natura‹ in: *Storia dell'Estetica per saggi,* Bari 1942.

6 *Die Literatur,* 1874.

7 *Deutsche Rundschau,* 1893.

8 August Piening, *Der Kunstapostel Julius Meier-Graefe und seine Parteigänger,* Bremen 1898²; *Julius Meier-Graefe. Widmungen zu seinem sechzigsten Geburtstage,* München 1927; Julius Meier-Graefe: *Entwicklungsgeschichte der modernen Kunst,* hrsg. von Hans Belting, München 1980; Wilhelm von Bode, *Mein Leben,* Berlin 1930; U. Kultermann, ›Zwischen Polemik und Heldenverehrung. Julius Meier-Graefe und der Triumph der Kunstkritik‹ in: *Frankfurter Allgemeine Magazin,* 7. Juni 1985.

9 Wilhelm Uhde, *Von Bismarck bis Picasso,* Zürich 1938, S. 122.

Die Wiener Schule der Kunstgeschichte
(S. 149-161)

1 Otto Benesch, ›Die Wiener kunsthistorische Schule‹ in: *Österreichische Rundschau,* 1920; Julius von Schlosser, ›Die Wiener Schule der Kunstgeschichte. Rückblick auf ein Säkulum deutscher Gelehrtenarbeit in Österreich‹ in: *Mitteilungen des österreichischen Instituts für Geschichtsforschung,* 13, 1934; Dagobert Frey, *Erinnerungsschrift,* Hrsg. Hans Tintelnot, Kiel 1962; Werner Hofmann, ›Was bleibt von der Wiener Schule?‹ in: *Kunsthistoriker* I, 1984, und II, 1985.

2 J. von Falke, *Rudolf von Eitelberger,* Wien 1885; Hubert Janitschek, ›Rudolf Eitelberger‹ in: *Repertorium für Kunstwissenschaft,* 1885; W. Schramm, *Das Leben und Wirken des Kunstforschers Rudolf Edler von Eitelberger,* Wien 1887; Taras von Borodajkewycz, ›Aus der Frühzeit der Wiener Schule der Kunstgeschichte, Rudolf Eitelberger und Leo Thun‹ in: *Festschrift Hans Sedlmayr,* München 1962.

3 Anton Springer, ›Moritz Thausing‹ in: *Repertorium für Kunstwissenschaft,* 1885.

4 P. Kirchner, *Deutsche Kunsthistoriker seit der Jahrhundertwende,* Diss., Göttingen 1948, S. 43-47; Franz Glück, ›Briefe von Franz Wickhoff und Max Dvořák an Gustav Glück‹ in: *Festschrift K.M. Swoboda,* Wien 1959.

5 Franz Wickhoff, *Römische Kunst (Die Wiener Genesis),* hrsg. von Max Dvořák, Berlin 1912, S. 25.

6 Jahrgang 1898.

7 P. Kirchner, *Deutsche Kunsthistoriker seit der Jahrhundertwende,* Diss., Göttingen 1948, S. 46.

8 Max Dvořák, ›Riegl‹ in: *Mitteilungen der Zentralkommission für Baudenkmalpflege,* 3, Band 4, Wien 1905; August Schmarsow, *Grundbegriffe der Kunstwissenschaft,* Leipzig und Berlin 1905; W. Worringer, *Abstraktion und Einfühlung,* München 1908; Erwin Panofsky, ›Der Begriff des Kunstwollens‹ in: *Zeitschrift für Ästhetik und allgemeine Kunstwissenschaft,* 14, 1926; Hans Sedlmayr, ›Die Quintessenz der Lehren Riegls‹ in: *Alois Riegl, Gesammelte Aufsätze,* Augsburg 1929; Hans Tietze, ›Alois Riegl‹ in: *Neue Österreichische Biographie,* Wien 1935, Band 8, S. 142; P. Kirchner, *Deutsche Kunsthistoriker seit der Jahrhundertwende,* Diss., Göttingen 1948, S. 47-54; H. Sedlmayr, ›Riegls Erbe‹ in: *Hefte des kunsthistorischen Seminars der Universität München,* Heft 4, 1959; Otto Pächt, ›Alois Riegl‹ in: *The Burlington Magazine,* 55, 1963; Kurt Badt, *Raumphantasien und Raumillusionen,* Köln 1963; Margaret Iversen, ›Style as Structure. Alois Riegl's Historiography‹ in: *Art History,* 2, März 1979; A. Riegl, *Historische Grammatik der bildenden Künste,* hrsg. von Karl M. Swoboda und Otto Pächt, Köln 1966, S. 21; Lorenz Dittmann, Hrsg., *Kategorien und Methoden der deutschen Kunstgeschichte, 1900-1930,* Stuttgart 1985.

9 Riegl hatte sich vorher mit Holzkalendern und Kalenderillustrationen des Mittelalters beschäftigt.

10 Karl Ginhart, ›Josef Strzygowski‹ und: Alfred Karasek-Langer, ›Josef Strzygowski. Ein Lebensbild‹ in: *Josef Strzygowski 70 Jahre,* Kattowitz o.J. (1932); Bernard Berenson, *Ästhetik und Geschichte in der bildenden Kunst,* Zürich 1950; Strzygowskis Buch *Das indogermanische Ahnenerbe des deutschen Volkes und die Kunstgeschichte der Zukunft* (Wien 1941) brachte ihn in unmittelbare Berührung mit der Rassenideologie des Nationalsozialismus.

11 Hans Tietze, ›Max Dvořák‹ in: *Kunstchronik* 1921; Dagobert Frey, ›Max Dvořáks Stellung in der Kunstgeschichte‹ in: *Jahrbuch für Kunstgeschichte des kunsthistorischen Instituts des Bundesdenkmalamtes,* Wien 1922; Otto Benesch, ›Max Dvořák‹ in: *Österreichische Rundschau,* 18, 1922, S. 98; ders., ›Max Dvořák. Ein Versuch zur Geschichte der historischen Geisteswissenschaften‹ in: *Repertorium für Kunstwissenschaft,* 49, 1924; Hans Baron, ›Renaissance in Italien. Literaturbericht‹ in: *Archiv für Kulturgeschichte,* 21, 1930, S. 106ff.; Walter Böckelmann, *Die Grundbegriffe der Kunstbetrachtung bei Wölfflin und Dvořák,* Dresden 1938; P. Kirchner, *Deutsche Kunsthistoriker seit der Jahrhundertwende,* Diss., Göttingen 1948, S. 54-56; Hans Sedlmayr, ›Kunstgeschichte als Geistesgeschichte. Das Vermächtnis Max Dvořáks‹ in: *Wort und Wahrheit,* 4, 1949; Otto Benesch, ›Zum 30. Todestag Max Dvořáks‹ in: *Wiener Universitätszeitung,* 15.2.1951; J. Neumann, ›Das Werk Max Dvořáks und die Gegenwart‹ in: *Acta historiae artium,* 8, 1962.

12 München 1924.
13 Wien 1922.
14 Otto Benesch, in: *Österreichische Rundschau,* 18, 1922, S. 98.
15 Giulio Carlo Argan, ›Le problème méthodique de l'histoire de l'art‹ in: *Bulletin de l'office international des instituts d'archéologie et d'histoire de l'art,* November 1936/März 1937; Hans Sedlmayr, ›Julius Ritter von Schlosser‹ in: *Mitteilungen des Österreichischen Instituts für Geschichtsforschung,* 52, 1938; Hans R. Hahnloser, ›Julius von Schlosser zum Gedächtnis‹ in: Julius von Schlosser, *Leben und Meinungen des florentinischen Bildners Lorenzo Ghiberti,* München 1941; O. Kurz, ›Julius von Schlosser. Personalità-Metodo-Lavoro‹ in: *Critica d'Arte,* 11/12, 1955.
16 Wien 1924, italienische Ausgaben Florenz 1935/1936 und 1956; Über Tietze: ›Essays in Honor of H. Tietze, 1880-1954‹, hrsg. von E. Gombrich, J. Held, O. Kurz, in: *Gazette des Beaux Arts* 1950-1958; David Rosand, ›Hans and Erika Tietze‹ in: *The Burlington Magazine,* August 1973.
17 *The Art Bulletin,* 18, 1936, S. 258-266.
18 S. 258; ›Kaufmann über Sedlmayr‹ in: E. Kaufmann, *Architecture in the Age of Reason,* Cambridge (Mass.) 1955, S. 166.

Die Entdeckung der Form *(S. 162-175)*

1 Ernst Troß, *Das Raumproblem in der bildenden Kunst,* München 1914; Paul Fechter, ›Konrad Fiedler‹ in: *Kunst und Künstler,* 12, 1914; Hans Eckstein, ›Conrad Fiedler‹ in: *Die Neue Rundschau,* 1941; R. Salvini, *La critica d'arte moderna,* Florenz 1949; Werner Hofmann, ›Studien zur Kunsttheorie des 20. Jahrhunderts‹ in: *Zeitschrift für Kunstgeschichte,* 18, 1955; Max Imdahl, ›Fiedler, Hildebrand, Riegl, Cézanne – Bilder und Zitate‹ in: *Literatur und Gesellschaft vom 19. ins 20. Jahrhundert, Festschrift Benno von Wiese,* Bonn 1963; Renato de Fusco, *L'idea di architettura,* Mailand 1964; Hubert Faensen, *Die bildnerische Form. Die Kunstanschauungen Conrad Fiedlers, Adolf von Hildebrands und Hans von Marées,* Berlin 1965; Kurt Badt, *Kunsttheoretische Versuche,* Köln 1868, 123-124; Henning Bock, ›Problematische Formtheorie. Adolf von Hildebrand – Konrad Fiedler‹ in: *Beiträge zur Theorie der Künste im 19. Jahrhundert,* Band 2, Frankfurt 1972; H. R. Schweizer und A. Wildermuth, *Die Entdeckung der Phänomene,* Basel und Stuttgart 1981; Brigitte Scheer, ›Conrad Fiedlers Kunsttheorie‹ in: *Ideengeschichte und Kunstwissenschaft,* hrsg. von E. Mai, S. Waetzoldt und G. Wolandt, Berlin 1983.
2 Robert Hedicke, *Cornelis Floris und die Florisdekoration,* Berlin 1913, S. 357ff.; Oscar Wulff, ›August Schmarsow‹ in: *Kunstchronik,* 55, 1919/1920; Coriolan Petranu, *Inhaltsproblem und Kunstgeschichte,* Wien 1921, S. 88ff.; Johannes Jahn, ›Methoden und Probleme der Kunstwissenschaft‹ in: *Archiv für Kulturgeschichte,* 18, 1928; Oscar Wulff, *Lebenswege und Forschungsziele,* Leipzig, Prag, Brünn 1936; Werner Weisbach, *Und alles ist zerstoben,* Wien, Leipzig, Zürich 1937; Paul Frankl, *Das System der Kunstwissenschaft,* Brünn und Leipzig 1938.
3 G. Castellano, *Benedetto Croce,* Wien 1925; Julius von Schlosser, *Stilgeschichte und Sprachgeschichte der bildenden Kunst,* München 1935; Joseph Gantner, *Schönheit und Grenzen der klassischen Form,* Wien 1949; L. Grassi, ›Benedetto Croce e la critica d'arte‹ in: *Revista dell'Istituto Nazionale d'Archeologia e Storia dell'Arte,* 1952; V. Sainati, *L'Estetica di Benedetto Croce,* Florenz 1953; Gian N. G. Orsini, *Benedetto Croce. Philosopher of Art and Literary Critic,* Carbondale 1961; W. Rossani, *Croce e l'estetica,* Mailand 1971.
4 *Wiener Jahrbuch für Kunstgeschichte,* IV, 1926, S. 25. Croce über Giotto zitiert nach: Michael Ann Holly, *Panofsky and the Foundation of Art History,* Ithaca und London 1984, S. 25.
5 Coriolan Petranu, *Inhaltsproblem und Kunstgeschichte,* Wien 1921, S. 102ff.; Franz Landsberger, *Heinrich Wölfflin,* Berlin 1924; Wilhelm Waetzoldt, ›Heinrich Wölfflin‹ in: *Kunst und Künstler,* 22, 1924; Friedrich Winkler, ›Heinrich Wölfflin‹ in: *Kunst und Künstler,* 22, 1924; Benedetto Croce, ›Ein eklektischer Versuch in der Geschichtsschreibung der bildenden Künste‹ in: *Wiener Jahrbuch für Kunstgeschichte,* IV, 1926; Lionello Venturi, ›Gli schemi del Wölfflin‹ in: *Pretesti di Critica,* 1929; Hanna Levy, *Heinrich Wölfflin. Sa théorie, ses prédécesseurs,* Paris 1936; Walter Böckelmann, *Die Grundbegriffe der Kunstbetrachtung bei Wölfflin und Dvořák,* Dresden 1938; Jürg Fierz, ›Wölfflin und die Literaturwissenschaft‹ in: *Germanisch-Romanische Monatsschrift* 31, 1943; Theodor Hetzer, ›Heinrich Wöfflin zum 80. Geburtstag‹ in: *Forschungen und Fortschritte,* 20, 1944; Züs Colonna, ›Heinrich Wölfflin als Mensch‹ in: *Basler Nachrichten,* 27. 1. 1946; Georg Schmidt, ›Heinrich Wölfflin: His Meaning for Europe‹ in: *Horizon,* 74, Februar 1946, v. a. S. 139; Ulrich Christoffel, ›Heinrich Wölfflin 1864-1945‹ in: *Phöbus,* 1, 1946; P. Kirchner, *Deutsche Kunsthistoriker seit der Jahrhundertwende,* Diss., Göttingen 1948, S. 25-33; Joseph Gantner, *Schönheit und Grenzen der klassischen Form. Burckhardt, Croce, Wölfflin,* Wien 1949; Ludwig Baldass, ›Zur Bedeutung Heinrich Wölfflins zur Kunstgeschichtsschreibung‹ in: *Wiener Jahrbuch der Kunstgeschichte,* 12/13, 1949; Wladyslaw Podlacha, *Henryk Wölfflin i jego teoria sztuki,* Breslau 1949; Fritz Strich, *Zu Heinrich Wölfflins Gedächtnis,* Bern 1956; Reinhold Hohl, ›Wölfflins Grundbegriffe in 12. Auflage‹ in: *National Zeitung* (Basel) 19. 2. 1961; Kurt Gerstenberg, ›Erinnerungen an Heinrich Wölfflin‹ in: *Neue Zürcher Zeitung,* 7. 11. 1965; Gotthard Jedlicka, *Heinrich Wölfflin. Erinnerungen an seine Jahre in Zürich 1924 bis 1934,* Zürich, 1965; Meinhold Lurz, *Heinrich Wölfflin. Biographie einer Kunsttheorie,* Worms 1981; Marshall Brown, ›The Classic Is The Baroque. On the Principle of Wöfflin's Art History‹ in: *Critical Inquiry,* 9, Dez. 1982; Joan Hart, ›Reintegrating Wölfflın: Neo-Kantianism and Hermeneutics‹ in: *Art Journal,* Winter 1982.
6 Der Begriff ›histoire sans noms‹ findet sich schon bei Auguste Comte.
7 Virginia Woolf, *Roger Fry,* New York 1940; Berel Lang, ›Significance or Form. The Dilemma of Roger Fry‹ in: *Journal of Aesthetics,* Winter 1982, S. 167-176; Solomon Fishman, *The Interpretation of Art,* Berkeley und Los Angeles 1963, S. 101ff.; F. Spalding, *Roger Fry. Art and Life,* Berkeley und Los Angeles 1980.
8 Solomon Fishman, *The Interpretation of Art,* Berkeley

und Los Angeles 1963, S. 73 ff.; F. Spalding, *Roger Fry. Art and Life,* Berkeley und Los Angeles 1980.

9 H. Laurent, ›Un grand théoreticien de l'art: Henri Focillon‹ in: *Académie Royale de Belgique Annales,* 23, 1940; J. Maritain ›Henri Focillon‹ in: *Renaissance,* Januar/März 1943; G. Oprescu, *Un grand historien de l'art, ami des Roumains, Henri Focillon,* Bukarest 1944; André Mayer, ›Hommage à Henri Focillon‹ in: *Témoignage pour la France,* New York 1945; George Kubler, ›Henri Focillon‹ in: *College Art Journal,* Januar 1945; René Huyghe, ›Henri Focillon als Kunsthistoriker‹ in: *Henri Focillon: Lob der Hand,* Bern 1958, S. 7 ff.; Sondernummer der *Gazette des Beaux Arts* 1944 mit Beiträgen u. a. von Charles Seymour, Francis Henry Taylor, Paul J. Sachs; Louis Grodecki, *Bibliographie Henri Focillon,* New Haven und London 1963; André Chastel, ›Piero della Francesca et la Pensée d'Henri Focillon‹ in: *Fables, Formes, Figures,* Band 2, Paris 1978.

10 Paris 1911.

11 René Huyghe, S. 14 f.

12 *L'éloge de la main,* zuerst 1939.

13 S. 52.

14 Oscar Wulff, ›Tizians Kolorit in seiner Entfaltung und Nachwirkung‹ in: *Zeitschrift für Ästhetik und allgemeine Kunstwissenschaft,* 31, 1937; Friedrich Klingner, *Theodor Hetzer,* Frankfurt/Main 1947; Martin Gosebruch, *Giotto und die Entwicklung des neuzeitlichen Kunstbewußtseins,* Köln 1962; Gertrude Berthold, ›Studium in Leipzig 1941-1944‹ in: *Amici Amico-Festschrift für Werner Gross zu seinem 65. Geburtstag am 25. 11. 1966,* hrsg. v. Kurt Badt u. Martin Gosebruch, München 1968.

Kunstgeschichte um 1900 *(S. 176-188)*

1 René Huyghe, ›Henri Focillon als Kunsthistoriker‹ in: *Henri Focillon, Lob der Hand,* Bern 1958, S. 7.

2 A. Marignan, *Un historien de l'art français: Louis Courajod,* Paris 1899.

3 Paris 1881.

4 P. Vitry, ›André Michel‹ in: *Gazette des Beaux Arts,* 67, 1925.

5 René Huyghe, ›Emile Mâle‹ in: *Revue des Deux Mondes,* 1. 3. 1955; Joseph Tranchant, ›Emile Mâle. 1862-1954. Historien de l'art religieux‹ in: *L'Enseignement chrétien,* Januar 1958; Philip Kolb, ›Marcel Proust et Emile Mâle (Lettres la plupart inédites)‹ in: *Gazette des Beaux Arts,* Sept. 1986.

6 *Monatshefte für Kunstwissenschaft,* 10, 1917, S. 43 ff. Von deutschen Kunsthistorikern wie Clemen, Gerstenberg, Gurlitt, Strzygowski, Wulff u. a. wurden im gleichen Jahrgang Erwiderungen abgedruckt.

7 ›Hommage à Elie Faure‹ in: *Europe,* 15. 12. 1937; Paul Desanges, *Elie Faure,* Genf 1963; Faures *Geschichte der Kunst* wurde von Henry Miller enthusiastisch gepriesen. Das Werk lag jedoch erst 1921 vollständig vor.

8 *Allgemeine Kunstgeschichte,* Leipzig 1911, S. 311.

9 *Memoire autobiografiche,* 1927.

10 Derek Hill, ›Berenson and I Tatti‹ in: *Apollo,* Oktober 1962; Umberto Morra, *Colloqui con Berenson,* Mailand 1963; Bernard Berenson, *Sunset and Twilight,* London 1963; Nicky Mariano, *Forty years with Berenson,* London 1966; Kenneth Clark, *Another Part of the Wood. A Self-Portrait,* New York 1975, 134.

11 Werner Weisbach, *Und alles ist zerstoben ...,* Wien, Leipzig, Zürich 1937; Erwin Panofsky, ›Wilhelm Vöge‹ (Vorwort) in: Wilhelm Vöge, *Bildhauer des Mittelalters,* Berlin 1958; über Herbert Horne: Fritz Saxl, ›Three Florentines‹ in: *Lectures,* 1957; Frank Kermode, *Forms of Attention,* Chicago 1985, S. 7 ff.

12 Jef van de Venne, *Max Rooses,* Haarlem 1893.

13 John Gilissen, ›Leo von Puyvelde, historien d'art‹ in: *Miscellanea Leo van Puyvelde,* Brüssel 1949.

14 H. E. van Gelder, *Levensbericht van Dr. C. Hofstede de Groot,* Leiden 1931; C. Hofstede de Groot, *Kennerschaft. Erinnerungen eines Kunsthistorikers,* Berlin 1931.

15 Otto Homburger, ›Adolph Goldschmidt‹ in: *Phöbus,* 1, 1946; Heinz Mode, ›Adolph Goldschmidt‹ in: *450 Jahre Universität Halle,* Halle 1952; Hans Jantzen, ›Adolph Goldschmidt‹ in: *Adolph Goldschmidt zum Gedächtnis,* Hamburg 1962, darin weitere Beiträge von Otto Homburger, Otto Freiherr von Taube, Erwin Panofsky, Carl Georg Heise und Heinz Ladendorf; Hans Kauffmann, ›Adolph Goldschmidt‹ in: *Neue Deutsche Biographie,* Band 6, Berlin 1964; Adolph Goldschmidt, *Lebenserinnerungen,* Berlin 1989; Gertrude Berthold, *Einführung zu Theodor Hetzer: Das Ornamentale und die Gestalt,* Stuttgart 1987.

16 Werner Weisbach, *Und alles ist zerstoben ...,* Wien, Leipzig, Zürich 1937; Erwin Panofsky, ›Wilhelm Vöge‹ (Vorwort) in: Wilhelm Vöge, *Bildhauer des Mittelalters,* Berlin 1958; Susanne Deicher, *Produktionsanalyse und Stilkritik. Versuch einer Neubewertung der kunsthistorischen Methode Wilhelm Vöges,* Kritische Berichte 1, 1991.

Kunstgeschichte des Expressionismus *(S. 189-200)*

1 Felix Alexander Dargel, ›Gegenwart kennt keine Grenzen‹ in: *Meisterwerke außereuropäischer Malerei,* Berlin 1959, S. 11.

2 Manuel Cossio, *El Greco,* 2 Bände, Madrid 1908; Julius Meier-Graefe, ›Das Barock Grecos‹ in: *Kunst und Künstler,* 1912; Maurice Barrès, *Le Greco ou le secret de Tolèdo,* Paris 1912; Hermann Bahr, *Expressionismus,* München 1920; Max Dvořák, ›Über Greco und den Expressionismus‹ in: *Jahrbuch für Kunstgeschichte des kunsthistorischen Instituts des Bundesdenkmalamtes,* Wien 1922; Roger Hinks, *El Greco,* London 1954; Manuel Cossio, *Dominico Theotocopuli, El Greco,* Oxford 1955; Halldor Soehner, ›Der Stand der Greco-Forschung‹ in: *Zeitschrift für Kunstgeschichte,* 19, 1956; Pál Kelemen, *El Greco, Revisited,* New York 1961.

3 Deutsche Ausgabe München 1913.

4 Carl Linfert, ›Wilhelm Worringer‹ in: *Frankfurter Zeitung,* 17. 1. 1941; P. Kirchner, *Deutsche Kunsthistoriker seit der Jahrhundertwende,* Diss., Göttingen 1948, S. 58-60.

5 *Formprobleme der Gotik,* 1910; *Griechentum und Gotik,* 1927.

6 Lucy Kingsley Porter, ›Arthur Kingsley Porter‹ in: *Medieval Studies in Memory of A. Kingsley Porter,* hrsg.

von Wilhelm R.W. Koehler, Band I, S. 11 ff., Cambridge, Mass. 1939.
7 Erwin Panofsky, ›Three Decades of Art History in the United States‹ in: *Studies in Iconology,* New York 1939.
8 In Europa ist auf die Arbeiten von Georg Graf Vitzthum hinzuweisen, der in ähnlicher Weise überschauende Darstellungen der mittelalterlichen Kunst vorlegte *(Malerei und Plastik des Mittelalters in Italien);* vgl. Herbert von Einem, ›Nachruf Georg Graf Vitzthum‹ in: *Die Sammlung,* I, 1945/1946.
9 Robert Hedicke, *Methodenlehre der Kunstgeschichte,* Straßburg 1924.
10 Friedrich Rintelen, ›Nachruf auf Ernst Heidrich‹ in: *Reden und Aufsätze,* Basel, 1927.
11 Max Dvořák, ›Über Rintelens Giotto‹ in: *Kunstgeschichtliche Anzeigen,* 1911; Werner Hager, ›Friedrich Rintelen‹ in: *Kunst und Künstler,* 24, 1926; Martin Gosebruch, *Giotto und die Entwicklung des neuzeitlichen Kunstbewußtseins,* Köln 1962; Martin Gosebruch, *Unmittelbarkeit und Reflexion,* München 1979.
12 Hans Hermann Russack, *Der Begriff des Rhythmus bei den deutschen Kunsthistorikern des 19. Jahrhunderts,* Diss., Leipzig 1910; Robert Suckale, *Wilhelm Pinder spricht über Kunstgeschichte. Grundzüge seiner Methode und Lehre,* Göttingen 1957. Robert Suckale, ›Wilhelm Pinder und die deutsche Kunstwissenschaft nach 1945‹ in: Kritische Berichte 4, 1976; Klaus-Heinrich Meyer, ›Der Deutsche Wilhelm Pinder und die Kunstwissenschaft nach 1945‹ in: *Kritische Berichte,* 1, 1987; Hans Belting, ›Stil als Erlösung. Das Erbe Wilhelm Pinders in der deutschen Kunstgeschichte‹ in: *Frankfurter Allgemeine Zeitung,* 2. September 1987.
13 Eine seiner frühen Schriften *Ein Gruppenbildnis Friedrich Tischbeins in Leipzig* (1907) widmete er einem familiengeschichtlichen Thema.

2 Fritz Saxl, ›Why Art History‹ in: F. Saxl, *Lectures*, London 1957, 353; Klaus Berger, ›Erinnerungen an Aby Warburg‹ in: *Mnemosyne*, Göttingen 1979.
3 Colin Eisler, ›‚Kunstgeschichte‘ American Style: A Study in Migration‹ in: *The Intellectual Migration: Europe and America, 1930-1960,* hrsg. von Donald Fleming und Bernard Bailyn, Cambridge 1969, S. 575-576.
4 Ebenda.
5 Otto Pächt, ›Panofsky's »Early Netherlandish Painting«‹ in: *The Burlington Magazine*, 1956; Werner Hofmann, *Das Fischer-Lexikon, Bildende Kunst II*, Frankfurt/Main 1960, S. 196f.; George Kubler, ›Disjunction and Mutational Energy‹ in: *Art News*, Februar 1961; Colin Eisler, *Kunstgeschichte American Style: A Study in Migration*, Cambridge (Mass.) 1969; Michael Ann Holly, *Panofsky and the Foundation of Art History*, Ithaca und London 1984; Renate Heidt, *Erwin Panofsky. Kunsttheorie und Einzelwerk*, Köln und Wien 1977; Carl Clausberg, ›Zwei Antipoden der Kunstwissenschaft und ein versunkener Kontinent. Zum Methodischen von Pächt, Panofsky und Wygotsky‹ in: *Kritische Berichte* 6, 1978; Gert Schiff, Hrsg., *German Essays on Art History,* New York 1988.
6 Deutsche Übersetzung München 1965; David Watkin, *The Rise of Architectural History*, London 1980, S. 151.
7 J. Beloff, ›Some Comments on the Gombrich Problem‹ in: *The British Journal of Aesthetics*, 1, 1961; Ernst Gombrich, *Nature and Art as Needs of the Mind*, Liverpool 1981, S. 23; Michael Podro, ›The Importance of Ernst Gombrich‹ in: *The Listener,* 19. April 1973; ›Michael Podro in Conversation with Sir Ernst Gombrich‹ in: *Apollo,* Dezember 1989; vgl. auch die Auseinandersetzung Meyer Shapiros mit den grundsätzlichen Thesen von Baltrusaitis: Udo Kultermann ›Meyer Schapiro et l'histoire de l'art du 20 siècle‹ in: *art press* 149, Paris 1990.
8 Ernst H. Gombrich, ›André Malraux and the Crisis of Expressionism‹ in: *The Burlington Magazine*, Dezember 1954.

Begründung der Ikonologie *(S. 201-215)*

1 G. Stuhlfaut, ›Aby Warburg und die Bibliothek Warburg‹ in: *Theologische Blätter*, 5, 1926; J. Mesnil, ›La Bibliothèque Warburg et ses publications‹ in: *Gazette des Beaux Arts*, 1926; A. Dorer, *Aby Warburg und sein Werk*, 1930; Erwin Panofsky, ›Aby Warburg‹ in: *Repertorium für Kunstwissenschaft*, 51, 1930; Edgar Wind, ›Warburgs Begriff der Kulturwissenschaft und seine Bedeutung für die Ästhetik‹ in: *Beilage der Zeitschrift für Ästhetik*, 25, 1931; Gertrud Bing, Vorwort zu den *Gesammelten Schriften* von Aby Warburg, Leipzig und Berlin 1932, Band I, S. XIff.; W. Kaegi, ›Das Werk Aby Warburgs‹ in: *Neue Schweizer Rundschau*, 1933; Fritz Saxl, ›Three »Florentines«: Herbert Horne, Aby Warburg, Jacques Mesnil‹ in: *Lectures*, London 1957; Gertrud Bing, *Aby M. Warburg*, Hamburg 1958; Carl Georg Heise, *Persönliche Erinnerungen an Aby Warburg*, Hamburg 1959; Gertrud Bing, ›Aby M. Warburg‹ in: *Journal of the Warburg and Courtauld Institutes*, 28, 1965; Dieter Wuttke, *Aby M. Warburgs Methode als Anregung und Aufgabe*, Göttingen 1977; Gert Schiff, Hrsg., *German Essays on Art History*, New York 1988; Silvia Ferretti, *Cassirer, Panofsky, and Warburg. Symbol, Art, and History,* New Haven 1989.

Kunstgeschichte heute
Der Kunsthistoriker *(S. 216-242)*

1 E.F. Fenollosa, *Ursprung und Entwicklung der chinesischen und japanischen Kunst*, 1913.
2 Erwin Panofsky, ›Three Decades of Art History in the United States: Impressions of a Transplanted European‹ in: *Meaning in the Visual Arts, Papers in and on Art History*, Garden City 1955, S. 326; siehe auch: Alex Prud'homme, ›The Biggest and the Best?‹ in: *Art News*, Februar 1990, S. 124-129.
3 J.A. Schmoll gen. Eisenwerth, *Kunstgeschichte*, Darmstadt 1974, S. 7.
4 *The Story of Art* von Ernst H. Gombrich zum Beispiel, zuerst erschienen in London im Jahre 1950, ist seitdem in siebzehn Sprachen übersetzt worden und wurde ein Bestseller, ohne die innere Integrität zu verlieren. Dt. Ausgabe: *Die Geschichte der Kunst*, Stuttgart/Zürich 1977ff.
5 Einige der wichtigen Gesamtdarstellungen, wie diejenigen von Janson, Alpatow, Gombrich und Giedion, sind in den Ausgaben des vorliegenden Buches von 1966 und 1981 diskutiert.

6 Colin Eisler: ›'Kunstgeschichte' American Style: A Study in Migration‹ in: *The Intellectual Migration: Europe and America, 1930-1960*, hrsg. von Donald Fleming und Bernard Bailyn, Cambridge 1969, S. 544-629.

7 Donald Drew Egbert, *On Arts in Society: Selections from the Periodical Writings of Donald Drew Egbert*, Victoria 1970, S. 42. S.a. Marilyn Aronberg Lavin, *The Eye of the Tiger. The Founding and Development of the Department of Art and Archaeology, 1883-1923*, Princeton University, Princeton 1983; Donald Drew Egbert, *Art History and the Study of American Civilization* in: *On Arts in Society: Selections from the Periodical Writings of Donald Drew Egbert,* Victoria 1970.

8 Weitere prominente Spezialisten in bestimmten Forschungsbereichen waren Kurt Weitzmann (geb. 1904) auf dem Gebiet der spätantiken Kunst, Wolfgang Stechow (1896-1974) für die niederländische Malerei und Julius S. Held (geb. 1905) für Rubens. Zu den wichtigsten amerikanischen Forschungszentren gehören Dumbarton Oaks in Washington und das Getty Museum in Malibu.

9 *Art the Ape of Nature: Studies in Honor of Horst W. Janson*, herausgegeben von M. Barasch und Lucy Freeman Sandler, New York 1981.

10 Horst W. Janson, ›The New Art Collection at Washington-University‹ in: College Art Journal 6, 1947.

11 Einige der Bücher Jansons waren in Zusammenarbeit mit Dora Jane Janson geschrieben worden, z.B. *The Story of Painting for Young People. From Cave Painting to Modern Times* (1977) und programmatisch an ein junges Lesepublikum gerichtet.

12 Jansons *History of Art* wurde 1986 in einer von Anthony Janson besorgten erweiterten Ausgabe herausgegeben, dt. Ausgabe *Dumont's Kunstgeschichte der Alten und der Neuen Welt*, Köln 1988[3]. Unter den Schülern Jansons an der New York University sind vor allem zu nennen: Anne Markham Schulz, Marilyn Aronberg Lavin, Elizabeth Gilmore Holt, Kathleen Weil Garris, Anne Coffin Hanson und Carol Herselle Krinsky. Siehe: Lise Lotte Möller, ›Horst Waldemar Janson‹ in: *Zeitschrift für Kunstgeschichte* 46, 1983.

13 Thomas F. Reese, *George Kubler* (unveröffentlichte Studie, die mir vom Autor dankenswerterweise zur Einsicht zur Verfügung gestellt wurde).

14 *The Art Bulletin* 1942.

15 Alfred Neumeyer, ›Victory without Trumpet; An Essay on Art History in Our Time‹ in: *Gesammelte Schriften, Collecteana Artis Historiae*, München 1977, S. 56.

16 George Kubler, ›Disjunction and mutational energy, Review of 'Renaissance and Renascences in Western Art' by Erwin Panofsky‹ in: *Art News*, Februar 1961, S. 34.

17 Unter diesen Publikationen seien vor allem genannt: *The Architecture of the 16th Century in Mexico*, 2 Bände, New Haven 1948; *Art and Architecture in Spain and Portugal and Their Dominions*, London 1959; *Art and Architecture of Ancient America: The Mexican Maya, the Andean Peoples*, London 1962.

18 Thomas F. Reese, *George Kubler* (unveröffentlichtes Manuskript), S. 18f.

19 Thomas F. Reese, *George Kubler* (unveröffentlichtes Manuskript), S. 32f.

20 Helen Epstein, ›Meyer Schapiro, A Passion to Know and Make Known‹ in: *Art News*, Mai 1983; siehe auch: *Current Biography*, 1984.

21 Zitiert nach Helen Epstein, S. 81. Wilhelm Vöge hatte bereits früher durch seine Forschungen im Bereich der romanischen Kunst Neuland erschlossen.

22 *Burlington Magazine*, Februar/März 1949, S. 51.

23 Meyer Schapiro, ›Courbet and Popular Imagery‹ in: *Journal of the Warburg and Courtauld Institutes*, 1940-1942. Es ist bezeichnend, daß auch Schapiro eng mit den Bestrebungen des Warburg Institutes verbunden war.

24 Meyer Schapiro, *Paul Cézanne*, New York 1952, S. 28; dt. Ausgabe *Paul Cézanne*, Köln 1956. Diese frühe Infragestellung der Stilkonzeption hat bis heute wichtige Nachwirkungen gehabt.

25 Meyer Schapiro, *Modern Art 19th and 20th Centuries, Selected Papers*, New York 1978, S. 228.

26 Meyer Schapiro, *Modern Art*, S. 229.

27 Die Grundanschauung Schapiros weist in besonderem Maße auf die theoretischen Äußerungen Frank Stellas voraus, dessen Konzept von ›literalness‹ den Prinzipien Schapiros nahekommt. Siehe: Ellen H. Johnson (Hg.), *American Artists on Art: From 1940 to 1980*, New York 1982, S. 141-143. Kritische Einwände gegen Schapiro sind von Roger Shattuck in seinem Artikel ›Schapiro's Master Classes‹ in: *The Innocent Eye*, New York 1984, 288-308 geäußert worden.

28 Meyer Schapiro, ›Leonardo and Freud. An Art-Historical Study‹ in: *The Journal of the History of Ideas*, April 1956.

29 Meyer Schapiro, ›The Still Life as a Personal Object, A Note on Heidegger and van Gogh‹ in: *The Reach of Mind: Essays in Memory of Kurt Goldstein*, hrsg. von Marianne L. Simmel, New York 1968. Auch Kurt Badt, dessen Kunsttheorie stark von Heidegger beeinflußt ist, wies Heideggers Interpretation von van Goghs Bild zurück: Kurt Badt, *Modell und Maler von Jan Vermeer, Probleme der Interpretation*, Köln 1961, S. 14.

30 Werner Hofmann, ›Laudatio auf Meyer Schapiro‹ in: *Jahrbuch der Hamburger Kunsthalle*, IV, 1985.

31 *Semiotics*, 1969.

32 David Rosand, ›Semiotics and the Critical Sensibility, Observations on the Example of Meyer Schapiro‹ in: *Social Research*, 45, 1978, S. 14.

33 Piri Halasz: ›Homage to Meyer Schapiro, The complete art historian‹ in: *Art News*, Sommer 1973, S. 60.

34 Margaret Moorman, ›Leo Steinberg and the Sexuality of Christ‹ in: *Art News*, März 1985, S. 80.

35 Ebenda; s. auch Leo Steinberg, ›Objectivity and the Shrinking Self‹ in: *Daedalus*, Sommer 1969.

36 P. Failing, ›Bright, Funny and Not Afraid to Take Chances‹ in: *Art News*, Sommer 1981.

37 Linda Nochlin, ›Why have there been no great Women Artists?‹ in: *Art News*, Januar 1971.

38 Svetlana Alpers, *The Art of Describing, Dutch Art in the Seventeenth Century*, Chicago 1983.

39 Svetlana Alpers, *The Art of Describing*, S. 236; siehe auch: A.M. Vogt, ›Panofskys Hut‹ in: Carlpeter Braegger (Hrsg.), *Architektur und Sprache*, München 1982.

40 David Summers, ›'Form', Nineteenth Century Metaphysics and the Problem of Art Historical Description‹ in: *Critical Inquiry*, Winter 1989, S. 388f.
41 Timothy J. Clark, *The Absolute Bourgeois, Artists and Politics in France. 1848-1851*, London 1973, S. 10; Klaus Herding, ›Manet's Imagery Reconstructed‹ in: *October*, 37, 1986, S. 124.
42 Roger Fry, ›The Artist as Critic‹ in: *Burlington Magazine*, Februar 1939.
43 Ders., ›The Teaching of Art History in British Universities‹ in: *Burlington Magazine* 698, Mai 1961. Frederick Antal, ›Remarks on the Method of Art History‹ in: *Burlington Magazine* 2/3, 1949.
44 Kenneth Clark, ›Johannes Wilde‹ in: *Burlington Magazine* 699, Juni 1961; von den zahlreichen Schülern Wildes sind vor allem zu nennen: Kathleen Morand, Eva Borsock, Andrew Martindale, John Steer, John Shearman, John White, Michael Hirst, Jürgen Schulz, Pamela Askew, Michael Kitson, Katherine Fremantle, Ralph Holland und George Knox.
45 R. Banham, ›Pevsner's Progress‹ in: *The Times Literary Supplement*, 17, 1978, Nikolaus Pevsner, ›A Symposium of Tributes‹ in: *The Architectural Review*, Oktober 1983.
46 Michael Podro, ›The Importance of Ernst Gombrich‹ in: *The Listener*, 19. April 1973.
47 ›Obituary of Klingender‹ in: *The Architectural Review*, Oktober 1955; Anthony Blunt in seiner frühen marxistischen Phase hat das Werk von Klingender bewundert.
48 ›The Teaching of Art History in British Universities‹ in: *Burlington Magazine* 698, Mai 1961.
49 Donald Drew Egbert, *On Arts in Society: Selections from the Periodical Writings of Donald Drew Egbert*, Victoria 1970, S. 126.
50 Donald Drew Egbert, *On Arts in Society*, S. 127.
51 Herbert Read, *The Innocent Eye*, New York 1947; Herbert Read, *The Contrary Experience; Autobiographies*, New York 1963.
52 Roger Hinks, *A Gymnasium of the Mind: The Journals of Roger Hinks*, Wilton, Salisbury 1984, S. 13.
53 Kenneth Clark, ›A Lecture That Changed My Life‹ in: *Mnemosyne: Beiträge von Klaus Berger, Ernst Cassirer, Kenneth Clark etc.*, Göttingen 1979, S. 47; das Zitat ist dem Buch von Kenneth Clark, *Another Part of the Wood*, London 1974, S. 188-190, entnommen; siehe auch Meryle Secrest, *Kenneth Clark: A Biography*, New York 1984.
54 Stuart Preston, ›Kenneth Clark. 1903-1983‹ in: *Art News*, September 1983. Allerdings hatte Blunt auch andere politische Ambitionen, die sicher mit seiner Position als Surveyor der Königlichen Sammlung zu tun hatten.
55 Kenneth Clark, *The Other Half: A Self-Portrait*, New York 1977, S. 51; siehe auch: Kenneth Clark, *Another Part of the Wood: A Self-Portràit*, New York 1974. Verglichen mit der Spionageaktivität von Anthony Blunt, die für die Sowjetunion ausgeübt wurde, war Clark im Dienst der Königin von England tätig.
56 Kenneth Clark, *Civilization: A Personal View*, New York 1969; eine Reihe von weiteren Fernsehserien, wie z. B. *The Romantic Rebellion* und *The Origins of Modern Painting*, waren nicht in gleichem Maße erfolgreich wie *Civilization* von 1969.
57 Stuart Preston, *Kenneth Clark*, S. 102.
58 Kenneth Clark, *Civilization*, S. 345f.
59 Barrie Penrose und Simon Freeman, *Conspiracy of Silence: The Secret Life of Anthony Blunt*, New York 1987[2]. Dieses Buch der beiden englischen Journalisten bringt Blunts Laufbahn als Kunsthistoriker in direkte Beziehung zu seinem persönlichen Lebensstil, der durch seine Spionagetätigkeit wie auch durch seine Homosexualität bestimmt war. Gegründet auf zahlreiche, oft widersprüchliche Zeugenaussagen, werden doch die Verschränkungen von Lebensstil, politischem Engagement und Forschertum sichtbar.
60 Zu den Schülern Blunts gehören Michael Kitson, Caroline Tisdall und Brian Sewell. Siehe auch G. Steiner, ›Cleric of Treason‹ in: *The New Yorker*, 8. Dezember 1980.
61 Zu Ernst H. Gombrich siehe Kapitel ›Begründung der Ikonologie‹.
62 Zu den heute weitgehend in Amerika wirkenden englischen Kunsthistorikern gehören Joseph Rykwert und Robin Middleton wie auch der 1988 gestorbene Reyner Banham.
63 Francis Ames-Lewis und Peter Draper, ›Peter Murray and Art History‹ in: *Art History*, Juni 1980.
64 Michael Podro, *The Manifold Perception: Theories of Art from Kant to Hildebrand*, Oxford 1972; Michael Podro, *The Critical Historians of Art*, London 1982. Zu den Podro-Schülern gehören Margaret Iversen und Thomas Puttfarken.
65 Kritische Analysen über die Kunsthistoriker in Deutschland unter dem faschistischen Regime geben Harald Justin, *Tanz mir den Hitler*, Münster 1982, und H. Dilly, *Deutsche Kunsthistoriker. 1933-1945*, München 1988. Justins Hinweise sind besonders wichtig für Dagobert Frey (22ff.) und Günter Grundmann (35). Justins Argumentation ist allerdings in vielen Punkten unzuverlässig, besonders seine Hinweise auf die Lektüre Lenins als Heilmittel (Anm. 161).
66 Diese programmatische Unterteilung wurde bereits von Meyer Schapiro in seiner Besprechung in *The Art Bulletin* von 1936 zurückgewiesen.
67 Hermann Bauer, ›Form, Struktur, Stil: Die formanalytischen und die formgeschichtlichen Methoden‹ in: H. Belting u. a. (Hg.), *Kunstgeschichte*, Berlin 1986, S. 154.
68 H. Quitzsch, *Verlust der Kunstwissenschaft? Eine kritische Untersuchung zur Kunsttheorie Sedlmayrs*, Leipzig 1963.
69 Erwin Panofsky wurde später einer der bedeutendsten Schüler Vöges und schrieb seine Dissertation über Dürer bei ihm.
70 Die philosophischen Studien Badts standen in enger Beziehung mit seinem Freund Ludwig Wittgenstein. Siehe auch: *Argo. Festschrift für Kurt Badt zu seinem 80. Geburtstag am 3. März 1970*, Köln 1970; *Festschrift Kurt Badt zum 70. Geburtstag*, Berlin 1961. Neuere neomarxistische Kritiker gehen an Badts komplexen Ergebnissen vorbei: »Badts mystische Verachtung konkreter Verhältnisse, auf die auch Kunst reagiert, ist in letzter Konsequenz inhuman« (Jörg Boström, ›Fragen an die Kunstgeschichte‹ in: *Kunstwissenschaft und Kunstvermittlung*, hrsg. von Irene Below, Gießen 1975, S. 18).

71 Otto von Simson, ›Hans Kauffmann, 30.3.1896 bis 15.3.1983‹ in: *Sitzungsberichte der Kunstgeschichtlichen Gesellschaft zu Berlin, Oktober 1982-Juni 1983*; siehe auch: *Munuscula Discipulorum: Kunsthistorische Studien zum 70. Geburtstag 1966*, hrsg. v. T. Buddensieg und M. Winner, Berlin 1968.

72 *Festschrift für Herbert von Einem zum 16. Februar 1965*, Berlin 1965.

73 Werner Busch, *In Memoriam Günter Bandmann,* Bonn 1977, S. 27.

74 J.A. Schmoll gen. Eisenwerth, *Epochengrenzen und Kontinuität,* München 1985.

75 Peter Schmidt, *Aby Warburg und die Ikonologie*, Bamberg 1989, S. 41. Siehe auch Max Imdahl, *Bildautonomie und Wirklichkeit*, Mittenwald 1981.

76 Werner Hofmann, Georg Syamken und Martin Warnke: *Die Menschenrechte des Auges*, Frankfurt 1980.

77 Meyer-Schapiro hat in einer kritischen Auseinandersetzung betont, daß es unzulässig sei, aus der romanischen Kunst eine abstrakte Kunst zu machen. Meyer-Schapiro, ›Über den Schematismus in der romanischen Kunst‹ in: *Kritische Berichte zur kunstgeschichtlichen Literatur*, 5, 1932/1933.

78 Roger Shattuck, ›Meyer Schapiro's Master Classes‹ in: *The Innocent Eye*, New York 1984, S. 294.

79 Eva Frodl-Kraft, ›Louis Grodecki. 1910-1982‹ in: *Zeitschrift für Kunstgeschichte*, 46, 1983.

80 Bernard Teyssèdre widmete ebenfalls wichtige Untersuchungen konkreten Fragen der Ästhetik und Kunsttheorie.

81 E.H. Gombrich, ›André Malraux and the Crisis of Expressionism‹ in: *The Burlington Magazine*, Dezember 1954.

82 Hubert Damisch, ›Le gardien de l'interpretation‹ in: *Tel Quel*, 44, 45, 1970, 1972.

83 Venturi kehrte 1945 nach Italien zurück und nahm seine Lehrtätigkeit in Rom wieder auf.

84 *Scritti di Storia dell'Arte in onore di Mario Salmi*, 3 Bände, Rom 1963. Wichtige Anregungen gingen auch von dem Archäologen Graf Ranuccio Bianchi-Bandinelli aus, der eine Neubewertung der römischen Kunst aus einer zeitgenössischen Perspektive einleitete.

85 A. Chastel, ›Roberto Longhi: Il Genio dell' 'ekphrasis'‹ in: Giovanni Previtali (Hg.), *L'arte di scrivere sull'arte: Roberto Longhi nella cultura del nostro tempo*, Rom 1982, S. 56.

86 Andreas Beyer, ›Pfadfindung einer zukünftigen Kunsthistoriographie: Julius von Schlosser, Benedetto Croce und Roberto Longhi‹ in: *Kritische Berichte*, 4, 1988, S. 27.

87 Joseph Rykwert, ›Siegfried Giedion and the Notion of Style‹ in: *Burlington Magazine*, April 1954; *Festschrift Hans R. Hahnloser zum 60. Geburtstag*, Basel 1961.

88 E. Hüttinger und Hans A. Lüthy, *Gotthard Jedlicka: Eine Gedenkschrift*, Zürich 1974.

89 Walter Koschatzky und Alice Strobl, *Die Albertina in Wien*, Salzburg 1969. Swoboda und Pächt sind mit Fragen der Methodik beschäftigt: K.M. Swoboda, *Neue Aufgaben der Kunstgeschichte*, Wien und Leipzig 1935; Otto Pächt, *Kritische Berichte zur kunstgeschichtlichen Literatur*, Zürich, Leipzig 1937. Siehe auch Otto Pächt, *Methodisches zur kunsthistorischen Praxis*, München 1986².

90 H.E. van Gelder, *Levensbericht van Dr. C.H. de Groot*, Leiden 1931.

91 Peter Schmidt, *Aby M. Warburg und die Ikonologie*, Bamberg 1989, S. 35.

92 Besonders seine Untersuchung *Zinne-en-Minnebeelden in de schilderkunst van de zeventiende eeuw* von 1967 wäre hier zu nennen, doch auch die entsprechende Kritik von Svetlana Alpers, *The Art of Describing*, Chicago 1983, S. 229ff.

93 John Gilisessen, ›Leo van Puyvelde, historien d'art‹ in: *Miscellanes, Festschrift Leo van Puyvelde*, Brüssel 1949; J. Lavalleye, *Introduction aux Études d'archéologie et d'histoire de l'art*, Paris 1958.

94 E. Lafuente Ferrari, *La fundamentación, los problemas de la historia del arte*, Madrid 1951.

95 O. Wulff: Begrüßung eines Achtzigjährigen, Belvedere 1928.

96 Michael Libman, ›Ikonologie‹ in: *Kunst und Literatur*, 14, 1966. Weitere Publikationen von Libman sind *Dürer* von 1957, *Donatello* von 1962, *Michelangelo* von 1964 und *Dürer and his Times* von 1972.

97 A.W. Ikonnikow, *Soviet Architecture Today*, Leningrad 1975.

98 Rudolf Chadraba, *Dürers Apokalypse: Eine ikonologische Deutung*, Prag 1964.

99 Jan Mukařowský, *Kapitel aus der Ästhetik*, Frankfurt 1970.

100 Interview mit Ernst Beck in: *Artis*, Juni 1989.

101 Virgil Vătăşianu, Einführung in die rumänische Ausgabe des vorliegenden Buches, Band 1, Bukarest 1977.

102 Oto Bihalji-Merin, *Bild und Imagination*, Luzern 1975.

103 Vgl. Hans Belting, *Das Ende der Kunstgeschichte,* München 1983.

104 Ortega y Gasset, ›Betrachtungen über die Technik‹ in: *Signale unserer Zeit,* Stuttgart o.J., S. 462.

105 Vgl. Robin Simon, ›The jargonmongers ball‹ in: *The Spectator,* 29. April 1989, S. 35.

106 Das Bild des Kunsthistorikers in Georg Kaisers Schauspiel *Die Koralle* von 1917 verkörpert eine zukunftsweisende gesellschaftliche Vision und damit die positiven Energien der Zeit. Kaisers Vorbild war möglicherweise der mit ihm befreundete Kunsthistoriker Richard Hamann.

107 Der amerikanische Bildhauer Donald Judd hat kürzlich temperamentvoll gegen die Mißachtung des Künstlers von seiten der Kunstsammler Stellung bezogen, eine Haltung, die sich auch auf die Kunsthistoriker ausdehnen ließe: »Sie müssen sich beweisen, daß sie den Künstlern überlegen sind, indem die ihre Arbeit mißhandeln, denn sie besitzen sie. Und es geht so weit, daß sie dafür sorgen, daß die Geschichte gefälscht und umschrieben wird.« *Kunstforum International,* April/Mai 1989, S. 503. Der Satz bezieht sich auf die Ausstellung ›Bilderstreit‹ in Köln von 1989.

108 Ansätze für eine grundsätzliche In-Frage-Stellung der Stilgeschichte sind u.a. die Untersuchungen von Burckhardt, Bandmann, Evers, Schmoll gen. Eisenwerth.

109 Conrad Fiedler, *Über die Beurteilung von Werken der Bildenden Kunst,* 1876; vgl. auch U. Kultermann: *Kleine Geschichte der Kunsttheorie,* Darmstadt 1987, S. 191-197.

Abbildungsverzeichnis

Das folgende Verzeichnis gibt weitere Hinweise zu Künstlern, Techniken und Standorten der in den Kapiteln abgebildeten Kunsthistorikerporträts. Die Druckvorlagen stammen aus den Museen, den Archiven des Autors und des Verlags bzw. aus den in Klammer genannten Archiven, Photoateliers und Publikationen (Ziffern sind Seitenverweise).

Personenregister